大音希声

与名老中医
对话

徐安龙 编著

邱浩 整理

人民卫生出版社
·北京·

图书在版编目（CIP）数据

大音希声：与名老中医对话 / 徐安龙编著 . —北京：人民卫生出版社，2022.9

ISBN 978-7-117-33348-1

Ⅰ.①大… Ⅱ.①徐… Ⅲ.①中国医药学 Ⅳ.①R2

中国版本图书馆 CIP 数据核字（2022）第 126806 号

人卫智网	www.ipmph.com	医学教育、学术、考试、健康，购书智慧智能综合服务平台
人卫官网	www.pmph.com	人卫官方资讯发布平台

大音希声——与名老中医对话
Dayin Xisheng——Yu Minglaozhongyi Duihua

编　　著：徐安龙
出版发行：人民卫生出版社（中继线 010-59780011）
地　　址：北京市朝阳区潘家园南里 19 号
邮　　编：100021
E - mail：pmph @ pmph.com
购书热线：010-59787592　010-59787584　010-65264830
印　　刷：北京盛通印刷股份有限公司
经　　销：新华书店
开　　本：787 × 1092　1/16　印张：35
字　　数：725 千字
版　　次：2022 年 9 月第 1 版
印　　次：2022 年 9 月第 1 次印刷
标准书号：ISBN 978-7-117-33348-1
定　　价：129.00 元

打击盗版举报电话：**010-59787491**　E-mail：**WQ @ pmph.com**
质量问题联系电话：**010-59787234**　E-mail：**zhiliang @ pmph.com**
数字融合服务电话：**4001118166**　E-mail：**zengzhi @ pmph.com**

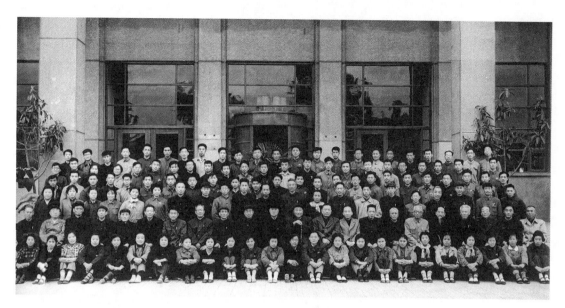

1962 年北京中医学院（现北京中医药大学）首届毕业生合影

二排左五：李重人；右三：陈慎吾；右四：于道济；右五：王慎轩；右六：秦伯未；右八：吕炳奎；右九：任应秋。

三排右一：程莘农；右四：方鸣谦。

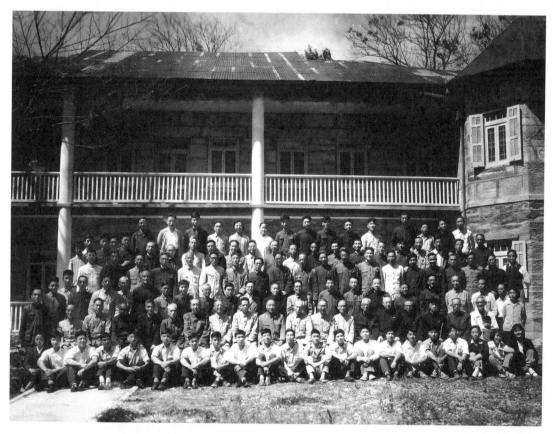

1963 年庐山召开"全国中医学院教材修订会议"

序一

欣闻徐安龙教授新作《大音希声——与名老中医对话》将要出版,有幸初读书稿,不禁为其所做的艰辛努力而深感钦佩。徐安龙教授作为免疫学家,从初任北京中医药大学校长始,即以"学生心态"遍访全国数十位名老中医,精心编撰成这本访谈录,实属不易。徐教授和我一样,都是在海外留学归来、做了多年现代医学研究后,"半路出家"才接触中医药之医、教、研工作的。中医药学确有其引人入胜的神奇魅力,蕴藏着历久弥新的临床疗效,因此总能吸引历代学者们前赴后继地为其传承和创新付出不懈努力。

细看书中内容,老专家们畅所欲言,各抒己见,剖析利弊,建言献策,对于制定好中医药事业发展战略和政策,做好中医药教育工作,有着很大的启发作用。书中谈及拜访请教多位国医大师的目的,是要把中医药事业发展中遇到的问题讲出来,探寻解决问题的可行方案,改革不利于中医药发展的体制机制,让全社会更加关注中医药,既促进中医药有效服务于人民群众的健康福祉,又使中医药得到国家的坚实支持和有利政策。我以为,该书的出版将为此目标的实现做出积极的贡献,值得关注中医药学发展的各界人士阅读浏览,同时也很值得中医药事业政策制定者们参考借鉴。

作为北京中医药大学的校长,徐安龙教授不仅深刻认识到自己对中医药教育事业的责任而担当作为,更善于启迪学术界的集体智慧而引领潮流。细读这数十位中医界名老专家的意见建议,无一不是基于厚重历史积淀的宝贵经验和深刻思考,对于今日研究如何发展好中医药事业,办好中医药教育,推广好中医药服务,确实大有裨益。借助这些名老专家"智囊"作用的发挥,相信业界同仁定能精准"把脉问疾",不断改进完善相关政策,尽快使中医药事业达到"阴平阳秘""元真通畅"的境界,从而更好实现"传承精华、守正创新"的历史使命。

在"十四五"开局之年,全面建设社会主义现代化国家新征程开启之际,实现中华民族伟大复兴之时,以这本访谈录回望中医药沧桑历史、为中医药事业在新时代的发展引发深入思考,汇集真知良策,凝聚更多力量,具有特殊的意义。是为序。

全国人大常委会副委员长、中国科学院院士 陈竺

2021 年 5 月 4 日

序二

《大音希声——与名老中医对话》一书，是北京中医药大学徐安龙校长遍访全国中医药名家所得的一部访谈实录。全书围绕中医药事业、尤其是中医药教育事业应如何发展的命题，回顾历史、反思问题，既立足以当下，又展望于未来。

据作者介绍，书名借用《道德经》之句，"大方无隅，大器晚成，大音希声，大象无形，道隐无名"。 第一，其用意是形象地体现本书的形式是访谈，向大师求教、倾听前辈的心声，这种声音无疑是一种"希声"，非诚心求索，难以得闻。第二层意思，又在无形中彰显出本书的分量，这数十位中医药名老专家所提出的对中医教育事业的见解和建议，是真正值得聆听的"大音"，分量极重。第三层意思，即是"道隐无名"之意。"道可道，非常道"，道既可说，又不可说。真正的道，是需要我们在实际生活中去体悟的。国医大师们的所思所感，如若总结为三五句条条框框，命之曰"对中医药教育的三条建议"，就恐失去了其原有的韵味，等于给"道"强命其名了。只有通过本书这种铺陈、叙述、保留原貌的形式，令读者在其中慢慢体悟，才能最真实地还原名老中医药专家对于中医药教育的深思、担忧与宏愿。

该书虽然主要讨论中医药发展、教育问题，但并不是单纯的学术探讨，亦不是政策研究，而是一本人文著作，字里行间流露着对于中医药文化和广义上的中国传统文化的关切。我一向认为，中医不是一个单纯的科学问题，还有人文内涵。中医和中国传统文化是一体的。中医在实践层面把中国传统文化中的许多抽象理念体现出来，充分体现了中国传统文化的根本观念和思维方式。

中医的存亡牵扯到中国文化根本精神的存亡。因此,本书的意义也就更显得重大深远——为中医药事业寻找一条发展正道,亦是为中国文化发展寻找正道,诚可谓功德无量。

除此之外,本书还具有相当高的史料价值。通过对每一位老专家的访谈,将他们记忆深处的中医药发展史以文字的形式记录下来,把中医学术史中隐含的传承文脉呈现出来,在记录事件的同时记录人的情感和思考,在记录成果的同时记录过程和曲折,这些都是弥足珍贵的。

总之,该书的问世,既给中医药事业发展提供了中肯的参考,又为这一段历史留下了翔实生动的珍贵记录,实为难得之作,故乐为之序。

借此,给中医学子送上我的希望:以"大医习业"的要求来学医,用"大医精诚"的精神去行医。

北京大学哲学系教授　楼宇烈

2021 年辛丑年初夏

前　言

　　我是北京中医药大学历史上一位非中医药专业出身的校长。2012 年教育部面向海内外公开选拔,把我选上,于 2013 年 1 月 24 日正式任命为北京中医药大学校长,从此开启了我为中医药事业服务的历程。

　　其实,我跟中医药结缘早在童年开始。那年我 7 岁,得了伤寒杆菌引起的伤寒病,持续发烧很长时间,几乎是命悬一线。父母想尽一切办法挽救我的生命,一边带我去西医院打针(记得主要是庆大霉素)和遵医嘱吃西药,一边带我去看中医。通过服用中医开的汤药,帮助病情的缓解。特别是在病程的后期,主要是靠中医调理,我的身体才逐步恢复过来。这段经历,不仅让我见证了中医药的疗效,更加让我感受到给我治病的老中医江心镜大夫的高尚医德。正是这次生病得以治愈,在我幼小的心灵中种下了中医药美好印象的种子。1981 年高考时,我出于想研究中药的理想,报考并被录取到了中山大学植物学专业学习。1985 年考上公费留学,被选派去美国伊利诺伊大学硕博连读攻读博士学位,当时我选择了免疫学作为我攻读博士的方向,目的就是想通过研究免疫学,来解释或阐发中医药治病、调理的免疫机制。在加州大学圣地亚哥分校做博士后和在圣地亚哥制药公司工作期间,分别从事免疫相关疾病与药物研发工作。1996 年回国,到中山大学生命科学学院工作后,尽管我研究的主线是围绕人的免疫系统起源与演化而开展的,但是,还不时把免疫学与中医药结合起来研究。所有这些生活、学习和研究经历,都在为我来北京中医药大学工作打着基础、做着初步准备。

　　在我到任北京中医药大学之前,坚定我中医自信的人,除了我家乡江西鄱阳著名老中医江心镜大夫外,还有一位著名的老中医周仰贤先生。我在中山大学生命科学学院工作期间,有幸认识周仰贤老先生,他是"理学开山"北宋周敦颐的后人,与周恩来总理、鲁迅(周树人)先生同宗。他传授我《周易》的知识,讲述了他自己怎么跟南京徐养浩老先生学习中医,以及学习《周易》《大六壬》《梅花易数》等的体会——徐老对他的易体医用学术体系形成产生过深远的影响。周老先生还给我讲述了新中国成立初期中医界的许多故事,讲述了他在中央卫生部中医研究院西苑医院工作的经历,以及后来回到老家杭州工作的往事,这些史料讲述让我了解到当时中医药界的各种学脉渊源与交往关系。在向周老先生学习过程中,我有幸帮助他在中山大学出版社出版了他的著作《周易辨似》。通过与周老先生交往,去他杭州家里请教,我对中国传统文化和中医药有了更为深入的了解,并更加坚定了我的信心。除此之外,我还通过我的一位博士后,与广州中医药大学赖世隆教授合作,研究了中医体质学与免疫遗传学的关系,并于 2007 年在 *Journal of Alternative and Complementary Medicine*(《替代与补充医学杂志》)上发表了我们合作的研究成果,获得了该杂志主编的点评,并被韩国传统医学研究院邀请,参加了与中医体质相关的国际学术研讨会,在大会上做了相关学术报告。正是在这个大会上,我有幸认识了同时被邀请参会的北京中医药大学王琦教授。所有这些经历,让我坚信中国中医药事业必将走向世界、造福全人类。

在北京中医药大学上任起始,我给自己的定位就是:从外行入门、从学生做起,通过广泛请教学习,深入探索实践,尽快使自己成为大家信任的大学管理者。正是基于这种设想,我在上任之初,就通过在教工餐厅和学生食堂,与不同的老师和学生学习交流,走最基层的群众路线,来了解学校各层面的真实情况,以及老师和学生的想法与期待等等。就是通过这样一种形式,我在学生食堂有幸认识我校图书馆从事古籍整理工作的邱浩老师。在我向他表达我想去一一登门拜访当时所有健在的国医大师、名老中医药大家时,他欣然答应帮助我安排联系。正是他的热心帮助和精心安排,使我在上任后第一年就完成了几乎所有计划中的访问,为此书的成稿奠定了基础。

当我开始对第一位国医大师、名老中医药大家拜访之前,通过各种途径和方式,我对中医药人才培养、学术传承与创新、医疗服务等问题或领域,做了广泛的先期预调研——特别是北京中医药大学自身的情况,从而,我获得了一系列有价值的访谈提问备选话题。我把这些问题系统地梳理,归类整理成我准备向各位中医药专家请教的问题:

1. 人才培养方面:如何培养能用中医思维治病的、合格的中医? 如何培养一支既懂中医理论,又懂中医临床的高素质师资队伍? 如何做好临床带教,如何将师承教育有机融入院校教育中去? 如何培养学生良好的医德?

2. 学术研究方面:如何做好中医经典的传承和挖掘工作? 如何开展中医药学术的创新研究? 如何开展中医药的临床评价研究? 如何用中医药的手段解决当代的医学难题,勇攀医学高峰? 如何推进中药特色研制与审批工作?

3. 优秀传统文化与中医药方面:如何为学好中医药知识打好传统文化的基础? 如何坚定文化自信,将中医药传播到世界各地,讲好中国的故事? 如何通过对经典的传承和创新,找到打开中华文明宝库的钥匙,挖掘其深邃的智慧?

4. 其他需要明晰的问题:如何看待和把握好中西医结合这个问题? 如何制定好中医药卫生经济政策,使中医药能良性发展? 如何发现、评价、用好民间中医这支队伍,为中医药事业的发展,提供更多的有生力量? 等等。

这些问题,当时都在我的访谈中,我以各种各样的方式,与国医大师、名老中医药大家进行了不同程度的讨论,真诚地希望读者可以从这些真实的对话中,知道名老中医对于上述问题的思考和建议。其中许多观点和建议都在近期国家推出和制定的中医药发展战略和政策中体现出来,表明这些名老中医的真知灼见。由于各位名老中医的成长路径不一,学术传承各异,这些名老中医对于同一问题难免会有不同的观点,或是完全相左的意见和观点;有些观点可能还需要进一步发展和实践的佐证,个别建议或观点可能是错误的。但是出于对各位专家的尊重和历史事实的保存,我都如实地呈现给各位读者,希望读者能从中找到自己的感受或答案。所有这些就是在完成这些访谈七年多之后,我仍坚持认为有必要将这些访谈的内容出版的根本原因。希望此书能给大家带来进一步的思考和讨论,从而为当今中医药事业发展的大好时代,贡献我作为一个大学管理者应该贡献的力量,这也是对那些为我走到中医药界、走进北京中医药大学提供无私帮助的人的一种回报。

徐安龙

2021 年 10 月

目录

一、自强不息，厚德载物：发皇古义，融汇新知

——陆广莘

人物简介：陆广莘（1927 年 1 月 27 日—2014 年 9 月 13 日），江苏省松江县人。早年师从川沙陆渊雷、丹徒章次公、武进徐衡之先生。著名中医学家，中医基础理论专家。首届国医大师。

时间：2013 年 7 月 6 日

地点：北京市朝阳区陆广莘老师寓所

自强不息，厚德载物；发皇古义，融汇新知
—— 陆广莘

徐：陆老，您好！我是北中医（即：北京中医药大学）新来的校长，想向您请教关于中医药教育的事情。我原来不是学中医的，在中山大学做副校长，分管理科和医科科研的。通过教育部公开选拔今年年初我来北中医当校长。来了以后，我一直苦于自己不是这个行业的专家，所以就想拜访像您这样的国医大师，来了解一下中医的现代教育怎么开展？怎么培养年轻的一代？成为像您这样的一代国医大师的教育体制怎么建立？因为古代是师承教育，新中国成立前也是师带徒为主的；新中国成立后是学院教育。这两种教育怎么各取所长地糅合在一起？我来到北中医时间不长，提了一个办学的理念，叫"人心向学，传承创新"。"人心向学"，向什么学呢？咱们北中医要向六个"学"：第一个"学"是学生，老师心里要装着学生；第二个"学"是学者，就像您这样的学者，还有年轻的、中年的学者，都要向着，就是心里要有学者，为学者服务。学生、学者，这是学校两个最核心的服务对象。后面四个"学"，一个是学科建设，比如说中医经典在中医学的建设中如何开展学术传承和创新研究？再具体一些，例如方剂怎么研究？怎么编伤寒教材、怎么规划课时？这是学科建设。然后是学术，我们要培育一种学术精神，一种为中医学问而追求探索的精神。还有一个是学风建设，就是要努力营造实事求是的学风，秉持这个学风来做中医药的临床实践和学术研究。最后一个"学"是向着学校，我希望北中医的学生／校友和教职员工心里多为北中医的发展着想。"传承创新"，就是传承经典，同时在守正经典的基础上创新，用现代科技来促进中医药创新，适应新形势的发展。我来了以后，虽然大方向明确，但是，具体怎么做，我还没有确切的方案。同时，今天还想向您请教怎样做好中医药大学的校长，还有关于中医教育改革的一些问题，这就是我今天来的目的。

陆老：今天我们交流交流观点吧。我和北中医打交道，是在王永炎当院长（当时为北京中医学院）的时候，那时是七八十年代，当时我在北京医科大学（简称"北医"）任职。北中医成为教育部直属"211 工程"院校，对中医界来说，是非常欢欣鼓舞的！那么在徐校长面前我也不回避了。

徐：我今天私下登门来拜访您，就是想向您请教。

陆老：我原来是个民间医生，一个赤脚医生。呵呵！

徐：从根本上讲，我们都是从民间走来的。

陆老：在 40 年代，1945 年抗日战争胜利以前，我是学机械的。因为日本占领上海，我们的工厂被没收了，学校分配没有出路，我上不了学了，弃工而就医，学了中医。1945 年年初我开始学习中医，不到一年抗日战争就胜利了。抗日战争胜利以后学生考大学要政审，我们学校的毕业文凭被国民政府视为伪政府发的证书，当然就没法上大学了啊！于是我就回家乡学中医，进了中医大门，首先碰到一个巨大的问题，就是中西医的论争。历史很现实，面临的这个问题，就是西医认为中医能看好病，但是中医不科学，这么一个命题。当时我拜的几位老师 1928 年在上海办了"上海国医学院"。这个学校基本上以中医为主，但现代西医的基础课程也开了，也学日本的"皇汉医学"。日本人是这样做的，想脱亚入欧，首先向汉医开刀，有些汉医就"剖腹自杀"了。很大一部分人就去学西医，但学了西医以后，能诊断疾病，但诊断以后就是没有治的方法，因此也有一部分比较踏实的人又回去学中医了，实际上这一派就是我们中国现在的"西学中"了。他们首先向《伤寒论》学习，就明代以后吧——当然他们从隋唐就开始接受中国的文化——明代以后逐渐开始到《伤寒论》中找医学的源头，提倡所谓"古方"之学，所以日本人受中国的影响还是比较多。日本江户时期的医家做"古方"文献的古文功底还是比较深的，这一派出现了许多有名的所谓"皇汉医家"。后期的皇汉医家就用新的某些西医知识来解释《伤寒论》的思想观点以及方剂、药物。当时我的老师陆渊雷、章次公、徐衡之编写的大部分教材都受到"皇汉医学"的影响。实际上鲁迅先生学医也是受到日本脱亚入欧的影响——听说日本之所以能够崛起，是先从汉医开刀的，抛弃中国的旧文化。郭沫若也是学汉医的，也是这种认识。

所以我们北医呢，是从北洋政府时，我国政府第一个自己办的医学院，但是办的是西医学院，没有中医。当时中医不能进入国家教育系统。教育部部长宣布，说我不用中医。所以说中医第一个被驱逐是在教育系统。这时中医教育是一件非常尴尬的事。

徐：国民党政府就曾经要废除中医嘛！

陆老：是的啦！我"中学西"在北医，这是我 60 年前在北医的照片。这是我，这是唐由之。

共产党的很多红军指战员在井冈山革命根据地受到战伤、得了常见病，就有中医治疗。所以从井冈山开始，部队中就有中医和西医配合治疗。

那么，为什么当时会出现排斥中医呢？原因有三条：第一，"既不解人身之构造"，没有解剖学，不清楚人体的构造，因此病在什么地方，定位就不清楚了；第二，"复不事药性之分析"，没有进行药性成分的化学分析；第三，"菌毒传染，更无闻焉"，很多传染病以及细菌、病毒传染都没听说过。这个话，符合事实，因为中医几千年来没有建立在这三个基础之上；也可以说，中医不认识西医说的"病"也可以治好病。这是 100 年来中西医论争的事。可到了 2003 年，SARS（严重急性呼吸综合征的英文缩写）来了，全球的科学家还不知道SARS病原体是什么，中医也不知道，但中医发挥了重要作用。

徐：我看见了。第一例SARS病毒的病例报道，就在我原来工作的中山大学第二附属医院发现的，二附院领导向当时的黄达人校长报告时，我就在黄校长身边。这是第一个官方报道的病例。我还和李刚教授合作在《新英格兰医学杂志》上发表了一篇文章，研究SARS病毒感染的免疫抗体应答。

陆老：是钟南山写的吗？

徐：不是，是我和中山三院（中山大学附属第三医院）李刚教授合作写的文章。

陆老：哦！以前中医就把它治好了。换句话说，我50年代参加治疗乙脑（流行性乙型脑炎），乙脑也是病毒感染。乙脑病毒是什么？当时咱们也不知道，但咱们把它治好了。所以，中医开的药不一定抗病毒，但能治好病，这是一个命题。抗病毒西药的治疗不一定是最好的。

徐：这个观点很重要。

陆老：为什么？因为病毒感染在人群里是一个冰山现象，人感染了，只是部分人得病；家禽感染了，但是绝大多数家禽没有得病，生物有很强的自愈能力。所以，当代细菌学家、病毒学家就变成了微生态学家，这是一个非常重要的动向。现在的病毒是被"逼"出来的！现在的结核杆菌60%以上是耐药的，是用抗结核药把它逼出来的。抗病毒疗法是在制造新的病原体，这是消除病因治疗的一个非常骇人的结果，消除不了病因！可以这么说，只能延缓病毒、细菌的变异。大量的病毒、细菌和人类是可以和平共处的，公共卫生学应该考虑这些。虽然我的研究所里也有病毒研究室，但我和病毒室的同志们聊到这个问题，我就让他们从整个生态学角度考虑，能不能防止病毒别那么快变异，别制造那么多新的敌人？

徐：您这个观点现在慢慢会被接受。我是从事现代免疫学研究的，人的肠道菌群不要随便拿抗生素去改变；改变它，反而把人体免疫功能搞糟了。"抗菌"的危害，早年没人提，现在应该来关注、解决。

陆老：这个命题，《礼记·中庸》里面原文是这么说的："万物并育而不相害。"大家都能够发育生长但不相为害。"故与万物沉浮于生长之门。"这是《黄帝内经》里的原话。

邱：出自《黄帝内经素问·四气调神大论》。

陆老：对！这个命题，中医老早就有，治疗SARS不是要消灭一切，要能把"毒"转化为药。怎么转化呢？"聚毒药以供医事"（《周礼·天官》），就是组合化学。通过组合，化害为利，化毒为友。在50年代我做过这个工作，铅用硫来解毒；《本草纲目》里有的：砒霜用豆豉来解毒。豆豉是豆子发酵，产生赖氨酸，与砒霜一结合，产生对氨基苯砷酸，天然合成的抗毒物质。所以说人类寻医找药的积极意义不在于它是毒物你就来消灭它，而是通过组合化害为利，化毒为友，化敌为友，化腐朽为神奇。我们所谓的细菌，进入人体以后被破坏后会释放出内毒素，但是小剂量的内毒素，可以变成免疫促进剂。

徐：对，可以促进免疫细胞分化。

陆老：结果这一类东西促进发明了一大堆药物，人参多糖、黄芪多糖、柴胡多糖⋯⋯中药实际上大多含有多糖类成分，这也是化毒为药的一个体现啊！搞免疫学的人清楚，小剂量的内毒素变成免疫促进剂，可以提高非特异性抵抗。非特异性抵抗大概就是抗感染、抗辐射、抗肿瘤、抗氧化，而且有时非特异性抵抗比特异性抵抗更重要。

徐：对！这就是为什么2011年诺贝尔生理学或医学奖授予了非特异性免疫研究，是"终于迟来的祝福"——之前的诺贝尔生理学或医学奖都是授予研究特异性免疫的科学家，如研究抗体⋯⋯原来我的博士论文做的就是研究特异性免疫与白血病病毒的关系的。

陆老：100多年前（1895年），西方人发明了血压计，就认为脑出血和心肌缺血来源于高血压，因此，就不断发明降压药。降压药用上几十年以后，发现因为这类疾病导致脑出血的死亡率降低了1倍，但是因为脑梗死、心肌梗死死亡的人数增加了5倍。而且在用这些西药的病人身上，他们的肾上腺皮质激素、血管紧张素水平升高了，病人生存质量下降了。这是我70年代发表的论文，文献数据都是西方人告诉我的。这说明一个问题：医学不是包打天下，见到敌人就灭杀，致病因素就消除——消除病因、纠正病理、清除病灶、努力找病、除恶务尽，结果带来当代全球的医疗危机。1993年我去美国，我受邀请讲了个专题《人的自我痊愈能力》。当年，美国国会通过一个提案，设立了OAM（Office of Alternative Medicine），就是替代医学办公室。同时，他们发起了一个国际研究计划，叫"医学的目的再审查"，有14个国家参加。也邀请了我们中国的学者参加。卫生部、中医研究院、北大、北医、协和开的会我都参加了。会议主题是什么呢？"当代全球的医疗危机"。我们可以历数三大问题：第一，消除病因的治疗，带来多源抗药；第二，纠正病理的治疗，带来受体超敏，传导阻滞、受体阻滞，结果呢？产生超敏，也是人体的一个适应嘛；第三，清除病灶，针对靶点的治疗，外源性的补充带来了内源性的抑制，外源性的拮抗带来了内源性的抗拒，这样说来生命不是在挨打的吗？

1977年恩格尔提出，我们需要新的医学模式应对于生物医学的挑战。生物医学的问题，就是生物医学疾病模型的物理、化学原理解释，从某种意义上没有认识到生命的本质。WHO在1996年提出来这个命题，迎接21世纪的挑战。21世纪的医学，不应该继续以疾病为主要研究对象，应该以人类的健康为主要研究对象。但是健康管理，说实在话，我们还没有转变思路。健康管理思路还是照旧，关注盐多了、油多了，抽烟了、喝酒了，缺少一个重要主题，就是没有寻找获得健康的钥匙。这个命题，大概70年代初，苏联有学者提出来了,很尖锐,他说许多疾病的发生,恰恰是由于医学特别是药理学的发展引起的。如果观念里没有生命、生机、人自身的康复能力这一套,而是见敌人就杀,当时见效,但时间长了不行。中医有没有健康命题?以前有没有对抗疗法呢?早期的中医治病,寒则热之,热则寒之,实则泻之,虚则补之,实质上就是对抗疗法。在汉朝,有病不用药是中等水平医师,《汉书·艺文志》说:"有病不治,常得中(zhòng)医。"药有害处,所以中医有大量的健康疗法,不一定非要用药物。"正气存内,邪不可干",激发、维护、长养人的生机,而不伤害它,对疾病因势利导,这是上医。

张仲景的功劳是提出辨证论治;中医界在 20 世纪开始讨论证和病的区分。北中医的很多教授、学者当年都是江苏来的。1952 年,我们到北京来参加卫生部召开的中医药研究人员会议。干吗呢?其实早在 1950 年,在第一届全国卫生会议上就打算成立中医研究院。任务就是用现代科学的方法对中医治疗的实践经验和理论加以整理,要保持中医学术的独立性和固有价值,并发扬下去。不管怎么说,这句话对。后边还应该加一句话:如何用今天的科学知识,对古代中医学术和它固有的医疗价值加以证实和说明,希望大家能本着实事求是的精神,加以研究。

徐:这就是我做校长想要做的一件事。

陆老:问题来了。

徐:我正要请教。

陆老:20 世纪初,有些知识分子说中医不是科学,当时就有很多人企图用科学来解释中医,1916 年,当时中华医学会的副会长叫俞凤宾,他写了篇文章《保存古医学之商榷》,我 1952 年到北京报到,我的老师介绍我必须看这篇文章。老师对我讲:"你不要学了五年西医,回过头来就对中医指手画脚,这个不行,那个不行,然后你就傲气得很,说你中医得提高到我西医这个水平,你不能这样。我们有很多人,学了点西医就认为了不起了。"我有幸在中央人民医院(现北京大学人民医院,简称"人民医院")待了 30 年,我一直坚持了中医。

徐:您是西学中?

陆老:我是中学西。我在人民医院,和那么多老师、同事一起合作过,西学中的就有我们系主任吴阶平、王叔咸、袁立人。他们 1958 年也学中医,学完中医到人民医院我这里中医科来抄方。病人不多了,我请他们到楼上去看看住院病人。有个肝癌病人,两肺广泛转移,治了 7 个月,北大医院当时有一位从美国回来的外科主任,他说:"老陆啊,你的方子里有哪些抗癌的药?"我说:"没有。"他说:"在 1957 年啊,(国际标准)肝癌确诊就有 1 个月到 3 个月的寿命,两肺广泛转移的病人就有 1 个月的寿命。你现在治疗 7 个月了,你这方子里没有用抗癌的药?我不相信!"我当时在人民医院工作,这是卫生部直属的西医院,我看的病人都有严格的西医诊断,但是对于预后的判断没有符合他们那个标准,这样他们就奇怪了。后来还有一个胃癌病人到我这治,中医治疗一段时间,癌细胞都没有了。是不是我用了特殊的抗癌药物?我没有用。党委书记曾经想把我调到肿瘤医院,我说我不去。我的意思是说,中医治疗是另外一条路。西医从1543年研究人体的构造入手,1761年由解剖学观察疾病的位置和原因,利用化学药物进行生物靶点的对抗性治疗,这门学问叫疾病医学。而中医走的是另外一条路,发现人体生机,助长生机自我调节,应该叫健康医学。

中华人民共和国成立以后,我们就提出,要团结中西医,赞成中医研究,要保持中医学术的独立性和固有价值,这个提法都对,但是实行不行。到1978年中央56号文件(中共中央中发[1978]56号文件)下来,我们面临的问题是后继乏人,后继乏术。实际上是传统的东西继承下来太少!过了31年,2009年国务院20号文件,再次提到中医面临乏人、乏术的危机。为什么提出这两个文件?因为中医的发展基础薄弱,人才匮乏。所以文件的主题就是强调把中医自我学说的独立性和固有价值传承下来,而如何能够做到?现在是真正掌握中医的人才越来越少。这就是我今天要给你汇报的,我们的中医教育到底怎么办?

徐:这正是我要向您请教的。我跟您讲一句话,我是公选过来做这个校长的。面试时他们问我,你来做这个校长你要怎么办?当众我就说这么短时间我没办法细讲,只提出八个字办学方针"人心向学,传承创新",我要让经典的更加经典,创新的领先世界。但北中医首先要把祖宗的东西、把正宗的中医尽快传承好。我今天与您对话的努力就是在抢救国宝、抢救中医。

陆老:中医教育从何讲起呢?我的同学唐由之,毕业以后分配到中医研究院(现中国中医科学院),我被分配到人民医院,当时叫中央人民医院,中华人民共和国成立后中央人民政府卫生部主管的第一个医院。人民医院是1917年北洋政府时期中国人办的,是民间集资办的西医院。医院实力比较强,特别是抗日战争的时候。1942年珍珠港事件后北京协和医院停办,原协和医院的钟惠澜、林巧稚都转到中央人民医院。当时除协和医院之外,属中央人民医院西医水平最高。人民医院人才培养比较严格,协和的毕业生往往和我们同班毕业——协和的大夫西医基础很深厚,他们学医以前要到燕京大学(现北京大学,简称"北大"),学三年现代科学基础,医学功底建立在数理化的基础上——人民医院也采取了这样的培养模式。1952年,我们中学西班也在北大补习了数理化,当年我还是化学课代表呢。

徐:那您很厉害。

陆老:但是,往下学就上生化课了,我和老师有碰撞。老师说:"阿胶就是胶原蛋白,毫无营养价值可言。"我就抬杠了,我说:"这不能用成分分析来说明,阿胶至少在2000多年以前古人就用于临床了,《神农本草经》有记载,张仲景《伤寒论》里面的方子也早就使用了,这是中国古人的发明。"1939 年,《中华医学杂志》上发表了一位生理学家的论文,上面写阿胶有抗贫血、抗休克、抗氧化等作用。当年对抗氧化还不重视,抗氧化就是抗衰老的意思。老师说:"你怎么看?"我说:"我早就看过这个杂志,我早年上学时学中医的嘛!我认为阿胶有多种临床功效,不能简单地用化学成分分析来评价这味中药的功效。"有时候我就和老师讨论问题。老师给我们讲上呼吸道感染,上呼吸道感染流清鼻涕,是病毒感染;然后黄鼻涕呢是细菌感染,西医用病原学来解释这个现象。作为一个中医,我说,清稀的就是感受风寒;黄稠的就是感受风热,同时也反映病快好了,年轻人流黄鼻涕说明快好了,流黄稠的鼻涕说明阳气起来了。中医的观点不是从病原学,而是从机体的反应来看问题。显然这个反应是有实用功能的。如果是个老年人、老是流清稀的鼻涕,一个月也好不了,你再给他吃凉药那更糟糕了!所以,角度不一样。你(西医)看的是致病因素,我(中医)看的是机体的反应。流鼻涕,说明机体的抗病机制发挥作用了,这个命题,我到北医,第一个给我触动的,是苏联的一本书,叫《传染病病理学》。前言里说,传染病病理学未来的发展,不取决于寻找更多的新的病原体,那寻找什么呢?寻找有机生命对于病原体有限的典型反应。机体的典型反应是有限的,可以观察总结;新的病原体是无限的,难以穷尽性研究的。

徐:这是哪一年的书?

陆老:1953 年。

徐:1953 年,出版 60 多年了。

陆老:我们翻译的。图书馆应该能找到这本书。我和作者有过争论,70 年代我写过文章。我 1952 年至 1957 年在北医学习,我的老师让我学西医,始终告诫让我不要学西医的皮毛,学了点西医似乎就把中医拉一把——提高了,喝了点洋墨水就自以为了不起了——中医有其自身的理论体系与诊疗优势,要求二者都要本着其本来的面目深入学习,我是中医出身,要以中医学术为主体,"发皇古义,融汇新知"。1953 年年底到 1954 年年初,中央文委、国务院工作组调查我们这个班,说这个班好!我们班是全国唯一的一个班,没有必要只在北京办嘛,可以推广在全国办嘛。

邱:1978 年之前,全国只办过这一个"中学西"班,也只有这一届。

陆老:所以中央就要求赶快把中医研究院建起来。中医研究院从 1954 年 11 月开始筹备,1955 年 12 月 19 日正式成立,它是在卫生部针灸疗法实验所、北京中医进修学校、华北中医实验所、华北医院筹备处和中央卫生研究院中国医药研究所等五个单位的基础上建立起来的。1955 年中医研究院成立时就招了第一届西学中的人员,他们从西医院校刚刚毕业卷铺盖卷就过来了。我 1957 年毕业后,分配到中央人民医院,当时中央人民医院的副院长对我说:"老陆,你北医刚毕业,连中医都还没当上,你怎么能研究中医啊?起码你先在我病房里待上五年,待上五年起码先当个主治医再研究中医。"我想:主治医就可以研究中医了? 主治医就可以弯下腰来拉兄弟一把,提高中医了? 主治医提高中医,能提高到哪里去? 我的意思是说,当年的西学中,就是处在这么一个低水平,大多是西医主治医来学中医,他不可能把中医提到应有的高度。这是客观事实,这是历史。

徐:这个观点很对!

陆老:是这个命题。就是说,中西医结合,让中医院来干,能行吗? 卫生部不管中西医结合,中西医结合谁来管? 是中医管理局来管,是中医要搞中西医结合,西医打马虎眼,如果西医的主体并没有真诚地尊重中医,谦虚地学习中医,这中西医结合上得去吗? 1982 年颁布的《中华人民共和国宪法》(以下简称《宪法》)提出:要发展现代医药、中国传统医药。中国传统医药是《宪法》规定广泛发展的啦! 但是 1982 年《宪法》的背景是什么? 1978 年中央 56 号文件。56 号文件明确指出中医是后继乏人,后继乏学啦! 到了 1998 年,中医后继乏人、后继乏学的问题仍旧没有得到很好解决。

徐:您讲得太对了! 中医传承后继乏人,真正懂中医的人太缺乏。

陆老:1998 年我们在全国政协讨论这个问题时,有一百多个医卫界人士参加,七八十个西医界的,中医界的就十几个人。我的发言加了四个字:"只有"大力发展中医药,"才能"促进中西医结合。

徐:我当前在北中医当校长,迫在眉睫的任务就是第一把中医做好,更具体地讲就是要大力发展中医药,培养合格的中医药接班人。

陆老:当时卫生部的相关领导来找我说:"老陆,你是少数派,其他的政协委员都认为:只有中西医结合,才能挽救中医。你说中医是挽救的对象吗?"我说"'中西医结合'是个木桶理论,这个木桶有几块板,它盛水的量就决定于它最短的那块板,那么中医这块板很短,中西医结合(水平)能上得去吗?"协和的血液病专家,60 年代初到中医研究院来跟我们学习中医治疗血液病,说是没好中医啦,中西医结合(水平)上不去啊!

徐:您讲得太对了! 现在的矛盾在这里,现在中医教育的目的也在这里!

陆老:是啊! 2009 年国务院第 22 号文件出来以后,2011 年在广州开了一个全国的中医药传承的会。问题是,中医传承关键要有传承的实质。2006 年报纸上发表了一篇文章,叫《保持特色、发扬优势》。特色和优势的概念是讲中医学科的独立性和固有价值。这个命题是个很难的命题。学科的独立性和固有价值是比较研究的结果。和谁比较? 和西医比较? 和现代科学比较? 做比较研究的人,知道现代科学吗? 知道西医的底细吗?

徐:您讲得太对了。我今天中午吃饭时,就碰到这么一个人,根本不懂西医,还大讲中医的不是。他知道现在的西医发展到什么阶段了吗? 我了解最前沿的西医,连美国的西医都讲个性化医学了。我前年参加《自然》杂志举办的个体化医学会议,并基于中西医对比作了相关的学术报告。

陆老:中医的担子太重了。要把中医的特色和优势说出来,必须有一个比较的对象。比较对象不熟悉的,能比较出什么来? 2006 年我从美国回来以后,凤凰卫视主持人问我,在西医院那么多年,究竟有什么收获? 我说有收获啊,有一面镜子啦! 西医是什么,我就比较。说老实话,我在西医院 30 年,所以我就能在中西医比较方面稍微深透一点,他们的长处是什么,我们的长处是什么,我在中西医比较方面有点想法。我是 1983 年调到中医研究院的,当时我就 57 岁了,今年 87 岁了。我调来的时候就问:"中医研究院有中医研究么?"领导说:"中央决定我们用现代科学方法研究中医的嘛。"——它永远是一个被研究的对象。

徐:它不研究自己固有学术价值的问题。

陆老:北中医要做的事——就是要培养一批有志文化自觉的、学科自觉的、实践自觉的、理论自觉的中医人才。

徐:所以,我现在找您问计的就是这个问题。

陆老:中华民族如果没有自己作为主体的价值体系,跟着洋人搞的话,洋人可能比你强。我们有没有自己的价值? 我们有那么多人口,那么长的历史,那么多实践经验……失败的经验总比人家多吧? 错误是正确的先导,失败是成功之母。所以从干校回来,我 1973 年写了一篇文章叫《历多达妙,失多而悟其要》,经历多才能通达精妙,失败多才能感悟要领。这是马克思、恩格斯的辩证唯物论"实践出真知",毛泽东的《实践论》中提过。我们的前人付出了血的代价,总结出来失败的教训,历史考验是对的,是对人类最大的贡献。这就是"历多达妙,失多而悟其要"。我看古书,就看什么? 就看它不要什么、不要什么、不要什么……这是经验教训。对抗疗法,《黄帝内经》云:"治其旺气,是以为反也。"这亢郁旺气啊,你把它当敌人打了。那么"亢""郁""旺气"是什么呢? 是敌人吗? 是病理吗? 是病因吗? 不是。皆根于内。是自体气机的发动,是抗病的能力。

徐:机体自身的抗病能力很强的。我是学免疫学的,我知道这个。

陆老:免疫学分两个层次,一个是生命层次,还有一个是非生命层次,是分子免疫学。现在问题来了,21 世纪最大的问题,就是我们身体里增加的抗体,细胞里抗"O"抗体、抗 DNA 抗体,自身免疫性疾病的大量增加,就是分子层次的免疫功能,进到我们自己的细胞核里了——进到牛魔王的肚子里去了。这类病是 21 世纪的大问题。

徐:您太了解我们这个领域了。

陆老:我有 30 年的肝病史。

徐:肝就是免疫器官。

陆老:我 50 年代就肝脾肿大、血小板减少、白细胞减少、皮下出血。60 年代转氨酶好几千,γ 球蛋白(丙种球蛋白)在 35 以上,γ 球蛋白就是抗体嘛。

徐:陆老,我插一句,我今年拿了个国家自然科学奖二等奖。一个重要的论点,就是我发现了免疫器官起源于消化道,不是源于骨髓、胸腺。我们的消化道,胃、肝、肠,不仅是消化器官而且还是免疫器官。这源于研究低等生物,低等生物没有骨髓、胸腺,只有消化道;它们的消化和免疫功能同时在消化道进行并互相作用。

陆老:哦,很有意义!我"七五"攻关后有个课题,关于"脾津痰湿的研究"——这个课题,得了一等奖。

徐:当时我写了一本书:*Amphioxus Immunity*(《文昌鱼免疫》),其中就有我关于免疫系统起源的许多观点。陆老,我们俩的观点是一样的。

陆老:痰湿是因为脾虚。脾虚侮肝木,脾虚精微不化,肝木受侮不得调达,导致痰湿壅滞。中医讲胃主降,受纳、腐熟水谷,游溢精气上输于脾,这是胃的功能。西医讲"胃泌素",我们中医说"上输于脾",脾化生精血、津液,脾气散精,化为气血,周养身心、灌溉脏腑,表现为脾主肌肉、脾主四肢、脾旺不受邪等等。所以"见肝之病,知肝传脾",肝脾相互制约,中医治疗痰湿要这么考虑。那么你刚才说的胃里面的免疫细胞就应该和黏膜免疫有关。

徐:对,这里面就出了一门学问嘛,叫黏膜免疫。并且黏膜免疫研究这几年非常热门。

陆老:黏膜免疫系统提示了人和周围环境的边界特殊性。针对这个边界中医发明了许多东西,针灸、穴位、经络,都是这个。

徐:包括按摩,都是作用于边界。现代医学发现表皮的免疫细胞对人体免疫保护起到关键的作用。

陆老:像肠道分泌的脑啡肽——所以生长发育中,先有津液,然后才有血液,然后才有神经。津液一层像身外之身,不能把我们祖先最早的东西都丢了。

徐:但是现在知道祖先完整的理论、具有深厚功底的人太少了!所以我在北中医讲,要传承,也要创新;但先传承,再创新。

陆老:我与南方科技大学校长朱清时经常一起讨论中医的问题,他很有思想……我觉得,你作为一个大学校长,各种各样的人才都需要。

徐:对,我是要兼容并包地办北中医!

陆老:但是医学教育的基础是什么呢?我觉得基础——我们过去医学的基础是生

物医学,是基于物理、化学方法去研究分析——我们还缺了一个基础,就是医学的基础,这个基础就是临床实践。

徐:医学的基础是实践,对!

陆老:而中华民族有系统记载的医学实践是最多的了!比如中医有些实践得出的理论,是目前现有知识解释不了的,它必须拐个弯。拐个什么弯?拐个生命体自我的弯。所以我说,中医是研究形而内、形而上、形而前的。现代科学或者说近代科学是研究形而外、形而下、形而后的。这就是回答李约瑟提出的问题。文艺复兴以来的近代科学,是研究形体之外、之下、之后的。之外是线性因果论、之下是结构本质论、之后是出身论。现在已经知道,生命存在神经 - 内分泌 - 免疫网络调节。

徐:对!是联结在一起,分不开的。

陆老:是一个网络。你可以从这解决问题,也可以从那解决问题。这样一个整体性,就必须尊重。

徐:是 network(网络)……

陆老:WHO 指出人类健康的影响力之中,人类的生命支持、自我调节占 75%,外部影响占 25%。25% 中,10% 是社会因素,7% 是气候因素,医疗占 8%。所以咱们搞医疗的人要谦虚,我的医疗对你的影响只有 8% 的作用。身体自己的调节占 75%,其中,15% 是爹妈给的,属于遗传因素;还有 60% 是生活方式。去年我在南京开了个会,叫"生活方式与生命健康国际会议",朱清时也去了。说到生活方式,健康的主要责任在人自己啦!医生能不能干预?我把这 60% 交给医生。社会的、气候的、医疗条件的,造成的机体反应大概也占 25%。还有 35% 怎么办?(依靠)中医的"神","上工守神"。

徐:精气神的"神"。

陆老:这个"神",我在 1979 年广州会议上讲,中医的基础理论的核心是心身相关的自稳调节。

徐:是精气神的统一,是不是?

陆老:"神"有两个含义。第一个含义,这个《黄帝内经》里面有原文,恽铁樵(民国时期上海著名中医专家)强调《黄帝内经》里这句话最重要。《素问·玉版论要》说:"揆度奇恒,道在于一。神转不回,回则不转,乃失其机。"《黄帝内经》就是这么说的,生命只能往前走。生命体区别于物质世界的最基本的特征是:生命是一个目标指向过程。生命是往前走的,拉不回来的,拉回来就不是生命了。第二个含义,神就是"阴阳自和"。阴阳是什么概念?有航天专家问我,我说阴阳就是你们的导弹。唉,导弹和阴阳有什么关系啊?我说阴阳是个目标动力系统。现在我们教科书有问题……阴和阳是我们机体自组织、自演化的过程:目标指向对外,实现新的适应(功能)属阳;目标指向对内,实现整体稳态(功能)属阴。而生命之所以存在,对内实现稳态、对外实现适应,这就是"阴阳自和"。

这是一个大纲,所以你们北中医在编写《中医哲学基础》的时候就引了我这句话。不要把阴阳贬了,阴阳是个总纲。生命之所以能存在,就是能适应,实现稳态。稳定压倒一切的,不稳定就完蛋了,就垮台了;不能适应也就垮台了,过度适应也就僵化了。这两个命题,是我用现代生理学的知识来解释中医的语言,大家便于理解。这个命题我跟美国人讲,他们也听得明白。讲药物治病,"治其旺气",发热了,咳嗽了,白细胞高了,是否就退热? 就止咳? 不对嘛! 你帮助它发出来、咳出来不就完了嘛! 所以上海的张镜人就说:"温病有外感,有伏邪。外感要透表,伏邪要透邪。"

邱:透发伏邪,宣化达表。

陆老:对! 艾滋病怎么治? 就这么治。SARS 怎么治? 就这么治。透发就是帮助它发出来,中医治疗讲求病因探寻中,可以见到的病理反应,可以侦察的,这个现象是机体的抗病能力,又叫机体的典型反应,要帮助机体。这是我说的,是 1953 年《传染病病理学》对我的启示。

徐:这个很重要。

陆老:60 年了。西医的病原体致病因素,属于微生态学的研究;现在要实现从病理学到病理生理学的转变。这个概念中医有原文的,《素问·方盛衰论》:"知丑知善,知病知不病,知高知下,知坐知起,知行知止,用之有纪,诊道乃具,万世不殆。""知病知不病","知病",就是病理现象出来了,你看到发热对不对? "知不病",但是你得看到它背后的生理基础,什么生理基础? 病理现象发生提示我们两个问题:第一,它要实现什么样的生物学目标? 他为什么咳嗽? 为什么发热? 为清除嘛。第二,由什么样的生理机制发动? 可以帮助发动生理学机制嘛。唉,给中医找到了依靠对象。为了谁,依靠谁,才能定位我是谁。中医能够大难不死,就在于它找到了依靠对象。依靠两条:第一条,它能够寻找健康的钥匙;第二条,它能团结真正的朋友。"聚毒药以供医事",化害为益,化毒为药,天生万物无一非药,中医没有可丢的东西。中医有这个气度,很生态。所以,习近平同志在澳大利亚墨尔本说了"中医药学是打开中华文明宝库的钥匙"。

所以,我们的责任(重大)! 我们从小学、中学、大学,都要补课。中医的教育,中医人才的培养,我觉得从小学、中学、大学分层次地做……

徐:要做中医科普,将中医知识在年青一代人中普及。

陆老:对! 我就说从小学、中学就得普及中医知识。

徐:小学生也得讲中医的基本常识。

陆老:人哪,要认识你自己。另外,什么是真正的科学? 1999 年世界科学大会主旨有两条。第一条,认真总结和反思 20 世纪的科学,对人类的生存和发展的影响,到底哪些是有益的? 哪些是有害的?

徐:要重新思考哪些是有益的,哪些是有害的。

陆老:(西方现代)科学不是最高标准……

徐:中华古文明自古有东方的、自己的科学体系、科学标准。

陆老:科学对人类生存和发展,哪些是好的? 哪些是坏的? 这个需要用恩格斯《自然辩证法》的观点来考虑。第二条,承诺 21 世纪的科学必须站在全人类更好地生存和发展的高度去观察问题,去思考问题。所以我觉得我们办医学院校就应该这么做。首先,是为全人类更好地生存和发展,建立一个价值标准,这就是胡锦涛同志说的"以人为本"的科学发展观。但是,很遗憾,2005 年我办退休,去美国休养——我就没管它。中医研究院更名为中医科学院 8 年了,但是中医界、中医科学院内部始终不敢提中医科学是什么,这是个什么问题? 没底气! 因为西医用"科学"这个棒来排挤你,来否定你;所以,我倒过来,我也否定"科学"。当然,我也发表过文章,在国外发有 3 篇文章。2007 年《科技中国》——就是科技部主管的一个杂志,来采访我,我谈到:医学需要还原为一门科学吗? 医学能够还原为一门科学吗? 这是值得讨论的问题啦。还原为一门科学,就是物质科学。医学是用物质来帮助生命,而不是把生命降低为物质。这个关系必须确立啊! 清华请我去讲课,清华的校训是什么? 自强不息,厚德载物。我说:谁厚德载物啊? 生命。生命的厚德才能载物,把物包容进来,通过自组织、自演化变成我自己的,而不排斥外物。物呢,有朝一日就要否定生命,把生命降低为物。近代科学的错误是,把生命降低为物质层次,去理解,去解决,这是一个大问题。所以"以人为本"的科学发展观,需要我们很好地认识、很好地阐述,很好地把中医原著里面"以人为本"的观念,与马克思主义的基本观点结合起来……

徐:这是非常精辟的观点!

陆老:马克思曾经说过:"几千年来医药是和全人类最崇高美好的指标相结合的。"就把医药提到一个非常重要的高度。

徐:目标是对的。

陆老:一,时间:几千年;二,范围:全人类;三,全人类最崇高美好的指标——健康,生态。因此,医药学是一切科学的上边(意指"上层建筑"),不是科学的下半截。符合 1999 年世界科学大会主旨,站在全人类更好地生存和发展的高度,来观察问题。细胞层次的研究、分子层次的研究,归根结底是为了生命。

"人的生命无疑是以物质为基础的,但它具有自我独立性。"人的生命具有以物质依赖为基础的自我独立性，这个自我独立性就是我们21世纪的科学前沿，也是我们医学界应该努力的方向。我在中央党校，那些副部级的干部让我讲中医。我说生命啊，"七自一包"，七个"自"，一个"包"。"包"是什么呢？"包"就是形体边界。宇宙的年龄130多亿年，地球假设是50亿年吧，地球前15亿年是没有生命的，35亿年前据说出现生命了，单细胞生命……

徐：单细胞或更加简单的生命原始分子，例如氨基酸、核苷酸等。

陆老：单细胞生命，它的外面有一个膜，这就是它的边界，膜之外是物质世界，膜之内是生命世界，这是第一个稳态。产生这个膜有什么区别呢？外面的不能随便进来，里面的不能随便出去，自选择、自清除。就是中医的模型："升降出入，无器不有。"器者生化之源，这是最早的模型。这是中医里面的气化，"升降出入"，主体开放的。这样的东西是生化之源，自组织，自演化。而自组织、自演化是想象的，想象之余，体现过程，到哪里去？所以，对内实现稳态，对外体现适应。所以，自适应，自稳态。这六个"自"都是自调节的。因此，七个"自"了。自选择、自清除、自组织、自演化、自适应、自稳态、自调节，这是七个"自"。外面有一个"包"嘛，源于细胞膜。有受体、有通道……。所以说，人哪，谈到"包"就复杂啦，黏膜免疫，皮肤、腧穴、经络，这里面大有文章可做了。细胞膜里面不是血液，是津液。有的时候很多人还不了解，把津液忘掉了——津液是最原始的、最早的调节机制。"津液相成，神乃自生"。血，大家搞了个活血化瘀，都去活血化瘀。2006年，我从美国回来，协和就找我了，给谁治疗啊？一位百岁老人。干吗呢？口腔癌放疗后形成了放射性肺炎，后来形成心肌梗死——肺炎后阻力大了导致的。然后，心肌梗死就用活血化瘀，溶栓；肺炎，抗菌抗炎。用了一个礼拜不行，就把我叫去了。对方是呼吸病专家啊，1960年和我合作写过综述，他是协和的，去苏联，读了副博士研究生；另一位是血液病专家，国内有名的，他们两位和中医都有过合作。我就对他们说，你们用活血化瘀，而我认为，气为血帅，气行才血行。所以我不去溶栓，也不去活血，我补气，气为血帅。这个肺炎呢，是放射性肺炎，放疗的放射线抑制了肺的黏膜细胞，所以我说，是肺气虚了，中医讲肺气虚要健脾。治肺不可以直接补肺吗？我说必须健脾补肺，中医的说法叫培土生金。唉，这么一讲他们就懂了。这就说明中西医交流，需要把中医的道理和他们说清楚。我同意你们这个办法，但是我在血的方面考虑是气，肺的方面考虑是脾。你请我会诊的是肺炎和心肌梗死，我用的法是健脾和补气。也许有人说，我请你看病，活血化瘀为什么不用？你用的活血化瘀不等于病人他自己的活血化瘀嘛！

徐：对！对！

陆老：气为血帅，你得尊重啊！起码，得自己的气来推动啊。脾——刚才你说，脾还有提高免疫的作用。不是光用药物去打击敌人啊，抗炎要靠机体去作用，调动机体自我的内在能量，即内生性的卫生资源。

刚才讲,生活方式中机体的应答占25%,应答是应激反应,最起码和你的气机相对应的吧;外界刺激因素占25%,反应占25%,我能不能把反应当作我的依靠对象呢? 剩下的35%是"神",这35%的"神"我请教过药监局的老局长,他主管过药监局多年。我说做新药,它必须有一个对照药,对照药是安慰剂,安慰剂效应有多少? 他说安慰剂效应至少37%。我说用不着那么多,35%就行。就是说病人,他对医生、对医学、对医院、对药是信任的,你给他的药就有35%的治愈概率,这是精神的积极进取作用。这样看来,医生的医德医风就很重要了。如果医生的医德医风不好,病人不信任,病人自身35%的积极进取作用就没了。现在的医患关系紧张,是医改最大的难题。因为什么? 把医患关系变成物的关系,变成病的关系,我给你找病了,我给你"拉"病了;不是说医生的治疗只占8%啊,我还努力发现、努力发觉你身体里内生性的卫生资源,包括你的神、气、"应",我依靠它、我学习它、我发展它,唉,终于激活了。所以中医这门学问是高! 我不是自诩,呵呵。中医在德国搞了个成功的中医院……

徐:那是与我们北京中医药大学东直门医院合作的那个……

陆老:刚开始,和我谈判的。

徐:德国东直门医院魁茨汀中医院。

陆老:刚开始,我的研究室,中医没几个人,不可能合作办医院的。所以,东直门医院去了。

徐:魁茨汀中医院。我刚刚去那访问过。

陆老:现在它有一个中医梯队。我们一起的……在那锻炼。

徐:在德国,现在中医口碑非常好,并且获得德国的医保支持。

陆老:西药不能用,只能开中药。中西医诊断都要明确的,可以报销。

徐:医疗保险给报销,和我们合作办了22年了。

陆老:因为中研院这个门诊原来是中等门诊,德国人不能和我一块……

徐:前些时候,我到了俄罗斯以后,在圣彼得堡准备和巴普洛夫医科大学合作搞一个中医院,通过跟他们专家沟通,我就感觉中医要有做成这件事的自信……

陆老:就是说中医是人们需求的,社会真正需求的不仅是中医的理念,而且需要能够治病的中医的各种形式和制剂……

徐:以及中医的临床效果……

陆老:现在南京中医药大学第二临床医学院,也叫健康学院,敢于面对这个问题,有针对性地开展各种新型治疗方法……其中就有非药物疗法。南京中医药大学和加拿大、澳大利亚皇家墨尔本理工大学合作,传播推广中医。他们敢于走出去。这说明,你培养的人才还可以走外向型人才之路……

徐:是……我现在打算,在学校里学生不仅学中医,还要求学第二种语言。一个人要能讲两种语言。这样,学生能讲外语才能跟国外的病人交流,因为您刚才讲的很重要的一点就是:医生与病人有一个"神"的交流……,语言不通,怎么进行"神"的交流?

陆老:我们不能因为西医瞧不起中医,而把中医否了;我是倒过来,科学排挤中医,而把科学否了。上个月30号开了一个会,我给中医科学下的定义,叫以人为本、健康生态的中医科学。

徐:以人为本、健康生态。

陆老:其中有两句话,叫厚德载物,生生之道。就是站在以人为本的高度,可以把物理、化学的物质层次的知识拿来为我所用。干吗呢? 服务于生生之道。这本书你们没有吧? 这是2001年《中医学之道》出版之后的再版,它是我多年来论述观点的集结本,人民卫生出版社出版的。

邱:您可以把"人心向学,传承创新"谈一谈,我以前和陆老介绍过。

徐:我这个理念就是用"人心向学,传承创新"办大学。您认不认同啊,陆老?

邱:中医教育就是要提倡学术,大学尤其要培养人才。

徐:培养正宗的中医人才。

陆老:我们办中医学院,应该站在医学的高度,整个医学的高度。不是狭隘的所谓中医的高度,为了中医而中医。我想,中医界即使有看法,我们允许;但是,我觉得相关管理部门应该站在整个医学的高度……

徐:整个医学的高度,而不是中医的高度,更不是西医的高度……

陆老:研究发现,中医积累了那么多丰富的经验,包括失败的经历提炼出的一些教训。原卫生部部长陈竺说过一句话:中医的许多理念,是引领我国去创新的源泉,2008年说的。

徐:对,我认同。

陆老:科技部部长万钢说过:中国科技要走向世界,寄望于中医。这个,他也不是随便说的。他在德国16年,海归……他回国以后,在同济大学当校长,2007年被任命为科技部部长。科技部召开香山科学会议,从"863"计划到"973"计划,我都参加了。1986年我们四位科学家向中央打了报告,说我们国家穷,得重点跟踪国际领先。跟踪了10年,到1997年,一算账,当然有进步,但是总体跟不上;所以,强调自主创新。党中央接受这个观点,"973"计划就提出来自主创新。但是,由跟踪到自主创新,不能照搬西方的方式……

徐：要挖掘咱们老祖宗的优势，就是思维方式要发生变化，走出自己的创新之路……

陆老：我研究西医60多年了，也学了中医60多年了；一流的西医院我待了30年了，一流的中医研究机构我也待了30年了，我觉得，我有这个责任向你汇报。中医，确确实实就像毛泽东说的，是个伟大的宝库，应当努力发掘，加以提高。但是，这不是18、19世纪的科学，就可以完成的任务……

20世纪西方科学有所转变，20世纪40年代有"老三论"，系统论、控制论、信息论。70年代有"新三论"，耗散结构论、协同论、突变论。李约瑟撰写了《中国科学技术史》，他受中国文化的影响。李约瑟来中国发现，中国的科学在16世纪以前，一直走在世界的前沿；仅仅是近代科学没有在中国发生。这个问题需要研究。近代科学是什么？中国科学又是什么？就像走路一样，一条腿往前走，下一条腿才能跟着往前走。近500年来，近代科学是怎样开始的？……

徐：从文艺复兴开始的。

陆老：是形而下、形而外、形而后的。但是我们中国的农耕文明，它的对象是生命，"天地之大德曰生"是它的世界观。所以中医有中医的模型。西医有一个模型：病因、病理、病位。中医有两个模型：病人正气的模型，人体正气的模型。世界观：西方是物质实体论，中医上升到关系实在论，阴阳自和。恩格斯对关系实在论的评价很高："相互作用是事物的真正的终极原因。我们不能追溯到比对这个相互作用的认识更远的地方，因为正是在它背后没有什么要认识的了。"——是认识终点。中医提出升降出入是主体开放的，是主体开放论，生命是主体开放，这是事实。天人合德论，生态共演论，这是中医提出来的。就这个领域来说，在世界观上，中医超越于物质实体论，以往我们光局限在物质实体，认为物质实体论是最先进的，是不够的。但是西方医学，起码从我学西医开始，我发现它的观念已经开始转型了。至今向"反应论"转型，机体的反应，生命的反应就比物质的"器"要重要得多。生命的结构构成，由机体的自稳态、自适应来调节，这个，是阴阳啊。

徐：结构构成可以有不同变化，自稳态的调节最关键。其实就像搭积木一样的，结构、架子搭好了，抽掉、多放几根木头都不要紧，形成整体稳态就不怕了。我在研究免疫系统，做早期的、最低等的脊椎动物免疫系统研究的时候就发现，免疫系统的组成和搭积木一样，置换一两个部件不要紧，整个应对方式和系统成立就够了。这是我获得的国家自然科学奖二等奖的第二个结论。

陆老：免疫这个词最早是中文开始使用的。

徐：中文。世界上著名的免疫学教科书（Fundamental Immunology）就介绍，人类最早的免疫记载来自中国。

陆老：我的几位老师学了中医以后，对中医分析有不同角度。我们那个麻醉科主任，原来中央首长的手术都是他来做的。他学了中医以后说，《伤寒论》第29条"伤寒，脉浮，自汗出，小便数，心烦，微恶寒，脚挛急，反与桂枝汤欲攻其表，此误也。得之便厥，咽中干、烦躁、吐逆者，作甘草干姜汤与之，以复其阳；若厥愈足温者，更作芍药甘草汤与之，其脚即伸；若胃气不和谵语者，少与调胃承气汤；若重发汗，复加烧针者，四逆汤主之。"就是缺血性休克的早期症状和治疗原则。正虚阳乏，像桂枝汤证，攻表误治了，这是一个典型病例。心烦咽干，这个症状哪，如果用中医的辨证，心烦不是有热、有阴虚嘛，咽干不就是津液少了、就燥嘛，结果治疗怎么样？甘草干姜汤以复其阳。他解释说，就是阴液相对不足、大脑缺血了，所以，主动性就削弱了，心烦了；咽干，提示引水自救。"引水自救"这个概念最早是中医提出来的。天津的一位病理生理学家，他研究"应激"，学中医的时候提出中医应激反应有六个阶段，六个阶段还细分有那么多方子。他说，中医应激有"六经"的系统。那么，中医还有三焦呢，还有卫气营血呢，还有五脏呢，这些理论模型，不要随便否定。有阴阳的模型，有三焦的模型，有卫气营血的模型，有五脏的模型，中医的理论模型那么多……

徐：我这次去巴普洛夫医科大学，您知道巴普洛夫是研究应激反应得诺贝尔医学或生理奖的苏联科学家。所以我跟他们讨论这个中医"应激"问题。……当然我没讲到您这个深度。

陆老：我采取的态度是不要你斗我，我也斗你。咱们能不能……

徐：携手来做……

陆老：同时，站得高一点。中医过去有没有对抗疗法？有。那么对抗疗法是疾病医学、对抗医学，是"下医"和"粗工"使用的。我们要采取超越和包容的心态，因势利导。"大毒治病，十去其六；常毒治病，十去其七；小毒治病，十去其八；无毒治病，十去其九。谷肉果菜，食养尽之，无使过之，伤其正也。"（《素问·五常政大论》）我只给你治60%，我不给你包百分之百，还有20%、30%留给你自己的机体锻炼，以期修复。就像小学生做功课一样，老师给他做、都给他包了，没长进！这是要锻炼他自我生存和发展的能力……用药有效了，不要老用，"大积大聚，其可犯也，衰其大半而止。"（《素问·六元正纪大论》）"久而增气，物化之常；气增而久，夭之由也。"（《素问·至真要大论》）这些都是智慧，战略智慧，无数血淋淋的临床教训换来的医学智慧。不是见好就加药，那是下医。中医应该说经得起最先进的科学考验。

特异性抵抗是建筑在完整的非特异性抵抗的基础上，才能完成。而现在的分子生物学研究，分子层次的抗体，攻击细胞核和细胞核里的线粒体，这是个大问题。所以产生各种不同抗自身分子的抗体……。1971年西方医学就提出,这类病的核心问题是机体清除抗原的能力不足。因此,免疫抑制剂能用多久?是否应该代替免疫促进剂?因此,就有胸腺肽、干扰素这类药,但这些生物技术生产的药是外源性的,不是身体自己的。

徐:对。

陆老:我受到启发,提高细胞免疫。细胞免疫提高了,抗体免疫就提高了。

徐:细胞免疫一个很重要的特征就是应答的专一和高效性。

陆老:细胞免疫的水平就是细胞层次的免疫功能,如果作用在神经内分泌系统,就会形成免疫应答的网络,在这样的背景下,自身免疫性疾病就是由于这个调控网络出了问题造成的。如果能通过动员自身细胞免疫来解决那些自身免疫性疾病,像红斑狼疮、皮肌炎,我们也许能治好这些病。我最早提出这个说法是在1967年,"文革"的第二年。

徐:那时刚好抗体学说很热门。

陆老:一个厂长,鞍钢的,脸都变形了,肌肉萎缩嘛,还带着几十毫克的激素出来的。我把他治好了,把激素也撤下了,这是1967年嘛,到现在也有40多年了。全国支持自身免疫力的中医也不少,像朱良春啊,张其成的父亲李济仁啊……这说明啊,中医在临床上,21世纪的临床上,也是可以的……我原来在外科,我行医挂牌时是"咽喉内外科",孟河学派的特色,当时中医的外科手术还是很粗浅的了。十几年前我去广州,广州中医药大学、广东省中医院,他们外科的博士生让我带,我说我外科呀——怎么带得了啊?因为我有一个同学,1957年毕业后,就到了外科当主任,现在这批人是我的同学带出来的。所以,他们肝癌的手术都能做。最先进的手术也能做。但是,还有中医的一套,围手术期的那些东西。实际上,中医接受外科手术,最早的是眼科。西医传入中国,1835年,清道光十五年,美国传教士伯驾是个眼科医生,在广州创办了一个眼科医局,他把眼科手术带到中国。唐由之给毛泽东做手术,这个手术"金针拨障"出自龙树菩萨《秘传眼科龙目论》,《龙目论》是印度的,所以说中华民族不保守,不封闭。印度的医学、阿拉伯的医学,后来的西方医学,我们都学。问题是,有一些人太急了,急急忙忙要把所谓传统的东西抛弃、否定掉。我1950年就在上海做诊所,那时叫江苏省上海县。1980年,中美双方选择两个可比的城市,美国选择了华盛顿,中国选择了上海市。就是选择性别比、人口比、年龄比、出生率、死亡率都是可比的。美国每人每年(收入)850美元,中国每人每年(收入)19元人民币。1981年,世界银行根据这个数据,得出一个结论,说中国政府只用了不到全球1%的卫生投入,承担了全球22%的人口的医疗保健。所以,1982年,咱们的《宪法》就把中医放进去了,发展现代医药和我国传统医药,这在国际上有这么个背景。1982年《宪法》颁布后,1983年美国有一个科学家说中国政府复兴传统医药,使得医学的多元化扩散成为可能。就这样,民族医药,像咱们的藏医、蒙医,我们自己的多元扩散都承认了，老百姓想接受蒙医治疗也可以，对不对？所以，10年以后，1993年，美国成立替代疗法办公室（OAM），替代疗法办公室就把世界各地传统医药纳入。说中国政府复兴传统医药，使得医学的多元化的扩散成为可能。但是，这必须要有非科学的力量，冲破科学阻力，才能成功。

徐：这个讲得太对了！

陆老：我们必须给中医科学下个定义。我给"中医科学"的命名是：以人为本，或者叫生生之道，健康生态的医学实践，目标是健康生态。

上医医国，上医是生态医学，中医是健康医学，下医是疾病医学。再往下，粗工才是对抗医学。中医有四个层次。中医界近百年来的一个误区呢，就是自己丢掉了"上医和中医"，自我从属于"下医和粗工"，而认为"下医和粗工"是科学的，认为它找到了疾病的致病因素、病理变化、解剖定位，找到了对抗、补充、有效成分、作用靶点论……实际上有效成分、作用靶点论有没有用呢？当时见效，从青霉素、磺胺到万古霉素，寿命很短。为什么用了几千年的中药还没有变？为什么不到一百年这些西药就没作用了呢？我学医的时候，青霉素一天5万单位、10万单位，现在一天1 000万单位都没用。得有多少粮食来做这个？青霉素是用粮食来做的，都是细菌变异。参照西医的药物淘汰，中药怎么弄？现在中药也是做单味药，当时见效了，很快就不起作用了。中医为什么几千年来都能用？这值得我们考虑。所以说不要用浅薄的那点西医知识来指手画脚。但是，西方医学的任何进步，对人类的健康生态有帮助的，我们都要学。要有这个气度！不要在中西医结合问题上争论了。

徐：对，没必要争论。

陆老：我可以超越包容嘛。千万不要把生命拜倒在物质的脚下，它应该是厚德载物。清华让我讲了4年，就是每年的博士生，开现代科技革命的课，就让我讲。我是中医，我怎么讲呢？我说中医，是走在世界科学的前沿的，21世纪的生命科学的前沿。社科院（中国社会科学院）的同志，提出一个命题，他说以人为本的科学发展观提出来后，咱们能不能在全球的科学分类上提个建议。现在一个是自然科学，一个是社会科学。人的生命科学是从属于自然科学的，自然科学是一级学科，生物学是二级学科，生物医学是三级学科。它能不能上升到和自然、社会并驾齐驱？从自然，到人的生命，进入人类社会。没有人，能有人类社会吗？三十多年以前，钱学森同志提出整体生命科学。生命的奥秘有许多还是不清楚，不能因为不清楚，咱们就否定它。首先要承认，北京中医药大学是教育部的唯一中医药的重点院校，位置摆在这里。这一点，我也在中医科学院讲过，一样说给你们听：你的研究生院干什么的？你的研究生院培养什么人？你不能拜倒在物质科学脚下。你要倒过来认识，生命厚德载物，要站在生命的高度，人的生命是以物质的依赖性为基础的自我独立性。我在中央党校讲"七自一包"，他们能听懂，为什么？

当然,我不是用专业语言,把这个道理和大家讲,是希望大家有更多的信心,站在医学的高度……

徐:医学的高度,历史和医学的高度。

陆老:但是,医学和医疗,在现在的人类的健康当中,只占8%,这不值得反思么? 为什么国际上当代医药危机会导致政治危机啊?

现在我们党有这个气度。有什么气度啊? 全民推广基本医疗。这了不得啊! 这是13亿人口啊,中医如果能够在医疗领域发挥什么作用……。什么作用? 基本医疗作用,既能够省钱,又有依靠对象了。为了谁、依靠谁,才能定位我是谁。医学,马克思说了,为了全人类最崇高美好的指标。中医哪,是"努力发掘"、寻找健康的钥匙,"加以提高"、团结真正的朋友的。毛泽东同志曾经讲过。医生、医生,医的是生;医学、医学,学的是生。我们所有学"物"的东西都要为生命服务。所以这个学科设置怎么样,你都可以思考。

徐:这是一个大问题。我们需要改革。

陆老:我希望在北京,能不能加强中医科学院和北中医的合作。

徐:我也是有这个想法。我已经和张院长、王志勇书记聊过了。

陆老:就互相促进。因为,学生生命力最强,学生的思想最活跃。

徐:对!

陆老:我做两件事。2005年,《都市杂志》讨论过一个话题"中医的传统与出路"。这个题目好啊! 中医的传统,近百年来是被严重地扭曲了。第一,中医不是疾病医学。这不是我说的,是胡适、余云岫他们说的。第二,中医不是物质科学。第三,中医不是认识论、知识论。那中医是什么呢? 第一,中医是健康医学;第二,中医是生命科学;第三,中医是实践着的智慧学。我们在北大召开过一次中国和印度的哲学高层论坛,主题是"知识和智慧"。知识制约着对象行为的认识论自身,智慧是人的逆向型思维的实践着的智慧。知识的标准是冰山现象,这是非物质文化遗产的含义。不要瞧不起中医,中医的优势在这,中医是实践。——就是马克思、毛泽东强调的历史唯物主义"实践论"嘛——是人的实践。而中国人的实践是生命的实践,叫"生生之学"也。所以北大楼宇烈教授就给我们讲"生生之德",我的题目就是"生生之道",生生不息也。方技者,以生生之具,求生生之效。

今后,你这个办学,很可能别人不理解。"人不知而不愠,不亦君子乎?"为什么呢? 你培养的人才是若干年以后的,不是毕业以后马上就能见效的。尤其可能毕业以后,5年、10年、15年、20年才能见效。功劳不是马上显现的。

徐:我有这个信心,我不会急功近利。

陆老：我，始终是少数派。但是，21世纪以后，多数杂志请我了，清华请我了，北大请我了，社科院请我了。我的朋友越来越多。所以"人不知而不愠，不亦君子乎？"大学要改革，要教改。朱清时也在改革，改了6年了，不容易。……学科可以多一点，要有这么一支教师队伍，就按中医自身的模式来培养。如果能这样，就能培养出来更多人才，而且影响更大，不是很好吗？联合国教科文组织有一个观点，21世纪教育的基本宗旨就在于：帮助培养人的自我生存和发展的能力。人是具有自我生存发展能力的，是通过教育培养的；而我们就要培养人的自我生存发展能力，他的个性，全面、和谐地发展。这是联合国教科文组织对于21世纪的教育的基本宗旨。

21世纪的科学，站在全人类更好地生存和发展的高度；而教育，一句话：人是具有自我生存发展能力的。我们的任务是培养能力，而这个能力是每个人的个性全面、和谐地发展。医学，更需要自我生存能力，自我痊愈能力……是"努力发掘、加以提高"的问题，不是"努力找病、除恶务尽"的问题。这样就由疾病对抗医学，自然上升到健康生态医学。

我们的教育能不能做到这一点？我觉得这是对全人类的贡献。

徐：这句话记住了。做到这一点，是对全人类的贡献。

陆老：我们的教育，我们的科学，我们的医学，三位一体嘛。我们有国家政策支持：国务院给我们命名的中医科学院；科技部部长说，中国科技走向世界，寄望于中医；卫生部部长说，中医的基础理念是我国科技创新的源泉。但现状是，当今中国医疗90%是西医的，中医10%；而现在中医的10%里有90%是西化的。所以中医底子不厚，太薄了。

徐：这个问题太严重了。

陆老：如果这10%的中医底子厚，那么……

徐：可以引领医学的发展。

陆老：那就更有信心了。

徐：我现在来到中医界，我感到困惑的就是……我和我们学校岐黄国医班的学生（九年制学生）交流，他们考进大学，都是和清华、北大的学生一样的分数，很聪明。但是他们跟我座谈的时候，都反映没有接受到他们期望的、好的中医教育。我就觉得很遗憾。所以我要遍访国医大师，请教老前辈如何办好北中医。

陆老：我觉得，学医，搞临床，必须看病，到医院去，服务去。第一年安排一些时间到病房服务，在病房大夫后边跟着，即使什么也不懂，也一定接触。不去接触临床，就不知道医疗实践——临床上究竟是个什么样子。第二年，能不能抄抄方子，组织零散的时间。如北医的学生就通过组织的一些社团联络,利用课外时间抄方去,不在教学课程时间里,可以鼓励这样做。早临床,早接触病人,他就知道病人的痛苦了;学生的角色就转变了,从被动地接受教学课程,到主动地对医学产生感情,这样慢慢培养他的道德情操。

徐:这就是我在毕业典礼中讲的医德,新一代的医德。

陆老:要创造条件,让他们有机会实践。

徐:太具体了。我要培养这一代人,让他们真正地把中医带给世界,就是为人类做贡献。要做到这一点,就是要有人才……

陆老:我在北医 30 年,我没有分科,内、外科找我,我都看,小儿科我也看,妇科我也看,肿瘤我也看,血液病我也看……全科医生。因为全科医生是把关的,转到哪个医院是全科医生把关的。

邱:您给中央一位百岁老人的急救给药方式,是灌肠吗?他患病到了晚期,您给予治疗还延长了他半年多的生命。

陆老:我这个方子没什么奥秘,但是解决问题。2006 年 4 月 27 日晚,我在北大讲课,我回到家已经晚上 11 点半了。来接我的车停在家门口一直在等,把我叫去,干吗?病人放疗以后有肺炎、心梗,以后就慢慢损害肝肾功能,1 天半吐了 4 800 毫升,肠子不通,大便几天没有。上海的、天津的、北京的一流的外科主任一致认为是急腹症,必须手术,不能超过 24 小时。结果病人家属找我。一位知名外科手术专家说:开刀以后,缝上了也长不好啊!百岁老人怎么长得好啊?协和的一个副院长、外科主任——他家里也是中医,他父亲是有名的中医说打个窟窿行不行?可打个窟窿之后怎么收拾啊?他不懂,对于老人,打开是可以,但不好愈合的啦!治疗组长半夜把我找去了。到那都 12 点了,我说,你们还打算找谁啊?他说,没有了,就你了——让我一个人顶啊!眼看都凌晨 1 点了,动作要快,最后怎么办呢?我开了四味药,"一吴三川",一个吴茱萸,一个川椒,一个川附,一个川军……三个 3 克,一个 6 克,共 15 克。急煎。急煎以后怎么样?吐怎么办?就灌肠,一次灌 30 毫升。灌进去以后,如果留不住,那就完了。唉,灌进去后没出来。过 10 分钟,再来 30 毫升。第二次灌完,我走了。到了家,还没脱衣服呢,电话来了,说:陆老,药进去了,已经出现肠鸣音了,肠子开始咕噜了。然后继续用,病人又活了一年多。

这说明什么呢?百岁老人生命垂危,功能没有了,中医叫命门火衰。我 50 年代末 60 年代初写过文章,《命门学说源流考》。

徐:命门。

陆老:命门是这样,腹主动脉前面有个腹腔神经丛,肠系膜循环是它主管的。

徐:哦,这是命门的生理解释。

陆老:肠系膜血管循环不动了,肌肉就不动了……

徐:我加一个证据。关于这个肠系膜,为什么是命门呢?它是调节机体的消化、免疫的最核心的位置。我通过对低等动物免疫系统起源的研究,发现肠这个部位可以调配免疫细胞。

陆老:相对的血量不足。休克的第一个阶段:肠系膜应激的交感兴奋,腹腔神经丛发出的命令,使得肠系膜血管处在一个强烈收缩的状态,依靠交感神经的兴奋、机体的肾上腺素等儿茶酚胺类物质的合成,肠系膜血管把血液挤出来,挤到相应的有效循环里来。如果这个过程解决不了,这个地方被受体都占满了,原料没有了,去甲肾上腺素也没有了,怎么办?消化道就终止运动。终止以后就大量血液瘀滞在这里,就肠道瘫痪,大便壅滞。所以需要让肠道动起来。

《伤寒论》中就用调胃承气汤。就是脑子缺血了,谵妄——谵语妄言了,就用调胃承气汤,硝、黄、草。硝、黄、草用上,一排便,促进肠系膜循环,动员它的血液参加到有效循环里来。这是休克的第二个阶段。《伤寒论》"少阴三急下",都是用大承气汤,都是休克的治疗。

徐:这个太精辟了!

邱:您把中医治疗危急重症的机制讲清楚了。

徐:所以,您讲出了一个非常重要的信息:他们讲中医只能治慢病,不能治急病。刚才您讲中医治急病,多到位!

陆老:以前急病不都是中医治的吗?

徐:是啊,以前没有西医,中国人治病,急病不都是中医治的嘛。

陆老:中医不要认为西医慢待中医就排斥它,西医也有有用的东西,要拿过来。就我老师(注:章次公)说的"发皇古义,融会新知"。在发皇古义的基础上融会新知,以融会的新知来帮助你发皇古义,这是一个良性循环。只有大力发展中医药,才能促进中西医结合。中西医结合是帮助发展中医药的。当然,将来也可能是更多的西医学中医了,更多的中医学西医了,这样呢,自然而然,中西医结合得就会更好了。现在,为什么有人反对中西医结合呢?有点浅薄的西医知识,就认为你这不科学,那不科学,把人物化了。

徐:这是机械化的定义。

陆老:不是上升到人的层次,这不对。

徐:物化成一个原子,一个分子。

陆老：分子的层次，这些知识我们都要。但是，必须把物和人分开，尊重人的自组织、自演化、自适应等。人有这个能力，为什么不去尊重？我觉得，中医和西医应该共同完成马克思说的"全人类最崇高美好的事业"。我在北医的30年，我交了很多朋友。我的老师、我的同学都很有想法。有人问，你赞成中西医结合吗？我说：对啊，我赞成啊。但是中西医结合中，现在的中医太……太薄弱了！

徐：要先发展中医，才……

陆老：因为中医将来是中西医结合的引领者。不是西医把中医变成物质科学，而是中医把西医由物质科学上升为生命科学。理解生命体——是我们引领他们。

徐：对！这是一个很重要的观点。今天您这番话，解开了我一个疑问。这半年来，我一直在困惑着——我当时想：先从经典入手，把中医做起来，然后才能利用现代的科学发展它。我一直这样做。但人家指责我说，你一个学西方科学的，怎么就做经典……

陆老：1978年中医是"后继乏人、后继乏学"，到了2009年就是"基础薄弱，人才匮乏"。都是人才问题。什么是人才？——中医西化了，问题大了。张（伯礼）院长说：中医的学术特征淡化，中医的思维方法淡化，中医的技术也退化了，中医的评价也西化了。所谓西化，就是物化了。但是，我说，虽然寒风料峭，但我们已经迎来了"中医的春天"，从事中医教育改革，有政策为我们撑腰；而且，现在学术界、社会上很多人都会支持你，舆论上支持。

我们提中医，并不是打击西医。咱们来一个和谐，咱们超越包容。

徐：超越包容。

邱："自强不息，厚德载物"，"独立自主，和而不同"，"道并行而不相悖，万物并生而不相害"——陆老经常说。

陆老：作为一个主体啊，你必须要有东西。中医教育的错误在哪里呢？没有树立自己的理论作为实践指导。医学要求"览观杂学"，物质的知识，人的知识，动物、植物的知识，都要学。"及于比类"很重要，就是要比较研究。比较研究必须要符合实际，然后才能通晓道理。"道"，实践论的那个道，再和认识论沟通。

下面这句，"不知比类，足以自乱，不足以自明"。中医这百年来，或说中华民族这百年来，哲学也好，什么也好，没有树立自己的文化自信。最近我看了篇文章，它用西方哲学的观点来讨论中国。这个问题百年来，跟中医一样啊，西方哲学的路子可以参考，不等于他们就是真理。

徐：是的。

陆老：中华民族的振兴，如果没有中华文化的自觉……那就是发点财，洋房再多，汽车再多⋯⋯没用的!

徐:没有民族的软实力是没用的。

陆老:你老家江西的?

徐:对,江西鄱阳湖边。

陆老:好,好! 当年,北大、清华就在那。中医讲辨证,不是看刺激,是看反应,机体自身的反应,典型反应。生命的主体和受体要分清。我们看一个医生,看他的实践,看他的效果。看他的输出端,不是看他是什么学校毕业的。哈哈。

邱:您在广州还治疗过一个发热的病人,那个实践的例子,可以⋯⋯

陆老:那是在 2001 年,春节后第 10 天吧,我们去讨论 21 世纪的中医教材和教育,邓铁涛、我、任继学。晚上九点多了,省里来人说你们不能休息,你们还得看一个病人。这是个癌症病人,就春节住院两个礼拜,发热,体温 40℃ 以上⋯⋯一味用抗生素。物理、化学降温,地塞米松都用了,体温一会儿下来,一会儿上去。病人很年轻,二十几岁。白细胞 $17 \times 10^9/L$,咽喉壁有脓肿,肥达试验就 1:17,1:80,1:160⋯⋯诊断不明啊。我看完以后,邓老就说:陆老,你先说说吧。我说,咱们中医院,现在做西医的检查了,这势必有两种结果:一是中医四诊的发热,一是西医检查的白细胞高,咽喉部有脓肿、淋巴细胞,肥达试验结果异常。我说,这四个东西,都是敌人吗? 不要往往拿发现的指标作为敌人,发热就退热,有炎症就抗炎。我说,白细胞升高就说明一种防御啊。

徐:机体免疫应答是必要的。

陆老:咽喉壁的淋巴细胞含量高,是对炎症的反应。因为"温邪上受,首先犯肺",后来的 SARS 是往下走,反映在胃肠,现在是咽喉壁淋巴细胞把病邪扣留住了,这是局部应激反应能力,你要看到这个问题。肥达试验结果异常说明抗体出来了,机体的抗病能力发挥作用,这是好事嘛。机体的抗病反应方向是往上、往外,而你用的抗生素是往下压、往内走的。我反过来,咱们来一个升散的方法,向上升、向外散,透发的方法,开的柴葛解肌汤、升降散加减。开治疗方案会的时候房间挤满了人,结果病人的父亲,也在旁听,一听中医还要讲分清敌友,战略战术,就采纳了⋯⋯后来治疗效果挺好。所以,在向省里汇报时指出:广州老百姓对中医有信仰。中医,是有战略战术的,不是光开开药。应该把广东建设成为中医强省。

徐:政府应该更加重视中医。

陆老:所以广东省中医院,现在一天的病人 1 万多,1 年的病人 600 多万,不次于西医院。外科就 800 个床位,心外科、胸外科、肝脏外科都有。哪家医院一共有 800 个床位就不错了,广东省中医院光外科就有 800 个床位。广东省中医院给我们中医界一个信念,就是中医也可以把医院开好。

中医是高水平的,西医先进的东西,中医也一定要拿来。广东省中医院是一个样板。

徐:这么多年吕玉波院长做得非常好。

陆老:吕玉波是搞药的,他不是搞医的。但是他是懂中医管理。

借助全国资源,邓铁涛邀请全国名老中医给他们带徒。90年代末,邓老找我,要我带两个外科大夫。我说,我哪有资格?后来坚持让我带,我说行啊,查房我不讲外科,就讲中医不就完了嘛。病房里应该有中医的思维。

徐:刚才您举例讲的那个病人,后来怎么样?

陆老:第二天就退热了。中医讲透发。治疗脑炎、麻疹、猩红热也是这样,病毒感染都可以透发。他们院长问:肥达试验结果异常是怎么回事?我说,不是伤寒。它是伤寒杆菌的抗原嘛,是肠子里面增加菌群的……因为病人临床表现不像伤寒;病人是病毒感染,病毒感染合并细菌感染。但是,我们看到的是机体的区域激化,把感染组织/器官的炎症激化,说明他有防卫功能。所以说,我们诊断,主要不在于找敌人,而在于找病人的积极因素,抗病的能力。我想,这是中医和西医可以互补的一个方面。

后来我到深圳,给谁看病啊?一位106岁的老人,是肠梗阻,堵了,为什么呢?他是前列腺癌,放射治疗后阑尾局部环境改变了,阑尾干了,老人得阑尾炎很少的。肠道堵住了,就高热。所以把我接去了,我开个方子,大便一通,热退了。然后我就把病人交给了深圳中医院的夫妇两个,女的是黑龙江的高嵩山的女儿,高嵩山比我岁数稍微大一点,当年解放前上海某个中医学校毕业的,他的女儿和女婿到了深圳。当然,确实106岁岁数那么大了,也不是他们没能治好,胃气已衰,营养不良,又活了一个多月吧,走了。所以,后来像领导的会诊,能推掉我尽量推掉,100多岁了就……

徐:生命力走到尽头,不是生命力旺盛时的治疗机遇了。

陆老:"方技者,皆生生之具"(《汉书·艺文志》),中医治疗是帮助生命恢复自己的生机,"万物之变,莫不为利,莫不为害"(《吕氏春秋·尽数》),只要患者有生机,我们帮助他帮对了,很快治愈;但生机没有了,医生"治得了病救不了命"。所以,中医起码在临床上,可以独立诊断治疗,或者和西医配合,能解决很实际的危重、疑难问题。中医应该说有它的独到价值。而且,将来很可能引领国际医学的发展方向——人类健康医学、生态医学……现在国外大概165个国家有中医,国外中医生人数大概30多万。

徐:今天我学到了太多东西了。

陆老:将来有机会的话,如果中医科学院和北中医能进行更多、更便利的学术的交流,能互相促进,那就好了。从疾病医学、对抗医学上升到健康的生态医学,观念上革新非常难,因为我们小学、中学、大学所受的教育,都是线性因果论。王永炎研究有效成分,多靶点。光做靶点还不够,得承认它是个网络。

徐:Network(网络)。

陆老:免疫学是个网络,代谢也是网络,神经也是网络。用网络的概念来看待问题。不是十八、十九世纪机械的线性因果,用靶点还解释不了;就用动力,一动全身都动。

徐:您讲的是当代科学最前沿的东西!我搞的免疫学,我汇报一下我的研究。文昌鱼,这是一个活化石。黑格尔讲:人类要了解自己从哪里来,必须怀着崇敬的心情来看待这一条鱼。为什么?因为脊椎动物生命最简化的模式在这里。那么人的免疫系统起源问题也许能在这条鱼身上找到答案。您刚才讲的特异性免疫和非特异性免疫,这两种免疫怎么在免疫系统的演化过程中产生的?哪个在免疫应答中发挥主要作用?在免疫学领域一直有争论。以往的免疫研究说特异性免疫很重要;近几十年来,研究指出非特异性免疫可能更加重要。这是免疫认识的一个进步。

陆老:特异性免疫必须建立在非特异性免疫完整的基础上才行。

徐:您讲得太对了,就是这个道理。所以说,现代医学已经认识到这个道理,而您很早就知道这一点。后来我的学生问我:为什么研究这么简单的生物呢?我就打了个比方,我们现在研究人的免疫学,因为我们不能进入人体里面去,我们只看到外表的东西,我们看到的只是表面的现象,而看不到里面的、深层次的重要免疫分子。就像我们看到现在的房子,我们走到一个房子里面,比如一个高楼大厦你走进去,哪个东西最重要?对一个现代人来说。第一,首先要电灯;第二,如果上网的话,作为一个现代人就是Internet重要;第三,有没有空调——如果是夏天,冬天有没有暖气。但这都不是成为房子最必需的。房子最必需的是梁和柱子,可这么重要的东西都被包装、装修在里面了,埋在里面了,看不见了。只有把房子拆了,把它剥开,才知道这个梁、柱子什么样的。但古代的房子,一目了然的,梁、柱子、门窗,一走进这个房子,一下就看清楚。一个搭起来的茅草屋,有门,也有窗,什么都有。里面房梁在上面,柱子在前、在后,窗子在那里。我就选了一个古代的"房子",就是文昌鱼,来研究最重要的房梁是怎么搭的,柱子是怎么造的,低矮的门窗是怎么建的。我就研究这个,用它来进行研究。通过这样简单的"房子"模型研究现在复杂"房子"最重要的组成结构,就一目了然了。

陆老:很好!我请问你,你调到北中医,你的实验室搬过来没有?

徐:现在还没有。

陆老:就是说,你的工作有两方面:一方面,学术专业;第二,学校管理与北中医学生的培养。说老实话,做校长不是终生的,不要丢了学术。

徐:谢谢您的忠告。

陆老:就像当年让我当所长,我 59 岁。我们那时候后继无人,就让我干。59 岁我建中医基础理论研究所,当所长,干了 6 年。上任时就想,如果下来了,我还干学术。所以说,你的实验室要搬过来。

徐:我打算明年开始在北中医建实验室。

陆老:你现在还在带研究生?

徐:带,硕士和博士都带。

陆老:你这个办学思路很好,要动员大家理解,要放松……人家朱清时能干好,你怎么干不好?

徐:谢谢您的鼓励。

陆老:关键是建立信心。

徐:您说得太对了,关键是通过学术研究建立我们北中医老师开展中医现代研究的信心。当然,还要走出去交朋友,去和中医科学院,北京大学医学部等兄弟单位开展合作。

陆老:通过交流互相促进。

徐:我就想,要打开门来办大学,不能关起门来办大学。

陆老:在竞争中发展。

徐:是,在竞争中求发展,在比较中择优。

陆老:因为现在搞科研需要避免浮躁心态和学术不端。

徐:您讲得很对。我用了 17 年做"文昌鱼"这个课题,才有幸获得国家自然科学奖二等奖。

陆老:我也做过实验,我这个所啊,是 1978 年 56 号文出来以后,政府给了一笔钱,就搞了一个中心实验室。把全国的生理学家、病理学家、细胞学家都调来,调来之后他们干什么呢? 没法干哪,他们不懂中医啊。所以,他们就做了两个简单的课题:一个是丹参,一味丹参,就一味药,研究活血化瘀;另一个,党参,因为党参治脾虚。而脾虚呢,他们又搞错了,不是研究脾的,是研究胃的,胃主降、受纳。所以,就让我出点主意。我在"七五"攻关的时候就搞了个课题,一个是肝血风瘀,一个脾津痰湿。以中医的思路,我提出"旁开一寸,更上一层"。

徐:我们未来就应该这样。

陆老:你的专业不丢。

徐:我的专业不会丢。您讲的健康生态我特别认可。我还觉得我们人类有很多病,就是没有关注肠道的健康生态而导致的,消化道里面的微生物菌群的健康生态没有调整好,其实很多病,比如糖尿病、肥胖症都是这样造成的。这是我计划将免疫学研究优势与中医结合做的具体工作。

陆老:好!好!专业不丢。然后呢,多培养人。重要的问一句,其他的你宽容一点,人家想干什么就干什么。总的说呢,让领导知道,你的这个方针啊,就是要突出中医的人才培养,传承中医自我的独立性和它固有价值的人才培养,最关键是这个。

徐:您讲得太对了!非常经典!您今天的话,化解了我关于北京中医药大学教改的疑团,增强了我的信心。

陆老:当前就是说,从1978年56号文件到2009年的20号文件,都提出中医界就是人才的匮乏。什么人才?知道中医自我的独立性和它固有价值的人才。

徐:我觉得,现在培养的博士、硕士数量增多了,但真正的中医人才少了。我完全认同您这个观点。

陆老:我就办学,培养真正能传承中医的人才谈谈看法。只要这么坚持下去,今后下一代的人中国传统文化基础扎实了,中医思维建立了、理论过硬了、疗效提升了,中医人才自然一年比一年多。中医的现代科学研究我不反对,但是别把中医思维丢了……

我1999年给你们学校作过一个报告,叫《攀登中医学术思想高峰》,你们可以找找。我认为将来人类的医学是中医与西方医学融合发展。生生之道,健康实践,生态医学——所以观念更新很关键。

徐:好!感谢陆老!我们不打扰您太多时间了,下次再来向您请教。

二、成为大医，医德至关重要

——贺普仁

人物简介：贺普仁（1926年5月20日—2015年8月22日），河北省涞水县人。师从针灸名医北京牛泽华先生，同时拜师尹氏八卦掌第二代传人山东武成曹钟升先生。著名中医学家，针灸学专家。首届国医大师。

时间：2013年7月11日

地点：北京市北京中医医院住院部二楼病房

成为大医,医德至关重要
—— 贺普仁

徐:贺老,今天很高兴有机会过来向您请教。非常感谢您在住院期间接待我!首先自我介绍一下,我原来在美国读博士,研究白血病的,在美国待了十年;回国到中山大学,从教授、系主任、院长,做到副校长;通过教育部公开选拔,今年初到咱们北中医来做校长,这是我简单的求学与大学工作经历。来了快到半年了,在北中医,我一直就如何改进中医药教育做调研。最近,通过邱浩的联络安排,开始系统地做一个工作,那就是拜访我所能拜访到的国医大师。通过请教像您这样的大师,想知道,您希望北中医应该怎么培养未来的中医人才?希望您给我一些好的建议。

贺老:你们都教学多年,有经验了。

徐:咱们北中医的老前辈有经验,但是我这个新校长没有中医药教育的经历,没有中医教学经验。这些天我连续听了很多关于教学、科研、学科建设工作的意见,咱们北中医的很多老师在座谈会上发表了许多很好的意见。今天早上孔光一老先生也来了,孔老谈了他的看法,大家谈了很多好的建议。总的来说,现在咱们中医的纯正性是越来越少了,咱们医院不是最纯正的中医院,变成是中西医结合甚至有些科室是西医科了。我们的学生对经典知识的掌握有很大缺陷,不像以前50年代、60年代那批学生,甚至是改革开放后的头几批大学生,那时候都得到过像您这样老一辈的教育。我和学生座谈,也觉得经典读诵、理解、运用这一点要加强。我作为新校长,听了以后觉得我们学校必须采取一些新措施,来改变这种困境。今天来,就是想听听您对北中医的教育有什么高见——既然它是教育部唯一直属的中医药大学,并且业界希望把它办成一个一流的中医药大学,来引领中医药高等教育,我们就应该不辜负大家的希望,真正地建立一个好的教育计划,把学生培养好。

贺老:许多年轻人上中医学院,中医也没学好,西医也没有学好。可能有的地区、有的专业结合好一点,这里有个发展不平衡的问题。中医有自己的文化背景,理论是一个系统,自成一派;西医是另一派,有自己的文化背景,理论是另一个系统。两者都有自己的独特性,中西医结合什么时候条件成熟?需要不断地临床积累。

徐:对我这个新校长来说,由于原来不是中医界的,今天听到您这么一个鲜明的观点,也许能获得启发,为未来的教学课程设置提供好的思路。

贺老:你就根据你的时间、地点、特点、发展理念来开展这方面的设计。"中西医结合"的这个提法是很好的,拧在一块儿多好,一股绳子它就单薄,容易断,拧到一块儿,两股拧成一根绳子,它就粗、结实,就不容易断。想法是好啊,实际上操作起来太不容易了!

中医看病有中医的思路,西医看病有西医的理论。我认为在初步阶段,中医发展中医的,西医发展西医的,条件成熟的时候,它们会自然结合。根据临床需要,治疗上的配合促成理论上能融合的部分自然融合。

徐:根据您自己学中医的经历,您觉得四大经典、各家学说等等,这些在中医人才培养里面,所占的份额有多大?意义有多重要?

贺老:很重要。中医四大经典必须读。各家学说、临床经验在每个朝代、每个时期都不同,金元时期有四大家,各有各的特点。明清医家都是自己发展自己的,没有完全统一的模式。

徐:在经典著作的学习、考试、水平的考察方面,您有什么好的建议?现在行医很多年的人,包括今天早晨和我座谈的一批老先生们,都觉得现在年轻的医生功底不扎实,所以解决临床的疑难杂病就会有问题。甚至有一些小有成就的,做了科主任、副院长的人都说,他们早年从北中医毕业的时候,到医院里首要恶补西医,当大夫一定要看诊断标准。现在到了自己小有名气的时候,反而要恶补中医经典。为什么呢?他们一致觉得没有深厚的中医理论基础,是非常难成为一代名医的。您认同这个观点吗?

贺老:应该是的,完全认同!成为名医的基础、名医的条件,不是口头上的,大家说你是,你就是名医了?不是的。你得有基础理论,有实践经验,有良好的医德,你才能够成为名医。理论基础有缺陷,临床疗效不行,医德口碑不好,你喊了半天中西医结合,实际上西医懂个皮毛,中医没有深度,能成为名医吗?

徐:根据您本人在针灸方面的造诣,您觉得针灸的教学方面,与开方药医生的教学相比有什么不一样吗?

贺老:针灸和内科不同。比方内科开的四君子汤,你在北京抓也是人参、白术、茯苓、甘草,你到上海也是,没有区别。针灸就不行,路数不一样,手法不一样,你扎一个样,他扎一个样,你想统一,要我们俩一样,不可能!因为你的身体条件,你的理论基础、临床经验,跟我都不同。所以想针灸风格完全统一,搞起来有点困难。

徐:那您觉得要怎样给一个学生比较充实的理论学习?在大学里面培养他们,当然要靠他们自己的努力,后天的努力肯定是要起作用的。但是作为一个大学,我们怎么给咱们的学生一个比较合适的基础教育?这是我们大学管理者面临的问题。在针灸方面,您觉得哪些首先应该学习?

贺老:《黄帝内经》,中医基础。

徐:还是经典,基础!

贺老:因为临床太复杂,一人一个样,很难达成一致。

徐:那您觉得作为一个学生,要成为名医,除了要跟一个带教老师之外,是不是还要跟更多的医生,特别是针灸。因为您刚才讲到了,每个人的手法不一样,每个人的功力也不一样,这样针灸的水平也不一样。是不是一个好的医生,要多跟几位老师,才会成为名医?

贺老:博采众家,也有优点,也有弊端。如果没有根基,一人一个经验,就太乱了,看似都学了,结果什么都不像。还是扎扎实实先学好一门,再去博采众长。

徐:您是说,在针灸的学习方面,必须先学精一门。

贺老:嗯。

徐:脚跟站稳了,再去跟别的老师学习,是吧?

贺老:对。

徐:不要过早地投师太多,结果把学问搞杂了。

贺老:搞成不伦不类,反而不好。

徐:您感觉学习针灸,经典理论的掌握和老师技术的掌握,哪个更加容易一点?还是两个都不容易? 就您的判断。

贺老:很难。

徐:很难啊?

贺老:因为针灸学习,你得有很好的志向,你得有正确的路线,还得有深厚的功夫。差一样也不行。

徐:要苦练功夫是不是? 现在一般人是不是显得太浮躁了?

贺老:他没有工夫。

徐:这就引出我的下一个问题,想练好扎针,要练好什么样的功夫才能算是一个基本功。

贺老:练功好! 什么功都行,一定要坚持! 你说我什么功都会,肯定学不好。

徐:就练好一门基本功,一门功夫。

贺老:一门就行。

徐:就能把内力练出来?

贺老:嗯。

徐:您当年练的是什么功呢?

贺老:八卦,我本人练的是尹氏八卦掌。

徐:八卦掌?

贺老:嗯。

徐:这功夫跟形意拳有什么不一样?

贺老:清代以来中国公认有三大内家拳:太极拳、八卦掌、形意拳。

徐:这三家内家拳的祖师爷是不是来自同一个人,还是来自不同家的?

贺老:不同拳家。咸丰、同治年间,八卦拳是董海川,形意拳是李洛能,太极拳是杨露禅。三家拳三大祖师,鼎足扬名。

徐:那您说到的三家功夫中任何一个功夫都可以对针灸有帮助吗?

贺老:都可以有帮助。

徐:这是基本功?

贺老:嗯。

邱:胡海牙老师说过:针刺手法运用内力可发三种劲:明劲、暗劲、化劲。这三种劲内家拳练到一定程度都可以做出来,可参看内家拳大师孙禄堂先生《拳意述真》。贺老通过练习八卦掌,对这三种劲都掌握得很纯熟。周身整劲,运到指端,根据患者体质,以及疾病的种类、性质、程度、病势等,施用相适应的内力劲道行针,可缩短疗程,提高疗效。内力运针,这是贺老针灸"三通法"中"微通法"的绝活。

徐:您再评价一下当代的针灸,在您心目当中,中青年的,或者是比您稍微年轻一点的,有没有针灸有水平的人? 您觉得有没有能够真正地把咱们针灸好的东西传承下去的人? 现在,在您心目中有没有这样的人?

贺老:极少。

徐:极少是吗?

贺老:嗯。

徐:在北京,您觉得哪位在针灸方面有潜力? 您能不能给我举荐一两位?

贺老:一位吧。

徐:谁呢?

贺老:王居易。诗人不是有一个白居易吗? 他是王居易。

徐:很好。他多大年纪?

贺老:60多岁了。

邱:王居易老是咱们北京中医药大学1962年毕业的,在北京中医医院针灸科工作。现在退休了。

徐:接下来,我们好好讨论一下如何成为名医的议题。我们今天讨论了很多关于名医的问题,不仅要医术精湛,同时要医德高尚。在您带徒的过程中,您是怎样去影响这些学生的医德呢?

贺老:这是个很复杂的问题。关键是要引导他们走正道。

徐:走正道?

贺老:对,就是要为此尽量想办法。现在每个人都有自己发展的思路,你只要提醒一下,对他就有点帮助。

徐:要成为一代名医,医德在里面所扮演的角色有多重要? 如果是百分比的话,是50%呢? 还是60%,还是70%。

贺老:医德啊?

徐:医德。

贺老:90%!

徐:谢谢您告诉我这么重要的东西! 因为这是我作为一个北中医校长必须要了解的! 应该说,如果没有医德,成不了一代名医。

贺老:成不了! 怎么努力也不行,他成不了名医。

徐:同时他也得不到真传。

贺老:对。

徐:他如果是没有好的医德的人,像您这些医技高超的大师是不会传给他的,因为品行败坏的人,您是肯定不会传的。

贺老:他也不找我们这些人。

徐:我今天听到了您的哲理名言! 这非常重要! 我再请教一下您,对于现在从事中医药事业、献身中医药的传承的人,像邱浩他们这样年龄的人,真正把传承我们祖国的中医瑰宝做起来,您会送给他们一句什么话呢?

贺老:理论和实践相结合。必须得有很深厚的理论基础,同时要有丰富的临床经验才行。

徐：谢谢！

贺老：这两样缺一不可。

徐：我再请教一下，对我这个校长，您有什么建议？哪怕批评的意见都可以。

贺老：校长就是发现人才，培养人才，这是主要的。你得发现哪个是可以培养的，哪个是培养不了的，要善于总结。不是摸摸脑袋就能学，有的学一辈子也学不成。

徐：所以要找到很有悟性的人，这些人才值得去培养。

贺老：嗯。

徐：讲到悟性，您觉得学好中医，我们中华民族的传统知识，就是那些先秦诸子哲学，包括《周易》等，在咱们中医的基础里面，有多重要？

贺老：《周易》是中华文化的根本，讲的是"天、地、人"大的原则。

徐：再问两个问题，您说《周易》是根本，那它在先秦诸子哲学中占的比重是多少呢？比如说道家的哲学、墨子的哲学等等，您认为在中医的基础里面有多少呢？

贺老：这根据每个人所学不同，认识不一样，有的多，有的少。总的来说，中医里面绝大多数都是老子的思想。

徐：绝大多数是老子的思想，看来道家思想在中医里面更重要。

贺老：对。

邱：您对针灸的发展，还有什么建议吗？就是针灸学院要想搞好，需要有什么特色？比如我们学校针灸学院。

贺老：针灸学院能专门搞针灸更好，关键得先把文献搞清楚。

邱：您是指古籍吗？

贺老：对。所以我们原来打算搞一套书，叫《针灸宝库》，把所有的针灸文献整理好，集中起来，这样对发展针灸有好处。

徐：贺老，您要整理出版《针灸宝库》，我愿意给出我们的支持，北中医愿意支持出版。好不好？您来指导年轻人做具体工作。您要是觉得可以的话，您下指示，我就请他们去做。

贺老：可以。

徐：可以啊，太好了！这是您一生的心血，我们希望把您一生的心血付诸纸上，让后人能看到。

贺老：好，那真好！

三、医靠药治，药为医用；当前中药尤须秉承传统，尊重古法

——金世元

人物简介：金世元（1926 年 12 月 13 日— ），北京市人。北京复有药庄学徒，北京市国药业公会吴县汪逢春、武进赵树屏诸先生创办的北京中药讲习所第一届毕业生（1940 年），曾随清末御医瞿文楼先生学习。著名中药学家，药材鉴别、传统炮制学专家。第二届国医大师。

时间：2013 年 7 月 12 日

地点：北京市朝阳区金世元老师寓所

医靠药治,药为医用;当前中药尤须秉承传统,尊重古法
—— 金世元

徐:金老,您好!

金老:您好,徐校长这么忙还来看望我!

徐:我来北中医上任已经快半年的时间了,对学校有了一个基本的了解。但是由于我不是这方面的专家,对北中医未来发展还没有形成好的思路,所以我就想利用业余时间和今年的暑假,来拜访一些像您这样的国医大师、著名专家。我认为中医在教育方面还存在很多问题。首先是学校的教育问题,其次是科学研究滞后,最后就是用人体制的问题。这是一个系统的工程。我今天来主要想向您请教,您作为一名中药学大家,站在中药炮制的角度是如何看待这些问题的? 北中医怎样能培养出地道的、真正的、合格的中医药人才?

金老:您太客气了,这么忙还特意来听我的想法。

徐:主要向您请教从中医、中药方面,北中医如何培养合格的、纯正的真正懂中药的学生。不是说这个学生能背一些英文,能操作一些 HPLC 仪器,把中药成分分析出来,就能学好中药。虽然我是做免疫学研究的,但是我知道中药的道地性、炮制的纯正性,祖宗经历了这么多年流传下来有用的东西,对中医的发展起着举足轻重的作用,不能随便就扔掉。我认为光有名医而没有道地的药材,名医的声誉也会被损害,因为药材不道地,开的方子没有疗效。所以我在培养学生如何辨识道地药材、炮制中药方面比较苦恼。我也去同仁堂、江西樟树等地参观考察过,想从中有所收获。

金老:江西樟树有药市,要成立个南方药都,请我当顾问。

徐:还有保定安国药市,曾经提出要和我们合作建立一个中药材学院,培养一批真正懂得道地药材的人才。意思是我们以前的培养是有问题的。作为校长,我想请教一下您这样的国药泰斗,希望您能为我指点迷津。

金老:关于北中医的中药系,跟我还有点渊源。我记得很清楚,1958 年成立中药系,后来叫中药学院。北京中医学院,当初就 2 个系,一个中医系,一个中药系。中药系当初成立的时候,负责人姓谢,叫谢海洲,后来他成了名医。成立中药系,那必须得有内行

人啊！可是我们搞传统中药的老一辈人物都是学徒出身。1958年的时候已经公私合营了，把北京市所有的中药人员都集中在药材公司，药材公司当时成立了研究室，他们知道我对中药了解比较全面，所以聘我做研究室主任。后来变成药检科了，但我已经从那出去支援北中医了。北中医成立中药系的时候，没有老师。只能到药材公司找支援，药材公司到哪去找支援？只能跟上面说，上课上不了，都是学徒出身，都是农村来的，很难派出老师。就这样，从我那个研究室派去三四个人，协助谢海洲建立北京中医学院中药系。当初就是这样。

徐：您对我们学校的建设做出了不可磨灭的贡献。

金老：不敢当！后来我也调出去了，我带着三个人到北京卫生学校建立中药专业，属于中专，专门为北京市培养中药人才的。就这样，第一批学生有龙致贤、张世臣，都是我最初在北中医那儿培养的。

当初北京中医学院中药系建立起来后，谢海洲说：您不会讲课不碍事，我能讲，您先给我讲，我再给学生去讲。人家真虚心哪！但是他对传统中药炮制也真是不知道。刚才您讲了，我们这个行业都是传统的，是的。我的理解，这个中药行业就是历史遗留下来的，至少到现在三千多年了，《神农本草经》中就有关于炮制的文字记载，可见，从战国时代中药炮制就很发达了，它是传统的。

徐：嗯，它的传统是经历过多少代凝练传承下来的，不断地去其糟粕，取其精华，是有它的道理的。

金老：我们不谈中华人民共和国成立后，中华人民共和国成立前中药行业各方面工作都是传统的。传统的工作主要分为几大块，第一大块就是中药鉴别，我们不叫中药鉴定。现在叫中药鉴定学，原先没有显微鉴别、化学鉴别，我们一瞧这药，真假、是否道地就知道了，就是靠的传统经验。第一中药鉴别，第二中药炮制，第三中药制剂，第四中药调剂，就是这么几门课程。中华人民共和国成立后不同于以前了，不能总是经验鉴别，也得随着社会发展，也得有理化鉴定、显微鉴定，我们搞传统的不懂，这样就借助西药专业。西药专业有一个"生药学"，过去西药专业不都是化学药，比如龙胆粉末、甘草粉末、大黄粉末，也用一部分中药，这些人底子都比较深，有留学的。比如北京大学有楼之岑，南京大学有徐国钧，这都是比较出名的。今天我们鉴别依靠一些新手段，这是应该的，要与时俱进。但是中药鉴别、中药炮制、中药制剂、中药调剂，都是传统的东西。我们过去有一句话，中药鉴别是从哪儿来的？还得从传统中来，失去传统了，就是无源之水、无本之木。

徐：是的。失去传统就是无源之水、无本之木。

金老：我们过去的传统鉴别，是最基础的东西。没有显微镜的时候，我们能拿着显微镜去药市吗？那不可能！

徐：就是现在也不现实。

金老：现在也不现实。今天的《中华人民共和国药典》，单味药的鉴定，首先是性状鉴别，第二是显微鉴定，第三是理化鉴定。我们不能把性状鉴别抛弃了。首先是认识药，第二讲究道地，第三讲究质量，一眼就能看出来，就是这意思。现在中药鉴定，看着挺容易，那意思就是中药鉴定有理化鉴定就不需要传统鉴别。但有很多现代的东西代替不了传统！

从各方面来讲，就简单说一个吧，比如一种药，特别是常用药，不可能只有一个地方出这种药，可是仅有一两个地方的药材是道地的。关键在于我们能否鉴别出道地药材。

徐：很难，即使用化学成分进行分析，也不一定能鉴别出药材的道地性。

金老：拿化学成分来说是科学的，我绝对承认这个。作为中药来讲，人参已经研究很长时间了，化合物大概发现了100多种，哪个是对治疗有效的东西？人参什么成分补气？研究了这么多，依然说不清楚。可是传统鉴别就能识别这个人参是否道地。从芦、苧、皮、纹、叉、腿、须、珍珠点，我们一一查看。这一套东西也不容易掌握。搞中药鉴定必须得实践，没有实践不行。我做学徒的时候，首先学中药鉴别，那时不叫中药鉴定，跟着干活去，就都认识了！中药鉴别之后就是中药炮制，得制药去！我们是从实践当中来。

徐：很多大师都是学徒出身。虽然我们讲中医有学院培养、有自学派、有学徒派、有家传派，这都不重要，重要的是真才实学，是真正地解决问题。

金老：对，得真正解决问题。我简单地说一下，中药鉴别必须得通过实践。实践，从哪儿实践？我从野生药材或者种植药材，产地、产量、规格、质量，从它的植物形态到药用部位，我都亲身体会。虽然我是学徒出身，但是我有很多实地考察的机会，有多年的教书经验，我有研究的机会，所以我在中药鉴别方面做得比较系统一点。

另外中药炮制，包括修治——净制、切制、粉碎，水制——洗、淋、泡、漂、浸、润、水飞，火制——蒸、炒、炙、煅、煨、烘焙等方面，更加传统。这些方法必须要亲身体验才能掌握。现在学生说我们做过实验，在实验室里面用小锅炒一下，就算实验了？还有有些中医院校的大学生毕业以后，学校安排实习，都希望到大药厂实习，最好是到北京同仁堂实习。现在学校安排的实验或者实习时间很短，想要真正掌握中药炮制的技术是远远不够的。现代大学生毕业实习，真正接触传统中药炮制技术的人很少，中药炮制技术的要求很高，但是现在对学生的要求不够严格。我们做学徒的时候，师傅对我们的要求非常严格，如果做得不到位，就没有学习的机会了。凡属原料药材，若要作为中药调剂汤药，或者配制成药，都要经过炮制，它是我们用药前一个重要的关口，不经过炮制不行！炮制有很多意义，具有解除毒性、缓和副作用、增强疗效、引药归经等种种功能，另外，清洁卫生、便于调剂。中药炮制要有理论基础，但是实践更重要。中药炮制必须通过实践的检验。

徐：看来必须通过实践！所以我们在课程设置方面，中药炮制动手实践一定要作为非常重要的一部分。

金老：我再说说中药制剂。现在药厂几乎用新剂型把传统中药剂型都代替了。丸散膏丹似乎比较陈旧、落后了一点，应该改了。改是可以的，但是里面有学问，用蜜丸、水丸是有一定道理的。但是现在除了蜜丸、水丸，其他的传统剂型几乎都没有了，这是中药界的一大损失。大夫开的处方，老百姓拿到药店或者中药房往那一搁，您照着这方给我拿，我们管这个叫中药调剂。这个不是一般人能干的。中药调剂是中药鉴定、中药炮制、中药制剂、中药质量鉴别的综合应用。现在有些调剂人员在中药调剂方面不专业，有的甚至不是中医院校的学生，没有系统学习过中药鉴定、饮片鉴别、中药炮制，没有接受过这个行业的理论学习与技术师承。中药调剂人员必须全面掌握药材鉴别、药材炮制、药材制剂。现在调剂人员的水平偏低，中医院校不重视中药调剂，一般也不培养中药调剂人员。学生对中药调剂工作存在错误理解，认为中药调剂人员就是普通的售货员。所以在中药调剂方面，存在严重人才短缺的问题，一方面缺乏劳动力，另一方面水平偏低。一个好的调剂人员应该了解，医生的处方分两部分，一部分是医，这个医生开的处方首先诊断是否正确，根据病情、症状、脉象、舌苔；一部分是药，开的药是不是治这个病的。

徐：所以调剂需要了解医学知识是不是？

金老：不说精通吧，他得粗通。再瞧他的本职工作，这个方15味药，怎么给？你给什么？为什么这么给？白术就分生白术、炒白术、焦白术、麸炒白术四种，大夫就开一个白术，你给什么？你根据什么给？北京有一个《中药饮片调剂标准操作规程》，我们自己也有一个，我们给你抓这个药是有行业规定的。中药调剂人员必须懂中药调剂规程及调剂操作，中药调剂人员应该是精通中药业务知识，粗通中医才行。今天医院对中药调剂人员的要求降低了，那是对病人不负责任。这是一个原则问题。所以说中药调剂里面问题很多。最近这些年我也多少了解一点目前药行的现状，我退休时间不长，我81岁才退休，就为这个继承不够，传统药业人才缺乏。我搞中药行业到今天，已经73年了，我从1940年开始，上汪逢春办的"北京中药讲习所"，我是学徒出身，一边干一边学，学的就是传统的东西，当然新的东西我也是一再学，我认为很多新的东西还是有用的。社会在进步，我们继承当中还得创新，是应该的。但是，千万别把继承忘了！

徐：您的话我记住了。

金老：千万别忘了传统！否则是无源之水，无本之木。我给您举一个例子，中医有一种药,我说一个常用的,比如当归,当归哪儿的好?甘肃这一块就道地,甘肃省,甘肃南部定西地区;定西是个专区,什么县?岷县。岷县是个县,全县都种当归吗?不是,就有几个地方,梅川区、西寨区,这是最讲究的。云南也出,就跟这个完全不一样。为什么甘肃的好?海拔合适,一般海拔在2700米左右。当地药农也有经验。什么是道地药材,这要通过实践才能真正了解。只了解书本的知识是远远不够的。

徐:这两者有本质的区别吗?

金老:有本质区别。道地的(当归)主根长,当归入药要用根,主根长而粗壮;云南的根粗短,下面呈马尾状,而且云南的当归香气不对,吃在嘴里有一种辣味,这些书上没有。这就是经验。这些从古就有,连《神农本草经》都说"生熟土地所出",历代都提到了道地药材。什么东西都讲究道地,就吃的大米您都还得讲究呢!

徐:那是。就像豆腐哪里做得好,种的菜哪里的口味好。比如南方是橘子,到了北方就变成枳了,这就是不一样的。

金老:是。现在有的道地药材也在逐渐恢复。当然原因也不在于学校不重视这方面的教学,有很多的药材产区为了追求经济利益,不再种植道地药材。现在有些道地药材只是徒有其名。比如化橘红。

徐:是广东化州的橘红。

金老:对,那叫茂名地区,化州是个县,还有具体的产地,叫赖家园。正品化橘红您认识吗?我跟您讲,我就说一个特点,这种橘红上边带毛,也叫毛橘红,不带毛的叫光橘红,化橘红产量太低了。未成熟的是绿色的,剥完了以后切成七裂,叫七爪红。成熟以后,切成七裂叫黄橘爪。分黄橘爪、绿橘爪,特点都是上面带毛。这个东西您见过没有?

徐:我没见过。

金老:一般都没见过。那年我去河南百泉药材市场,正赶上有人卖化橘红。我带着学生去的,我说这可是化橘红,在书上学习过,你们可没见过,可得好好学学。学生都没有见过。学生说太小了。我说:"甭管小不小,摸上面有毛没有,有毛就是好东西。"所以说,这实践很重要!我现在听说中医学院教材一直在改革——改成什么样我也不知道了。当时北京卫生学校《中药炮制学》的第一版教材就是我写的,全国统编教材,卫生部的任务。所以我说教学改革可以,但不能把传统的都改了,新的行业越新越好,卫星上天,那是一件好事。但这传统的东西,应该继承,必须要继承。现在各地种药的药农,为了增加经济收入,已经不再重视药材的产地、种植环境、是否道地的问题了。据我了解,在教材方面,我们传统的这些东西,都有缩减,尤其是炮制。一个中药炮制,一个中药鉴别,修改了不少。现代人认为有化学鉴别,就可以放弃道地药材的传统鉴别。但是化学鉴别不全面。我再举个例子,比如白芷,分祁白芷和杭白芷,浙江和四川产的叫杭白芷,河南禹州和河北安国产的叫祁白芷,这两种白芷是有区别的,哪个最道地? 杭白芷最道地。杭白芷有什么特点? 它的根顶端是方形的,上边有很多疙瘩凸起,也叫皮孔,整个分成四纵列。祁白芷就没有,祁白芷和禹白芷的根顶端是圆形的,小棒头。四川和浙江这两个地方的哪个好? 杭白芷好。四川产的白芷和杭白芷似乎有点区别。四川哪儿的好呢? 四川遂宁产的道地,挨着遂宁不远的安岳产的,皮是红的,也是四棱的。为什么呢? 因为当地土是红的。所以到药材市场去,看到红白芷,很自然就知道产地是哪儿。总的来讲,这些年咱们中医学院贡献不小,尤其是协助传统行业科学地进一步发展,做了很多工作。但是,无论怎么做,都应该保留传统的东西!

徐:您讲得太对了! 中药传统的知识、技能得传下去。

金老:我现在还带着一个博士生呢,翟华强,就是你们学校中药学院的。

徐:我知道,是中药学院的老师。

金老:翟华强虽然拜了王永炎学医,而且是博士,但还希望能够再学一点药,希望能够做到医药圆融、医药贯通。不从传统中药界拜师,医药贯通是不可能的。这样找到我,学点药。我说我是学徒出身,恐怕我讲不到那个深度。你们学校中药学院的张贵君,专门教中药鉴定的,他跟王永炎念的博士生,后来到我这里学药。其实越高级应当越全面。你带了这几年的博士,这博士就跟你学一种东西,学的东西深入但片面,不利于将来工作。所以一定要全面,要融会贯通。

徐:您讲得很对。我特别想请教几个问题,您前面说的中药炮制这些知识,我很受教,会谨记您讲的,好的传统绝对不能丢! 我会在做校长期间,在课程设计、人才培养方面把这些坚守下来。

金老:好,好! 您这样是对我们中药行业的一个贡献!

金德福(金老儿子):北中医的翟华强在跟您编《中药调剂学》教材。

金老:这个中药调剂,北中医也开不了这门课,没有教材。不只北中医,全国都没有教材。他们希望把中药调剂学编成教材,将来我这儿培养出去的中药人才是全面的,至少懂得中药调剂。我和他们两个重点在搞这个,我就教他传统的。

金老:除此以外我还带着北京市的……

金德福:第五批全国老中医药专家学术经验继承工作指导老师。

徐:金老,您一共带了多少徒弟?

金老:我教的学生多了,带徒目前来讲有十多个。

徐:我想问您一个问题,传统中药的四个方面,从鉴别、炮制、制剂、调剂四个方面进行教材建设,《中药调剂学》您已经在做了。如果我们要真正建立传统中药专业,这四门课是分开讲好，还是合在一起讲好？当然还有实践，是否分成四个部分对学生开展技术培训？您讲实践是最重要的，特别是炮制、制剂要从实践中学习。您认为这四门课的课程建设，除了您本人在这儿讲，把这四门课程带着徒弟像调剂学这么做，是否还有其他人可以做其他方面，减少您的负担。我想从这四个方面建一套传统中药教材，您觉得可不可以？

金老：可以，但是太晚了。大概全北京市（全面了解传统中药的）就我岁数大了吧。

徐：对传统中药全面了解的没有其他人了吗？

金老：有一两个跟我岁数差不多的，有很丰富的实践经验，但是理论相对不足。从实践到理论，他讲不出道理。

徐：所以您觉得这个教材要尽快建立。这四本教材，《中药调剂学》翟华强正在做。其他的有没有可能也编成教材？您说传统要继承下去，要培养学生，首先要编教材。教材第一重要，建教材还是需要您的帮助。比如把您以前的炮制学、中药鉴别方面的讲义利用起来，我们北中医再系统整理一下，您觉得可行吗？

金老：可以，这是一个好的想法，可以提高全国中医药大学在中药教学方面的教育质量。

徐：是的，我要立一个标杆，我不仅要做现代的标杆，我更要做传统的标杆。北中医一个老师讲我们是中医界首善之府，引领中国中医药教育，我们就需要做这些事情。不仅要引领创新，也要引领传承。立一个最好的传承的标杆，而不是照几张相片，穿个袍子就是传承。那是叫形似，神不似。神似是什么呢？要把课程建立好，把传统内容梳理好，把实践基地建起来，把课程要求、学分制建立起来，怎么培养合格的继承人才，这才是他们应做的"传承"，您觉得这样对不对？

金老：对。但您哪顾得了这么多？

徐：我作为校长，要发掘这方面合适的人才，要求他们来做。为什么向您请教，是因为我想知道，建立传统的中药专业，需要哪些方面的知识？您今天和我讲了四个方面，我理解了。传统的东西是我们现在最缺乏的！我们在强调创新的过程中，有可能忽略了传统的传承，这一块对于我们来讲太可惜了！所以我们要趁着您的身体健康，尽快抢救，把这方面的教材编写出来，把知识留给后人。为什么我现在着急找您，照理说我对中医还没有完全看透，但是我直觉感到炮制不能丢！我跟邱浩说，我要找金老。邱老师帮我联系您，我说赶快去找金老，我要抢救中药传统的绝活！讲得大一点，是抢救国宝；讲得实在一点，为北中医留一个做传统的最好标准，为后人开创一个教育模式，这是我作为校长非常想做的一件事。

金老：好啊！这是前两天我给师兄李茂如先生一百周年诞辰写的："茂如师兄诞辰

一百周年：医药贯通怀宏志，著书立说育后人。"

徐：我在嘱咐图书馆把李茂如先生的事迹整理出来，我觉这是一个默默无闻奉献一生的中医老前辈。我来了北中医后，接触了中医界里面很多像李茂如、像您这样一生都奉献在中医药事业上的大专家、大学者。

金老：不，我是土专家。

徐：我从您和李茂如先生的身上看到了中华魂。我去看过李茂如先生的展览，李老的事迹让我很感动。他的老师赵树屏的处方我都看到了，我找到李老的两个徒弟，让他们一起研究，把中医这一学脉传承下去。我对李茂如先生作了一个评价，不知道是否得当。我认为李老先生就是20世纪中医药界的"梵高"，为中医药事业默默奉献一生的一个人。我看了李茂如先生的手稿、卡片、笔记、绘图以及他制作的开穴器等仪器之后，有感而发。我认为中医药界——我这个人很喜欢艺术——就像艺术界一样，人要做一个划时代的东西，有时候不能追求名利，也不能追求享受，可能苦苦一生没有人知道，也许走了以后，后人才知道他的价值。李老在世的时候很少人知道他，我希望通过北中医的挖掘整理使大家知道他。李茂如先生一生清贫，到处访书，抄书，借书读，始终坚持著书立说，最终创建了中医文献目录学，留下《历代史志书目著录医籍汇考》等不朽的著作。我看了他写的东西，真是让我感动。中医就是因为有像李老这样的人，经历了这么多年磨难仍然传承不息。从清朝末年一直到现在，特别是民国时期政府还要取缔中医……为什么中医大难不死？就是有一批中医的脊梁在支撑着中医、传承着中医。像您这一批老前辈们，不仅是中医的脊梁，也是中国传统文化的脊梁！您这一代人身上承载了纯正的中华文化传承！我们一定要让像李茂如、像您这样的中医界老前辈的学术思想、临床经验、药行绝活传承下来。我们要对得起中华民族文化的传承，今天来就是为这一点。

金老：李茂如和我一样，中药学徒出身。我是北京市复有药庄的学徒，他是鹤年堂的学徒。在"北京中药讲习所"学习那个时候，班上他的岁数最大，我是最小，我俩是同学。他后来考取了中医行医资格，从事中医研究工作了；我是中华人民共和国成立后，1957年考的中医行医资格，50多年了吧，但我没有改行，一辈子搞了中药。

徐：今天，传统中药鉴别、炮制这块，像您这样理论、实践真正懂行的人凤毛麟角了！所以我不管行政事务有多繁忙，都要亲自来和您沟通一下，把我的愿望和决心亲口讲给您听。

金老：我还是咱们北京中医药大学的顾问呢！

徐：您还是我们的客座教授。我不一定要请您来学校上班，我可以派徒弟到您的府上。

金老:我跟您讲,过多的任务我身体不行啊。

徐:不,我知道。我的意思是,让年轻人设计方案,您指导一下他们应该做哪些工作。您不是有很多老的讲义吗,叫他们仔细整理好,把文字录入电脑,尤其是书样、稿样、大纲,给您看看,讲给您听。比如炮制学,这么多内容,是否需要添加新内容,需要加什么,查哪些资料,寻访哪些人? 他们去照办,稿子完成后,读给您听,您觉得行,就慢慢做起来。我觉得能抢救多少是多少。他们跟我讲,有一个山西的"广誉远"老药号,就是制作"安宫牛黄丸"的老字号。等到暑假,我想去了解一下真正的炮制到底是怎么做的。

金老:广誉远不是搞传统中药饮片的,它是搞几种传统成药,最出名的是龟龄集。我们过去做进口药材的,比如说北京的广盛远、广晋通、永春源,天津的永亨利,都是山西人,还都是太谷的。

徐:对! 就是太谷的。我的意思是,哪里是药材炮制最好的基地,您告诉我,我让年轻人去做,把实践基地也都搞起来。您刚才讲的一句话很精辟,实践是最关键的。好的道地药材炮制是在炒锅上、制剂馆里做出来的,所以实践学习基地也要建立好。这个方面您要给他们指点,哪个地方是最好的,让年轻人去跑,跟当地做饮片的药厂谈好。甚至哪些道地药材基地也要保护下来,道地药材的种植需要政府的扶植,这需要国家政策的推动。

金老:现在有很多都变了。

徐:按照您讲的,道地药材的问题不仅仅是一个技术传承的问题,国家政策也要跟上,否则药农都不种道地药材了,我们的实践来源也就没有了,我们就更难培养出真正的中药人才了。我理解的对不对?

金老:对,对! 这就要依靠各省的中医院校培养人了,重任就在于此。现在懂传统的人很少了,我这年纪的确是凤毛麟角了。

徐:所以得赶快培养,就得趁着您这样的专家还健在,抓紧时间培养懂得传统的人才。我之所以这么急迫是因为传承是我第一个要抓的任务。我来北中医之后,讨论考核指标,虽然我强调要发英文文章,但这是针对搞现代研究的老师提出的要求。但是做传统的人,你就做传统,我不要求你发英文的文章。如果你们能写出一个《伤寒论》的新解释,能通过研究张仲景的某些方子,从而解决一些古人、今人疑惑的问题,能通过研究解决某些问题,那我愿意给你这个时间,要做在历史上可以留下来的东西。我希望北中医可以做这个事,咱们学者要有这个气魄做这个事。

金德福:您要想全面了解传统中药,黄璐琦是最清楚的。虽然他不是搞传统中药的,但他比较清楚中药的传统与现代。

徐:我们很熟,我没有来北中医之前就认识他。他是婺源的,我是鄱阳的,鄱阳湖边,我们都是江西上饶市的人。

金老：鄱阳产药材啊。

徐：我们老家哪些药材好？

金老：鄱阳现在主要是种蔓荆子，另外江西是人工栽培车前子的重点地区。过去车前子主要是野生的，现在不够用了。

徐：您觉得在那儿种道地么？

金老：成。我送给校长您几本书，您提意见，这些书都是我的经验。

（金老去书房取书）

徐：所以一定要在实践中学习才能真正掌握中医药。

邱：您的知识面也相当宽。

徐：我，是吗？我勉强还能对付得来啊！这几次座谈会下来，老师们才知道我对中医了解了很多东西，比想象的多。其实我是看了很多书，晚上睡觉前看很多中医的书。今年毕业典礼我就给大家讲孙思邈《大医精诚》的感悟，东直门医院萧承悰老太太把我在毕业典礼上对学生讲的话，摘录下来登在哪个报上去了，你们可以去看一看。我用的是《大医精诚》，讲了关于医德的事，我的解释是更加有意义的。我不是把孙思邈的一段话抄下来讲一下，不是这样的，我把我的理解讲出来了，这个理解萧老特别认同。她说："校长，你这样培养医德是非常好的，我就要求学生要有医德。"正好昨天贺普仁贺老不是说嘛："中医成才，医德占百分之九十。"我是在拜访他之前讲的，以后我专门会来讲，医德为什么这么重要。

（金老捧书进客厅）

金：我在《中药材传统鉴别经验》这本书里面写的，都是传统的东西，都是我的经验，可能不符合当前科学标准化。这个送给您，多提宝贵意见。

徐：太感谢了！我感到很荣幸！我没有硬标准，标准是在实践中抓的，标准是在老百姓心中，写在病人心中的，那个没有办法标准化，个人感觉不一样。搞中医药传承，我觉得做别的东西都不重要，重要是在工作中学，在实践中传承，要和老师神似，不能只走形式。我们坐在这里是来讨论实际问题，寻找解决方案的——您今天讲了，学好传统中药关键是实践，道地的传统中药，实践太重要了！您的书应该指导学生实践。您讲了一句话："好的传统切忌不能丢掉，这个一定要留住！"我非常认同。

金老：我支持您！今天您这样亲自来，听我讲中药这个行业，我很感动！从行业来讲，这是一个古老的行业，至少从《神农本草经》开始，已经有 3 000 多年了。历代中医药学家对中药鉴别、中药炮制都有论述。有人认为好像有些地方过时了,我们还得发展创新,但是我们一定是在继承的基础上创新。

徐:这句话对! 一定在继承的基础上创新。

金老:创新是很重要的,我们各行各业都在创新。创新是发展,继承是基础。不能把基础忘了,我并不是否认现在的创新。

徐:我完全认同您的观点。我知道您不是否认现在的,您本人就是在创新。您在带徒当中,为药材传统鉴别编教材,在写这个书的过程中就在创新。您也在与时俱进,也在改进了一些东西。

金老:我这本关于中药鉴别的书您回去再仔细看。

徐:一定拜读。

金老:这是我从事中药工作70周年时出的书。这里面是我在全国各地药市的工作实践中总结出来的、很实用的中药鉴别经验。全国各地药市,没有我没去过的。原因是什么呢? 原来全国中药药市有117个,太乱了。国务院有一个通知——53号文件,当时的国家医药管理局根据文件精神整顿全国药材市场,请我当顾问,我跟着跑了全国很多地方。总之,我也做了一点贡献吧。这是我带着学生采药的照片,你有时间可以看一看。还有一本书《药道致诚》,现在我这没有,我有了再给徐校长。

……

徐:中医药的问题说不清,走出国门是一个巨大的障碍。我今天下午还见到了哈佛大学医学院一个做中成药研究的教授,他从我国台湾去美国做教授。他想和我们联合建立医学中心,他没想到我的气魄比他还大,他想我们派医生过去,当他徒弟,帮他干活,他指挥我们干。我拒绝了。咱们北中医是中医界的首善之校,我要建立一个平等的研究中心,做临床研究。我认为我们中国人已经到了一个走向国际的时候,也是到了跟国际强手,平起平坐去做东西的时候了,而不是说我们做"二等公民"。那个做"二等公民"的时代已经过去了。

金老:好、好、好,太对了!

徐:中医药是我们祖宗的东西,还能做二等的吗? 更不应该啊! 我们很多中医师走出去自己开个小诊所,其中不乏优秀的,但是有的是中途出家,学得不是很到位,甚至有些还损害了中医的名誉,因为临床效果不显著,用药不道地,以至于国外很多人批评中医。因为我们有很多二流人才在外面行医,传播中医。现在我们要让一流的人才走出去,把最正宗的中国人的东西带出去。我在美国待了十年,我们留学的时候讲中国菜,就是那种基因突变的中国菜,我说那不是中国菜的水平,中国菜的水平还在中国。近几年好多中国厨师到美国去开店,那是正宗的,美国人才知道这才是真正的中国菜,到中国来吃,才吃到了真正的中国菜。我们要让他们体验真正的中医疗效,要让他们看到真正的中医、真正的中药。

金老:好! 你有这种想法、设想就行。说实在的,当前中医药的发展也就是寄望于北中医,寄托在您了。

徐:不敢,不敢! 我们也要告辞了,再一次感谢您! 金老,很感谢您今天和我说的这些话,让我终身受益。我来北中医,每次与您在内的很多大师谈话都有收获。我向王玉川老先生请教过,虽然他记忆不如以前了,但是每一句话讲得很精辟,我觉得比我自己去读中医书强。这叫作"听君一席话,胜读十年书"。我自己学十年,也学不到这么多精华的东西。

金老:王玉川老先生身体挺好的吧?

邱:还好,王老 1923 年生人。

金老:他比我大 3 岁,他跟王绵之王老他俩同岁。

邱:王玉川老师和王绵之、印会河老,三老都是 1923 年出生;都是北中医建院初,1957 年下半年从江苏省中医进修学校第一批调来支援北京师资的。

金老:现在的颜老,跟我是老朋友。

徐:颜正华老是吧? 我还要去拜访颜老,邱浩正在安排。我要把你们老一辈的国医大师都拜访到。我还准备跟他一起到陕西去,到上海、山东、广东……我要去拜访邓铁涛邓老。以前我见过他,但是那个时候我不在中医药界,现在我要以北中医校长身份去请教邓老。

金老:那可是我们的老前辈。

徐:每个人我都请教一下,同他们探讨一些他们专长的问题,我希望把这些问题汇集在一起,也许就是我们中医药界要解决的主要问题。

金老:那敢情好!

徐:金老,我们告辞了。刚刚关于教材编写的问题,我会安排合适的人在您指导下做,但主要看您的身体情况吧,能做多少做多少。这件事是我想要推动的,我觉得要建立一套北中医自己的系统的传统中医药教材。非常感谢您! 希望您多支持北中医事业。耽误您这么多时间,您多保重。

金老:谢谢,谢谢。慢待了,您慢走。

四、针灸宜立足《灵枢》，参照《素问》，以经解经，验之临床

——张士杰

人物简介：张士杰（1931 年 5 月 26 日—2016 年 8 月 3 日），北京市人。其父于民国设同春堂国药店，延请当时名医坐诊，并与之切磋医道，自幼耳濡目染，后自学中医。著名中医学家，针灸学专家。第三、四批全国老中医药专家学术经验继承工作指导老师。

时间：2013 年 7 月 17 日

地点：北京市东城区易安医院张士杰大夫诊室

针灸宜立足《灵枢》，参照《素问》，以经解经，验之临床

—— 张士杰

徐:张老,您好! 我今天过来想向您请教关于中医药教育的问题。1956 年,从北京、上海、广州、成都开始,开启了中医学的大学教育制度。当时从全国各地调了很多名医到北中医来,至今也快一甲子了。我想现在该是到了一个时候,对这五十几个春秋的中医教育,做一个比较好的评估,或者是探讨一些新的做法,好的我们继续保留。如果确实需要,我认为,在我们民间传承的一些好的东西,也应该加入院校教育去,不一定只有高等院校的学院式教育才能培养中医人才。您想,50 年代办学的时候,总体思路受苏联的影响很大,所以中医有些方面的教育制度,院系设立模仿西医,但是这是否最适合中医人才培养? 特别是在师承这一方面,究竟有没有值得反思的地方? 还有就是学生的基础课设置方面,我一直在困惑,学中医需要什么样的知识基础? 国学是否是学好中医必须要奠定的基础? 比如《易经》、道家思想、书法、太极拳等等。因为在咱们学院教育中有太多的课时安排了一些不太相关的课程,但是比这些重要的与中华民族文化相关的课程,并没有作为必修课安排在正规教学里面。所以我觉得应该通过遍访像您这样的名医来了解,在成为名医的道路上,这些知识是不是必需的? 以上这些都是我来了北京中医药大学以后苦苦求索的问题,苦于我自己过去不是这个行业的人,毕竟我连西医都不是,我学的是现代生命科学,免疫学,在美国待了 10 年。所以,我站在这个角度看待这个问题,可能尺度不一样,视角不一样——虽然也有我的局限性——我对这个领域了解不够,但是会客观。

张老:这个中医啊,就针灸而言……你看我刚才看的这个病人,现在和以前已经判若两人了。他是放疗以后,感觉不行了,没有办法了,我给扎针扎到这程度,现在能走能跳,能鞠躬鞠到起码 45°,原来这都不行。所以这个针刺啊,能解决药力达不到的问题,放疗以后很少有药物能够解决副作用。

徐:所以中医如何取得好的疗效,也是我另外想问您的一个问题。

张老:但是针刺,50 年代开始的时候是借鉴日本的教学方法,而且教材大同小异,刺激神经疗法,根本的谬误! 这个经络,络,另当别论;经,摸不着、看不见。

徐:是啊,它不是神经,两回事。

张老:所以,怎么给学生解释,解释不清怎么办? 就把西医的神经联系起来了,是吧。

徐:嗯。

张老:谁联系起来的? 日本人。我们这个针刺、中医,汉以后,尤其是唐代,早就传过去了。他们的针灸界高人很多,很厉害的,但破解不了经络这个问题。明治维新以后,就西学东渐了。日本就把针灸作为刺激神经疗法。中华人民共和国成立之初,针灸家朱琏把日本的《针灸学》译成中文,叫作《新针灸学》。加上一点苏联巴甫洛夫高级神经活动学说,用这个来解释。大体上就是能够编教材,比单纯用神经解释要好。因为它有一些高级神经活动,不是神经走向……

徐:不是那个神经元、神经节……

张老:这样能解释一点,比较好一些。但是,中医毕竟是中医。

徐:对,对! 这就是我刚刚所讲的,中医有自身独立的学术体系。

张老:像刚才你讲的"道""易",这都很要紧。

徐:是,这是我们中华民族最经典的哲学范畴。

张老:我们讲阴阳五行,阴阳从哪儿来? 五行从哪儿来? 你必须得读《易经》。另外,必须读中医经典。不读《黄帝内经》,你就只能按神经疗法解释了。

徐:是啊。

张老:你读过《黄帝内经》以后,联想到按现代科学,神经、淋巴、血管等等,都是在经络的统辖之下,它是经络的载体。经络是更广义的。

徐:经络本身还是动态的,是吗? 为什么在解剖学上很难观察到,是不是这个原因?

张老:这个叫"形而上者谓之道",看得见的东西那是形而下的,"形而下者谓之器"。中医要达到高级的意境,"粗守形,上守神"。

徐:一定要有形而上的东西。

张老:我是搞援物比类的,就是在辨证论治的基础上,还得要比类。辨完证了,几个证型,每个证型取几针,那就不对了。对症下药,一个症开几个药,一个症加几针,不行。援物比类,这个在《黄帝内经》里面,很少有人读到。邱浩,你知道《示从容论》么?

徐:他基础不错,应该知道。

邱:"夫圣人治病,循法守度,援物比类,化之冥冥,循上及下,何必守经。"

张老:他古文太好了! 其实针灸的古籍他们读过,光读《灵枢》不行,要读《素问》。

《示从容论》就是《素问》里一篇论述援物比类的。有时候比如三经的病,通过援物比类,取一经的穴就够了,不用每一经都扎,扎那么多穴干吗?

徐:中医经典太重要了!

张老:咱们现在也开始重视经典了,"学经典、跟明师、做临床",朱良春朱老提出这三点见解是很对的。不管从事方脉,还是从事针灸,不学经典哪成啊!你没有理论根基,就是瞎扎啊!是不是?但是有的时候大部分医生是这样的,背些歌诀。以前当个乡村大夫,针灸背《百症赋》《玉龙歌》,背几个穴主治什么病,就能看病。针灸界这样的大夫很多。现在开始对经典课比那些年好像重视点了,是吧?

徐:现在我们越来越重视经典。我昨天跟我们基础医学院院长商量是否建立一个经典的考试体系,让我们的学生,除了拿到教育部规定的文凭之外,还要考考他的经典能力,作为日后毕业的一个辅助证明。就是说某个医院要雇我们的学生,还有一个证明,这个人经典多少级,假如说分10级,要读到多少级才能达到真正的中医应达到的水平。民间中医也可以考,都认可。您觉得有这个必要吗?

张老:太必要了!问题是现在讲经典的人能有多少?

徐:是啊,能把《周易》讲清楚的人能有多少?这是个大问题,所以人才奇缺。

张老:忽视了这么多年了,去学还不一定能完全体会。

(来病人了,扎针中……)

徐:您扎针动作快,我看一针在患者体内旋一下,只那么会儿就出针。

张老:这就是古法,《灵枢·刺节真邪》:"用针之类,在于调气。"《灵枢·终始》:"凡刺之道,气调而止。"你调了,马上就好了,没有必要扎那么多针,留针那么长时间。读懂《黄帝内经》就知道了,你有空儿应该看看。

徐:我在看,但我读得没有那么深。现在就是说不能光靠我这个校长,一门课一门课督促他们,不要背离了中医经典。最重要的是我要建立一个教育体系,让年轻中医能够真正学到他们最需要的。作为一个好中医,我认为应该有一个很好的中国传统文化的基础,这是基本的。

张老:必须的!中国文化不通怎么学好古文。

徐:第二个要临床实践,是吧?

张老:对!

徐:临床的实践要跟好医生,否则的话就是误导。因为是临床实践,它是理论和实践相结合,否则学针灸会误入歧途。

张老:好医生啊! 呵呵,什么叫好医生? 这个标准不好说,一般的理解就是态度好就是好医生,光态度好不行啊!

徐:对! 所以就是要有临床效果才行。要确实是在实证方面有所建树的,理论功底扎实,同时能理论结合实际,能指导临床的。古法针刺是怎么样的?《黄帝内经》里面有没有讲留针?

张老:古法针刺是《黄帝内经》里面的刺法。留针都是后世的问题。《黄帝内经》里有一吸入针,一呼入针。补是怎么入针,泻是怎么入针。这个主要指的是什么呢? 虚实,补虚泻实。入针与出针不一样,正相反。

徐:咱们这个古法针刺传承有多少年了? 是不是在伏羲氏之前就有了?

张老:没有。

徐:那是从什么时候开始的?

张老:伏羲制九针,神农尝百草,黄帝是在他们以后,与岐伯问对,才有了《黄帝内经》。实际上《黄帝内经》成书是在秦汉时代,但是以前也有,单篇别行,没有成册……这个邱浩最清楚,哈哈哈!

徐:那您这个古法针刺是什么时候开始学的?

张老:我一开始就是跟着《黄帝内经》学。我父亲兼通文史和方技,民国时期在沈阳设同春堂国药店,延揽诸多名医应诊,并与之切磋医道。我从小受到很多感染,对中国的文、史、哲、医也由知而好。后来攻读了《易经》《道德经》《黄帝内经》《伤寒论》《金匮要略》等经典。50年代初就用《黄帝内经》的针法指导临床。

徐:您自己摸索出来的吗?

张老:也不是,我也没拜师,反正黄帝、岐伯就是我的老师。"书中自有黄金屋",不是吗? 认真地读《黄帝内经》。

徐:这得很深的文化功底啊!

张老:因为我们那时候都是学古文的。家里我父亲宗儒,尊崇孔子孟子,指导我读儒家经典,上学课堂也学一些。

徐:所以您这是自学,很多人没这个能力。

张老:我们上学的时候学的不完全是古文,但起码跟现在不一样。

徐:嗯,要国学功底很深的才能自学,像古代的经典医书。

张老:读书是个很难的事儿,得熟读。中医书有的必须熟读,有的必须默记。默记以后也不能照着书本、背着书给人看病,还得灵活运用。不同的人同一个病,针扎下去手法不一定一样，尤其是轻重、缓急也不一样。有的人，比如阴阳平和型的人，这样的人非常容易得气，针扎下去没使手法他就已经得气了。如果是纯阴的人，针扎下去再用手法，一次又一次，没有反应。这种情况就不要强求扎出反应，扎不出来。没有反应，有效没效？有效，这是中医奥妙之处，是不是？他不是没传导，而是他这个人是属于这个类型的，他没有反应在体表，里面实际气血都在变化了，经络脏腑自然有感应的。

徐：经络运气，就是这个经络都在活跃着，是吧？

张老：那个就得看他的针是否下气，我的体会。比如患者是特别虚弱的人，针扎下去跟扎豆腐似的；调理以后，针扎下去沉紧了，像扎熟鸡蛋了，好点了；你再扎一次，气补上来了，就跟扎肉一样了。

徐：哦！

张老：但是不是强求，中医讲："虚则补之，实则泻之；不实不虚，以经取之。"

徐：张老，现在学中医应当具备文化功底，跟您聊天，很有体会。您对中医自学、读诵经典，理解非常到位。现在培养学生，在国学的功底里面，您认为哪些课，哪些知识是必须要掌握的？这样能够去自学中医。

张老：起码现在大学里面有《医古文》讲义，医古文先搞好，这个是前提。

徐：医古文是个前提，对！然后再去学《周易》。《周易》也是个基本的前提，是不是？

张老：学《周易》，你说得对！但是古文要是不太懂，《周易》不是很好学的。这里面蕴含着很多哲理，实际上就是中国古代最高的哲学，《周易》是研读天地人三才规律的大哲学。

徐：对，是变化的哲学，大自然变化、社会变化、人体变化的哲学。看来首先是缺乏很好的老师来讲述《周易》。

张老：因为目前不能单独开设《周易》课啊，是不是？中医药大学能开设吗？如果不好开课，穿插讲就行，有选择性地选几篇文章讲透，把学生引进门就可以了。过去我们上学的时候学古文，也不是大套、整本的都学，那时候有《古文观止》，都是精选的古文。上中学就学《古文观止》，把基础打下了，然后自己读，古文就得靠自己反复读，背熟了反复体会。另外，你读了呢，还得体验，尤其是搞中医针灸，你必须临床运用古典的理论，然后才能真正学会，关键看有什么体验，体验很要紧。孔子讲："学而时习之，不亦说乎？"所以，光学了一般理论，但没动手，不行！必须得动手，你才能完备，你能不能鉴别学到的东西对不对，别人说的还要自己验证、自己体会。

徐：这就是我们北中医要提倡的早临床，多临床，反复临床。

张老：对！必须得临床，"学而时习之"么，习就是演练。

徐:您对"师带徒"传承人的教育怎么看?您觉得这个做法是否现实可行?

张老:可行。

徐:我也听说很多师承,有些人就是拜了个师,形式上的,很多人并没有学到师傅真正精髓的东西。

张老:按照道理说真正有学识的老师,不应该保守,也不可能保守。教学相长嘛,《礼记·学记》上说:"教,然后知困。"他还要验证自己。"学,然后知不足。"学无止境。比如说,都是硕导、博导了,需要学的东西,需要体会的、玩味的东西还多的是!所以不可能保守。他如果拿不出东西来教学生,就徒有虚名。

徐:嗯,这是我听到的一个很重要的见解,您讲出了一个非常重要的东西。

张老:另外,学员也很要紧。他的志向如何,他的基础如何。你配一个基础很差的,又不努力,费了九牛二虎之力也没有用,培养不出来,白费力。

徐:师傅怎么带也带不出来。所以能不能把中医培养作为一个精英教育来看待?有足够的智慧和悟性的人学中医更合适。可不可以?

张老:应该是。但是不能这么提。

徐:现在就是考分够就学中医,但毕业后到民间去给人治病,治不好,从某种意义上来说他不是一个治病的人,不具备一个中医大夫的基本功、思维方式、灵感。一个人有没有足够的经典功底,这决定他在医疗水平上能够达到多高。经典功底是很重要的基础,可不可以这么说?

张老:这个啊,应该说与不同层次有关系。人的资质也不一样,都做到《黄帝内经》脱口而出这种程度,不可能!像现在初中、高中毕业,然后直接上大学,初、高中学的古文远远不够。到了大学之后,除非像过去那样,一年级学基础课,别的什么都不学,打一年扎实的基础,第二年,古文学好了——现在这是不可能的事儿——其实这东西也很难说,花一年时间就真能把古文弄明白了?看病背点歌诀,也能是很有名的大夫。像在农村里头,背点《百症赋》《玉龙歌》《标幽赋》,照着这个歌诀就可以看病,对症治疗也有效。

徐:但真正成为一代名医要怎样做呢?能够治好疑难病症。

张老:那就要读经典了。

徐:这就是我想要跟您探讨的另一个问题。

张老:名医也分三六九等。有的是临床有名,治点杂病都有效。但是我们这儿常常有非常难治的病,比如那个放疗的同志,无可救药了,各个大医院都没办法。中药也试过了。但我们用针他就能好成这样,这东西你不可思议。"正气存内,邪不可干",就是用正气把邪气给排了。

邱:张老推崇的"古法针刺"主要是调气机,运用《黄帝内经》里的"开、阖、枢"理论,"太阳为开,少阳为枢,阳明为阖",主要是调节人体气机的开、阖与枢转。"上工平气,中工乱脉,下工厥气危生"。他所宗《黄帝内经》的古法主要是提倡"览观杂学,及于比类",注重广览博学,由博返约,归结到"援物比类"的治疗,以简驭繁,"治之极于一"。

徐:嗯。把自身的正气、正能量调动出来。您现在带了多少弟子?

张老:跟我学的人很多了……现在不是流行"养生堂"吗,电视讲养生的。

徐:您怎么看待养生堂的讲座?

张老:养生堂去讲的人都是医务人员,而且都有准备,但就讲的一般常识吧,主要还是饮食,吃这个、不吃那个。这不全面,真正的摄生啊,首先应该考虑天地之气,"人以天地之气生,四时之法成"。四季养生,比如现在是夏天,刮着北风你少出去,这风就要命,邪风。"虚邪贼风,避之有时。"光说吃了什么了,喝了什么营养品了,你出去,照样受风,是不是? 养生之道,必须得"法于阴阳"。

徐:合于术数。这个术数怎么解释?

张老:术数就是养生之道。术,方式;数,包括时间、数量、尺度、频率等问题。术是"方式",数是指"数量",是这个意思。

徐:今天我又学到了中医一点"真传"。张老,我再请教一个问题,要学好针灸,除了经典,还有些什么书要读? 是不是应该有一定的功力才能学好针灸? 扎针的指力、指法。

张老:功力就得靠临床了。

徐:是不是要练内功?

张老:不用额外练,我没看到经典上有必须练功这个要求。"必一其神,令志在针。""神无营于众物。"《黄帝内经》所说扎针本身就是高级的练功态。我扎针就是在练功所要求必须具备的状态。后世的练功心法,很多是从《黄帝内经》这来的。

徐:没有专门练功这个要求是吧? 您觉得系统地学针灸,还有哪些古书要读? 系统地学习经典,除了《黄帝内经》《难经》《针灸甲乙经》,系统地学下来还需要看些什么书?

张老:关键是学《黄帝内经》啊,先把《灵枢》学通。到现在为止有人还把《素问》列在首位。《四库全书总目提要》就认为《灵枢》是伪书,乃好事者"缀合古经"所作,这是根本错误啊!

徐：嗯，应该先学《灵枢》，再学《素问》。

张老：为什么都是先学《素问》，把它列在首位？因为唐代王冰只注了《素问》，历史上有一段《灵枢经》在中国消失了。残唐五代战争频繁，这本书因战乱残缺不全了。北宋仁宗年间校正医书局就说："据今《素问》注中引《针经》多称《灵枢》之文，《灵枢》今不全，故未得尽知。"由此知道《灵枢经》就是《黄帝针经》，那时候《针经》在中国不完整了。后来宋哲宗时期从高丽换回一部九卷的《黄帝针经》，这样《灵枢》才又在中国流传。南宋初年成都史崧将家藏一部《灵枢经》刊印出来，宋代以后，目前知道的，第一个开始比较系统注释《灵枢经》的是明代的马莳。

邱：《宋史》(卷十七·哲宗本纪)上说："元祐八年正月庚子，诏颁高丽所献《黄帝针经》于天下。"马莳撰有《黄帝内经灵枢注证发微》。

张老：对。再以后像明代的张景岳，张景岳很有学问，作了《类经》；到清代的张志聪，作了《素问灵枢集注》，就这么传下来了。所以《灵枢》就是《针经》，我叫他们现在要反复读，结合临床反复体会。尤其《灵枢》开篇《九针十二原》，我让他们主要看《小针解》，《小针解》也是《灵枢》的文章，解释《九针十二原》的。《素问》的《针解篇》解释《九针十二原》就有误差，大概可能是对《针经》所述的针刺不通——所以这些事很难说了。你看在唐之前，扁鹊对《黄帝内经》的解释也有歧义，《难经》与《黄帝内经》的学术体系就不一样。

徐：也有误？

张老：西晋皇甫谧《针灸甲乙经》也不那么完善。所以还是应该读《灵枢》、读《素问》，原文读通。然后如有不解之处，再参考扁鹊、皇甫谧、杨上善、王冰、马莳、张景岳、张志聪的注文，结合临床看看谁说的比较贴近。一下子完全通达，不太容易。因为《黄帝内经》并不是一个时代、某个人的著作。像我们读经典、读经文，必须要参考那个年代的文化背景、治疗案例，看看人家是怎么讲的、怎么用的。

邱：张老注《黄帝内经》，以经解经。因为《黄帝内经》非一人一时之作，有的篇章成篇较早，有的篇章成篇较晚。比如《灵枢》里面《九针十二原》成书比较早，《小针解》相对比较晚，《小针解》就是解释《九针十二原》的；《素问》有些篇章也是解释《灵枢》的，比如《针解篇》。张老所撰"读《灵枢·九针十二原》札记"，首先采用《小针解》、其次采用《针解篇》解读《灵枢·九针十二原》。主张从事针灸，《灵枢》为主，《素问》为辅，《灵枢》《素问》互参，以《内经》解《内经》，自己解释自己。如果《灵枢》《素问》有些疑难问题经文互参，还是读不懂，可参考后世的《难经》啊，《针灸甲乙经》啊，或者《黄帝内经太素》杨上善注、《素问》王冰注，或者马莳、张介宾、张志聪他们的注解。总之，前人解得到位的，尽量看前人的；前人解不透的，再看后世的。去古越远，往往失真，后人容易以当时的思维揣度前人。

徐:尽量用前人的解释,这是对的。

邱:张老主张,如果发现古人注疏经文有疏漏的地方,今人要从临床实践加以验证,订正它、补充它、丰富它、完善它,师法古人,但不牵强附会、拘泥陋说。读经典,张老有自己的临床体会,一再强调不要为了写书而写书,为了发文章而发文章,而是一切从临床实际出发,一切研究为了临床,服务于患者能获得更好的临床疗效。

徐:张老刚才讲了,即使大师也不能保守,也必须不断地学习,包括向自己的病人学习,临证中不断摸索提高。

邱:"知之为知之,不知为不知。"医学上如果不知道,为了面子装着知道,张老认为这是绝对不可取的!对患者不负责。

徐:好!张老,我再问您一个小问题,我们就准备告辞了,不耽误您太多时间,下次有空我再来请教您。我想您给一个总体评价,您接触咱们北中医的学生多吗?您觉得我们学校学生的基本功怎么样?您觉得一届一届地带下来,现在北中医教育质量是在提高还是下降?

张老:现在接触太少了,不了解。

徐:好,那不耽误您的时间了,我们告辞了。医生以病人为第一,谢谢。

张老:好,希望你做好中医教育工作。

五、学好中医，要奠定《黄帝内经》《周易》《道德经》基础，确立中医思维方式

——路志正

人物简介：路志正（1920年12月—　　），河北省藁城县人。早年随伯父路益修先生学医，继拜山西盐山孟正己先生为师，后（1934—1939）于河北中医专科学校毕业。著名中医学家，中医内科学专家。首届国医大师。

时间：2013年7月19日

地点：北京市西城区路志正老师寓所

学好中医，要奠定《黄帝内经》《周易》《道德经》基础，确立中医思维方式

—— 路志正

徐：路老，首先非常感谢您给我这个机会向您请教。我刚刚来北中医上任不到半年，一直想向您这样的大师请教，如何把北中医办好？怎么培养像您这样的大师级中医？当然，不可能每个北中医毕业生都能成为国医大师，但至少经过北中医培养，学生应该多一点机会成为国医大师，哪怕成不了大师，成为一个好的中医也可以。我调研时发现的问题比较多，现在有很多人提出，学出的中医纯正性有一点问题，甚至有一些老中医跟我讲：现在咱们的学生基本是中医学了一点皮毛，西医学了一点皮毛，成了"皮毛医生"。作为校长，我对这个问题很忧虑，虽然我自己是美国留学的免疫学硕士和博士，当年博士论文是研究白血病病毒与免疫细胞关系的，但是我认为既然现在我担任北京中医药大学的校长，就要担当起培养真正中医的责任。所以带着这个问题来向您请教，怎样的课程设计，怎样的临床实践，怎样的国学功底，才能够打好学习中医的基础，成为一代好的中医。

路老：是否要谈中医教育和临床结合的问题？

路喜善（路老的长子）：徐校长原来是搞西医免疫学的，现在是北京中医药大学的校长，特别想把中医搞好。想请您从您学医、行医的经历，谈谈怎样才可以让学生学有所得，成为一个真正的中医。

徐：合格的、真正的中医。我想中医是中国文化一部分，要学好中医，肯定要有很厚实的中国文化底蕴，比如先秦诸子哲学的底蕴，同时还要有中医经典理论的厚实基础。强调这些，不是说不学现代科技，而是中医经典理论和临床实践要占足够比例，这样才能培养出懂中医的医生。作为在美国留学工作十年的学者，我当然深知现代科技对中医发展的重要性。我也曾经被学生问到，既然中医与西医是完全不同的医疗体系，为什么还要学习现代科技？对此，我回答说，暂且不论现代科技是否会对中医发展有促进作用，作为一个名中医，面对当代的病人，要懂得现代科技对疾病的诊断。我和他们开玩笑，比如说古代人去看糖尿病，肯定不会拿着血糖的化验单给你看，只会讲口渴等与糖尿病相关的症状，不会讲血糖等化验指标；但现代人就完全不一样了，如果我们作为现代的中医不能和病人就这些诊断指标进行沟通，病人很难升起对中医治病的信心，

就可能失去一个治病的机会。当然，我们说要了解现代科技知识，但前提首先是你必须是个真正的中医，用真正的中医思维来理解现代科技，才能为我们中医服务。怎样才能培养出真正的中医？这是我今天要向您请教的问题。您从民国年间开始学习中医，践行中医，经过一个甲子，见证了中学西、西学中、中西医结合，中医院校、研究院、各级中医院……各种各样的中医培训形式、发展模式，您经历了各种各样的中医教育与人才培养，为此，今天特别想听听您对中医教育的看法，请您给我指指路。

路老：徐校长百忙中来看我，我感到非常高兴。

徐：我也很高兴，是您给我机会。

路老：你的想法我知道了。现在我的观点是什么呢？中医古来是我们本土的，中华大地有人类文明以来中医就伴随我们成长。世界上所有其他的古老医学基本都消亡了，只有我们中医现在还存在，还保留。西医呢，近百年到中国来也做了不少工作，学了西医给中国人看病，同样是中国的，医学没有国界之分。

徐：对，医学没有国界之分。其目的都是关爱老百姓的疾病痛苦，都是治病救人。

路老：对，目的都是治病救人。但是由于东西方文化不同，医学的观念、思路、方法不一样，临床与理论把握的力度不同，医学的理论体系是不同的。过去早年的西医——希波克拉底他们的观点跟中医也有共同点，但后来西医主要是实验医学，注重做实验，现在研究到细胞分子了——这样与我们中医的理论与方法就不同了。

今天您提出的问题很好！这个问题我曾经也考察过，在2001年左右写过一个报告，当时中央领导批示过。什么问题呢？就是既然我们做这个工作了，我们怎么把中医学好？怎么把中医为振兴中华民族落到实处？首先要有这个远见和思路，要从民族振兴方面考虑中医教育和培养合格中医传承人的问题，要根据"十八大"精神来考虑。这是第一个问题。第二个问题由于东西方文化不一样，两种医学的学术思想，中医是重视人，以治病救人、恢复生机为主；西医是重视物，以实验验证、对抗治疗为主。这些问题我们这些年没有很好反思。

北京中医药大学是全国最早成立的四所中医药院校之一，1956年北京中医学院创办的时候我还在卫生部中医司，在技术指导科工作。

徐：所以您对中华人民共和国成立后早期中医教育的构建起到过关键的作用。

路老：卫生部中医司当时还有一个教育科，负责人李重人——后来去北京中医学院当了副教务长，我们经常在一起讨论中医教育如何办好。这么多年来我们走过正确的路子，也走过一些弯路。王永炎院士他们是北中医最早的一批学生，这一批学生有临床基础。他们当年学了中医理论课以后要通过严格的临床实践带教，所以他们那一批出来不少人才。

徐:北中医早期毕业学生还有晁恩祥、吕仁和、吕景山、李士懋、王沛、杜怀棠、武维平、田德禄等人。

路老:对,有很多人才,有的都故去了。像任应秋的学生,稍晚一点毕业的王洪图,有的学得很好,但故去了。

徐:现在他们基本都过了70岁了。

路老:最近中央一再强调中西医并重发展,但是,中西医发展极不平衡。社科院中国医药国情调研组执行组长陈其广教授在《光明日报》发表了中医现状深度调研文章,《健康时报》近几个月来也发表了很多有关中医现状的文章,都谈到中医后继乏人的问题。特别是北京中医药大学的一位院长写了一篇文章,谈到当今为什么我们中医学院没有培养出来中医大师?

徐:是不是我们张其成教授写的?在《光明日报》?就是!《中医最高学府为什么没有培养出来中医大师?》。

路老:他提出的这个问题是值得我们思索,深入思考的!因为中医是一门实践性很强的生命科学,中医的实践是受中国传统文化为底蕴孕育的中医理论所指导的。我在给中医学院提意见之前也做过一些调查:我有一个孙子,两个孙女。我一个孙女是在日本学的西医,学了两套知识,生命科学学院毕业以后又进了医学院学习。

徐:和我原来很相似,先是学习生命科学的基础学科(免疫学),后来又到医学院读博士后。

路老:我的孙子和另一个孙女都是在法国巴黎第一流的医学院学习,上午上课,下午学习。上午讲的什么课,下午就实习什么。上午讲心脏病,下午讲心脏病的老师就指导心脏病临床治疗。

徐:那您家是医学世家,到日本、法国那么多地方学医,了不起,您家真是医学世家。其实,我在中山大学工作期间,由于分管医学科研,与许多医学院的西医名家打交道,发现他们成为临床大家也是从临床实践中摸索出来的。

路老:对,西医与临床实践结合是很紧的。孩子们回来以后给我讲了在国外所学,给我看了课堂讲授的内容,他们记忆力很好,回忆了实习所学,使我也学到不少东西。我认为中医过去教学也是这样,重在学以致用,贵在学以致用,即所学理论在临床实践中有用。中华人民共和国成立后中医办学编写教材,中医理论有的就概念化了,不好理解。学生们普遍觉得中医经典课所谈更加抽象,更加难以理解。这就得强调中华文化底蕴的问题了,例如:中医和《易经》同源,《易经》的思维方式影响了中医学的形成。

徐:哦,中医与《易经》是同一源头来的。所以我刚才问了您一个问题,就是要学好中医,需要什么样的国学基础?《周易》肯定是必备的一个国学基础。好的国学基础是学好中医必需的。

路老:对,祖国医学不是孤立的,可以看作是中华文化第四个学派。它与道家、儒家、佛教都有关系。道家对中医影响最大,比如王冰注《黄帝内经》,葛洪撰《肘后备急方》等。儒家讲究不饥不食、不暴饮暴食,喜怒哀乐发而皆中节,都很符合医学道理,孔子注重"鱼馁肉败不食",很讲究卫生啊!孟子"吾善养我浩然之气",有养生的方法。佛教是从国外传入我国,被中华文化吸收,与儒家、道家文化鼎足而立,其慈悲济世观念、参究顿悟方法等对中医也产生过许多影响,产生了佛医。

徐:所以您认为学习中医,中国文化里面很多东西是学好中医必需的。特别是《周易》和《道德经》,对中医的影响应该是最大的。

路老:对,对!现在大学培养中医,我没有上过大学——承蒙党的重视,评为国医大师,其实很不够的,这是说实在话。过去学医,我们家里老人督促培养,要求首先学好古典文学。比如说背熟了《汤头歌诀》《药性歌括四百味》,这还远远不够。我叔叔办的中医学校,专门请的清末老秀才教古典文学,要背《龙文鞭影》《幼学琼林》之类,四书背完了背五经,像《左传》《诗经》等都背过。还要背《古文观止》、唐诗宋词,还有《词律》等是挑着学的——直到现在我有的还都能背出来。我有一个老师孟正己先生是山西人,清末秀才,他是儒医——过去很多医生都是从儒到医。

徐:所以传统医有儒医,还有道医、佛医等。

路老:这就是中国文化,传到今天。中国文化从唐代就大规模传到国外,周边国家如日本、韩国、越南都是学习咱们的文化。必须要有中国文化根基才可以读懂中医的书,才能理解古人要表达的高深医理。

徐:我虽然中国文化功底不深,但是好在当年在中学和大学学习时,学了不少国学的东西,读起经典来还能读进去。您是否觉得要读懂古典医书——经典那么重要——国学功底是必需的话,咱们的学生,特别是中医专业、针灸专业的学生,首先要把古文学好,是不是这样?这是不是必需的?

路老:对!是必须的!当年我的老师名叫"孟正己",姓孟名端字正己,孔子"正人先正己"的"正己"。孟正己先生来了以后,看到我们都有医学基础了,但是觉得古典文学学得还不够,让我们要读《易经》。读《易经》感觉到字句是最难理解的,一字一句,言简意奥,学得很辛苦。但由于孟老师给我们打好了基础,直到现在六十四卦我还都能背出来。

徐:六十四卦您都能背出来!您太厉害了!

邱:路老的名字就是来源于《易经》屯卦初九爻小象传:"虽盘桓,志行正也。""志正"二字是从这里面来的。

徐:《易经》里面讲的最核心的东西是不是"一阴一阳之谓道"？您说中医与《易经》同一个源头,是否是说中医阴阳的理论与《易经》同源？或者就是来自《易经》？不好意思,我在您面前班门弄斧。还有《易经》是不是可以简单理解是研究万事万物变化总规律的学问,讲到人体与大自然变化有相通规律的学问？所以《易经》理论,比如各种卦象对于理解人体脏象和病机都有深刻的指导意义,是不是这个意思？

路老:对,很对!

徐:看来学习《易经》对中医成为大医,太重要了!

路老:成为大医得下真功夫!我开始读《易经》的时候很刻苦,也感到很枯燥,觉得这讲的有什么用？读不懂啊,天天就是背,就感觉到很难。什么是"潜龙勿用"？什么是"亢龙有悔"？什么是"云行雨施"？什么是"同气相求"？进入临床学习以后,跟着老师抄方子,同时听老师讲了《黄帝内经》《伤寒论》《金匮要略》以后,才逐渐知道中医理论都是从中国古典文化里来的,尤其受到《易经》的影响最大。比如说太阳病,从什么时候最容易得,什么时候就自然好了,这就是时间医学,人与天地相参。

徐:时间医学。中医是实践医学,人体气血变化与天地相呼应、相互参照的医学。中医时间医学来源于实践,并且是通过数千年来临床实践的检验证明是有效的。

路老:对。这就是象数问题,取类比象的思想方法。"仰则观象于天,俯则观法于地,观鸟兽之文,与地之宜,近取诸身,远取诸物",中国文字也是通过观象产生的,所以中国最早是象形文字。要全面继承优秀传统文化,中医学对深入理解中国文化至关重要!中国文化没有一个是单独的,学好中医要从《易经》找到规律。要办好中医学院呢,最近上海颜德馨颜老也发表了文章,指出第一个就是引导学生必须要热爱中医,热爱中国文化。

徐:学生在临床上可以感受到中医的实际疗效,才会对中医产生真正的热爱。我最近调研发现做好中医临床基地建设、确保中医临床疗效,使学生早临床、早跟诊是培养中医学生非常关键的一环,是不是这样？

路老:对。学了理论,学生要对中医确立坚定的信念,必须在临床上获得——在实践中强化信念。当年我们读书的时候最难读的医书就是《灵枢·经脉》《奇经八脉考》,要背,经脉从哪起、到哪止,都是看不见、摸不着的,一点不能错,非常难背。

徐:经脉循行全部要背下来,很累啊!

路老:以后跟老师抄方子,一侍诊就体会了。他一边开,我们就知道了,哦,这个药是治疗什么的,归哪条经,什么情况下用,用多大量,怎么炮制、配伍,煎服方法怎样……学起来就容易了。所以树立学医的志向之后,接下来要背医书,要临床跟诊,然后独立行医。现在中医学发展这么快,但"背熟医书,奠定基本功;临证跟师,实践中理解;独立应诊,真正掌握运用",是必不可少的。

徐:是的。

路老:关于研究中药,在20世纪50年代我已经读了于达望的《国药提要》。

徐:这是哪个年代写的书呢?

路老:民国年间吧,很早了。特点是学日本的医学——废医存药,研究中药的有效成分。日本在明治维新以后就要废除中医,他们认为中医医理没有用,但中药能治病,药有用,通过西医研究药理的方法来解释中药,中医学就科学化了。这是日本人"废医存药"的观点。

徐:汉医在日本遭受历史性、灾难性的毁灭,韩国应该还好一点。

路老:所以我们就看出一个问题,中药不能脱离中医,中药不能脱离中医的理论,只有在中医理论指导下的用药才是中药,中医理论又通过临床处方用药得以落实。理解这些,最好是通过老师带,看他怎么去看病,学习他诊断治疗的思维。关键一定要用中医的思维,中医思维是从整体观念来看问题,它把病人看作一个整体。

徐:不是作为一个解剖体来分割,是从整体气机的变化来看。

路老:既有整体观念也有局部认识,具体病症要辨证论治。胆囊炎也好,胆结石也好,我们从脾胃方面解决问题。

徐:是的。路老,您刚才谈到跟老师学这个问题,在中医学院建立之前,过去学中医绝大多数是徒弟跟师傅学的,叫师承教育。现在绝大部分是以院校教育为主,您认为要成为一个好的中医,师承和院校教育的关系,要怎样来分配比例?因为我作为校长需要考虑这个问题,课堂授课是院校教育,在对学生进行临床教学的时候,要到医院去跟带教老师抄方看病,这可以看作是一部分师承教育。这个时间比例应该怎样安排?我刚来北中医,现在还拿捏不准这个度,因为我希望建立新的课程体系——师承教育和学院教育的比例怎样才比较合适?

路老:比例过去是这样子的,8∶2或7∶3。

路京华(路老次子):您刚才说是中西医课程的比例。

路喜善:现在校长问您理论和实践学习,就是我听老师课堂讲理论与我跟着您实习,听课与跟师传承的比例是多少?

路老:这个比例啊,最好是比方今天上午上摸脉课,下午就要去实践,就跟着老师去摸脉。老师要有系统的理论与过硬的临床基础,比如说把脉,浮沉迟数,滑涩虚实……

起码得让学生弄清楚,理论与临床一定要紧密结合。

徐:大概的比例会是多少呢? 5∶5? 还是4∶6呢? 临床多还是书本多?

路老:起码5∶5,一半对一半。

徐:是否临床更多一点? 如果培养临床型的人才临床时间就要更多一点,是吧? 因为中医关键还是在临床实践中去学。

路老:是的。跟着老师时间长了以后,就可以体会到他的用药风格。我们经常说肝肾阴虚、肝阳上越、肝风内动……今年习近平主席讲话,提到血虚生风,肝风内动,治本和治标要结合……什么是血虚生风? 什么是治本、治标? 这些都得通过临床实践来搞清楚,真正理解,掌握运用。

徐:实践! 很多中医理论是通过临床实践悟出来的,也是通过临床实践来学会中医看病的技巧和思维方法。

路老:对。这样就比较快,少走弯路。另外还能够激发学生学习中医的兴趣,他看到老师把这个病治好了,就激发了自觉、自主学习中医的兴趣。

徐:我再接着问您一个问题,像这样的临床带教培养,一个先决条件就是:师傅一定要有扎实的中医理论功底,同时具有非常好的临床经验,否则带出来的徒弟可能就糟糕了,就误人子弟了! 您怎样判断一个临床大夫的水平? 从我调研的情况看,大家都和我讲现在知名中医的头衔很多,但是临床的看病效果——真正的中医水平是非常难判断的。您是怎样判断一个中医的水平和程度的? 通过跟他谈话还是通过观察他看病? 怎么判断他是够格的中医? 是学生学习中医可以向他拜师的,您怎么判断?

路老:这个有标准,什么标准呢? 临床疗效是唯一检验一个好大夫的标准。可以通过患者的反映来作比较参考。现在我也带了不少学生,包括博士、博士后,总体感觉他们都是中医基本功差。

徐:这正好是我接着要问的问题——这就是现在中医药教育存在的问题,您现在已经讲出一个问题:基本功差。这基本功是不是表现在两个方面,一个是国学文化基本功差,一个是对中医经典理论掌握的基本功差。是不是这样?

路老:对,对! 老师讲四诊,起码得会望舌苔、望面色……一望便对疾病大体有所判断。首先你自己就得掌握,否则学生学什么呢? 现在老师都是照本宣科,没有临床基础。

徐:照本宣科的多。我听过一个笑话,就是别人对我们中医窘迫的批评:现在博士生导师和有教授头衔的很多,但是真正的、高明的中医不多;现在毕业的博士生多,真正的合格中医生太少。对不对?

路老:是啊! 现在这几年要是把教育抓起来还能来得及,如果再过两年我真的很担心!

徐：这就是我今天来见您的目的——就是迫于这个担心——我觉得像您这样大师级的真正中医越来越少了！为什么张其成老师要问现在的国医大师在哪里？现在培养的合格中医在哪里？如果没有一个合格的大师在前面引着，怎么能带着学生真正学出来？中医的传承到哪里去了呢？我很担忧，所以今天来拜访您，一定要录下视频，就是希望将来后人看到我们在这里曾经谈过，以后他们翻出来这个档案，能看到我们讨论过这个问题。我有一个可能还不成熟的想法：北中医现在有一批六七十岁、非常好的临床老师，我想把这些本领过硬的临床医生、老师集中起来，给青年教师培训、带教。但现在这些医生、老师到了 60 岁就要退休，而事实上 60 岁恰恰是他们中医生涯黄金时期的开始，这时候退休对中医教育而言是莫大的损失。我觉得国家在制定这个政策时应该考虑到中医的特殊性，是不是？

路老：今天你说这个话我觉得很好！关键在什么呢？过去孟子有一句话："上有好者，下必有甚焉者矣。"上行下效，只要上面做得正、引导有方，有正确的方向，下面就朝着这方面发展。现代中医看病既要求能开方子，也要求熟悉现代的检查方法，讲课时才能懂得中医、西医，传统、现代的主次先后。我建议你回去看看过去的"五老上书"，于道济、秦伯未、李重人、陈慎吾、任应秋，都是我的老朋友。他们为了把中医搞好——不是为了个人私利，向中央上书，提出中医教育如何办好，如何才能培养出合格的中医接班人。特别是你刚才说中医学院培养出来的博士不博、硕士不硕，不能树立中医的威信，反而在拆台，要能抓好这个问题，师资要培养，师资水平要提高。一定要培养师资，提高师资水平！

路喜善：这可能比较难……

路老：不，先培养，可以慢慢培养，不用太急。

徐：这个问题确实难，您让我全方位地、很快地改变北中医，很难做到；但是可以一点点地改，一点一点地做，涓涓细流可以汇成大海嘛！有一点可以做，至少那些优秀的教授——既有深厚理论功底又有丰富临床经验的，我先把他们挑选出来，让他们去带一批好的学生和青年教师，集中力量培养一批人品好的、悟性高的学生和青年教师。每一代都有人才，尽量保证"唯贤是用"，不要埋没了他们的才华。这样的改革，可能是成本高、代价比较大。但是，为了抢救中医事业，值得去做！所以我想先挑出一批好的老教授来，发挥他们的优势引领作用。我觉得现在缺乏好的师资，特别是临床上真正会运用中医的大夫太少！

这里有一个真实的例子，我们有一个博士生，有一天晚上在病房值班，遇到一个发热的病人，就根据症状开了一个方子给病人服用。第二天主任来查房，一看病历，也没有问病人情况，就直接问他昨天来的发热病人你是怎么样处理的？他说我开了什么方怎么处理的。主任一听急了，斥责说你怎么给他开中药啊？你为什么不给他开抗生素退烧呢？但转身一问病人，病人说喝了住院大夫开的中药热已经退了。这说明什么问题呢？说明带教的医生对中医的信心不足——这样的事例就让我们很多学生非常郁闷，跟我座谈的时候说：校长，您说我们怎么办呢？想学中医学不到真本事，施展中医更没有平台！这是我作为校长面临的一个大问题。

现在我们一些老先生，比如说萧承悰老师，跟我说：校长，我现在是带孙子辈的——跟我临床实习的学生都是孙子辈的，我的学生呢——儿子辈的，把他们的学生交给我带，交给爷爷奶奶带，他们自己一天到晚忙着开会、处理行政事务什么的。我想这还好，爷爷辈带孙子辈起码不会误人子弟啊，要是给儿子辈带说不定就给带坏了，儿子辈没有中医的东西可讲，临床疗效又上不去。所以我想您刚才讲的师资的问题，可能就是目前中医教育一个最大的问题——就是如何培养师资队伍，提高中青年学术骨干的素养，特别是中医的经典水平、临床疗效。但是这批中青年学术骨干现在都是博导了，还要看他们能不能放下身价来学习。

路老：对，对，对！

路京华：我父亲常讲，一个好的中医老师要有"三能"：能讲，能写，能看病。有的人是能看病不能讲，更写不出来。要想培养出一个学生来，身为老师，能不能把这个理论讲得深入浅出、生动活泼，并且可以通过实践应用把所讲理论体现出来，同时总结临床感悟心得，写好教材。没有这"三能"，想当一个好的中医老师是不够格的。

徐：这句话很重要，您提出中医老师高标准的"三能"要求，我觉得北中医应该这样严格要求老师，要能讲、能写、能看病。有了这"三能"才可以原原本本地把中医理论的体系和临床实践统一而完整地教给学生，否则教不好学生。光教理论没有临床是不行的，现在有学生跟我讲，临床不好的老师讲经典的课讲不出所以然，学生问问题他答不出来；当然也有人临床不错，但是理论功底不扎实，所以很难用中医的理论来指导临床诊疗，这样的话不能让学生建立起对中医的信心，中医理论价值的重要性也得不到重视。对此现象，我感觉压力挺大。

路老：今天听您这么一讲，我觉得国内中医教育还是有成果的。您刚才讲中医临床水平低，古典文学水平低，这两点是非常要命的。中国文化滋养了中医，中医理论指导临床，中医临床充实理论。要培养大师，培养大师的土壤是什么？没有这个土壤怎么能长出这个苗子呢？对吧！

徐：对，培养大师的土壤，这是我作为校长最需要营造的。路老，我再请教您一个问题，这个问题可能比较敏感：有人觉得中医教育应该是精英教育，要有足够的智慧和悟性的人才能学好中医，一般的中才就不要去学中医，学不好反而成为"庸医"和"杀人不见血"的刽子手，可不可以这么说？

路老:过去讲:"不得其人不传。"老师可以选择徒弟,徒弟可以选择老师,这是互动的。

徐:互相选择,互动的。

路老:如果是培养中医师资班,我建议还可以从全国范围内请优秀的、专业的客座教授来讲课,可以办专题讲座。全国还有一些老大夫,我们可以请来补充讲本校没有涉及的问题。要互相交流,不要看不起农村,要放眼基层,基层有很多很有学问的大夫,很有医疗特色的,他们很下功夫。

徐:您说得对!农村、基层正是考验真正的中医水平的地方。据我了解,现在有一些中医高人就是在民间。我通过这短短半年的调研,一直有这个感觉,今天您讲这个话我就更有信心了。我跟邱浩说,我愿意到民间去拜访名中医。如果您介绍谁,且对方可以接受我去拜访,我非常愿意向他们请教。孔子说:"三人行,必有我师焉。"民间大夫在一方水土有那么高的名声,有那么好的临床效果,肯定有他的过人之处,我们要向他们学习!与您今天的对话让我更加坚定了这个信念!很多高人在民间,不要在乎他的身份,把他请过来给我们讲课。我只要求他们"医德高尚,医术精湛",不问头衔、学位和学历。

路老:嗯,很好!那么,我们在讲课的时候最好是把中西医课程分开,在学生有了中医基础以后再上西医课。

路喜善:要把中西医分开讲,先讲中,再讲西。

邱:别掺和,《大学》上说:"物有本末,事有终始,知所先后,则近道矣。"让学生先把中医的思维建立起来,中医的基础打扎实,他才能有鉴别力。再讲西医概貌,基础课要重点突出,根据不同中医专业,西医课程侧重点不同、中西课程比例不同。中医首先要学好,这样西医的治疗手段才能为我所用,西医理论能拿来就拿来,不能借鉴的没必要附会,不能以西代中。

徐:中西分开,先中后西,这样的课程才可以培养真正的好中医。

路京华:否则,二者都学不好!先要让学生把中医根本的理念掌握好,不要一开始先讲西医,先讲西医,西医先入为主。进中医学院首先要学好中医,形成中医的思维模式。不同的文化土壤产生不同的医学内容,中医学是东方文化孕育的医学,西方文化孕育了西医,中、西医是两种不同的思维方式。所以一定要先学中,哪怕是先学了中医理论课以后,直接让学生去临床,把西医课往后推,三年、五年内不要掺杂西医的东西,就拿所学中医理论去临床摸索、验证,这样回来再学两年西医,就不一样了。

路喜善:我们家的几个孩子几乎没有一个是中医药大学毕业的,仅有我的外甥是南方某中医药大学毕业的。当年给他们上课的老师就说:"你们怎么学这个啊?中医没前途!"他回来学给我们听,说:"这样的老师怎么教中医啊!老师上课就这么讲——说你们怎么专业选中医啊!"老爷子从小教导我们弟兄几个:"不管你学校其他学得怎么样,文学方面的古文一定要学好！"他(指路京华)那时正赶上"文革"，学文化和学医是同时进行的。那时候念不了书了，就在家里面由我爸指导着学。

路京华：初二开始的。我父亲说你去了学校也学不到东西，到处乱跑，下象棋、打扑克，你就在家好好学医吧。从那时候开始我就学医。

路喜善：没多久他就能出去看病了。我爸那时候出不去，他问诊回来，我爸开方，他再出去给别人送药方。病人吃药病一好，他的兴趣就来了，就开始努力了。后来他自己学会看了，就可以开方了。

路京华：中医学涉及多个学科知识，像天文、地理、历法、气象、心理等等，不学这些知识，理解不了《黄帝内经》，所以课程里面一定要加入中国古代科技的成就，这样才可以真正学好《黄帝内经》。不是说要成为这些领域的专家，关键中医对天地人认识是整体性的，这些知识可以培养中医的思维方式，中医的思维方式可以统率对这些知识的学习。所以首先要建立中医的思维方式。当年我父亲到我那来，看我在读老子的《道德经》，他说，你读了这么多，你看了最感兴趣的是哪篇？他针对我的回答说："关键第一篇你要学好。"

邱："道可道，非常道。名可名，非常名……"

路京华：对。他说，《道德经》第一篇你要学好了，中医的研究方式就改变了。整个思维方法对路了，学中医什么内容都容易了。

路老：背《周易》《道德经》，先建立中医思维方式，打好中医思维方法的基础。我们小时候一开始就是背，没学过西医。中华人民共和国成立后我们也参加过西医进修，说一句不客气的话——当然西医深入也不好学，但是一般解剖学、生理学、组织学……这都好学，因为直观，看得见、摸得着。可是中医不行啊，它的理论看不见、摸不着，需要悟性，因此，中医要先人为主，形成中医思维方式最关键。

徐：西医有许多程序化的东西，可以跟着程序走，比如检验指标、对症用药，背下来严格对应就行了；当然，高明的西医也需要临床摸索经验的历练。相比较，中医需要"悟"的东西更多，需要面对形形色色的人、千奇百怪的病，跟着每个人不同的症状来"悟"病机的，正所谓"辨证论治"——不好意思我班门弄斧了。

我在中山大学分管过八个附属医院的科研，见过很多西医名医，他们看病也不错，外科手术做得很好。他们跟我讲出一些标准化的程序，比如每一年国际上召开学术会议讨论这个手术怎么做，这个化疗方案是怎么样的，肿瘤切了以后多长时间给予怎样的治疗，是化疗还是放疗？药物剂量怎么控制？都有严格的、标准化的指标，因为他们做过临床试验，有统计数据。但是千篇一律，指标没有灵活性。中医就不这样，每一个人的状况都不一样，同一种病的表现也都不一样，需要对每个人进行个体调治，而且有时候还可以异病同治。所以手把手教，师承就显得更加重要。带你的老师有没有深厚的理论功底、丰富的临床经验？你带的徒弟怎样领悟？要有悟性的人学中医才有可能成为一代真正的名医,因此精英教育是中医的学术特点所要求的。

路老:《素问·异法方宜论》把中国分为五个地域,东方之人、南方之人、西方之人、北方之人、中央之人,不同地方气候、环境、物产不同,人的饮食、起居、体质不同,有不同的治疗方法。当然现在我们是综合各种手段,杂合治疗。悟性是先天的,很重要;教育是后天的,培养兴趣、开发潜能、引导习惯、提高能力,也很重要。现在的教育中西医的课都开,知识全面是对的,但需要根据中医的具体情况,分清主次先后。我们曾经进修过西医,那时候数理化我是不行,但是西医考试还都是一百分。因为有中医基础了,所以没有被西医改造。知道西医的好处,对比中医哪个好,对我们有用,立足中医,参考借鉴西医。

徐:您这就引到下一个问题,怎样在前人基础上开展中医学的研究。我们知道中医起码有五千年的历史,能见到的文字记载至少是两千多年,历朝历代每一次中医理论的发展,都是对前人工作总结基础上的升华,在继承前人基础上更加进一步的研究。从《黄帝内经》到《伤寒论》,到《千金方》《外台秘要》,到金元四大家,再到温病学说兴起……每一个时代都有一批医学大师。我在思考,也想知道我们现在可以通过什么样的研究,使中医学术有所突破,超过我们的前人？虽然我们现在面临的问题不只是这个,刚才我们讨论了,目前中医的传承都有问题了,但是毕竟现在我们的时代已经不一样了,不要说与古代,与民国都差了很多,与中华人民共和国成立之初也不一样了。面对科技日新月异的发展、现代社会的巨大变革,怎样将这些好的东西为我所有,为中医所用,来研究中医里面的道、法、术的内涵？象数与物质之间是怎样的关系？能不能给人比较直观的解说,这可不可以研究。我向您请教这个问题。

路老:这个问题很复杂,我们国家也走过一些弯路。开始我们带研究生,都是以临床为主,研究生论文大都是在老师指导下,对临床问题总结,结合古人论述、前人研究,发表自己的看法。现在不行,还得加点实验研究,一加实验研究就麻烦了,研究生毕业都得做实验,毕业论文要小白鼠"点头"。他没有临床基础,他做这个课题,研究一个方子,为了毕业,实验观察都有效。

徐:即使西医的新药研究小白鼠实验都有效,在人身上也不一定有效! 因为动物实验是不能与临床疗效画等号的。

路老:中医以人为本,"神农尝百草,一日遇七十毒"就立了标准,中医以人体反应为观察对象,历代医家在病人身上无数次的施治已经验证了中医的疗效。现在要以荷兰猪、小白鼠"点头"为标准,做了动物实验以后都有效,可到了临床解决不了人的问题,这个值得反思。我一个学生在望京医院消化科,出了一本书,是关于中西医对消化系统的治疗优势对比和难点研究,西医对很多消化病没有好的办法,但中医可以解决很多问题,比如治疗萎缩性胃炎就有很好的效果。我们要创造自己的标准。

徐:创造自己的标准,创造自己的研究方法,我认为关键是开展以中医理论为核心的临床研究,建立医学研究的基础。

路老:国外现在在向我们学习,我们不能跟在人家后面跑。我前两天去参加一个会,提出中医要国际标准化。我就问:罗马人的地理环境、社会环境和中国人一样不一样?体质一样不一样?生活习惯一样不一样?千篇一律,不考虑差别行吗?走向世界可以,吸取国外的研究成果、技术手段可以,但主要是要创造我们自己的东西!中医国际化标准要我们制定。

徐:您讲这个使我更加坚信了中医学术上要独立自主走向世界。前不久我去了北中医在德国办的一家医院——魁茨汀医院,是我们东直门医院创办的,办了22年,非常成功。我这次去,见了德国慕尼黑理工大学的一位教授,他在纯粹忠实于中医理论的基础上,提出一整套符合中医诊疗规律的方法研究中医,很有成效。我觉得这是可取的,值得我们学习的。如果再不尽快开展具有我国特色和中医特色的临床研究,我们未来的中医就有可能要到西方去取经了。人家就是把22年来所看到的用中医治疗德国人的所有病例整理出来,从中发现了很多有意思、有价值的东西。比如怎么做对照,中医是一方治疗一个人,他没有得这个病必须要他吃这个方做对照的实验,这是不道德的,这是不能做的。所以中医临床研究只能是针对病人自己的变化来观察总结。他们怎么做呢?同一个病人,一进他的医院就开始用现代医学技术对身体的各方面状况进行跟踪观察,比如从住院第一天到出院这三周,对比中医治疗前后各种指标的改变,对生活质量、临床指标一一观察,就是病人自己跟自己比。把这个观察的样本量做到一定大,也可以总结出一个有参考意义的观点出来。这是可取的、值得我们好好学习的,这就是现代统计学方法可取为我用的成功事例。这就是我们中医要探索的研究,您觉得是吗?

路老:这种研究方法很好,充分尊重中医学的特点。举个例子,前些年广州中医药大学的某教授退休了到香港坐堂,我到香港开会时见到他。我问他:你看你的中医水平是在国内进步快还是在香港进步快?他说:在香港进步快。在国内中西药并用,我开中药没有底就要加开一点西药。在香港不行,法律规定不让中医用西药,我就只能用中药,这样逼着我钻研中医,很快进步了。

徐:现在中药和西药合在一起用,看不出谁起的作用,确实是一个大问题。有人对我说:现在的中西医结合不是理论上的结合,是在人胃肠里面结合。

路老:我们绝不反对中西医结合,但中西医不是没有原则的结合。我50年代在卫生部的时候,1955年石家庄流行乙型脑炎,我就坚持用中医论治;另外防治血吸虫病的时候,我提出中西医发挥它们各自的特长,问题就很快解决了嘛!中医先治腹水、西医再杀虫,各有各的优势,配合得当会有很好的疗效。

徐：这说到我要问的最后一个问题了，就是中医相关的社会问题。我们大学某位国医大师讲过：中医落到目前这么窘迫的状态，一半是国家政策造成，一半是咱们中医人自己造成的。国家的政策从中医经济学角度讲有需要改革处，人们需要中医药的服务，但中医诊病靠三个指头，中药的价格远远比西医少，针灸、推拿也非常廉价，在市场竞争中，医院生存要看经济效益，就不会推广中医；医生的奖金也不多，靠开中药、针灸在医院是拿不到什么奖金的；诊费又不高，因此导致医生钻研中医的积极性就低，或者很难留住好的医生。所以站在经济学的角度来说，要下狠心解决这个问题。从您的角度看，可以不可以说这个话？

路老：对！对！

徐：让中医大夫、中医学者潜下心研究医学，来让中医更进一步地发展，要超过前人。今天这个时代光传承还不够，一定要创新，在前人基础上升华，这就需要一批人潜下心来做这个学问。做学问除了才华、勤奋、恒心、毅力，还是要有一定物质生活基础的，不是说每一个人都会像司马迁一样在监狱里面把《史记》写出来！忍辱著述固然是值得钦佩的知识分子的精神，但行医还是需要有一个基本的社会认可条件，做学问还是需要有基本的物质生存条件。我觉得现在的问题就是没有把中医经济学解决好，这是政策问题，有待国家解决，不能再造成中医的窘迫。

路老：中央的意思很好，移花接木也好，中西医结合也好，但这得有根据和基础，没有中医基础，没有西医基础都不行！

学中医打基础需要有吃苦的精神……要读好多的东西。我现在90多岁，每周出门诊，每一天也要读书看报，还觉得不够。"学如不及"，你才能进步呢！你一满足就跟不上了。中医教育啊，过去有好的经验，山东中医药大学80年代办过几期少年班，我认为非常好！从小培养学生中医兴趣、中医思维，奠定一些中医基础，到时候上临床、做研究就好办了。那是山东中医药大学张灿玾张老他们当年办的，张老出身中医世家，主搞中医文献，研究中医理论，服务中医临床，八十岁多了，还经常给我来信。中医传承与创新问题也不要着急，很复杂，中医教育工作跟别的不一样，它不是制造产品，人才培养不是一蹴而就的。它要以人为本，个体化；现在都是大样本，大众化。因为人的禀赋素质不一样、思维习惯不一样……，所以研究中医教育这个问题很复杂。我们要摸规律，要抓共性，还要摸个性，这样才可以找到中医教育培养人才的最佳模式。你可以多访问一些老前辈，比如上海颜德馨颜老，他写过一篇文章，对中医人才培养要求更高，现在没有几个真正明白的中医——中医教育问题你要么别提，要提就一定要培养出几批高标准、合格的中医来！

徐：之前我跟他们开玩笑：我是中医界的新兵，来北中医还不到半年，我愿意为中医事业做出我应有的努力。年过半百了，我刚刚过50岁生日，我要在余下生命中的时间里，好好把握机会,在中医教育事业领域,希望可以为中医做一点点事情,至少在北中医这个舞台,在教育改革、探索方面,带领大家走出一条真正的中医人才培养之路。

路老:对,对!你可以多到基层调查,走群众路线,现在都在抓这个东西。中央大方向上对中医发展很有利。我说得不一定全面,供你参考。

徐:本来想问最后一个问题:作为校长该怎么做?您都给我解答了,就是多做基层调查。

路老:我跟吴咸中也是老朋友,他是西学中的,结合腹腔外科,把《伤寒论》的承气汤用得很活。他说刚开始学中医的时候什么大承气汤、小承气汤、调胃承气汤、增液承气汤、宣白承气汤……这么复杂,不好学。学进去就好了。慢慢来,不着急。

徐:谢谢您的鼓励!

路老:慢慢来,不能着急,有一个过程,因为接班人是一步一步慢慢培养的。

徐:我想既然是教育部给了我这样重要的舞台,我来到这个岗位要珍惜这个机会。今天听了您的指点,看来欲速不达,事缓则圆。

路老:"活到老学到老",国家提倡终身学习,这是对的。所以你的任务既艰巨也很光荣。

徐:谢谢,希望以后能够"光荣"!现在艰巨已经感受到了,是不是"光荣"需要历史检验了。今天我们先到这里吧,谢谢路老!

学好中医,要奠定《黄帝内经》《周易》《道德经》基础,确立中医思维方式

六、中医传承注意两个问题：共享资源，防止老化

——陈大启

人物简介：陈大启（1926 年 5 月 3 日—2018 年 4 月 29 日），福建省闽侯县人。著名经方学家、中医教育家闽侯陈慎吾先生之子，传承家学；早年师从其父挚友、著名经方学家奉天胡希恕；后师从奉天于道济、射水余无言、夏邑赵锡武、江津任应秋等先生。著名中医学家，中医内科学专家。

时间：2013 年 7 月 23 日

地点：北京市东城区陈大启老师寓所

中医传承注意两个问题:共享资源,防止老化
—— 陈大启

徐:陈老,您好! 我今天来,首先代表学校向您父亲后半生为北中医做出的杰出的贡献表示由衷感谢! 他为北中医的创建和发展,做出过不可磨灭的贡献,在北中医的历史上永远拥有值得尊敬的地位,北中医应该永远把他记住。

其次,我觉得要做继承发扬陈老中医学术思想的一些事情,我听说他的"陈慎吾名家工作室"不在我们学校,作为校长我深表遗憾! 我希望如果您觉得有可能的话,"陈慎吾名家工作室"回到我们学校好不好? 我随时欢迎。

陈老:好。非常感谢您的厚意。

徐:陈老当年对于咱们学校的贡献很大,邱浩也向我做了介绍,尤其在《伤寒论》和《金匮要略》经方研究领域。我翻看了很多北中医的历史资料,您父亲确实了不起!

陈老:他在北京中医学院的时间不是很长,1958 年正式调入,至 1972 年去世,后期赶上"文革"。我们家从我父亲这一代开始基本上都是专业学医的,当然我祖父那一代是学国学的,中医方面也通一些。我的儿子、儿媳妇都是搞中医的,孙子学自动化、自学中医,孙媳妇学药的,在北京中药协会工作。倒不一定做中医专业,但是我还是希望他们懂中医,或者能对这方面的传播做出点成绩。他们已经在协会报名学中医,三年吧,安排时间、科目学习,完了再考试。他们现在虽然有别的工作,但是必须学中医。

徐:这是家传。

陈老:我 40 年代主要跟我父亲学医,50 年代初参加联合诊所,1956 年协助他开办"私立北京汇通中医讲习所"。1958 年"汇通"停办,1959 年我参加工作,去了"北京市第二(人民)医院"(简称"二院")。60 年代、70 年代在门头沟从事中医工作。1979 年回北京城区,还在"二院"工作。1988 年退休,一直返聘,2003 年 SARS 期间歇了一段。2006 年北京市开展薪火传承"3+3"工程,我父亲的名家研究室设在"二院",又干了 3 年。之后路远就不去医院了,在外出诊有专车接送,现在每周还有几个半天给病人看病。

我的下一代正赶上"文革",他们没能上大学,但是恢复高考后,我的儿子非要念书、考大学。我那时工作境遇不好,非常困难! 但我说一定不能耽误你,一定让你成才! 他还是坚持要学中医。我曾经说过,要有了孙子不能再让他学中医,你爷爷要不是学中医

不至于落到这个样！结果儿子挑了一个北京中医学院、一个"二医"（北京第二医学院，是首都医科大学前身）。我说，中医学院你不能报，会受影响，你报"二医"吧。结果他报"二医"考上了，一念就是五年。1982年毕业了，念书没毕业时，他和儿媳妇就认识了。

儿媳妇应该算是中医皮科赵炳南赵老的再传弟子。赵炳南与哈锐川都是回民，是南城外科丁三巴的传人。赵老当年跟我父亲关系非常好。儿子毕业以后分到第六医院，当时我考虑他学医刚毕业，怕工作上不太好开展，所以我就找到鼓楼中医院，老大夫陈文伯、巫君玉、张士杰等都是熟人，可以带一带。儿子现在是陈文伯院长的学术继承人。虽然经历这么大的社会变革、家庭变故，他们还没受根本的影响，现在干中医也干了三十年了。所以他们这算是第三代了，专业的第三代。孙子第四代非专业，现在刚学中医。

徐：孙子多大？

陈老：28岁。

徐：28岁还年轻！我都50岁了才开始学中医。

陈老：我是惭愧得很，学医时间不短，但是没有成就。

徐：您可不能这么说！我来北中医上任不到半年的时间，前期做了一些调研，也请教了一些老先生，感觉目前中医学教育存在一些问题，师承、家传有它的优势。今天我来请教的主要就是关于北中医教育教学改革的问题。我觉得学习中医对中医理论的理解和临床实践的经验体会才是关键。作为一个中医药大学的校长，中医教育不能只是师承、家传，院校教育从根本上讲要有自己的特色。

怎样将北中医办成名副其实的一流中医药大学，是我一直思考的问题。北中医创办于1956年，那时候的老前辈，带出了一批批北中医的学生。北京中医药界目前活跃的这些人大都是北中医早年毕业的那几批学生，这些人得到了很多老先生的真传。

我觉得改革开放初期，70年代末、80年代初培养的中医学生也出了许多优秀的人才。但进入90年代以后，中医药教育就出现了很多问题，培养的学生，用有些老先生的话说：中医学了一点皮毛，西医学了一点皮毛，成了"皮毛大夫"，还不知道能不能看病，哪里还有正宗的中医？

前不久我组织开了一个座谈会，请了一些老先生，孔光一老先生、萧龙友的孙女萧承悰、董建华的弟子田德禄等等，这些老前辈都在跟我抱怨：现在咱们北中医的附属医院，充其量就是一个中西医结合医院，根本谈不上是真正意义上的中医院！国粹的传承、国宝的抢救都存在危机！我想照这样下去，可能再过几代人，中医的精髓、真正的中医可能就很难找到了！

最近我在邱浩的帮助下,进行了一系列的采访活动。我一边处理学校事务,一边拜访与北中医有历史渊源的前辈。第一,我想从北中医老前辈的传人里了解一些北中医当年办学的情况,并请教如何将北中医办得更具有中医特色。第二,想把过去的一些老先生的传承,由于历史的种种原因没能延续的,能够通过北中医的平台继续延续下去,从我这一任开始,把中医学术历史传承接下去。实际中能弥补多少,我就做多少。我希望中医学术历史的传承能够回到北中医最初的鼎盛面貌,不是为了我本人,也不是仅仅为了您,是为了中医事业的传承,毕竟北中医当年是全国中医药院校无可争辩的首善之校。把历史沉淀的东西放在那里,后人哪怕有不同看法,历史沉淀下来的东西总会有用。《黄帝内经》的一部分(《灵枢》)曾经一度失传,最终还是有人把它从高丽找回来了,历代都有人对它研读、注解和发挥。我不能保证在我任校长期间一定比前人做得好,但是至少要在党的政策允许范围内,把我能做的尽力做到最好!所以今天我怀着一颗真诚的心,希望得到您的指点。

陈老:感谢您的诚意。学院有几位原来也都是我的老师,于道济、余无言、任应秋、胡希恕……这都是那时候我的老师。

徐:是啊,那是很久远的事了,所以您和北中医渊源颇深。

陈老:我惭愧……"文革"期间耽误太多…… 文化的传承,中医的培养。一方面需要培养合格的中医,一方面中医学术既要有继承还要有发展。

徐:薪火相传,传承精髓。面对变化,未来怎么发展?

陈老:找出路,思考究竟该怎么做。

徐:对,今天该怎么做,今后的路怎么走,这确实是我们要思考的。这就是我今天过来要请教您的。历史上中医的资料还可以翻书考证;现实中老中医的经验心得需要口耳相传,手把手教。

陈老:对! 现在有一个问题比较急迫,就是一些国宝级的老中医,硕果仅存的人并不太多了。

徐:是,就是这样!

陈老:这些人多数忙于临床,真正能够留下著作或者是完善的学术理论,弄清楚怎么搞中医教育、培养接班人方面,可能没有时间做,他们都八九十岁了。

徐:我最近想在北中医启动一个"名医传承工程"。我自己先去拜访这些有资历、有水平的老中医,先调研一下他们的需求在哪里,然后配备一些年轻的教师、学生,像邱浩这样的——铁杆中医事业者,跟这些老先生学习,系统整理他们的理论,编辑医案,总结经验。

陈老：北中医建院初是六年制班，计划培养高级中医师，也正因为要培养"高级"，造成我父亲他们"五老上书"——到底学制多长合适？到底念多少书合适？开什么课合适？第一届学生 1956 年开学、1962 年毕业，那会儿卫生部、教育部领导就征求各方面意见，本人、家属、教师、学校，大家提意见怎么办好中医学院。上级指示有个书面材料更好，"五老上书"的意见当时认为还是比较现实的。实际执行到了 1965 年、1966 年上半年，中医教育质量的确有一些提高，但是没等到真正全面贯彻，"文革"来了。

徐：这对北中医冲击很大。

陈老：从 1966 年开始，中间有一段时间课也上不了。

徐：对，"文革"期间很多大学都关门了。

陈老："文革"后老教师走了很多，有的是不能工作了。但是咱们学院保留得相对比较不错。咱们是全国重点的中医学院，当初的人才选拔、师资配备等各方面的工作做得还是不错的。

徐：老先生能够多保留一些，还算不错。

陈老：此外，历史上有影响的、有学术价值的中医著作，作为学习、读诵、参考的范本，本来预计整理 600 种，结果受到各方面影响没能全面完成。时过境迁，大概只做了不到 100 部。

徐：您的意思是说，中医古籍还有很多没有整理好，是古籍没有点校好？还是没有翻译成白话文？还是说注解、阐释没有做出来？

陈老：中医古籍大部头整理不容易，没经验。中医经典著作点校、翻译完成了 19 部书。

徐：这是哪个年代的事？

陈老：80 年代发起，90 年代结束的。

徐：是北中医主持的吗？

邱：当时是由卫生部中医司初步拟定的"中医古籍整理出版规划"。80 年代初中央指示：要系统整理中国的古籍，古籍整理工作要长期做下去。中医古籍整理由卫生部中医司后来转由国家中医药管理局负责督导。当年第一批中医重点古籍整理提出了十一部中医经典，书目是 1983 年左右由全国多位中医学者商议而定的。

徐：1984 年之前，任应秋先生在世的时候？

邱：对。十一部中医经典，包括《素问》《灵枢》《伤寒论》《金匮要略》《难经》《脉经》《中藏经》《黄帝内经太素》《针灸甲乙经》《诸病源候论》《神农本草经》。《神农本草经》只有辑校本，没有白话翻译，《针灸甲乙经》和《诸病源候论》也没有白话翻译，其他几部医书既有校注又有翻译。1983 年由人民卫生出版社牵头组织全国著名中医学者、专家,商讨体例,分配任务,选择最佳版本,分工点校整理。后来任老1984年故去,《伤寒论》的校注交给刘渡舟刘老,刘老邀请钱超尘老师任副主编,组织编委会协作完成。一共是十一部重点中医古籍,《灵枢》没有点校出来,校注本出了10种、语译本出了8种、辑校本出了1种,加起来一共出版了19部书。

徐:这就是刘渡舟教授当年完成的《伤寒论校注》?

陈老:这一部是90年代出的书。

徐:哦,是刘渡舟、钱超尘先生他们做的。毛雨泽、郝万山、孙志洁、裴永清也参与其中了。

邱:当年建院初那会儿,陈慎吾先生是咱们学校伤寒教研室最早期主任。陈老1930年拜河南来京开业的中医老前辈朱壶山(名莼)朱老为师。朱老是唐容川(名宗海)先生的入室弟子。陈老30年代在北京就很出名,在孔伯华先生办的北平国医学院任教;40年代一边出诊,一边带教;50年代开办"中医汇通学校",培养了不少中医人才。"汇通"二字出典于唐容川老,我理解,陈老的"汇通"思想,包括古今汇通、各家汇通、经方时方汇通、伤寒温病汇通、内治外治汇通、中医汉方医汇通、中医西医汇通,内容广泛,气象宏大。

陈老:和我父亲一起、也是他最要好的至交,其中有一位就是学院的胡希恕胡老,那是我第一个老师。

徐:胡希恕?

陈老:他也是搞经方的,研究《伤寒论》《金匮要略》。他们二老是莫逆之交,堪称中医界的孟良、焦赞。

徐:跟陈老一起?

邱:陈老1956年底被聘到北京中医学院任教,主讲《伤寒论》课程,也讲授过《金匮要略》。1958年与胡希恕老等正式调入学院,是我校当年"伤寒教研组"第一任组长。胡老分配在附属东直门医院临床带教。陈老、胡老都主张《伤寒论》与《金匮要略》结合起来学习,临证时"观其脉症,知犯何逆,随证治之",活用两部经典的经方。陈慎吾老1956年有过一段题词:"《金匮要略》与《伤寒论》为一部书。《伤寒论》是在各个阶段中有各种疾病,《金匮要略》是在各种疾病中分各个阶段。一纵一横,合而熟读,自有左右逢源之妙。"

陈老:我父亲走以后,学院《伤寒论》教学由刘老撑起来。

徐:刘渡舟?

陈老:对。到学院里去,我只找刘老。我和刘老50年代以前在北京就认识。1997年,我想请刘老参加一个学术活动,正巧他要到台湾去讲学,回来后一忙没见面。没过几年他就去世了。现在我和他女儿刘宝华有联系，关系还不错。

徐：您和学校其他人还有联系吗？比如刘老的学生。

陈老：没有。岁数稍微大一点，也不想联系了。刘老算80年代开始在全国、在国际上比较有影响力的。我父亲1972年走的，刘老去世晚得多。

邱：刘老属蛇，1917年生人，2001年去世。

陈老：现在各医院都建立中医科，中医临床分科越来越细，当初我父亲和胡老他们都是全科大夫。现在所说的中西医结合，如何真正结合？我可能理解得不够，有一些需要再深入研究，不是中药方子加点西药，在胃里结合。——你是搞"治未病"的？

徐：我是研究免疫学的，属于西医学基础，不懂得治病。

陈老：如何增强体质、提高免疫能力，就是以预防为主，在中医来讲就叫"治未病"。

……

这是我给您准备的。

徐：这是什么啊？

陈老：这个彩印本也算是对我父亲一个纪念吧！他在1938年教授中医学的时候，为了给学生讲得清楚，参考了一些西医的书，比如解剖。这是其中保留下来的用彩笔画的人体解剖结构图。后来我把这稿子找着了，原样彩印，算是一个纪念。另外也说明当年他在教学的时候，对教授中医学想得比较深、比较全。讲解剖有个对照，学生理解中医效果要好一点。

徐：这太珍贵了！您父亲的照片在学校是有的，学校专门有一个展示地方，展示在学校历史上有重要贡献的老先生的照片、生平、著作。我觉得做得还不够，一方面，空间有限，不能全方位展示老先生的学术贡献、生平业绩；另一方面，在内容上不仅仅是展出照片，而是要把他们的学术思想、临床经验、所做的贡献等等，系统地整理出来，充分继承下来，那就更有意义了！

陈老：50年代学院和我父亲说，为了更好地发挥他们对教学工作的指导作用，给他们减轻负担，让带几个学生，可以自己选。后来我父亲选了早年带的4个人，邹世游、孙志洁、黄象懿、马郁如。有人问怎么没选我？之前我父亲说我已经有"执照"了——1950年中医资格考试，我与陈彤云她们一起通过，随即在卫生部主办的"北京中医进修学校"（孟昭威任主管校长，不是哈玉民任主管校长的北京市中医进修学校）开始进修，进修完了我就与几个好朋友创办了联合诊所，一直到1956年我父亲正式开办"私立北京汇通中医讲习所"。我当时还跟了不少资深的中医老师。

徐：您父亲早年办中医学校是哪一年？

陈老:他是因为 1940 年孔伯华北平国医学院被迫停办,所以在行医之余带徒授艺。抗战胜利后,临证带教太分散,改为集体授课。1948 年,创办"私立北平中医研究所",亲任所长;1949 年改称"北京中医研究所";1950 年更名"私立北京汇通中医研究所";1953 年在门头沟与丰台区设立分所;1956 年北京市卫生局正式批准挂牌招生。先后聘请于道济、余无言、穆伯陶、马秉乾、许公岩、耿鉴庭、谢海洲、赵绍琴、马继兴、许作霖、卢英华等讲授《黄帝内经》《难经》、医史、中药、方剂、内科、外科、妇科、儿科、针灸、正骨、按摩等课,我父亲亲自讲授《伤寒论》和《金匮要略》,并不定期邀请施今墨、李振三、王伯岳等做学术报告;1958 年底停止招生,转交北京市中医进修学校(1959 年 4 月,该校划归北京市中医院领导,改称北京市中医学校)接办。

徐:50 年代初就办中医学校,比咱们北中医办得还早呢!

陈老:以前叫"汇通中医研究所",1956 年正式成立叫"私立北京汇通中医讲习所"。

徐:我很想了解早期这一段的历史。

陈老:中华人民共和国成立初,我父亲除业余办学外,还参加华北中医研究所工作。1954—1956 年,筹备、组建中国中医研究院。1956 年北京中医学院成立,被聘请为伤寒教研组组长,同时兼办"私立北京汇通中医讲习所"。当时私人中医学校学生比较多,得扩大规模,所以 1956 年得到政府正式批准成立。他一方面在学院工作,一方面自己办学。到了 1958 年,"汇通中医讲习所"整体交给北京市,合并到北京市办的中医进修学校(哈玉民任主管校长)作为"专一班",即专科一班,实习在宽街中医院。从那时候起他就全在学院工作了。

徐:您父亲他本人学习中医是怎样的经历?您能再详细介绍一下吗?

陈老:原来我们家是福建闽侯人,现在称福州,世代都是念书的,过去叫"书香门第,诗礼传家"。陈氏家族在福建是望族,我们螺江陈氏与长乐陈修园极有可能祖上是同宗。晚清我同宗的大祖父陈宝琛考取了功名,中了进士点做翰林,就把福建同族家人带到了北京。听老人们说我的祖父大排行老四,在清朝北洋海军供职,曾在河南水师学堂任教,大约是在课堂上讲着课去世的,去世时年龄不大,详情如何记不清了。因为大祖父、祖父都做官忙于国事,我祖母她们就联合同仁堂乐家,把各家的孩子们组织在一起,请了京城的塾师在家里上课。我父亲开始的时候读《大学》《中庸》《论语》《孟子》《诗经》《书经》《易经》《礼记》《春秋左传》《史记》《汉书》《后汉书》《三国志》《古文观止》,还有唐宋八大家的书等等,主要是接受儒家教育。逐渐看的古书多了,因为很多古书的序、跋、内容里有不少涉及医学的,所以他也看医书,对医学也感兴趣。1916 年考取北京大学经济系,后来由于家族的人误于医生的治疗,他有比较痛切的感受,可能还受到一个学医的亲戚、我称"运良大哥"冯运良的影响,30 年代便从学儒转为专攻医。1930 年他拜了四川唐宗海字容川唐老的学生——朱壶山先生做老师,正式学医。我父亲研究

《伤寒论》《金匮要略》就是受朱老影响，也是朱老把我父亲介绍到孔伯华孔老的北平国医学院讲授《伤寒论》。朱老大约1946年就走了，那时候他在北平就是看病维持生活，做教学培养人才，著书自娱，不求闻达，生活很简单，就老两口。我小时候才几岁，我父亲拜了他，过年过节带我去看师爷爷、师奶奶。朱老遗作不少……

徐：朱老也是中医世家出身？他有什么著作？

邱：据《最新伤寒杂病论精义折中》卷端所载作者，朱老名萧，字壶山（又《桐柏县志》谓名"绍显"，是否为其"字"，待考），是一位儒医，清宣统元年（1909）己酉科拔贡，国学功底很深，民国初年从事法律，20世纪30年代转业医。朱老祖籍为徽州婺源，清朝嘉庆年间，朱老的父亲朱绳武跟随在河南上蔡做县令的大伯父读书，后来在河南桐柏山安了家，所以朱老自称"豫州朱萧"。朱老在民国初年曾研究《民法》，他诗词、文章、书法均好，有《中国民法释义》《壶山诗集》等行世。据朱老所著《最新伤寒杂病论精义折中·例言》记述："编内唐天彭名宗海，著者师也，以'复审《补正》'嘱；张盐山名锡纯，著者友也，以'统编《衷参》'托。"《最新伤寒杂病论精义折中·是书所由作》记述："著者，天彭门下士也。前曾以'复审《补正》'嘱，'勿使我遗憾'，此《最新伤寒、杂病各论精义折中》所由作也。"可知朱老曾随清光绪十五年（1889）己丑科三甲进士唐天彭（唐宗海，四川天彭人）唐老学医，传承其《伤寒、金匮浅注补正》的医学思想，与张盐山（张锡纯，河北盐山人）先生为好友。朱老深入研究张仲景《伤寒杂病论》，经方之学理论功底深厚，临床疗效显著。30年代初避难到北平，曾在华北国医学院、北平国医学院都授过课。《最新伤寒杂病论精义折中》书末殿以《壶山短笛》，例如其中有一首诗《种竹》："筑屋为看山，买山为种竹。不问花满山，常教竹拂屋。"朱老于篇终结语说："医学邃密，困人心脾。本著结以诗歌者，依泂溪先生医书，终以《道情》《乐府》传声例也。"由此可见，朱壶山老是一位真正懂临床、有学问、医文并茂的中医老前辈。目前，我帮陈老师找到了一部分朱壶山先生著作，比如《最新伤寒杂病论精义折中》《内经讲义》《内科学讲义》《朱壶山氏医案》等。

徐：那很好！我觉得要梳理清楚中医学术脉络，做实质性的学术思想研究、临床经验传承。这才是真正的传承！传承好了，就知道下一步中医发展该怎么走。

陈老儿媳妇：我想补充一下，爷爷的大伯父陈宝琛，曾经做过溥仪的老师。

徐：陈宝琛与陈寅恪是同一个家族吗？

邱：陈宝琛担任过宣统皇帝溥仪的师傅，是福建闽侯螺江人。陈寅恪的爷爷陈宝箴做过湖南巡抚，是江西义宁人（今修水县）。陈宝琛跟陈宝箴二老祖上是不是一家，我没有考证过。我查考福建闽侯螺江陈氏家族是望族，世代簪缨，书香传家，弢庵老人（陈宝琛）说过："吾螺之分支于陈店而上溯玉溪。"据《螺江陈氏家谱》记载：明朝洪武年间，始祖陈广从福建新宁（今长乐玉溪）携全家迁居闽侯螺江。2019年，长乐玉溪陈氏总祠祭祖，螺江陈氏宗祠也派族人代表参加。据此可知,陈宝琛与长乐陈修园(陈念祖)先生祖上应该是同宗。相关介绍说,从明朝至清末,螺江陈氏家族出过二十一位进士、一百零八位举人、若干位科学院院士。陈宝琛老的曾祖父陈若霖,进士出身,翰林院庶吉士,做过刑部尚书;祖父陈景亮,官至云南藩司;父亲陈承裘,中进士后,辞官归里,服务桑梓。陈宝琛老也是进士出身,改翰林院庶吉士,散馆授编修、荐升侍讲……他本人因仗义直谏,同张之洞、张佩纶、宝廷被誉为"枢廷四谏官";又因好论时政,与张佩纶、黄体芳、宝廷被合称"清流四谏"。

陈老:他们二老名字中这个"宝"字就比我长两代,过去排行论字辈嘛。陈宝琛与陈宝箴祖上是不是一家就不好查考了。陈宝琛应该算是我同宗父亲同宗的大伯父,我的大祖父,过去都称他"弢老"。光绪十年(1884)中法战争,"弢老"因推荐的应战人选出战失利,遭降数级处分,长期被罢免在家。赋闲期间,在家乡办了不少有利教育的善举。宣统元年(1909)奉诏入京。宣统三年(1911),宫里头的汉文老师出缺,因为他学识渊深,声誉威望很高,又中过进士、当过翰林,是有功名的,清廷下旨,派他和陆润庠(同治十三年甲戌科状元)入毓庆宫"授皇帝读",当了"帝师"。这以后,他就始终跟随溥仪左右,1925年一起去了天津。但是后来成立伪满州国他没去,不是汉奸。郑孝胥也是福建人,才华横溢,书法诗词也非常好,他去了伪满州国。

徐:所以您家世代书香门第。您父亲是"不为良相,当为良医"。

陈老:我父亲一辈子学习研究《伤寒论》和《金匮要略》,分三个阶段:第一阶段是按中国传统的学法,"以经解经",依据《黄帝内经》来解释《伤寒论》和《金匮要略》。第二阶段是受到朱壶山朱老的影响,"博采折中",感到原有一些解释不是很满意,他就博采各家之长,参考过民国年间出的《百大名家注伤寒》《五十家注金匮》,选择恰当注释,或折中各家学说解读《伤寒论》《金匮要略》,纠正以往不当的认识,丰富自己以往的注解。第三阶段是"临证解读",受到日本汉方医学的影响,接触了生理、解剖等西医知识,以《伤寒论》和《金匮要略》指导临床实践,体悟经方的广泛用途,参合临证心得,解读《伤寒论》《金匮要略》,突出这两部中医经典对临床的指导。可惜,他晚年还没来得及系统整理学术著作,就赶上"文革",因为"五老上书"事件被迫害,留着遗憾辞世了。

徐:太可惜了!

陈老:现在老的中医像我这一代,已经越来越少了。从北京来说,路志正路老大概94岁(虚岁),陈彤云也92岁了,贺普仁、金世元和我一样大。其他像搞文献的,马继兴、余瀛鳌;搞药的,同仁堂高殿荣……这些都是有一定成就的老人了。但是其他人你再找,不是想不起来,而是都没了! 50年代我和陈彤云参加北京市中医资格考试,大概有千八百人考吧,取了85人,这85人到今天拿着名单对,也就不到20个或者不到10个了。但是这批人的学生现在在中医学术上钻研得还是不够深入,多数人比起老的一代算比较差,中医继承这是一个千秋万代的事!

徐:是啊,我现在就是要做这个事。我们拜访老先生,就是想了解老先生们的需求在哪里,有哪些需要我们尽快保存和继承的。

陈老:是啊!有的老先生现在还在,但是不能出诊、带教了;有的老先生已经走了,特别是这两三年,走的太多了。

徐:所以我们觉得现在很急迫。

陈老儿媳妇:老的没了以后,连这个学术谱系都搞不清楚了。

徐校长:对!现在必须抓紧完善这个传承谱。

邱:陈老是全国首批五百名老中医药专家(全国第一批老中医药专家学术经验继承工作指导老师)之一。

徐:所以您老就是我们心目中的中医大家。真正的中医大家不是一定要看头衔的,而是看真实水平,是要得到老百姓和病人认可的。

陈老:您作为校长,我觉得您应该从中医的源头抓起,系统考虑如何逐步完善理论体系,清晰梳理学脉体系,把真正能看病的中医队伍培养起来,并且巩固壮大。面对现代医学的挑战,时代的变化,中医如何发展起来? 这个设想是远大的。

徐:是的,这就是我想做的! 挑战也是巨大的!

陈老:太需要您这样的人了! 因为北中医现在事情很多,也许这方面人才不够,也可能还没顾到,好多事情都是原地踏步,没有接力赛跑。

徐:您讲得太对了! 西方医学是后人在前人的基础上不断整理、不断累积,西医《内科学》等都是不断把前人的东西整理出来,不断有新的突破、创新,是很系统、很完整的。过去咱们中医的经验比较散落,张三说一下、李四说一下,支离破碎的东西很多,现在很少有人能把散落在民间、历史上零星记载的宝贵经验捋一捋,形成系统,然后后人在这个基础上,再不断叠加新的发现。这样我们中国的传统医学就能形成开放、有活力的体系,就可能在这个基础上创新、升华,超过古人。

我自己正式学习中医还不到半年,但是我觉得中国历史上每一个大医的出现,都是在古人的总结基础上的创新。我今天中午还在和人讨论《黄帝内经》怎么来的? 其实《黄帝内经》是托用黄帝的名,西汉初年的医家把前人的东西总结出来,编纂成《黄帝内经》。不提黄帝的名字大家不会重视,不会认真去看。其他像扁鹊的《难经》、张仲景的《伤寒论》,接下来还有金元四大家、温病学说,每一个大医的出现都是在前人基础上、理论上有突破,我认为都是对前人经验的总结和不断升华。

陈老:这就是一个发展。

徐:现在我感觉中医在临床上没什么超越古人的发展,或者就是总体发展缓慢。虽然目前很多人都在做中医的传承创新工作,但是总体上还是比较散的。我觉得:第一,大家交流不多,不像西方科学提倡争辩,争辩之后形成一个共识。中国人是文人相轻比较多,你讲你的,我讲我的,大家或是老死不相往来,或是互相诋毁,就缺乏一个理性的事实的辩论,所以我们中国的古代科学的发展就很难形成体系,同理,中医学这个学问也很难在前人的基础上前进。第二,咱们的动乱、战乱太多。甲午海战以后,民族自信心大为丧失。五四运动打倒孔家店,中国人看自己的国宝就像看没用的东西,更造成民族不自信。"文革"更是雪上加霜……这一百多年来,民族瑰宝、国粹文化失散了很多、损坏了很多。现在中国进入了民族复兴的时代,我觉得应该找回我们民族的自信,民族的自信很大一部分在中医里面,中医可以说最代表我们中国文化,是中国文化最核心的部分之一。国学里面像先秦诸子哲学,传统的天文、地理、历法、音律,很多东西都包含在中医里面,交融在一起。所以我们这一代人应该来做这项工作,我想在我的位置上,开始做一点努力和尝试,培养一批年轻人懂得这个价值,并献身这项事业,推动继承、尝试发展。

陈老:中医经过几千年的发展学术体系很庞杂,如何把它进一步系统整理,更加完善?……当然教育部、卫生部可能都有重视,但是中医究竟如何真正继承下来? 如何更适合当今社会的需要而发展? 是值得进一步思考的问题。过去卫生部中医司司长吕炳奎做得很好。

徐:吕炳奎?

陈老:吕炳奎吕老,"文革"结束后他主张中医、西医、中西医结合三驾马车并行。谁也不替代谁,这样保证中医不被西化,尽量原汁原味传承下去。

陈老儿媳妇:我爷爷早年培养了不少中医人才。现在学院里头,可能他的学生也不多了。

邱:年龄大一点的还有马郁如马老师在世。

陈老:对! 东直门医院胡希恕胡老,是我第一个老师。从1935年他到北京一直到辞世,我都和他没断过联系。他善用经方,《伤寒论》《金匮要略》的方子略作加减、几乎不变,疗效极好,临床功底很深。胡老原名禧绪,关外奉天人(民国改称沈阳),最早(民国初年)曾经跟前清儒医王祥征学医。日本人占领东三省后,他不愿意与日本人合作,避难逃到了北京。早先有胡伯母、他大儿子、两个女儿共五口人;后来他和续老伴又生了一个女儿胡悦。大约是1935年胡老到的北京,到北京后最早就住在我家,不久悬壶为业。大概是经我父亲介绍,他有一段时间也拜过朱壶山朱老为师学《伤寒论》《金匮要略》。我1926年生的,1935年我才十岁,那时胡老常来我家与我父亲探讨医学,我父亲之外,胡老实际是我的第一位中医老师。当时我管他不叫老师,叫胡伯伯(baibai,陈老念平声),跟他的儿子是叫大哥。我们两家关系非常密切,胡老与我父亲合办过国医联合诊所,一块带过学生,多年在一起切磋医理,探讨医术,一块下棋、喝酒,交流带教培养中医学生的感受与心得。我记得我奶奶晚年上年岁得了咳喘,吃药总不见好,我父亲请他帮着会诊,胡老开的是小青龙汤加减(后陈老补充回忆,我奶奶服了胡老开的方,症状很快得到控制)。后来我父亲病危,恶性出血,我姑姑请来胡老,他给开的黄土汤(后陈老补充回忆,因"五老上书"那时我父亲被批作"五鬼上书",心理受重创,所以药效杯水车薪)。胡老病危的时候,我看他去,他问:"大启,你猜猜我吃什么药?"我说这我还真不敢乱猜。他说:"想想怎么学的。"我没敢言语一下。"我告诉你我是肺癌,我吃的十枣汤。"(据相关记载,陈老曾回忆胡老当时胸水、下肢水肿,服十枣汤后,均消退)胡老说话就那么(干)脆,办事利索,性子直,开方也是直来直去。

徐校长:给自己开了一个十枣汤。

陈老:这是我记得最清楚的,胡老开的三大方子。胡老用经方,基本不加减,甚至原方剂量比例都不变。胡老指出,学习《伤寒论》《金匮要略》之后,必须要结合温病相关著作一起研读,比如《温病条辨》《温热论》等;一个朝代有一个朝代盛行的疾病,因此形成不同朝代医家对治时行疾病的不同理论、不同处方,都需要了解(后陈老补充回忆,胡老运用《伤寒论》《金匮要略》的经方,也能治疗时行病;他是全面掌握了内经、温病、历代各家医说之后,由博返约,专攻《伤寒论》《金匮要略》,专用经方治病。胡老这样学习、掌握《伤寒论》《金匮要略》,灵活运用经方,才会对中医的发展有全面认识,不至于一叶障目或者坐井观天。我跟胡老学习50年,感到他中医学问很深。《伤寒论》《金匮要略》原方不变,一个方子几味药就治好病,其实需要相当深厚的功底)。他和我父亲一样,对《伤寒论》《金匮要略》非常熟,条文、方药都是脱口而出。我父亲那时候办教育投入时间精力比较多,编讲义,系统讲述《伤寒论》《金匮要略》理论体系、分析条文内在关系见长。而胡老以专职看病为主,办学、带教为辅,他又比我父亲多活了12年,所以钻研经方,胡老临床方面可能比我父亲要进一步。我对他印象很深、很好,他这个人不爱笑,说话挺简单,办事不后悔,就那么(干)脆。

徐校长:干脆。

陈老:干脆! 他很少后悔,这个对了? 那个错了没有? 当即判断,直指要害,很少犹豫。胡老在中医学界经方领域造诣很深,跟我父亲是同一个时代人物。日本汉方医家对他很推崇。

徐校长:是个经方大家。

陈老:从1935年,到1972年我父亲走,再到1984年他走,我印象中他一辈子也一直是一边看病,一边教书。

徐校长:他在哪教书?

陈老:他大约1958年到北京中医学院东直门附院,到东直门看病也讲课。他没到学院的教研组,他是在医院内科的教研组。

徐校长:胡老到现在年龄多大?

陈老:他是1898年生人,我父亲也是,他俩都属狗。走时正差12年,一个在"文革"中、1972年,一个在"文革"后、1984年,都在鼠年。

胡老也私人办过学,他带的学生相当多,虽然没有我父亲多,但也不少。其中有一个传人,这人又用功,又有学术,临床很好,名叫樊正伦。他中学是优等生,受家庭出身影响,高中毕业连续几年成绩够了,但没能上大学。1965年被指令下乡宁夏六盘山。正伦在当地学的中医,后来回北京探亲想找我父亲学医,但那时我父亲已经去世了。他就设法找到我,想拜师学中医。当时我被下放门头沟,组织关系还没回北京来,无法带教他,只能把我父亲的《伤寒论讲义》《金匮要略讲义》等提供他抄录学习。这样跟着我大概两三年,从了解到信任,我感到不能因为我教不了,耽误一个中医人才,真巧那年正伦因故回京,请长期私假,所以就想着把他介绍给胡老。我跟胡老说:这个学生很能钻,有基础,有悟性。请他收樊正伦,进一步教他学《伤寒论》和《金匮要略》理论以及经方应用。胡老很痛快地答应了。我去胡老家事先没告诉正伦,胡老答应后我才告诉他。我说:哪天带你去胡老家,跟他拜师,接着学中医。因为胡老爱跟我父亲下围棋,我就把父亲的遗物一个围棋棋盘和两罐棋子,送给胡老作信物,然后让正伦正式拜师胡老。樊正伦听胡老讲《伤寒论》《金匮要略》原文,很快掌握了经方临床运用的精髓。1979年考到辽宁中医学院,又跟着沈阳的胡炳文(世医,家中三代人均是《伤寒论》临床大家)念研究生,毕业后又跟着史常永史老学习、研究过《黄帝内经》。正伦临床疗效好,医德口碑好。他不属于"汇通派",应该属于中医"经典派"。

徐校长:樊正伦属于中医经典派的。

陈老:是的。这个中医学术啊,需要代代相传。就像《黄帝内经》不是一个时间、不是一个人创作完成的。《黄帝内经》的作者也不贪图钱、也没留下名,都是为了学术一代一代传下去。后代医家觉得《黄帝内经》临床上确实有用,不断注解、发挥它。现在咱们一讲继承就是几代,几代是个历史概念,前人创造了一定的成就,但是这成就没结束,还得延续,还应该再发展,否则的话,就老化了。

徐:您讲得太对了!这就是我最担心的。所以我作为一个校长,虽然不是中医专家,但是我愿意给中医专家搭一个舞台、开一个园地,你们根据你们的兴趣做,让学术枝繁叶茂。

陈老:还有一个不好弄的,我们这算一家三代搞中医的——唱京戏的谭鑫培谭家,七代唱戏,他们家对戏曲是有贡献的,但是反过来讲,他要是故步自封、不吸收新的东西、老化,早晚也会逐渐被淘汰。

徐校长:那是,您说得有道理。

陈老:你没有新人出来,人家就有新的"名角"要冲击你,所以应该是肯定既往成绩,同时自身吸收新的营养,这样才能有生命力。我说传承要注意两个问题:一是共享资源,二是防止老化。

徐:刚才我们探讨了那么久,第一个探讨的就是传承的问题:从清代末年到民国这个动荡战乱的年代,到中华人民共和国建立,又经过"文革",怎么把中医的学术脉络理清,把中医的精髓真正传承下来。我觉得您这个提法好:一是共享资源,一是防止老化。只有把中医都团结起来,才能很好地把中医的事业传承下去,才能把它发扬光大。第二个问题我想问的就是在学术继承的过程中,如何去做得更好、超越古人,我认为这就要创新。创新不是一定要用现代的东西,比如一定要用分子生物学去研究中医,不是这个意思,创新是通过临床、通过现代科学知识,对生命理解的角度、深度与以前不一样了。比如说中医里有一个体质学说,不管现在分成九种体质还是几种体质,13亿人,为什么只有这几种可能的类型?如果我们利用现代科学,进入更深的研究层面,也许就能说得更清楚一些。我不是学中医的,这个东西是不是这样发展我讲不具体,我只是刚刚开始学习和探讨。所以多向你们老前辈请教。

陈老:你要说"温故知新"吧? 这个说法不老! 你要是不念老的,不知道缺哪个,哪方面还得补。知道老的,才能真看懂新的,自然也就知道该往哪走了。

徐:是,问题就在这里。如果我们不知道前人的,不系统了解前人,我们就不知道现在哪里不足;不知道哪里不足,我们就不知道怎么深化、创新。

陈老:希望您能实施这个"温故知新"计划,早一年抢救就多保留一部分中医学术财产;多培养些中医接班人,这样才能对得起我们的祖先。我代表中医谢谢你。

徐:不敢,我只是尽微薄之力,尽最大努力做一点事。

邱:陈老,徐校长一会儿还要赶飞机,您把您父亲原来的一些读书笔记之类的让他看一看。有个感性的认识,这样也许对徐校长更有启发。

陈老:我家没有家产,我父亲、姑姑那会,看病、教书,我们的财产都买了书。那时候租的毛家湾的房,有三间东房都是线装书。结果"文革"时三个平板三轮,全被拉到造纸厂。

徐:哎呀,真惨!

陈老:当年我父亲看那些线装古医书,身体都要坐正了,慢慢翻,细细品。现在你再找这些古医书,有的可能那样的版本都不容易找。这种损失太大了。不论价钱,就说这些书,你现在找……

徐:找不到了。

陈老:这两本书"文革"抄家留下了,他们不知道学术价值,认为是破书就没拿走。这是后来我在图书馆工作的姑姑冯陈祖怡(现代中国图书馆学专业第一位女留学生)给我父亲装的硬书皮——原书都拆开了又装上的。

邱:民国三十六年(1947)版《皇汉医学丛书》。书里有大量毛笔注的眉批,书前有用毛笔摘录的该书详细索引目录。

陈老:他为了好翻阅,好查找,学术观点做个标记,再摘录出一个供索引的目录。您看。

徐:真下了功夫了!不得了!很珍贵的资料,您好好保存。我觉得今天有点谈得不够尽兴,下次有机会再来您家跟您聊一聊。您多保重。

陈老:好,欢迎再来。

七、中医根植于中华文化，国学要自信，教育要改革

——邓铁涛

人物简介：邓铁涛（1916 年 11 月 6 日—2019 年 1 月 10 日），广东省开平县人。出身中医世家，自幼随父邓梦觉先生学医。1932—1937 年于广东中医药专门学校学习，先后跟随陈月樵、郭耀卿、谢赓平等先生抄方实习。著名中医学家，中医教育家，中医内科学专家。首届国医大师。

时间：2013 年 7 月 24 日

地点：广东省广州市邓铁涛老师寓所

中医根植于中华文化，国学要自信，教育要改革

—— 邓铁涛

徐：邓老，您好！我是北中医新上任的校长徐安龙。今天来向您请教中医药教育的问题。

邓老：您好。徐校长不耻下问啊！

徐：应该！特别是对于我这个中医的外行。我先向您说说我为什么与中医有缘。我小的时候（约七岁多）得了肠伤寒，在县医院连续打针吃西药，差点活不下来。幸而，我的邻居中有一位好中医，名叫江心镜，我母亲在他下班后带我找他看病开中药，大约吃了将近半年，他把我从死亡的边缘救了回来。我至今还记得他戴着深度眼镜号脉开方的神情，他给我幼小的心灵种下了对中医美好印象的种子。1981年，我从江西鄱阳考上了中山大学生物系，目的是想学与中药相关的植物学专业。大学毕业时获得了公费留学资格。我去美国伊利诺伊大学留学，跟着导师卢文教授（Harris A. Lewin，现美国国家科学院院士）学的是分子免疫学，相继取得硕士和博士学位。之后跟随加州大学圣地亚哥分校医学系雷尼教授（Helen M. Ranney，美国国家科学院和医学科学院院士）做博士后，接着跟她去了圣地亚哥的联合制药公司（Alliance Pharmaceutical Corp）工作。1996年7月，我回到母校中山大学工作，从普通老师开始，先后担任生物化学系主任和生命科学学院院长。2008年开始担任副校长，分管医科、理科、工科的科研。2012年底教育部公开选拔北中医校长，最终，我有幸获得北中医师生员工和教育部的认可，今年初到北中医担任校长。这就是我走到北中医的简单历程。由此，您可以看出我是一个中医外行，但我绝对是一个中医的铁杆粉丝。

邓老：外行领导内行。

徐：不敢。

邓老：外行领导内行！毛泽东没有留学莫斯科，不是也成功地用马列主义领导了中国革命？呵呵。

徐：我来了北中医以后，做了广泛的调研。我认为作为一个外行来领导北中医，想把中医的事业做好，就得广泛调研，向中医界的学者们深入请教。我来到北中医后，提

了八个字的办学理念，即"人心向学，传承创新"（对于这八个字的解释，详见与陆广莘的对话）。但是，这八个字的办学理念讲起来容易，真正做到很难。如何能做到？我想对于我这个外行校长来说，一个最好的途径，就是先向像您这样的大师请教、向中医药界的专家请教。来北中医任职时，我给自己立了个规矩，先校内、后校外开展广泛的调研。在校内，我是从饭堂、寝室、教室、教研室、教授的办公室，向学生、教授请教。因为我不懂，见懂中医的人我就请教，我向我们自己校内的国医大师，比如向王玉川老先生请教。在学校之外，我首先向北京的一些国医大师如陆广莘、路志正、贺普仁、金世元等请教。昨天还向陈大启先生请教，他是陈慎吾老前辈的儿子；我还去请教了我们北中医第一任教务长祝谌予的儿子祝肇刚及弟子薛钜夫等等，他们是施今墨老前辈的传人。我对他们表示，我有一个强烈的愿望：一定要拜访到所有健在的首届国医大师！向他们请教、问计：咱们的中医事业为什么走到今天这个局面？怎样才能重新创造咱们中国人中医事业的辉煌？我觉得北中医应该有这个担当来面对这些问题，在这个方面应该要有义不容辞的责任！通过与这些"明医"（明白人）交流，我觉得我看到了这些年中医发展中的很多问题。例如，我在调研中，见到了咱们北中医董建华老先生的一些弟子们，像田德禄先生等。他们跟我讲："现在的中医院，比如我们北中医的三个附属医院，充其量就是一个中西医结合医院，甚至有些其他中医院几乎就是一个西医院，我们中医的成分是越来越少。"他们就批评这个现象。一个老先生更形象地讲："我们现在培养出去的学生，博士生很多，但是真正懂中医的中医生太少！我们博士研究生导师很多，真正懂中医的大师太少！"所以我想，现在中医界面临这么一个严峻局面，存在这么多严重的问题，我作为北中医的校长应该去勇敢面对，并且努力慢慢来改变。

所以，我想来问计像您这样的一些德高望重的、还健在的国医大师，第一，请教我们在学生的培养、在课程设置方面如何突出中医特色的传承？如何突出经典在中医教育中的价值？这是我自己在中医传承方面特别想做的一件事。我这样学术背景的人来强调中医经典的传承，别人也许不会批评我什么，因为我不是中医科班出身，不会有"老王卖瓜，自卖自夸"的嫌疑。第二，我想请教的是培养当代的中医学生，我们的国学，比如先秦哲学，《周易》《道德经》等，对于学好中医、打好基础有多重要？这些中国传统文化知识是不是学好中医必需的？这对于我们未来的课程设置非常关键！如果非常必要，是必需学的，我们就应该义不容辞地为学生开这些课程。否则，我觉得学生很难深入理解中医经典的理论和各家的学说。我想这个问题也是我自己难以把握的。第三，中医药大学培养的中医学生，就一定是能熟练运用中医看好病的毕业生，不能看好病的医生就是庸医。如果我们北京中医药大学培养的中医学生临床上不能用中医方法给病人看好病，就说明我们的教育失败了！我想怎么教育学生在临床上将所学的中医理论和临床实践结合好，这是中医药教育成败的关键。虽然北中医很早就提倡"早临床、多临床、反复临床"，但如何在临床带教中切实做到这点？是否应该明确要求临床带教老师应该投入时间和精力教会学生看病、树立真正的中医理念？这也是我想请教的问题。还有,如何让临床实习生学到中医看病真正的本事？在临床上怎样通过严格的制度确保带教老师做到这点？这也是我要问计的。归根结底一句话,我当时在北中医的医院调研座谈会上讲:"要把北中医建设成为一流的中医药大学,一定要有一流的中医院,一流的中医院一定要有一流的中医大夫,一流的中医大夫必须要通过一流的中医教育来培养一流的中医毕业生做保障,这样中医教育才能薪火传承,长久做下去。"

我想,要改变中医现状是很不容易的,中医走到今天这个局面有很多历史的原因,当然也有中医界本身的原因。我们没有必要过多地追究历史的原因,我觉得当下关键是中医界自身要做好,首要是要培养合格的中医接班人。作为北中医的校长,能不能在北中医开启一个新的教育理念,真正让中医事业薪火相传,这才是我们迫切需要解决的问题。我今天来的目的就是向您请教这几个问题,希望您不吝赐教,坚定我的信心,给我一点鼓励,使我能有更多的思路、更大的勇气去开拓。我知道这是不容易实施的事,有可能会遭到一些中医界之外人士的批评。曾经有个别西医人士问我:"你这个留美学者怎么去做中医药大学的校长？"他们觉得不可思议。我不在乎别人暂时的不理解,我在乎的是把中华民族的中医事业做好。纵观我国近代史,120年以前,甲午海战把我们中国人的自信心打垮了,国人从那时起,开始对我们中国传统文化进行了一系列的否定,五四运动进一步从思想文化深处力图与传统决裂,"文革"十年更是我们传统文化的一场浩劫。但是,中国今天已经成为了世界第二大经济体,我们应该认真反思这一百多年来我们中华文化蒙受的误解、遭受的创伤,去重拾我们中华文化优秀的精华,并且让这些宝贵的财富传承下去,发扬光大。中国梦就是强国梦,强国不仅要有强大的经济和军事实力,而且要有强大的文化实力,中华文化就是实现这个强国的软实力！因此,中国成为强国很重要的一点就是中国文化的复兴,中华民族自信心的复兴！而中国文化复兴的核心之一就是中医药的复兴。我认为中医药文化是中国文化最核心的一个载体。

下面,我就请您赐教。

邓老:你的思路是对的！习近平主席不就指出"中医药学是打开中华文明宝库的钥匙"吗?

徐:我很认同这一点。

邓老:这个很好。你来之前,邱浩转给我你的提问题目,这些我看了,我不能一条一条像答题那样作答,我有什么就说什么。

徐:没问题,今天是不拘一格。

邓老:你现在的位置是坐镇中医最高学府,北中医是全国中医院校的老大哥。所以,我对你的期望非常高。我听了你刚才讲的话,我投你一票!

徐:谢谢!谢谢!

邓老:虽然我没有行政权力,但是我从学术上投你一票!你讲的我能感觉到都是通过你的调研得来的结论,而不是凭空想出来的。

徐:是,真不是我凭空想出来的,是基于广泛、深入调研提出来的。

邓老:所以这个路子是对的!你刚才讲的话我非常肯定!现在就讲讲我的答案吧。

徐:谢谢!

邓老:我认为你这个外行领导内行,而且是从西方留学回来的,去领导一个很古老但又充满活力的学术的发展,有人会觉得差别很大;但是,我的观点:这个不是个缺点,恰恰是个优点!

徐:谢谢您这么肯定!

邓老:主要是没有私意,认识正确!没有私意,就能公允,一碗水端平;认识正确,就有了内行人做不到的事、但是你能做到。所以我思考这个问题,对你这个校长的要求,我认为第一个就是你要做一次教育革命,不仅是中医教育,而是整个教育的革命!以中医为一个细胞,从中医界里可以看到我们中国近代史上"鸦片烟"带给我们的毒、麻作用很严重。一切民族虚无主义从那时就开始了。所以,现在我们首先要提高自己的民族自信心!中医今天这个局面,毛病出在哪里呢?毛病不是出在我们的文化上,出在我们不知道自家文化瑰宝的价值,盲目崇洋,一味跟外国人走,所以就走不出来。

徐:您讲得太对了!我们就是要走中国人自己独立的一条道路。

邓老:外国人研究中国文化是"研究中国";我们中国人自己称本国文化应该叫"国学",我们自己研究应该是"国学研究"。我们的国学源于上古,在春秋战国时代,诸子争鸣,文化大发展。

徐:是的,那是中华民族文化最灿烂的一页。

邓老:现在是世界的"战国时代",应该也是我们中华文化学说大繁荣、大发展的一个时代。但是,如果我们跟着外国人跑,我们永远也当不了老大。只有把我们自己几千年积累的文化精华继承下来,与现代文明结合,才会产生新的"马克思"。

徐:这就是我想在北中医极力推动的一件事,希望建立、完善具有鲜明中医特色的中医药教育制度,培养合格中医人才,由此推动中华文化全面复兴。

邓老:所以我说希望你带领中医界高等教育来一次彻底革命!

徐:我不知道能不能担当得起大任,但是我一定会去努力尝试的!

邓老:我刚才说了,毛泽东没有到莫斯科留学,不也创建了新中国嘛。

徐:谢谢您的鼓励!谢谢您给我的信心!

邓老:中医学是我们中华民族五千年来连续不断、仍在发展的一种医学体系。大家老说中医没有发展,中医发展缓慢的原因在于中医思维落后、方法陈旧,这个,错!我说发展有两种模式:一种是蚊子的模式,蚊子产一个卵,这个卵会变成游泳的孑孓,孑孓经四次蜕皮变成蛹,最后蛹羽化变成蚊子飞了,这个变化很大,认不出本来面目了。这就是西医的发展、西医的变革,不断自我否定,在否定、变革中发展。我们中医不是这样的,我们中医是鸣蝉的发展,鸣蝉幼虫要在地下生活十几年,之后蝉猴钻出地面,蜕去蝉壳,羽化为成虫飞了,鸣蝉又演进到一个新的生命状态了。如果蝉没有脱壳就谈不上有生命,脱壳前它是地上蝉猴,脱壳后它是空中鸣蝉,所以中医也是这样,生生不息,随时代变化脱去束缚它的旧壳,延绵不断地发展。

你说你自己国学不行吗?林则徐是哪个大学毕业的?哪里留洋回来的?他能够把英军打退到珠江口,后来到了新疆伊犁他又是水利学家。中国古代有成就的大家大多是贯通天地人各方面知识的通才。《黄帝内经》反复强调为医需要"上知天文,下知地理,中知人事"。因此,关键要有中华文化的信心,有博大的胸怀去学习、去综合各种知识。中国古代的许多东西就是综合得来的,中医也不例外。你来了中医界以后,既要发展传统中医,又要考虑现代科学的要求,注意学科交叉。

徐:是的。我本人是会践行这一点的。我作为在美国留学、工作十年回国的学者,是深深知道现代科学对中医发展的重要性的。只是现在传统中医的思维、知识、技能传承远远不够,我就要多强调这一点。但是在我心里和工作中,对于传承经典和科技创新,是坚持两手抓,两手都硬。

邓老:现在的问题是既缺乏传统国学的综合,现代学科的交叉又没有产生。在现代的"战国时代",中国的发展又变了,现代中国不再是蝉的变化,不是简单的"知了脱壳",新生命状态就出来了,而是更加复杂、更加综合的变化。但是,我们现在对于这点的认识还不够清晰。如果我们国家的发展变化,像蚊子的变化那样,那我们就要被淹死或变得面目全非了。所以,要清楚现在我们的教育体系都是学习西方的,基本照搬洋人,把自己宝贵的东西忽视了!甚至是丢掉了!当作渣滓了!因此,现在就非常有必要来对我们当前的教育进行彻底革命!马克思主义也要中国化,所以"坚持我们中医药的中国特色"是必须秉承的主线,当然也要适应时代、灵活现代化;同时中医也可以是国际化,去"化国际"嘛,让全世界人民都能享受到中医的确切疗效、对生命健康的绿色呵护。所以中医人自己要认识自己,中医是尖端科学,不是不科学,也不是伪科学,而是尖端科学!特别是从生命的整体观上看,是一门非常尖端的科学,现在很少人能认识这个问题。

徐：其实它是对生命规律、健康理念整体认识的一个最好的科学。

邓老：西方医学跑到基因组研究大概已经到尽头了，但是基因它还是离不开"组"，还有"双螺旋"啊。为什么要"双螺旋"呢？他可能不会回答，我说我可以回答：阴阳，万物离不开阴阳。"阴阳者，天地之道也，万物之纲纪"，中医治病必求其本，本于阴阳。你看多么科学！如果你把这二千多年前的东西丢掉，那你就大错了！我说中医药教育的第一个重要工作就是，学生进校以后要来一次中华传统文化和传统中医思想的"洗脑"，首先树立中华文化信心，培养中医思想方法。院校教育中设置多少个门类的课、安排多少个课时，这些都是机械的做法，是其次的，建立起正确的思想是主要的，首当其冲的！

徐：这个提法太好了！我们首先给学生树立起中华文化信心、建立起纯正的中医思想，这是最重要的！

邓老：中医思想是灵魂、是核心、是根本，这是最重要的！你整天给他讲什么什么知识，他都听不进去，他还会抗拒。所以我们几十年的中医教育，教育了一批人才出来，但是这些人才不会在30岁以前成才，都是40岁以后开始出来，所以我说中医60岁才真正成才。因为他们走了很多西医的弯路，然后再走回到中医这个路上，所以他才成才这么晚。

徐：您讲得太对了！我去东直门医院调研，与我们的科主任交流，他们都是和我这个年龄相仿，50岁上下。他们说现在开始真懂中医了，早先对于经典不知道怎么用，后来临床经验丰富了，才真正体会到经典对临床的启发作用，于是觉悟起来了。

邓老：所以最大的错误就是只把四大经典作为基础课，而不是作为临床课，严重脱离了四大经典对临床的启迪、指导与在临床中的实际运用。

徐：有的专业作为选修课，有的专业甚至不开设，许多院校四大经典没怎么受重视。

邓老：作为基础课，就不能去临床；后来又作为临床基础课，也不是实际的临床；最后就是选修课。

徐：地位越来越低。

邓老：中医的味道就越来越淡了。因此我说中医学术要以四大经典为根，《黄帝内经》《伤寒论》《金匮要略》《温病条辨》，四大经典为根。我父亲教过一个学生，就教他专攻一本《温病条辨》，他后来病人比我父亲还多；当年就教他读一本书，学透了就能用中医治病，可见四大经典是多么重要的临床书！同时，也因为他诊所位置好，城乡交界，农民进出都经过他那里，所以后来他的病人比我父亲还多。他就读了一本书，《温病条辨》。

徐：您看经典对于治病多重要！

邓老:四大经典就读通了一本,就能成为当地名医。所以我说招生第一个要进行中医思想教育,思想教育很重要。有了中医信念,自然会主动努力学习;有了中医思想,自然就能学进去。我这里介绍你一本书——《名老中医之路》。《名老中医之路》里面有一些例子:像湖南有一个名医刘炳凡(2000年已经故去),是我的老朋友。他是真正的名医啊!对于金元四家学说有较深入的研究。小时候他跟父亲学篾匠,后来自学读完了《古文观止》《资治通鉴纂要》《古文辞类纂》《唐诗三百首》《史记精华》等等,所以叫"篾秀才";他立志学医,他的老师首先传授他一个"诚"字,一个"诚"字做到了,他学成功了。还有岳美中教授,自学成才的典范,是曾被邀请出国、给外国元首看过病的名医。他原本只是上过八年私塾的小学教师,没有读过中医药学校,因为得了结核病,就找《医学衷中参西录》等书来读,就照着那上面方子治好了自己的病。以后"白天刀匕壶囊,为群众解除疾病痛苦;晚上黄卷青灯,以经方为主兼研各家",成为名医。《名老中医之路》这本书有大量立志学医、自学成才的例子。

徐:好!我回去好好学习《名老中医之路》。

邓老:根据我自己的经验,我认为,中医真正学成功,其实不一定非要靠老师教,也不是靠学什么高级教材,关键靠自己悟、自己学。自己学,广泛涉猎各种知识,主动吸取各家之长。我学得很杂,除了经典中医知识外,什么巴甫洛夫学说,什么生理卫生学,我都是自己啃,慢慢啃,一天看一点,日积月累,结合临床,融会贯通。

徐:我插一句,三个星期前我刚刚去俄国圣彼得堡,访问巴甫洛夫国立医科大学,见了他们的校长、副校长,想和他们联手在圣彼得堡建立一个好的中医院,他们都同意与北中医合作。并且给普京总统看病、保健医院的院长也打了电话,他们表示都愿意和我们一起来做。

邓老:巴甫洛夫对脑的研究、对脑神经的研究是尖端的吧?但是,我们中医《黄帝内经》有一句话叫"心主神明",你一对照呢,就会知道这个概念的超前性。中医药研究势必要进入到脑研究领域,现在世界上对大脑的研究那么深入了——但回头来一看呢,我几十年前就写过《心主神明论》,我说心一定能产生某种激素,从而对神经系统有影响,非常整体地影响"神明"。那个时候世界上还没有人提出"心激素"这个名词,南美洲有一个女科学家就找到了一种这样的激素。近些年我在新加坡也看到他们一个校刊里面发表了我提出的心能产生激素、影响脑神经这一篇文章。

徐:不仅是"心主神明"。我当时在美国读博士,阅读相关文献和上免疫生理学课时,了解到连免疫细胞,如淋巴细胞,都能分泌脑激素肽。这就说明免疫和神经是交叉的,为什么精神状态好的人免疫力强,精神状态压抑的人免疫力低下,可能就是这个道理。这就是交叉科学的发现。

邓老:所以现在很多换心的人,他的性格就变了。你说"心主神明"是落后么?太先进了!

徐:这么多年前就有这个理念!

邓老:所以中医啊,就是有对生命认识的前瞻性。21世纪都在讲"治未病","治未病"出自《黄帝内经》,《黄帝内经》把医学的定位定得多么高明! 两千多年前的医学定位,比20世纪全世界的定位都高! 现在全世界医学家不是都在研究"治未病"了么? 把医疗战线往前移到关注健康战线,使得人们更加关注健康而不是仅仅着眼生病之后的治疗,这将是医学未来的发展方向。

徐:这样就可以降低医疗成本,使人们更加健康。

邓老:那么你说中医是落后呢,还是先进?

徐:是的,现在西方就提倡这个,预防医学。

邓老:先进了两千多年! 中医"治未病",我说西医是治"末"病,你看它很高明,很厉害,濒死似乎都能复活,其实从战略上来看是落后的。为什么你的肾要换呢? 不在换之前保养、治疗,让他不用换? 我们中医护肾养肾、治疗肾病,有多少好办法,优势不去好好继承,都去搞非我之所长。所以中医学不是古化石医学,它是与时俱进的;它既有五千岁,又是很年轻,充满生命力,一定要有这个想法。

徐:对! 这个我也很认同。两年前我在美国做了一个学术报道,就讲个体化医学,是在 Nature 杂志(《自然》,世界最著名的科学杂志之一)与加州大学圣地亚哥分校主办的学术会上。在这个报告中,我讲我的祖先几千年来一直践行着个体化医学,西方现在才开始讨论。

邓老:是! 西医就要小样本30例、大样本多少多少例,统计学上才算数,一个一个的病案治例不算数。那么第三次科技浪潮就说,将来人是量体裁衣,每个人的衣服尺寸、款式都不一样的,个体化嘛。

徐:是的,个体化! 现在美国FDA审批新药都在强调个体化,都要根据遗传背景的差异决定用药,不能一种用药剂量全球统一——这个做不到的。这就是第三次医学革命浪潮,充分尊重个体差异,个体化治疗。我们中国,中医几千年的实践,早已经预见了。我是学免疫、做免疫学研究的,这些年对科技前沿应该说有所了解,所以我特别认同咱们中医的个体化治疗。跟您一样,我也是学得比较杂的一个人,还没进中医界的时候就看了很多中医方面的书,越看越觉得咱们中医很有长处,只是与西医交流很不够。只要大家坐下来,好好交流一下彼此的治病理念和方法,并通过临床的验证,大家肯定会找到许多共同点,同时也能彼此学到对方临床治病的经验。我也想过,通过在北中医的工作,为中医和西医搭建沟通的桥梁。据我了解,造成这些问题的主要原因之一是西医人对中医不了解造成的,所以中医、西医要消除成见与误解,相互尊重,才能坦诚合作。

邓老：过去是西医行政上对中医压制。当年(2003年)发生SARS,在北京中医介入晚了,死了很多人,听说西医治疗留下很多后遗症。

徐：现在这些病人还在痛苦着呢!

邓老：我当时给中央写信,希望在北京中医能介入SARS治疗,在广州中医疗效就得到了世界卫生组织的首肯嘛! 5月8日吴仪开了会,以后中医才能介入。中医介入,天安门的人流又多起来。呵呵! 所以用西方的标准东西来衡量我们的东西,不行的! 老跟人家屁股后面走,不行的! 我们中医科学院要搞中医研究,不是搞西医研究。SARS来了我研究,我虽然没有看到SARS病毒的模样,但是我用我的理论、我的方法治好了感染它的病人。外国用几万倍的显微镜,把那个病毒的模样找到了,这成果是原始的、标志性的,但是,你就是不能治好这病毒引起的病,病人感染后死亡率高。

徐：当时我与陆广莘陆老谈话,他就对我解说:西医是对抗医学,"努力找病,除恶务尽",你来病毒我抗病毒,你来细菌我抗细菌,但是不一定治好你的病。中医是呵护人体健康的医学,"努力发掘,加以提高",我把你的健康水平提高了,生命状态改善了,病毒的感染率自然降低,肆虐的势态就被控制了,最终人体健康,疾病遁形。

邓老：是呀。中医与西医还有一个最重要的差别,就是文化不一样,孔夫子就说过:"三人行,必有我师焉。择其善者而从之,其不善者而改之。"中国人走到哪里都会有朋友。国际社会发展到今天,就要用中国文化促进世界的和谐。老子学说是人与自然的和谐,孔子学说是社会的和谐,国学是人类的和谐,中医是人体的和谐,这就是中国文化。

徐：您这些话讲得太精彩了!

邓老：中医治疗八法里面有一个和法,和平的和,和法就是要使人体阴阳平衡。你说阴阳五行不科学么? 阴阳平衡对吗? 西医的治病思想就是斩尽杀绝,以人体为战场。我们的治疗策略是把病毒请出去,而他们是要把它彻底消灭。现在有西医已经承认了,肿瘤病人带瘤生存是一个战略,好的战略。

徐：我们学校附属东方医院有一个教授,他就是用您说的这个战略,用中医的理念治肿瘤。《黄帝内经》说:"大毒治病,十去其六。"他治肿瘤就是先用微创,用氩氦刀冷冻技术消融一部分肿瘤或主要病灶,留存四成肿瘤或小病灶在体内,保持对病人的免疫系统的刺激,然后用中药为主、配合西药个体化治病。他将这种治疗方法命名为"肿瘤的绿色治疗方法"。临床实践表明,他的肺癌治愈率是很高的,存活12年的病人都很多。一个中医院的肿瘤科一年有近1个亿的收入,很能说明中医的临床疗效!

邓老：中医只要掌握一个治病理论,能够在临床中落实并加以发扬,就能产生了不得的成果。所以中医要自我承认自己是尖端科学。第一要有信心,信心很重要! 另外,生个鸡蛋要好的话,首先要有一只好的母鸡;故而老师这个环节很重要,需要他们带着学生温课、诵读经典,做临床、传授心得。我说"四大经典是根,各家学说是本",各家学说就是张仲景以后一千多年来的医家学说。"临床实践是生命线",作为一个医生不会临床有什么用啊?有个教师讲课,说麻黄汤能治什么、怎么治,学生问他说:"老师,您用过麻黄汤吗?"他说没有用过。那你叫学生怎么相信啊?另外,"仁心仁术乃医之灵魂",中医自古就提倡并践行这种理念。今天中小学教育完全按照西方模式,中国优秀文化都丢掉了,道德仁义,修身做人,这是中国传统教育的根本所在啊!因此,必须要抓老师的道德素质,老师本身都不懂传统教育怎么办?

徐:您讲的这个非常对!我在学校调研,和学生座谈,学生向我提意见说:"校长,凡是有临床经验的老师来讲经典,都讲得很生动;凡是没有临床经验的老师来讲,就照本宣科,枯燥无味,讲不出精蕴来,临床案例一问三不知。"就像您讲的,我们要有优质的师资来教学生,才能增强年轻学生对中医的信心,学到中医的真本事。否则,老师都讲不清楚,学生怎么有信心学中医呢?所以我觉得您讲了一个很本质的问题,抓师资力量,这就是我现在要抓的一个工作重点。

邓老:可是,我们不能一下子把所有师资都换掉。

徐:那很难的!但是我们可以通过再教育逐步培训师资。

邓老:要他们大温课!他们要不断地温习经典。要他们大实践,给师资实践的机会。同样,学生呢,要巩固专业基础,也要去临床实践。

徐:是。

邓老:所以一、二年级不妨就出去实践,临床见习,临床实习,去下基层嘛!

徐:是!是!

邓老:一方面社会教育,一方面专业教育。到农村,下去帮人家看看病,扎扎针、拔拔罐,群众也欢迎。接近群众嘛,也就是习近平主席所说的走群众路线,是吧?要让他去早实践,尽量少在课堂上满堂灌;所以,我第一个提出要自学嘛,自己去悟。

徐:要自学,学校应该为学生创立一个好的自学机制。

邓老:嗯,砍掉那些没有必要的课。好多人没有什么东西讲,把西医的裤来当自己的裙啰!他自己没有去搞临床,没有经验,本专业课程说不出什么更深的理论,各家学说又没有进一步去学,所以就越走越西医化!

徐:是!是!是!

邓老:我们中医各家学说就是在临床上不断拓宽的中医理论,不临床,中医理论研究不透,没有资格"发展中医"。所以小白鼠实验尽量减少——我不反对搞,但是尽量少。

小白鼠实验没什么了不起！为什么非要它证明？我们几千年来祖先的血肉之躯已经配合医生的智慧验证过了，前人不断总结经验创造了中医行之有效的理论体系，形成了现在的中医学宝库。你用那些小白鼠实验，最明显的就是无法验证中医援物比类、取象运数的治疗。因此，培养中医人才，一个就是要提倡自学，一个就是要鼓励实践，还有一个优化师资问题。再有，现代教育都反对死记硬背，但是中医有些内容的确需要熟背，不能都反对。比如方歌，一定要背的，那么多方，你怎么去记呀？你背了方歌，就容易记了；《药性赋》你背了，临床上用药时就方便了。把古人临证总结的精华、心要、诀窍背熟，牢牢记住，这是中医传统教育的优点。

徐：关于您提到的背诵教育，通过调研，我发现确实非常有必要。北中医正在商量如何突出经典教育，如何鼓励学生背诵经典？是否要学生通过自学、背诵经典，通过一定级别的考试，才能予以合格毕业？我们也有讨论。对于青年教师，我们也想对他们提出重新学习经典的要求。通过调研，我发现青年教师经典功底普遍比较薄弱。我们想针对师资的这个状况，组织一些老先生成立经典学习考评委员会，督促青年教师自学，逼着他们回去重新学习经典，背诵经典。否则，背不下来不能运用自如呀！古人不背《唐诗三百首》，怎么写好诗？那些平仄、押韵标准是什么？用典怎么用？那些韵味、意境，都没有感觉对象呀！我自己小时候学中文的时候，就背了很多东西，有一点点根基，所以现在才能信手拈来，成语、古文典故，才能用得出来。我想，学中医也是类似的道理。

邓老：你说得对。另外，要学好哲学，中国古代哲学，马列主义哲学都要学好，好好学习毛泽东的《矛盾论》《实践论》。成为优秀的大医，哲学一定要学！还有中外医学史都要了解。我这儿提出有一条，叫"要挖掘宝库和新技术革命相结合"。新技术革命，因为我们中医是尖端科学，所以要借助国际新技术革命以充实自己。但是，不是所有的科学技术对中医都有用，历史表明，20世纪前半叶之前产生的西方自然科学对中医发展没有太大帮助，只有现代国际尖端的科学技术才对中医的发展有好处。

徐：您的意思是说，21世纪的崭新科学才可能有资格开始和我们中医交流？

邓老：要有这种气魄与眼光。我说新技术革命不一定是它的技术和我结合，而是为我所用，新技术可以给我一个展示平台。像航天技术，古代中医哪有机会去航天？但是现在提供了人上太空的平台，我们就让航天员吃中药保健，结果中国的航天员没有一例在飞行过程中在太空中产生剧烈不良反应的。你们北中医的王绵之老就做了很多这方面的工作，他是中医功臣哪！所以国家航天中心送锦旗给他。

徐：您这个思路讲得特别好！

邓老：另外，航天医学有一个俞梦孙教授，是位院士，他就把中医的子午流注学说加入到他的实验研究里面去，结果指导了他的实验研究，哪个航天员明天能不能飞就可以通过他的睡眠实验来推断。他的睡眠实验研究的确就是按照中医子午流注学说来设计的,子夜 11 点到凌晨 1 点人体胆经功能最旺,凌晨 1 点到凌晨 3 点就是肝经功能最旺,如果你的胆有问题,在那个时间段的睡眠就会出问题了……不仅仅是新技术革命给中医提供一个平台,中医也可以主动和现代高科技结合,有所创新。所以中医药发展就是要解放束缚、改革开放,开放中医的手脚,什么都允许它尝试,比方现在的冠状动脉介入疗法,中医也可以去做。但我们的目的是加上中医药治疗以超过世界水平,甚至取代介入。

徐:是啊!

邓老:可能做了介入以后病还要复发;我们做了以后,再吃中药调理,过了这一关,基本不复发或复发率低很多,那就比单纯西医的治疗效果要强多啦。

徐:您这个讲得太对了!我们学校附属东方医院有一个做心肌梗死介入治疗的科室,他们就是使用中医的凉血生肌方法与介入治疗相结合,临床效果非常好,半年以后随访,心肌梗死复发率大大降低。

邓老:所以改革开放就是开放中医的手脚……

徐:让它在各个舞台展示自己的本领。

邓老:各个舞台上!

徐:我认为您的建议很值得我们借鉴来规划未来中医的科学研究。比如您刚才讲的基因组学,现代基因组学已经清晰地表明,人的治疗需要个体化。人与人之间是有很大差异的,同一种西药,比如说阿司匹林镇痛,不同的人对阿司匹林的反应不一样。张三可能吃一片阿司匹林就镇痛了,李四可能要四片,王二呢可能两片就会中毒、有副作用,都不一样,这就是个体化医学。其实,咱们祖先在两千多年前就已经讲到了这个道理。但这个道理怎么展示给现代人呢?我推测,在不久的将来是否就是通过各种"组学"来展示,例如,通过基因分子组合的物质基础来展示。同时,我们用中医的理论再与观察的组学数据结合起来解释相关的生命现象、疾病规律、疗效评价等等。这两者交叉以后,可能会产生很大的医学思想突破,或创立崭新的医学理论体系。我觉得,如果能这样携手并进地开展研究,必将带来整个人类医学的革命,不管对中医还是西医都是。未来,我个人设想,可能通过对一个人出生后与生俱来的遗传物质的研究,就能够知道体质大致是怎么样的。比如,未来得痰湿证概率是多少?一生中要注意什么?容易得哪方面的毛病?治疗需要注意什么?饮食起居需要忌讳什么?需要怎样调养——比如有人饮食或穿衣喜欢贪凉、有的则畏寒喜热……这些一一都会给出一个非常个体化的解释与参考。

邓老:中医促进人类医学的革新前景十分广阔。

徐:嗯!嗯!差不多时间了。

邓老:差不多时间了……邱老师很优秀的!

徐:对! 对! 邱老师是北中医难得的人才! 他很不错,为中医事业默默做了很多贡献。

邓老:近代以来中医的待遇不好,用西方的观点来评价中医大夫、中医学者是不对的。

徐:拿橘子和苹果比是不能比的。

邓老:哈哈! 不能拿乒乓球的裁判规则去裁判羽毛球。

徐:您这讲得太对了! 我要在北中医建立一个宽松的学术氛围,改革不利于培养中医人才的条条框框。

邱:邓老,祝福您健康长寿! 朱良春朱老问您好,我春节去看望他,他身体还挺好的。干祖望干老今年 102 岁,路过南京看望,也很硬朗。我们衷心祝福您健康长寿,吉祥快乐!

邓老:谢谢! 向朱老问好,向干老看齐。

邓老秘书:徐校长,送您一本书。这是我们编的邓老几十年书法汇集。收集有 1985 年邓老写给广东省领导关于发展中医的信、给徐向前元帅信等原稿……还有邓老年轻时候自刻的木版自画像、鲁迅像以及印章等等珍贵的文献。

邓老:她是我二儿子的爱人。这本书她们搞了好几年哪! 这个讲 SARS 的光盘送给你。还有我发言的两个录像:一个是 2009 年校长论坛,一个是珠江论坛。

徐:不得了! 邓老多才多艺! 珍藏! 珍藏! 太感谢了,回去慢慢学习。

邓老:好! 今天你来我很高兴。我最后教的课是各家学说,今天就算"各家乱说",可能文不对题啊,请您指正。

徐:不敢、不敢! 您今天讲的可不是"各家乱说",都是中医精华,中华文化的精粹!

邓老秘书:校长利用自己暑假时间来做调研中医的事,很辛苦!

徐:谢谢! 我准备利用这个暑假拜访所有健在的国医大师,当面受教、学习。

对您这次采访的录音我要好好整理出来,把您的观点放在我的访谈录里——我准备把对国医大师、名老中医的系列采访整理成一本书,有人建议书名就叫《大音希声》——《道德经》里面的一句话。您这样的国医大师讲的话可谓"大音",一般人很难面对面聆听;大师们讲出的"大音",不一定能得到足够的理解和重视,这就是大音希声哪! 我拜访请教国医大师、对话的目的,是想把中医的问题讲出来,找到解决的可行方案,让社会关注,得到国家支持,希望中医获得好的政策,达到您说的解放中医、教育革

中医根植于中华文化,国学要自信,教育要改革

命的目的！所有对中医不合理的制度慢慢都要改！

邓老:教育一定要革命！

徐:一定！好！好！谢谢！我们告辞了,您留步。

邱:您坐！您坐！邓老保重！

邓老秘书:校长慢走,欢迎再来做客。

八、中医理论，立足经典；学好经典，训诂第一

——李今庸

人物简介：李今庸（1925 年 9 月—2022 年 4 月 27 日），湖北省枣阳县人。出身中医世家，幼年随其父李贵德（字道安，幼习举子业，因科举废，改从医）习儒学医，后（20 世纪 60 年代）随蒋立庵先生学习中医训诂、中医经典。著名中医学家，中医教育家，中医内科学暨中医文献学专家。第二届国医大师。

时间：2013 年 7 月 24 日

地点：湖北省武汉市李今庸老师寓所

中医理论，立足经典；学好经典，训诂第一
—— 李今庸

徐：李老，我这次来是向您请教中医药教育的问题，如何培养真正的中医，让我们的中医事业能薪火相传。我 1981 年考大学，在中山大学读书，学的是植物专业，大学毕业后公费留学去了美国，学的是免疫学，研究白血病。然后去加州大学圣地亚哥分校医学系读博士后，之后就去药企从事新药筛选研究。1996 年回国，回国后又回到中山大学，待了 17 年，从教授、系主任、院长，一直到副校长。去年年底经教育部公开选拔为北京中医药大学的校长，我很荣幸获得了这个机遇。

我原来在中山大学分管的是医科和理工科的科研工作，我为什么去应聘北中医的校长呢？源于我对中医事业的热爱，源于我童年的一个美好记忆。小时候我得了肠伤寒，差点夺取了我的生命，后来被邻居一个老中医治好了，所以在我心里埋下了很好的中医的种子。

我自己又一直喜欢看一些国学方面的书，国学大师陈寅恪是我非常崇拜的一个学者，所以我时常思考国学方面的问题，由此我觉得中医是中国文化里一个很重要的核心内容，现在咱们国家中医药事业需要更多的民族自信。

进入 21 世纪中国进入到民族复兴的时期。首先，中国文化要复兴，其中一个核心就是中医文化，这也是我去做中医药大学校长的一个原因；其次，作为中医药大学的校长，我觉得一个一流的中医药大学必须要有一流的医院，一流的医院必须要有一流的中医，一流的中医必须要有一流的中医药临床治疗和带教能力。

我到任后开始去调研，发现我们北中医自己的一些老先生都说，我们现在培养的中医学生中医没有真正学到位，我觉得这是一个大问题，中医药教育迫切需要重新审视。

第二个大问题就是医学经济学对中医院、中医药大学的附属医院冲击很大，在中医院里西医占了很大比例，所以中医就沦落到从属的地位，有些是自动从属，有些是被动从属。我和邓铁涛邓老聊，我们都认为处于从属地位的现代中医，只会越来越偏离医药事业的主战场，就是说这种从属性问题需要纠正。

出现这个现象的原因是因为我们教育没搞好。现在的中医药博士研究生导师很多，但是真正像您这样的名老中医太少；现在的博士生、硕士生很多，但是真正合格的中医

太少,只是数量大而已。所以,作为一校之长,我觉得有必要进行深刻的反省。

去了北中医以后,我提出了一个办学理念叫"人心向学,传承创新"。什么叫"人心向学"呢?"学"大体包括六个方面(详见与陆广莘的对话)。这是我办学理念的前半部分,后半部分就是要"传承创新",一定要传承经典,在传承经典的基础上创新,把现代科技、思想、方法融入进去。所以今天我来把我的简单的构思讲给您听,然后请您提出批评的意见,告诉我们怎样能把北中医办好,怎样培养出更多真正的合格中医医生出来。这也是我这半年来苦苦思索、想要寻求答案的一个问题。我原来一直在校内调研,因为学校的公务繁忙不能出差,现在放假了,我就到全国各地遍访名老中医。这就是我今天的来意,向您请教。

李老:我现在耳朵不行,配的助听器。你跟我谈的,我基本上听到了,我就把我的看法提供给你参考。

徐:洗耳恭听。

李老:因为耳朵不好,这两年我就没有接触太多的领导,除了一些年轻的教师。对中医教育我有个人体会,因为我 1956 年到省里从事中医工作,比湖北中医药大学建院还要早两年。我在这里工作了几十年,我有一点体会。过去你们大学成立比我们早些。最早是四个中医学院。

徐:对,最老的四个。

李老:原来只有四个中医学院,现在几十个了。

徐:现在有二十多个了。

李老:从现实来讲,看着中医是发展了;但是从技术上来讲,从学术来讲,不大理想。

徐:确实不大理想,这就是刚才我跟您讲的,博士、教授头衔的人是多了,但真正懂中医的人是越来越少了。

李老:我基本上同意你的看法,你了解得很清楚。

徐:嗯,我去基层调研了好多个月。

李老:具体的,我可以提供给你一点经验。

徐:这正是我这次来取经想达到的一个目的。

李老:你是大学校长,出来了解这些情况,是对的。因为学校是出人才的地方,学校发展是基础,中医的发展要靠这个基础,所以首先要办好学校,中医教育才能发展。学校水平不上去,就永远都是你刚才描述的现象:中医疗效不高;学者、学生的水平存在很多问题。就从我的体会跟你谈一点经验,供你们参考。中医的问题不是从办中医学校才有的,中医教育问题也不是有了学校才出现的。过去私人也办学校,广东也有。

徐:广州光汉中医学校。

李老:湖北过去也有。湖北国医专科学校、湖北中医专门学校、华中新中医专科学校,等等。

徐:对,北京也有北平国医学院、华北国医学院。

李老:小时候学中医,我还不懂事。其实整个中医的发展有个历史问题,因为在国民党时代汪精卫执政时政府要消灭中医,事实上要不是 50 年代毛泽东挽救了中医,中医早就完了。

徐:是,民国时期几次要废中医。

李老:中医在五四运动的时候就受到抨击了,余云岫等在 1929 年还提出 40 年内消灭中医的议案。幸好毛泽东及时发现,才挽救了中医,1954 年他发表了一篇社论,说要正确贯彻党的中医政策。之后才有北京中医学院,就是 1956 年办的。

徐:对,1956 年筹办开学。

李老:1956 年全国办了四个中医学院,当时搞中医的人就想多办一点,结果不让办,卫生部反对。后来周总理决定在东南西北办四所中医学校,东——上海、南——广州、西——成都、北——北京,这样中医才延续下来了。现在情况似乎好了,但表面现象繁荣,学术造假、疗效低劣,实质出现了很多问题。就像你刚才总结的那样,这些年风气不好,就是教授越来越多,博士研究生导师越来越多,博士、硕士现在也很多,但是质量不高了。

徐:对,真的能看病的中医太少了。

李老:说句不好听的话,甭说看病,连字都认不得。毛泽东毕竟只能在政策上指导,具体医药环节他不懂。由于民族虚无主义没有肃清,结果贯彻中央中医政策很不容易,好多中医政策都只是在领导人的讲话中提一下。所以中医政策搞得好时,反对的声音就销声匿迹;但说不准在什么时候就又会提出要消灭中医。你看前年,不知道你有没有看到中国出现要告别中医中药的声音。

徐:我知道,前几年曾经有几次大辩论说中医是伪科学,告别中医中药,那时发生了很多事。

李老:所以啊,中医学术是在表面繁荣的景象中,逐渐衰弱。

徐:我觉得这个繁荣就像一个泡沫。今天跟邓老谈了,他把这叫"泡沫中医",就是看起来繁荣,其实形似神不似。数量看上去好像越来越多,真正的中医内容却越来越少了。中医学院变成中医药大学了，格调也升级了，教授也多了，学生也扩招了……

李老：说句不好听的话，就是中医医疗的质量下去了。

徐：对，这就是我最担心的一个问题。

李老：我不晓得你知道不，贯彻中医政策时候，我们曾经有一段时间一批人不相信中医，他们不准中医看急性病。

徐：是，我就觉得挺好笑的，我说古人是怎么看急性病的？中国人几千年来是怎么看急性病的？

李老：过去从我们大学的第一批毕业生实习开始，很多年都是可以看急性病的；现在学生实习就不能看急性病了，临床经验就没有了。当时的老中医都能带教看急性病，长寿的像邓铁涛，他现在有 97 岁了，还在，但是也上不了医院了。中医看急性病的经验现在几乎都忘了，这对中医疗效提高影响很大。所以我说在一片繁荣景象中把中医的核心给丢了。

徐：中医精髓在慢慢地消失。这是我担心的。中医核心内容快被淡忘了。

李老：临床经验的东西积累起来非常难，而中医经验又是最可靠的，你把经验积累丢了，年轻的中医学不到这个经验，很多病不会用中医处理。那个时候还有老中医，现在老的都不多了。

徐：所以，他没有临证经验就不敢看这个病，慢慢地这方面能力就会消失。

李老：你上任以后任重而道远啊！责任还蛮重的，因为老人真的不多了。要培养中医人才，在学校里还牵扯到一系列问题，要改变这个情况，从学校、从基础到临床有一系列的问题。但到最后，中医还是要能治病。

徐：是，最终的考核就是治病，就是要用中医的方法治好病。

李老：要治好病首先是医生的道德。

徐：道德是排在第一的。

李老：道德也不容乐观。

徐：医德堪忧，您讲得太对了。

李老：办个学校，任务非常重啊！学校要掌握学生的培养方向，道德、信念、知识、技能……所以我说从教材、从教学上来讲，一定要搞好！编的教材要能指导临床，现在的教材不太理想。

徐：所以教材的建设也是关键。

李老:医改以后,教材都变成厚厚的一本了,但是质量不高。

徐:这个我看到了,问题很严重。书是出了一大把,但是真正自己原创的太少。

李老:这是一个大问题。因为培养人才,教材是第一位的。

徐:自己没有水平,也没有自己的理论体系。

李老:这只能一步步去走,能够经验多一点。编教材可以民主一点,让大家发挥经验,这只能慢慢来。有一年我在京西宾馆开会,做一个"中医古籍整理出版规划",我就想:能不能找个地方,集中整理,由老中医带着年轻人一起做。

徐:带着大家做。

李老:这样年轻人有老中医指导,古籍整理出来了,年轻人也培养出来了。结果事与愿违,把整理工作做了分解,甩到各个单位里了。后来我也没有参加。

我的想法是,出版社联系编写教材,要根据你掌握的人的真实水平任命主编,因为事情是要人来干的,不能说光凭某大学某某教授、某某知名学者这个牌子。大学里可能人才多一点,但也不是个个中医经典基本功都过硬,中医理论与中医临床不脱节。我刚才也说过,好多年急性病重症不让中医医生看,老中医们传承不下去,年轻的中医学不到。这样一段时间下来,培养的中医人才都没有治疗急性病的经验。所以《温病学》《中医内科学》教材怎么能编好?

徐:是这样,我专门去看过一个老中医,他原来在西苑医院,他有一本专著叫《中医急症治疗》,是很多年前编的,大概是六七十年代"文革"期间编的。这本书,现在的中医很少有人知道。我为什么同意您的观点呢,因为他也说现在都说中医不能治急症只能治慢病。他还说,他早就编过中医急症的书,很多急症中医都可以治。没有西医的时候中国人的急症谁治的? 不就是中医治的。

李老:1955 年,石家庄的乙型脑炎就是中医独立治疗的。

徐:是啊,这是有目共睹的。

李老:这回 SARS 是卫生部派人去总结的经验,总结经验后发的册子,把中医治疗统计、治疗经验发到全国,但还是扭转不了人们普遍的认识。

徐:所以我觉得现在最重要的就是我们中医药界一定要培养出合格的医生,治好病是第一重要的。

我为什么现在一直在请教像您这样的德高望重的老中医?我就是想听听拥有丰富临床经验的老前辈们的建议,应该怎样做好中医教育,如何培养新一代人? 当然,今天我也和邓老谈过一个问题,我们还得培养我们已有的老师,尤其是 40 岁左右的老师,虽然他们现在在医院里是骨干了,有的做院长、有的是科主任,是中坚力量,但他们接受的中医教育是有欠缺的。这些人掌握着医院的每一个部门,他们也得提高,不提高他们的中医水平,怎么教学生?

我们学校有一个学生对我讲,他说他去实习,晚上值班,来了一个发烧的病人,他开了一个小方就治好了发烧。第二天科主任来问他情况,当即把他骂了一通,说你为什么不上抗生素?为什么不上退烧药?你为什么只开中药?这个年轻的实习生就跟着他去查房。病人好了,感谢这个年轻医生开中药治好了他的病,这个科主任就很尴尬。这都是我调研出来的问题。

李老:现在就是有这样的情况。

徐:要慢慢让现在中医的中坚力量学习中医、掌握中医,不断提高中医水平。否则怎么带学生?

李老:现在就是要扭转这个局面。确实他们中很多人没学到中医真本事。现在是,想培养的大学生必须要有人教,那谁教呢?还是他们教。

徐:对,现在问题就在这里。我今天和邓老谈这个问题,邓老给我提了个建议:要提高教师的质量。所以我就想请一些更老的中医,像北中医最早几届毕业的老专家,60年代毕业的那几批大学生现在也过70岁了,他们年龄比您年轻一点,精力可能好一点。他们退休了,我想整个把他们请回来教教正当其时的实权派的医生,让他们更好地去学中医的东西。这样他们再来带学生可能就会好一点——毕竟这一代人是跳不过去的,现在他们还在教学生。所以我想这是亟待解决的问题之一。

李老:还是要用人,不用他们你还没人用。你还是要用,但要帮助他提高。

徐:在成长过程中提高。提高他们的中医思维、临证经验,让他们集体去自学、温习,去读经典,多讨论,让他们自己形成一个以中医思路为主的治病氛围。

李老:要提高他们的水平,他们水平上去了,中医局面转变就会快一些,因为他们就在管这个。现在首要的是要帮助他们扭转思想,改变观点,现在的人都不主动学习。

徐:您讲得太对了!现在大家学习积极性不高,这些院长、科主任,第一,社会应酬比较多;第二,各种会议多,到各地去开会。我这次在我们学校的临床教学会议上,就听到一个很不正常的现象,就是自己的学生不带,交给自己的老师带。什么意思呢?他们还有老师,他们的老师都是70多岁的人,老师就跟我讲,你看看我多累啊,我还得带我的孙子辈学生,我的学生没时间带,交给我来带。

所以您的批评很对!现在我想慢慢建立一个制度,考核他们临床带学生的时间和精力投入;如果他们不投入,考核就不合格,把这个当作试金石,现在我正琢磨这个事儿。其实我还没有想好，因为改革总要触动利益，我就想看看怎样做会比较巧妙一点。所以我来也是问计，看看怎样把这个事情做好，免得矛盾冲突太大。我这次来访问名老中医，就想看看大家有什么方法怎样能够引导这些实权派提高中医觉悟、中医水平。

李老：从全国大范围培养模式的来讲，我在想，中医教育能不能多样化？

徐：可以啊，多样化可以考虑，这个没问题，在政策制定上考核可以多样化。

李老：我是指培养模式，我认为现在是全国一样，都是搞中西医结合，很多中国人都钻到这个里头拔不出来。我认为这不是好事，应该多样化。从1958年报纸上公开提出中西医结合这个概念以来，有50多年了，可是真正的中西医结合的成果一个都没有。

徐：这也是我这次调研的一个大问题。

李老：现在的讲义(教材)，中医不晓得占多大比例。我本来有个想法，就是建议课程设置能不能大胆地偏向中医。我过去往教育部写过一封信，我提议中医80%，西医20%，我提了这个课程比例。最后不知道采纳没有，我没看到结果。

徐：我这次来也想了解一下咱们中医、西医的课程设置比例，您今天提到这个80%和20%。上午我和邓老也谈到了，他就说中、西医课程比例有过按照7∶3，也有6∶4，这个比例在不断地发生变化。但是我觉得最重要的不是形式上的比例，关键是我们能不能把中医的核心思想教给学生，让学生去自我学习，真正学会运用中医的思维解决临床遇到的实际问题。即使是8∶2，如果他们没学到真正的中医，在实践中用中医诊疗的概率也会越来越少。他们还向我建议，先不要学西医，先把中医的思想教给学生，一年级只学中医，学会了中医的思维以后再教西医，这样学生的根就正了，根正了以后无论什么西医的思想来了，都很难动摇他的中医思维，这也是一种建议。我现在就觉得咱们可以办实验班，先不全国推广，就在一个特殊的中医班里，实行8∶2的比例，然后与5∶5比例的班作对比，看哪个班的学生中医临床疗效好。这也是一种做法。

现在我遍访名老中医，听听大家的意见，回去还得琢磨怎样实践。我不是中医，但好在谁的意见我都是一样看待。我是学现代科学的，所以我来做这件事，可能比纯正的中医来做更显公平。如果是中医人把中医课程的比例设成8，西医变成2，别人准说他是个固守主义者。而我是本来就懂得科学的价值在哪里，没有这方面的顾忌。

我在世界著名的大学读过书、做过博士后，我知道一流的西医是什么样的，所以我想我可能办个实验班，来探索不同的办学模式。今天我是推心置腹地和您交流各种想法。

李老：这个做法呢，我认为现在还有困难，但是只是我个人的观点。

徐：我觉得您讲得对，其实做一个好中医，在他的知识结构里面80%一定应当是中医，这个肯定是对的。

李老：我跟你说，这个做法你们工作确实有困难，因为各个单位教什么课的人都在，要是我那个想法中西医8:2的话，有些人就可能没处安排了。

徐：就没工作了。所以这是个改革难题，有既得利益者在这里阻挠，就不会顺利改革。

李老：有这样的人。

徐：您讲的另外一个问题，比如说要把《金匮要略》讲好，多讲一点，好老师要到哪去找？想多讲一点《伤寒论》，老师能不能把《伤寒论》的精华讲出来？《温病条辨》指导临床能不能讲得出来？你看我们早年的老先生，比如说我们有秦伯未秦老，陈慎吾陈老，任应秋任老，李重人李老……那么多老先生在的时候我们讲什么都不怕。现在别看是有个教研室在那里，也许你给他很多时间去讲，但可能讲出来的东西并不是学生真正想要学的东西。

李老：要找理论水平高且临床疗效好的教师队伍不容易。

徐：所以我也是想用中医的方法治疗中医教育的病，慢慢调理，您说是不是可以？慢慢调，一点一点调。我觉得您刚才讲的就是要找人把老师先带好，迫在眉睫，就是抢在真正懂得中医的老先生们还健在的时候，请他们带动一下。为什么我这次无论多忙，也要跑遍全国来见你们这些老前辈，因为我觉得这也是一个抢救国宝级学术的行动。我想当面请教您这一批老先生精华的思想，知道你们内心的真实想法，然后找一些比您这一代稍微年轻一点的老先生来带一批中年人，带一批合格的中医老师出来。之后这些老师再带更年轻的学生出来，这样才能薪火传承。否则，我想再过个十几、二十年，真正懂得中医，就是邓老说的铁杆中医，会越来越少。

我是很担忧，所以急着要登门与你们交流，我为什么要录像、录音？就是要把我们谈过的事情作为历史的见证保留下来。在我的改革实践中我会讲我是言之有物的，不说是我自己凭空想象出来的，因为我很容易被别人攻击的就是"你不是内行"，说我是外行。其实，我这个外行是包容度最大的一个外行，只要是对中医好的观点，我都会把它们吸收进来；只要是跟中医唱反调的观点，我都会反对，并考虑技巧回避，防止阻碍中医事业健康发展，这就是我外行敢做的事情。因为没有个人专业利益，可以不偏不倚地推动中医教育改革。

李老：是的。

邱：李老，您再给徐校长讲讲中医古籍训诂吧。

李老：编写教材一定要搞训诂，有人说我们现在都不研究训诂学了。那你做教师尽到责任没有？作为一个教师，先不说你把训诂学掌握到什么程度，只要你先把字认清楚就不错了。

徐：教学生怎么正确地理解经典，这是训诂学的一个重要任务。

李老：没有训诂学绝对教不好经典著作。

徐：理解不了经典。我想在课程设置里面把它作为一个非常重要的课程让学生去学，您同意吗？

李老：嗯。

徐：训诂学对经典的注释很重要，比如说我作为一个外行，要到书店去买一本《黄帝内经》，这个书在市面上有很多版本，还有各种各样的解说，还有图解……读者要怎样通过您讲的训诂学去真正地捋出对中医经典最正确的、最接近古人意思的理解？

李老：我刚才不是说有些人连字都认不清，你觉得这可能是笑话，但这是事实。

徐：是，很多字他们都搞不清楚。所以我觉得您做的这门学问——训诂学非常重要。应该让有识之士整理出中医经典著作真正好的版本，运用训诂学做出最贴切的注解，让学中医的人都能够领会古医籍原始的本义。

李老：要是字都不认得，词都弄错了，中医理论理解就歧义了。临床上能不错吗？

徐：那是，问题就在这里。

李老：因此一定要搞准确，汉字里都有文化。你搞错了、简化了，中国的文化就没了。

徐：就没了，丢掉了，所以有时候要看繁体字读经典才能读得懂原义。

李老：我说一个字，"宛"字。只要是中华人民共和国成立后出版的中医书，差不多每一本书里这个字都是错的。

徐：这叫以讹传讹，你抄我我抄你，没人去做训诂学研究，去校正，去研究这个字到底什么意思。

李老：目前都还不重视，我寄了一篇文章去出版社，连音信都没回。还有，我再说一个字。

徐：还有什么字？

李老：说针灸学上的用的扎针的"扎"字。

徐：这个字怎么写，我还真不懂，我是外行。

李老：谁都不懂，其实这个字从来都有。上面我说的"宛"字，《说文解字》漏收了，没收进去。但我说的这个"扎"字，《说文解字》里有，这是中医针灸学里的文化，代表中国文化的特点。你学不到这个字，就说明有些文化丢了。

徐：就悟不到扎针灸这个"扎"本原的意思是什么。

李老：现在的扎它还是写作"扎"，这是一个错别字。现在都用这个字。

徐：这是错误的，正确的是什么？

李老：错误的，它根本没意思。它没有针灸学的文化内涵。因为我不是搞针灸治病的，所以我和针灸界人士接触少，但我可以断定他们绝大多数不懂得，写不到这个字。

徐：那正确的该怎么写？

李老：窡。

徐：这样的。

李老：上面一个穴字，它是扎腧穴，这是形旁。夹是它的声旁。这是个形声字。

徐：我今天又学到了新知识。古人说"一字之师"，您今天教了我两个字，是"两字之师"。

李老：中国的字都有文化在里头，懂了这个文化你就懂了这个字怎么造的，它的本义是什么，引申义又是什么。中国的字多数是形声字。但有不是的，比如声训，声训涉及音韵学，它代表中国的借字。与双声、叠韵相关，音同即可假借，字义与字的形体毫无关联。假借也是中国文字的特点。

徐：可以借字。我觉得这就是我要请教大师的地方——你们都觉得学好中医要有非常深厚的国学底蕴，是不是？训诂是其中的一个组成部分，对中国文化的理解，具体到对先秦哲学的理解，其中很重要的《周易》和《道德经》，这两部书可能对理解中医非常关键，您认不认同这个观点？

李老：《道德经》与《黄帝内经》都蕴含道家宇宙观。

徐：还有《周易》，学好中医必备的中国文化的核心基础。

李老：《周易》过去中国人是把它放在六经之首的，儒家、道家都尊奉的经典。

主要讲自然变化规律的哲学思想。学这部经典和学《老子》一样，可以帮助我们深入理解《黄帝内经》，学了都有好处，启发中医思路。但是大多数人没有学。

徐：是啊，现在问题就在这里。别看我是学自然科学的，我倒是跟一位老先生学了一些《周易》的东西。我觉得中医的根本就是阴阳，把握阴阳才是治病的关键。

李老：武汉大学有人写了一篇文章，说我们现在要反过来往回学，学会在阴阳五行的夹缝中找出路。他说外国对中国从来都不是光图我们的好处，他们还有审视。现在的审视有两个：一个是社会失衡，一个是人的异化。

徐：社会失衡，人心异化。人心不古是现在整个社会面临的问题，这就是现在中医难做的原因。中医院要办，院长也对我讲苦衷，如果不把中医的收费标准提高，怎么把中医在医疗收益中占的比例提高？

我也不知道这个问题该怎么解决？我会把这次调研的问题形成一个系统的报告。这个问题也是一个社会问题，咱们的中医的医疗价格制定有问题。

李老：我曾经想过，但我没有提出来。我曾经想过中医师、中药师的工资由国家承担。小学教师的工资不就国家承担吗？中医也可以国家承担，这是我想过的。

徐：这也是一个思路。我昨天在山东枣庄，那里中医院的院长兼卫生局长，我问他是怎么想到建立社区医疗给农民看病的？他就对我讲，他们就想培养一批中医全科医生到村里去，让农民在15分钟的距离内就可以找到中医看病。他们给这些人固定的工资收入，让他们一心一意帮农民看好病，现在正在做这个试验，也不知道行不行。

李老：有的事情想到还不行，还得再研究，不能贸然去做，如果失败了不好挽回。我最近看到一个材料说是中医的医药分家，导致了用药安全问题，应该把中药搬回中医里去，或者叫中医药合家。西药在国外不是由卫生部门管，是由化学化工部门管的。外国的东西在符合中国国情的时候可以借鉴，但不要照搬。西方医与药分家，我们中医药需要"合家"。

徐：现在这也是个大问题，中药管理更需要机构改革，审批制度改革。前不久，我看到中药新药审批，就是完全按照西药的思路来，甚至传统中成药报批也是在按照西药的思路——恨不得就把中药提成一个个单体，一个个小分子化合物进行报批。按照中医辨证思路来审批的中药新药、中成药基本上没有，做不到。

李老：在我们国家是这样。

徐：时间差不多了吧？您有一句话我会记在心上的，就是中医药教育的多元化。我想现在先来试行多样化，也不要搞得太复杂，关键要做对比，多样化的教育，人才的教育，然后看看究竟怎样才能真正把中医药的精髓、中医药的思路教给学生。几年以后也许我们会看得出来，不同教法教出的学生中医思维、临床技能、理论水平是不是不一样。如果不一样，那么哪一种教法更好？这样的话我们就会探索出一条中医药教育良性发展的道路。

我在广东待了好多年，觉得与其空喊口号，不如埋头干几件实事，这就是广东的改革开放。我觉得这个思路可以带到中医药教育里面来，我不知道您认不认同？咱们先埋头做几件事情，先试验几种不同的中医药教育培养模式，然后做对比，看哪个能够更好地把中医药的传承做好。

李老:实现多样化。

徐:你刚才讲的多样化,我回去琢磨一下,到时候有机会再来向您请教,看看中医能不能这样传承下去。

邱:李老,因为徐校长他赶飞机还要回广州,我们先告辞。明天我再上家来请教您有关中医训诂、古籍整理的事情。

徐:非常感谢您的赐教,我今天学到很多:一是关于防止中西医结合取代中医,二是中医经典解读必须懂训诂学,三是开展中医教育的多样化形式以此促进培养真正的中医。感谢您的谆谆教诲,我这个外行听了很多,学了很多东西。

李老:很惭愧。

徐:不敢,不敢。我看看能不能在我的实践中做一些尝试。很多事情做起来都很难,所以我们只能在局部慢慢改,慢慢调。请给我一点时间,好在我还年轻,还可以多做一点。谢谢您,您今天讲的我回去慢慢学习、消化。那我就告辞了,请您留步。

李老:好的! 再见!

九、辨彰学术，考镜源流，医文并茂，包容创新

——李鼎

人物简介：李鼎（1929 年 12 月 18 日—2022 年 3 月 25 日），浙江省永康县人。早年于上海师从四川名医刘民叔和杨绍伊先生学医，兼习国学（刘、杨同受学于经学大师廖季平，廖季平是四川尊经书院的高材生），擅长诗词、书法。中医高等教育针灸学元老之一。著名中医学家，针灸暨中医文献学专家。国家非物质文化遗产针灸代表传承人。

时间：2013 年 8 月 5 日

地点：上海市李鼎老师寓所

辨彰学术，考镜源流；医文并茂，包容创新

——李　鼎

徐：李老，您好！

李老：徐校长好！你们请坐吧。

徐：好的，谢谢！李老，我对中医事业的热爱，来自于我的童年时代，家乡的一位老中医对我生命的拯救。我得过肠伤寒，被折腾了差不多半年，瘦得皮包骨。那时我的家庭生活条件非常艰难，邻居那位老中医说你不要到医院看病了，就到我家来看，省了挂号费；他开的方子都是很有效，又不那么贵的。这些让我感受到一个真正的中医的高超医术和高尚医德。

我后来去美国留学，选择学免疫学，也是想以现代科学的角度加深对中医的阐述。所以免疫学，从某种意义上来说，既是西医的基础，也是中医的基础，中医很多疗法就是调节免疫的，包括针灸也能达到这个目的。免疫学可以解释中医的很多机制，现代科学与中医的紧密结合，免疫应该是十分重要的一环。当然，这只是我个人的一些想法。

去年教育部全球范围公开选拔北中医校长，我参加了竞选，这样我得到了当北中医校长这个机会。怎么做好中医药大学的校长？我是一个中医外行。我对北中医的老师说，我来这里做校长，首先从一个学生开始做起，向各位老师请教，包括向邱浩他们这样的年轻人请教。作为中医事业的粉丝，我先是学生，然后是他们的欣赏者，然后作为同事，是他们最坚定的支持者，这样我们一起来做好中医事业。

上任半年以后，我问了很多在北京的老先生，了解到中医教育存在很多问题。现在学校放假了，我跟邱浩说：你帮我联系，我以个人身份，作为一个普通的学者，向全国中医药界的大家们登门请教。主要向您这样的中医界元老们求教，中华人民共和国成立60多年以来，中医学院教育已经开展了50多年，现在的中医教育存在一些什么问题？我作为新来者，可以做什么尝试去改进？

现在很多老先生，比如我们学校的王玉川老先生、孔光一老先生，早期毕业的学生们像田德禄、萧承悰……中医界的许多老先生都尖锐地指出中医存在的许多问题：现在中医药大学培养的学生，基本都不是真正的中医，说中医不中，西医不西。中医学了一点皮毛，西医学了一点皮毛，就是个"皮毛大夫"。我听了以后觉得很悲哀。我们的中医

教育就是要培养出非常正宗的中医,首先要把正宗的中医学好,才能考虑创新。自古以来,中医大家首先都是做好传承,然后再不断地改进,在自己的临证过程中,摸索出一套对经典理论的创新见解或一些独到的体会。中医学就是在一代一代的虔诚继承与实践开拓中,传承创新,发展到今天。

现在的中医学院教育中,关键是传承做得不够,像中医经典在有的专业中成了选修课程。所以我就在想中医教育要怎么改进?第一,学院教育里中医经典课程开哪些?要开多少学时?第二,中医课程和西医的基础学科课程,包括解剖学、生理学、病理学、诊断学……什么比例更加合适?因为现在看病和以前不一样了,以前看病病人什么资料都没有,现在病人拿一大堆医院的化验指标,医生要了解这些东西,才能与病人对话。所以我想问中西医课程比例,各学多少是合适的?在这个问题上我比较纠结。第三,师承教育在现代中医培养里占有多重的分量?我感觉师承是很重要的,那么怎样做师承教育?现在带教一个学生,要求他一周七天一直跟着老师学,但是学校教学计划没有安排那么多时间。那师承教育应该怎么实施?是毕业以后去做师承呢,还是设计硕士计划,专门做师承?我现在正在考虑。

这次调研了以后,我准备写一份符合中医教育实际的建议书,在顶层设计方面,为学生做好规划,同时谈一下我自己对中医药高等教育改革的想法。我的目的就是为了培养正宗的中医,真正能拿中医方法去看病的中医。

来之前我了解到您在国学方面,比如诗词、书法、先秦诸子……很有造诣,您在针灸方面,尤其对《黄帝内经》研究很深。根据您这么多年来的教育理念,学生学经典,怎么学、怎么教比较合适?比如说是否要把《黄帝内经》从头讲到尾?但我们现在受到课时的限制,怎样才能学好《黄帝内经》?怎样辅导和引导学生去自学?是否通过提高学生的医古文能力,使他们对古文字的了解提高,让他们自学,同时老师点拨,这种方式可行吗?其实很多人学习中医都是自学的,成为大家的也挺多。师带徒,也不是老师一句一句教,往往是学生自己去看,看了以后有不懂的地方才问老师。所以我想请教对于经典教育,课堂教到什么程度比较合适?《黄帝内经》是一个,其他几部经典也是。另外,对于学习针灸,是不是四部经典之外针灸方面的重要著作,也要学好;中药、本草方面的重要著作,也要学好……这样的话,才能够让学生更好地掌握中医的真本领。

我讲得比较杂一点。最核心的一点就是想请教:在学院教育为基础的体制下,怎么培养真正的中医,让中医能在我们手中传承下去,无愧于我们的先人。同时在传承的基础上,我们能不能让新一代的中医们,熟练运用中医方法看病的人,懂得从现代科技的角度理解中医、阐述中医治病的科学道理,进而用现代科技手段辅助中医。当然有一些中医理论或技术,目前没有办法用现代科学解释,这个不要紧,我们不牵强附会;哪些能说清楚,我们就让学生了解哪些。

比如昨天我在苏州与王慎轩老先生弟子的后人交流,她就讲她爸爸徐友文大夫针对女士的基础体温变化,运用阴阳、四象理论揭示胞宫气血的周期变化,对诊断育龄期妇女经、带、胎、产的疾病都非常有效,她说她爸爸这方面有很多临床积累。我觉得这就是创新,古代没有体温计,现在有体温计了……又比如说我们现在看肝病,四诊可能难以获得什么特异性症状,但一化验,发现肝病特异性指标出现问题了。这些数据是否可以当作我们临床治疗的参考?这就是我们新一代中医们的创新。当然,创新的前提是能不能把中医的精髓、中医的根本掌握好,否则就是中医西化,那不对。具体怎样把握这个度?我这个校长也掌握不了,因为毕竟我是搞现代生命科学的,研究免疫学的。

暑假前我做了一个调查,调研了中华人民共和国成立初创办北京中医学院时,从全国各地调京的健在的老先生,以及北京中医学院 1962 年起最早几届毕业的学生,正宗中医那批人。还有就是改革开放初刚刚恢复高考 77 级到 83 级的学生。七八十年代,建院初期那些老先生基本都还健在,那时教出来的学生中医底子还不错。就是近十几年毕业出来的人,他们是越来越有点走样了。所以快放暑假时我跟邱浩说了,我一定要到全国各地去拜访全国有名的中医老先生,不管是不是有国医大师的头衔,只要有高尚的医德和高超的医术,我们都去拜访,向他们学习。他们走过了这么几十年,他们有很多经验,无论是临床还是教学,或者师带徒、带学生,都有很多经验。我可以把这些大家的观点作为我中医教改的支撑,不仅仅是北中医的老先生向我们建议。我来北中医半年之后发现,别看我们有一些人讲自己是中医,他自己得病都不看中医,更别说对中医理论的钻研了,用起药来,中药、西药混着用,或者是开一些大处方。我专门去北中医的三家附属医院门诊挂号看病,他们都不知道我来,不认识新校长,我亲自去了解到这些。正是因为如此,所以我调研不要走官方途径,也不向任何一个当地的领导打招呼。否则,我来了,你们学校可能会派一个副校长,至少会派一个人陪着我。我觉得没有必要,实质性的调研可能会变味。

我觉得中医教育亟待改革。虽然我们中医院的医务工作者有几十万,我问了一些老先生,真正懂中医、会用中医看病的也就大打折扣,解放初还有个七八十万。您看这个数字掉了这么多,您说中医事业怎么发展?我觉得很紧迫。

北中医毕竟是唯一的教育部直属的高等中医药院校,我们如果不改革,就难起到示范作用。我们要是做好了,可能为全国中医药教育引领新的风气。这个新的风气,就是回到符合我们中医自身特色的发展方向上来。我作为校长有压力,也正是基于这一点,就觉得我要下大决心,自己首先去学习,向各方大家去请教。我自己首先做好了我自己的功课,然后再来实践我的想法。所以我今天的目的就是这个。不好意思,我讲得多了一点,就是要把观点、目的讲清楚。

李老:对!怎么讲呢?我讲讲我的经历。

徐：讲讲您个人的体会。

李老：对，我讲讲我的体会，我的理解。我家乡是浙江永康，我太公那一辈开了"道生堂"药店。我从小接受父亲的传统文化教育，为学习中医打好国学基础，后来从浙江农村到上海，走的是一条由家传到师承，以国学国医起步，成长为海派中医之路。从民国时期到现在，一直从事中医经典文献研究与针灸临床实践，我没有走弯路。

徐：您是在民国上过哪个中医学校？在上海上过中医学校吗？

邱：李老没有上中医学校。是跟着上海川派名医刘民叔（名复）、杨绍伊（名师尹）先生学的中医。刘、杨二位先生从学川中经学大师井研廖季平（名平）先生，廖先生是张之洞任四川学政时于清同治十三年（1874）创办的尊经书院培养的高材生，为今文经学大师王壬秋（名闿运）先生出色弟子。廖先生中了进士不做官，一心治学，晚年钻研中医经典很有深度。

李老：对。这就是我的国学国医的道路。我的中医生涯可以说开始得比较早。民国年间中医学习先是家传、再经师授，在上海随师临证抄方，并为老师整理医案、出版著作。出师后自己于上海嵩山路挂牌开业，中华人民共和国成立后经过进修，于1954年入上海市中医门诊部工作，1956年上海中医学院组建、开办时，我是最早参与者之一。

近代中医的发展过程，特别是五四新文化运动以后……很复杂。我们从中医历史发展过程看，不同时期、不同地区，不同的医疗实践所形成的中医其特色是不一样的。也就是说中医本身就不能看成是单一一个标准、一个模式的。

徐：中医也是不断演化的。

李老：对，中医在不断发展。像中西医药的交流，中医早期的丰富发展是在唐朝，那时候医药交流面很宽；到了宋朝，好多香药也都是从海外传入。其实在中医发展的过程中，医也好，药也好，都在不断地充实。当时东方各国是以中医药为主的。

徐：中医为主，不断地吸收其他医药的精华。

李老：这样以中国为核心大统一地统进来，医、药都以中国文化为本位……清朝中期以后就不一样了，有句老套话讲了多时："西风东渐"或"欧风东渐"。今天医、药是以西方体系为主的，关系正好倒过来。

徐：这是一个大问题，争议就在这里，中西医之间的纷争。

李老：讲纯中医，这是往回看；往前看，是趋向合流，合中有分，中医要以中医为主，融会西医。像近代唐容川"中西汇通"，张锡纯"衷中参西"，都主张汲取西医之长，实际情况就是中医和西医的互动，方向就是中医和西医之间怎么交流、汇合的问题。就上海来看，实际上民国初期中医是走在前面的。这段时间有人提出"废止旧医"问题，余云岫国学功底很深厚,曾留学日本学的西医,他引发了当时轰动全国的中西医论争。那时,他的对立面恽铁樵,是以文学起家的,后来学医了,恽铁樵中国文化、中医都精通。这两个人国学功底都很深厚,在上海报刊上展开论争,恽铁樵代表中医方面,余云岫代表西医方面,所以论争旗鼓相当。

徐:民国时期中西医大论争开始了。

李老:对,这是一条主线。论争焦点在《黄帝内经》的阴阳五行、脏腑经络等学术思想是否科学。当时上海医界中、西两方面争论都很激烈。在这样的情况下,我们中医方面又分成了几派。老的中医、纯中医呢,几乎全部到古方里面去找出路,不讲新的;西医方面,就持续对中医、尤其是《黄帝内经》阴阳五行的理论体系猛烈批判。在这种背景下,出现了中医科学化,中西医结合的观点。我的老师刘民叔,是当时的名医,他是四川人,到上海来;他的老师,是四川井研廖季平——廖平、字季平,一代国学大师,搞今文经学的。

徐:那是清朝末年、民国初年的人。

李老:是的。另外,当时上海有一位威望很高的国学大师章太炎,搞古文经学的。这两位国学大师晚年都钻研中医,因为在当时国学中"国医"最贴近民生。一个是廖季平主讲《黄帝内经》,一个是章太炎推崇《伤寒论》,所以从国学角度来研究中医,同样也分为两个方面。

我的老师在四川跟廖季平学了之后,实际上他没有走到廖季平那条路上去,他讲什么呢? 他以方药研究为主。他认为古代中医分两派:一个是"经方"派,以《伤寒论》为中心的,神农《本草经》,伊尹《汤液经》,都讲汤药治疗;另一个是"医经"派,以《黄帝内经》为中心的,扁鹊《难经》,《针灸甲乙经》,主要讲针灸治疗。这两派的划分,实际上也是不得已的一种情况。什么意思呢? 因为《黄帝内经》已经被余云岫简单地批判了,在当时西方科学观念占主导的时代,避重就轻,放弃不谈——其实刘老师有本专书《素问痿论释难》就是讲《黄帝内经》的。余云岫怎么批判《黄帝内经》的呢? 拿十二经脉与西医解剖的血管比对,"经脉""络脉"和解剖学能见到的血管对不上,就简单地否定了。

徐:那肯定对不上,经脉本来就不是血管。

李老:这就是哲学理念影响下的医学问题。中医说的"经脉"虽有一定的解剖学基础,离不开血管、神经、淋巴管等等,但又不简单等同于血管、神经、淋巴管等。"经脉学说"主要是从针灸的主治功能立论,注重外"象"揣内,注重活体功用。

徐:这是我们当时无法与现代物质科学抗衡的问题。

李老:这是当时的水平所限,余云岫、恽铁樵的论证,从理论上讲,本质问题在思维的认知角度不一样,各自有各自的道理。但从表面上,余云岫占了上风,这是那时的学术风气使然。民国时期就是这样,西方物质科学方兴未艾,讲中医理论是说不过的。所以《伤寒论》讲治病,立竿见影;其他的不讲了,《黄帝内经》在西方物质科学思潮下表面上被批倒了。

我的老师说:既然这样,《黄帝内经》我就不讲了,我专门讲神农、伊尹的汤液学派。这个时候我正好跟他学习,学了《伤寒论》等以后,我感到这样不就片面了吗?所以我还是要学《黄帝内经》。《黄帝内经》从哪儿入手?针灸。针灸你非讲到经络不可。一讲经络,必须要研究《黄帝内经》,通过针灸把《内经》学习具体化。针灸有确切临床疗效,不使用西医血管循环系统、神经系统等理论,依据"经脉学说"有独特的疗效,这个情况跟简单的理论论争就不一样了。最起码,患者受益,有老百姓群众基础,不是论争能推翻的。

晚清民国的乡村中医基本都是背一些中医歌赋、歌诀之类的东西就能薄技糊口,尤其搞针灸的民间大夫,由于清代道光年间太医院废止"针灸科",针灸的民间大夫文化程度不高,《黄帝内经》原文很少有人读得懂。凭歌诀、药赋治病维生,这一套东西把中医模式化了,形成了一个凝固的、简单化的中医模式了。

徐:这样就没有学术水平了。

李老:这样的"纯中医",只读了些《汤头歌诀》《药性赋》《玉龙歌》之类,什么经典著作、近代医书都不读。我们可不能再培养这样的所谓"纯中医"……

徐:这不能应对西医的挑战。一论争就败下阵来。

李老:所以有人不了解我们为什么不提倡"纯中医"。我们主张中医经典学习,理论要深入,要联系临床实际;同时,不要排斥西医。

徐:这样才能成为真正的中医大家。

李老:从这样的思路出发呢,刘民叔老师的老师廖季平大师当年研究《黄帝内经》,我又回归到研究《黄帝内经》,当然方法已经与他不一样了。思想方法很重要,解放以后,我学了辩证唯物主义,作为思想指导。

徐:辩证唯物主义。您认为这个思想方法指导中医是对的?

李老:是对的。如果我没有这个指导思想,就写不出后来这些东西。

徐:对,您的书写得非常好。以哲学思想来指导经典研究。

李老:对,不能光学中医的东西,需要更多的哲学思想来正确指导。中医要想发展,这个很重要。所以不同时代中医有不同的特色,中医也是向前发展的。

徐:对,这个很精辟,中医也是发展的,不同时代有不同时代的特色。

李老:所以刘老师《伤寒论》这方面我没有继续研究。我沿着刘老师传授的中医经典这个方向,在《黄帝内经》方面研究得比较深。解放以后,学中医有两条路,一条是经典的路,郭子化、吕炳奎等提倡熟读四大经典,中医理论研究透,指导临床实践;另一条是临床的路,方药中等提倡从浅显的《医学三字经》等入手,打好临床基本功,直接上临床。我走经典的路,不从《内经知要》入手,完全是用古人的治学方法,用清朝朴学家的考据学、文献考证的方法,逐字逐句探寻《黄帝内经》的原始含义。所以我研究经络跟别人不一样,我在辩证唯物主义思想指导下,利用考据,立足经典,结合临床,把《经络学》写成新的面貌。以前《经络学》是什么样呢? 都是引文收集,文献汇编。我就不是这样了。所以指导思想很重要,我这个方法和廖季平老前辈不一样。同样搞考证,我不是做烦琐的考证,那个烦琐考证,你看一会儿就看不下去了。我不旁征博引,一家一家的引文排比资料全省掉,简明扼要,把考证结果拿出来。临床大夫一看就懂,有直接指导意义。

徐:把精华的东西提炼出来。

李老:对,提炼出来。我对中医经典的研究,是为临床服务的。我研究《黄帝内经》的经脉,50 年代提出观点。当时还没有见到马王堆、张家山出土的相关文献,等到出土文献公布后,我论证的观点与这些出土文献相符合。

徐:这个厉害!

李老:我没有以考古学家的考释文字作为唯一依据,主要靠我自己钻研,提出新的见解。要先理清源流关系,如我主编全国统编教材《经络学》,一开头就提出对“血气-脉-经络”等基本概念的解释。“血气”联词,推源于孔子生活的春秋时代,《论语》中有证。“经脉者,所以行血气”与分为“经脉”“络脉”这是《黄帝内经》的说法。对“脉”字的演变我还专门画成一张图。文字学家的考证也没达到这个程度啊!

徐:那是因为他们仅从文字说文字,您还有医学实践。

李老:我是为提炼经典中医理论而研究文字训诂的。同样用的资料,我的分析比较深入,而且结合临床持续下功夫,例如我对“膏肓”两字的考证,从引证《春秋左传》的注疏,到校注出版庄绰的《灸膏肓穴法》,再验之以临床:以前每年夏天要在龙华医院开展冬病夏治的哮喘灸法,也可说是“膏肓灸法”的临床应用。最后辨明“膏肓”二字原是“鬲肓”的误传和误解。《素问》的“鬲肓之上,中有父母”和《黄帝内经太素》的“鬲之原”“肓之原”两处文字就是确证,互相印证,这就不是孤证了。古人对“膏肓”的认识指导临床诊治十分重要,即“鬲肓”是脏腑之原,鬲膜在胸腹之间,肓膜分布腹腔,会集脐旁,因而是脏腑三焦立论的主要依据。这样从《黄帝内经》自身的经文考证,既说清了医理,又纠正了自《左传》以来的千古疑团,能说这一工作的学术价值不大吗? 所以经典考据这一点,一般的医家不了解。邱浩读了我的书,他有经典研究这方面的基础,能了解我的学术方法与价值。

徐:我为什么要拜访您?就是看到了您在这方面很有成就。

李老:我对能看我书的人,我心里很感激的。因为我们这一批人,还有传统的治学基础。现在就是老先生很少,都是研究生的队伍,要让他们知道,我没有误导他们。我研究中医的路,这50多年来,一步一步地都是前后呼应的,没有随风飘的。

徐:一直都是有自己的体系,一步一步地整合起来,没有墙头草——这就是做学问的精神。

李老:这一点我心里还是比较踏实的。这也得益于上海的中医流派"海派",有一批老前辈,张赞臣、程门雪……秦伯未秦老,我跟他合作写过文章的。

徐:对。秦伯未也是研究《黄帝内经》的。

李老:以前上海很多方面都开风气之先。我本身是浙江永康农村出来的,假如我在农村里面,没有到上海来,也可能会一事无成。

徐:没有这个视野。开放的学风在这里。

李老:余云岫从西医的角度否定中医,是不对的。但实际上他对中医专业是很了解的。

徐:对中医很了解,所以批了中医,我们不容易反驳他。

李老:他有一本书,值得学习,叫《古代疾病名候疏义》,注疏古代疾病的病名,考证古代疾病史,完全是用考据学的方法。不要只看到余云岫批判中医阴阳五行理论的一面,他分析、研究中医的一些古病名,旁征博引,中医文献很有功底。

徐:很有学问的一个人。

李老:所以当时上海中医界提到要批判余云岫,就有老前辈说,比如裘沛然裘老就说,我们中医搞文献,余云岫这样功底的人太少了,而不是多了!

徐:我们中医要有胸怀,要容得下别人批评我们,不要别人一批评就全盘抹杀他所有的成绩。

李老:对余云岫的批判有一段时间有点过,张赞臣老就说:对余云岫的论争,看作学术之争,就不会意气用事。

徐:上海确实是开风气之先的。

李老:对。还有范行准,上海这些老前辈都是很有头脑的,我那时候的稿子都是通过他们发表的。民国时期医学分科杂志里,没有中医杂志,当时《中华医学杂志》是西医的,没有中医的专栏。余云岫、王吉民他们创办了《医史杂志》,把中医、中西医结合方面的文章归到医史这个口。

徐:《医史杂志》,哪一年开始办的杂志?

邱:民国三十六年,1947 年在上海创办,季刊,中英文一起发行。1949 年停办,1951 年复刊。1953 年改名为《中华医史杂志》,杂志社转到北京办刊。李老一篇关于《神农本草经》的论文"《本草经》药物产地表释"就发表在该刊物 1952 年第 4 期的开篇。

李老:民国时期上海出了不少中西医结合领军人物。现在比较有影响的就是沈自尹。

徐:他好像是从脏腑辨证着手,通过下丘脑 - 垂体 - 靶腺轴功能对比观察,推论肾阳虚证发病环节在下丘脑;从方剂辨证着手,采用分子水平的检测方法证明唯有补肾药才能提高下丘脑的双氢睾酮受体亲力以及 CRFmRNA 的基因表达,认为肾阳虚证涵盖 NEI(神经 - 内分泌 - 免疫)网络,其调控中心在下丘脑。他对肾阳虚证的研究据说找到了物质基础,可以达到定性、定量、定位,您觉得这个结论可以接受吗?

李老:应该可以接受。因为搞中医脏象的话,仅仅纯中医不够的。中西医结合学者做的都是临床基础研究。那么引申之后,是不是会把中医学院办学的主调给否了呢?——有些人这么把他给批了。

那么我的体会是,中医也在向前发展的。"纯中医",怎么纯? 仅会背歌诀、看几个病就是"纯中医",就到头了吗? 不行的! 中医也要向前发展。当然,回过头研究,要从源到流,我提出中医要明白学术源流。

徐:您今天这个观点解除了我的困惑,我一直在"纯中医"与要不要发展这个问题上比较纠结,我搞不清楚;这是别人反馈给我的意见,不是我个人的意见。您今天讲清楚了:中医也是要不断发展的,但是中医研究是要追溯到它的源头,要明白它的源流。

李老:对呀。中医考镜源流与向前发展这两个方面要兼顾起来的。中医最高学府,光实用主义,行吗? 中医药大学,要学习综合性大学,数理化、文史哲一定都要有雄厚的基础,中医药大学,内涵要丰富。我讲的是什么意思呢? 学生一入学要给他树立中医药文化的观念,这个是很重要的。因为中医不搞中医药文化,就医论医,就药讲药,范围就越来越窄。就走到余云岫那条路上,"废医存药",中医的理论不科学嘛——废掉;就存药,如果完全按西医的方法研究中药,中药也存不下来,中医中药就彻底都没了。只讲实用主义,迟早要走余云岫那条路子。所以中医要扩大视野,中医药大学学术氛围要包容,人文的文史哲、科学的数理化都要兼顾,都要有人搞。因为中医没有文史哲这方面,就不像中医了。

徐:没有文史哲也理解不了中医。

李老:所以当时裘沛然裘老增订《辞海》条目的时候,尽量把中医条目增多,也是根据这个包容的思路来做的。完全的纯中医或者完全的纯中药才几个条目啊? 那些养生、气功等都不剥离,都保留了——以前这些都是不敢谈的。这就是中医药文化,包容是中医药文化必备的理念。所以一定要把中医的范围扩展,文史方面,要有人文关怀,没有人文的话中医就不像是中医了。中医药大学的选修课,要考虑多开设一些人文方面的课程。

徐:谢谢您这么好的建议。

李老:有人说大学是学院派,我们上海中医药大学的中医药专家委员会里面,不光是我们本校的专家,校外的也有,比如上海铁道中心医院的颜德馨颜老,他是传统的老中医代表;上海医科大学华山医院的沈自尹院士,他是搞中西医结合的代表。办大学,就要有"海纳百川有容乃大"的胸襟与气魄,才谈得上"大"。

搞临床的人,当前的话,朱良春朱老,我是比较钦佩的。朱老也是在上海学的中医,他是章次公先生的学生。我们交流过一些问题,朱老国学国医功底深厚,疗效显著,为人谦逊,思想开朗,像这样的老先生、国医大师是不多的。有个别人,老气横秋,说话意气用事,不像一个学者探讨问题。

徐:您批评得对,北京的学术界——我现在是北中医的校长,我也批评我们自己的某些教授,官僚习气比较严重,不是学者探讨问题的语气。

李老:1957年,这一年是南京中医药大学,当时称江苏省中医进修学校,很重要的一年。这一年7月10日承淡安(原名澹盦)校长去世;这一年8月,程莘农、杨甲三……这一批江苏省中医进修学校培养的中医师资大约是20人,调进了北京中医学院;还是这一年10月,该校的针灸学教研组编写的《针灸学》一书出版了。这本书出版有什么重要意义呢?这是中华人民共和国成立以后,按照中医自身学术体系编写的第一本针灸学专著。因为以前的中医,中华人民共和国成立前中医的革新派,多向日本学习,日本是明治维新,西医一套学过来,中国的这个中医(日本称汉方医)就废掉了;总体上废掉了,但针灸方面基本保留下来。民国年间,中国留日派很感动,把日本人留住的针灸,又学回中国来。承淡安的《中国针灸学》一书内容多数是学日本的。当时还有一套《皇汉医学丛书》,皇汉医学是什么意思?皇汉医学,指日本的汉医。有一些中国人不懂,以为把我们汉族称为皇汉。实际上,"皇"是天皇,是日本自称。《皇汉医学丛书》就是"日本汉医丛书"。陈存仁当时没有误解,而后来有些人误解了。当时中医的革新派,是向日本学习。当然,日本早期的医家如丹波氏家族,他们的著作都是原汁原味汉方医即中医的……1957年南京编写出版的《针灸学》教材一书是划时代的,不像以前的针灸书多数是抄日本的。

徐:这是中国人自己编的。

李老:对!也不同于朱链的《新针灸学》,那本书基本不讲中医理论。南京的《针灸学》由针灸学教研组集体编写。这些人都是承淡安校长的学生辈，组长李春熙老师是承老的高足，其余都是省内来进修的中医，后来留校工作。有好几位强手，梅健寒善于思考，书中的十四经主流图表及子午流注图表都是他的创作；李鸿逵长于理论写作，做过赵尔康的助理；程莘农长于书法，一些教学挂图的字是他写的。

徐：出版的时候他调到北京了？

李老：对。这本书应该归功于集体创作，归功于那时任江苏省卫生厅厅长、中医出身的吕炳奎。吕老以江苏南京为起点，开展中医教育工作。

徐：这些人现在都健在吗？

李老：原来教研组的人只有个别还在世。他们的学生辈，对我很感激，因为我很公正，后来多个重要场合，我把南京江苏省中医进修学校的针灸学教研组给集体表扬了。的确是这个情况，我长期所做的工作，也是对这本书奠定的针灸学术框架再加深、再提高，我的功劳就是在于充实《针灸学》内容和钩玄针灸经典著作。当时南京中医学院的一些基础性中医工作，还是全国领先的。

徐：对，领先的。解放初是南京领先。

李老：我的工作就是把南京的《针灸学》奠定的基础加深、提高、推进。推向全国，推向国际。因为这本书是根植《灵枢》《素问》《难经》《针灸甲乙经》《黄帝内经太素》，并参照历代中医针灸著作，按照中医自身学术体系编写成的。

我同北京、南京有长期的合作关系，通过另一本书《中国针灸学概要》的出版、再版，很能说明问题。1959 年是中华人民共和国成立十周年，卫生部中医司下达任务，由南京李春熙老师主审，北京、南京、上海各派一人从事编写，合作完成一本外国医生学针灸的简易教材。这就是北京程莘农、南京袁九棱和我三人的最初合作。1963 年在北京完成编写，次年出版，作为三地开办"国际针灸班"的教材。第一版，署名"针灸学概要编辑小组编"；修订第二版，以三地中医学院和中医研究院署名；第三版扩充修订，改名《中国针灸学》，署名"程莘农主编"，我列作"审订"。《中国针灸学概要》前后各次出版，我都是担任全书的"统稿"工作，因为程老就只相信我。1963 年回到上海之后，我们的工作没有停顿，又联合上海的针灸力量编成一大本《新编中国针灸学》。为何称"新编"？是与《中国针灸学概要》相比较而言，不同于教科书那样引经据典，而是阐发理论、紧扣临床，与西学中合作。我写各篇章的"概论"部分，西学中专家写"实验研究""针刺麻醉"各专题章节，中西结合，自然显出新意。同样，这本书我仍然做我的"全书统稿"工作。

北京搞针灸文献的黄龙祥他们对我的研究思路比较赞赏。上海的中医，可以讲思路还是比较开阔的。

徐：开放一点。

李老：这是海派，以前有人把海派贬低了。什么是海派呢？海派就是"海纳百川，有容乃大"。这句话谁说的？林则徐的一副对联这样写的。中医学需要包容，中医各个门派之间要包容，中西医之间要包容。我之所以不提"纯中医"，因为我觉得中医要发展，就必须包容。林则徐"海纳百川，有容乃大"，后面还有一句，"壁立千仞，无欲则刚"。无欲方能刚，有私欲，刚不起来，硬不起来。我把林则徐这句话记下来，海派实际是这个思想。

以前郭子化、吕炳奎对上海中医还有些提防，他们觉得上海是洋派；但是我们自己掌握好了这个包容的度之后，"海纳百川"应该还是对的。上海不应回避"海派"，"海派"怎么讲呢？开放的，我们上海滩，没有边界的，不能搞城墙。北京的旧建筑，就是城墙多，紫禁城、皇城、内城、外城，一层一层的城墙——现在就提倡开放了。

徐：北京的政府机构比较多，等级观念比较重。

李老：对。我们搞学术，不要搞一圈一圈的人为限制。

徐：您刚才讲的林则徐的那句话，我会谨记在心："海纳百川，有容乃大；壁立千仞，无欲则刚。"这才是办学的理念。

李老：对。要有学术道德的规范，不能说包容就是反对关起门来，变成你的就是我的，没有原则、随波逐流什么都拿来主义，那这个话就听偏了，没有主导灵魂了。

徐：我当时去面试北中医校长的时候，我讲了一句话，不是像您讲得非常文言的一句话，我讲了一句很朴实的话：如果我做北中医的校长，我要建立互相包容、互相理解、互相支持、互相欣赏的大学文化。让各个流派、持各个学术观点的人，都能在北中医找到他学术的价值。大家都能在这里发挥各自的专长和才智。我当时是有这么一个说法的。

李老：北中医人才多，力量强。你有这个理念，所以你能带领好。

徐：但是我看到更多的是危机。为什么呢？看上去北中医教授总的人数很多，但是哪一个学科现在有划时代的著作呢？就像您讲的，像1957年《针灸学》那样影响几代人重要的著作。北中医的教授这么多年来编了哪些著作，大家非得用你的不可，觉得你写的是最好的？我就对北中医的老师这样说了。

李老：当年北京中医学院国际针灸班的考试使用教材《针灸学》，就是当时北中医高奎乃老领导请我担任主编的。因为当时程莘农在中医研究院，北京中医学院杨甲三主要给高干看病，所以邀请我任主编。杨甲三搞了一个点穴带教，耿恩广配合拍的教学片，也请我去鉴定了。实际上这套教学方法是从南京带过去的，南京的李春熙老师，他有一套摸骨点穴教学法，老师先在同学身上点穴示教以后，同学又相互点穴或自己在自己身上点穴，用作现场操练的方法。

徐:您今天把我原来不了解的中医历史的脉络、近现代流派讲得特别清楚,谢谢您。这个对我很重要,中医发展,理清中医学术脉络很重要。

李老:是啊。50 多年的历程,《黄帝内经》考据学研究 - 提炼针灸理论 - 指导针灸临床,我没有走弯路,没有走偏路,我一步一步地走过来,都值得肯定的。

徐:这得益于您的坚持,以及您对中医学的判断。如果您没有这个判断力,就会走弯路。

李老:思路要紧,因为我的脑子并不聪明,目标要明确,路子要正确。所以党的中医政策指导是对的,没有党的政策指导,也是不行的。比如党的中医政策提出,学中医要"系统学习、全面掌握、整理提高"。

徐:其实讲得很对。

李老:对,很对的! 实际上我们搞中医教学,首先要做到这一点。光凭这经验有多少好谈的? 经验是不好多谈的。人一辈子能有多少经验好谈的? 不多的。个人经验讲不了太多,要靠历代的经验积累,就是现在意义上的文献。文献研究是什么意思呢? 文献研究不能仅停留在字面上、文字上的理解,要提高到中医理论研究,理论研究就是对的。毛泽东就说:我们要出几个高明的理论家。出几个高明的理论家,不能出一批,出不了,有几个高明的理论家就可以了。关键是理论,理论方面要有突破,这才算成功。

徐:您觉得从中华人民共和国成立到现在,中医在理论上有没有突破呢? 或者说近代一百年来,中医有没有理论突破的地方呢?

李老:这个说不上来。只能说我们总结出来的"辨证论治""循经考穴"等提法是对的。我们祖宗总结出经验,升华为理论,假如说没有这个经验,没有这套理论,中医就是无理论的一个学科了。没有理论的学科,民族医学,像印度、南美洲那些国家也有。

徐:但是就没有很长的生命力。

李老:就是这个意思。既然没有提炼到理论水平上,那就是低层次的、短命的。

徐:辨证论治的治疗原则《伤寒论》里面是不是就已经提到了……

邱:"观其脉证,知犯何逆,随证治之。"

徐:只是中华人民共和国成立后我们才总结出"辨证论治"这四个字,更加突出了它在中医理论上的重要价值,是不是呢?

李老:是这样子的。其实《伤寒论》是在六经分证的基础上来展开方证论述的,比如说"辨太阳病脉证并治"。

徐:您刚才谈到:系统学习,全面掌握,整体提高。您觉得咱们中医整体的提高,理论上的突破在哪里？从学术上，作为一个校长，我准备给我们教授创造一个好的治学氛围。那么从哪个方面有可能尝试理论的突破？哪些理论值得深入研究？不一定是突破，至少是值得去研究的。比如说您认为针灸学有什么有待我们解决的理论问题和突破？子午流注？人神避忌？阴阳五行、五运六气学说的研究，还有没有新的理论突破？

李老：古代有些学说我们今天不可能把原有的东西一个不落复制出来，或者把它的物质基础找出来。比如经络研究，我从来没有跟着他们去找经络的物质基础。这不能不说我当时的思想是比较高明的，搞了那么多年，我没有跟在他们后面附和。

徐：就是说不能像西医一样的，讲一个东西就一定要找到一个解剖学的物质与它对应。

李老：中医的一些观点，一些理论，和西方是不一样的。西方主要讲分析，我们主要讲综合。

徐：这是不一样的。

李老：总的就是这个意思。

徐：西方是不断地分析，大的变小，器官到组织，组织到细胞，细胞到分子，一直拆分。我们是不断地综合。

李老：对。是这个意思。很多医学内容，中医是理论上概括——哲理的概括，形式上有文学的表述，医学上有科学的内涵。

徐：您觉得科学的内涵怎么界定？是用一个科学的仪器设备能够测量出来？

李老：应该有这个东西。但有些东西不能用仪器测量，阴阳本身属于哲理的概括。

徐：阴阳就是一种哲理的概括，把阴性属性的东西笼统概括为阴，把阳性属性的东西笼统概括为阳。

李老：对。所以中医与西医，哲理概括与物质分析就不能等同划一。当然，现代人学习中医，原始经典是概括统一的，现代研究哪些具有哲学性，哪些属于文学性，哪些是医学科学性的，你又要分清楚。

徐：您觉得中医理论一定要找到物质基础，这个是很难有突破的？如果不拘泥于过去古人说理的方式，根据您几十年的经验——在针灸学方面，您毕竟已经做出来一些非常重要的发现性的工作——我想对于中医的其他方面，比如说从《伤寒论》、从《黄帝内经》……中医四部经典里面，有什么工作值得后人继续做？前人没有解决的问题，就您了解有什么呢？《黄帝内经》您研究得比较多，哪些方面值得我们更加深入研究呢？

李老：《黄帝内经》的基础理论对中医很重要。我的研究认为，实际上《黄帝内经》

的一些基础理论是从针灸出发的。十二经脉的理论,说明人体全身的一些联系。联系通过什么东西呢?它有一个推理性,十二条路。这个路到底是结构性的东西呢,还是一个抽象的、规律性的联系呢?首先是一个规律性的联系,剩下就落实到结构性的东西了。经络、经脉,不能排除血管,也不能排除神经,因为这些都是实体结构。

徐:不能排除血管,也不能排除神经。

李老:对,包容在一起,综合嘛。

徐:这个我还是第一次听到。

李老:对,这是关键!经络、经脉实际上包容了人体的神经、血管、淋巴这样一套活的机制,它不是对应解剖所见的具体实物来描述,而是古人就病人外部的诊察和用砭石、艾灸、针刺治疗时所了解到的病痛现象、治疗效应或感应的远近联系,以"脉"为代表说明一条"行血气"的通路。《灵枢·经脉》所论就是全面的,也是综合性的,这种凭外表现象揣测内部情况的思想方法,《灵枢》原文叫作"司外揣内",其篇名就叫《外揣》,也可说是取象外测法。再如中医后世将脏腑理论说成"脏象",也是同样的道理。神经、血管、淋巴……它的功能都包含在经络、经脉人体这套活的机制中。你说如果不是,那我问你:我们老祖宗对现代医学神经系统有认识吗?

徐:这方面的确切论述我了解少。

李老:但是古人有所认识,经络学说包含并体现了神经的功能。所以经络既非单一指神经,又不单一指血管……可经络涵盖了神经、血管、淋巴,也许还包容了尚待发现的其他特殊物质结构。"经络是驾驭于神经、血管等实质组织之上的功能呈现。"这个观点我在1958年的时候就这样写了。我用什么去论证呢?恩格斯的那句话:"在希腊人那里——正因为他们还没有进步到对自然界的解剖、分析——还是把自然界当作一个整体而从总的方面来观察。自然现象的总的联系还没有逐一地加以证明;这种联系对希腊人乃是直接的直观的结果。"当时我还年轻,我们上海的老前辈把我的《关于经络涵义的讨论》这篇文章放在《上海中医药杂志》针灸专号的第一篇刊登了。

徐:上海的学术风气比较宽松,我也感觉到是这样的。您刚才讲到《黄帝内经》,如果学生要学习《内经》,一般教书是先读《素问》,再读《灵枢》,当时我和北京一个老先生沟通,他说应该反过来,先读《灵枢》,再读《素问》。是不是这样的呢?您的建议,这两部书应该按什么顺序读?

李老:这个不管,各有师承,学习顺序不管。但是认识顺序要搞清楚。《灵枢》是经,《素问》是论,先有经后有论。《素问》是论述《灵枢》的,阐述《灵枢》的。《素问》里面篇名多数是"论",甚至到后来称"大论",从"论"发展到"大论",是这样的先后关系;《灵枢》里没有这些,"论"的篇名极少。"论"一般是发挥性的东西,比较后出,因此先有《灵枢》,后有《素问》。

所以我对《黄帝内经》的认识,逐字、逐句、逐条这样去分析,得出结论。这也是廖季平先生的路子。

徐:其实这就是创新,这就是提高,这就是对前人的提高。

李老:我这些研读经典的方法,并不是某一位老中医教出来的。

徐:这是您自己琢磨和悟出来的?

李老:清朝有一个考据学派,道光、咸丰以后,一些学者对《黄帝内经》的篇章文字也开始做考证研究。廖季平、章太炎是最后一批经学大师。廖先生早年从事考据学,晚年发挥经典微言大义;章太炎先生研究经学、史学、先秦诸子哲学与佛学,一生始终不离"小学"——即考据学。我把这些传统接过来,走了运用考据学研究《黄帝内经》,提炼针灸经脉理论,服务于提高临床疗效——国学国医互补的路子。

考据学派章学诚有一句话:"辨彰学术,考镜源流。"辨别学术问题的话,首先要考察学术源流,怎么来怎么去的。这话谁教的? 当然是老先生指点传授的。1958 年前后,西医学中医,当时上海市卫生局在生理研究所召开了一次讨论会,胡旭初研究员发言,他说得就很客气:"希望中医老师,先把经络学说的形成给讲清楚。"就是这个问题,等于他给我们出了一个题目,经络学说怎么来怎么去,这个源流关系要弄明白! 我以后写经络的文章,就是想把经络产生的源流讲清楚。所以,上海的中西医之间相互交流,对我有很大的启发。

徐:我们讲经络,真正经络的源流,经络学说是怎么形成的,我们搞中医的很多人都没有弄太清楚。

李老:实际上我写一些文章主要都是为了说明源流问题,如我对《子午流注针经》的校注就出版过两次,辨明"近有南唐何公,务法上古","何公"是指金代南唐地方的何若愚,而不是南唐朝代有个"何公务";明代徐凤作《子午流注》歌诀,而不是南北朝时北齐的徐文伯……源流弄明白了,也就不会把人们引向神秘主义了。所以说考镜源流是文献研究的一个主要方面。现在有的中医古书点校本,断句都断不下来,很成问题啊!

徐:对,现在年轻人古文字的驾驭能力确实是大大下降,国学功底不足。您刚才讲的我听进去了,学好中医一定要有文史哲的雄厚功底。因为中医很大一部分包含了人文文化,没有国学功底,很难理解。今天您给我的指教,醍醐灌顶! 比如建立一个宽松的学术环境,只有这样,才能让每个人去做好自己的学术。

李老:不一定每个大学生都培养成高级的中医学者,可以分不同的方向,不同的层次。

徐:要根据每个人的不同特点去培养他成长,要有不同的培养目标、培养层次。

李老:对,中医培养要分几个类型。顶级学者要培养,某个领域的专家要培养,一般通科医生尤其要培养。通科医生推向临床,要掌握一般的中医和西医常识,急诊、常见病,都要能应付。不能"纯中医",中医方面、西医方面都要掌握,急诊、传染病不耽误,各种常见病都能应付,疑难大病不误诊。尤其在基层,只搞专科,那就是画地为牢,困住中医手脚,没办法开展业务。

徐:所以应该多培养全科医生。他们讲现在能看病的中医是越来越少了。

李老:对。所以我主张就不要强调纯中医,要强调通科,基层西医能处理的包扎、化验以及开注射液、退烧药等我中医都可以应付。一般中医院、医务室里的医生,越是基层需要量越大。中医有了广泛的患者群基础,高层次的人才培养社会也就认可了。

徐:我再请教一下李老师,您研究了一辈子针灸学,您觉得现在的教材还有哪方面可以提高?

李老:像穴位解剖,以前抄日本的;上海把这个工作给做了,上海中医药大学第一附属医院已经做了。穴位解剖内容教材里面都收进去了。穴位解剖要加强。

徐:穴位解剖。

李老:对,这个是基础。不能像一些老中医,我知道外面的骨度分寸,几寸几分,内部解剖都不知道,那是不行的。过去不清楚内部的脏腑、血管、神经解剖,现在都解决了。经络学说理论研究与临床运用都不能排除解剖。所以我去编教材我就讲,穴位解剖这方面,我觉得中西医结合得符合临床实际。

徐:第二个问题就是针灸学术水平要想进一步提高,除了已开设的针灸学专业课程之外,还有什么应该成为提高针灸学术水平的必修课?《灵枢》里涉及很多内容,还有什么科目您认为是必须要学好的,这样才能把针灸这门学问研究透?做一个高级的针灸大夫,您觉得哪些课程是比较关键的,需要补充的?

李老:必备的知识针灸教材都有了。

徐:现在编的都可以是吗?

李老:针灸和推拿分开,我们把针灸学作为专业,教材一分为四,经络、腧穴、刺灸、治疗。此外还有实验针灸学、针灸文献学。针灸文献学就是介绍针灸原著的一门课;实验针灸学有一个层次问题,实际上是针灸学的实验研究,我们实际上不能说"实验针灸学",不能通过实验室实验去搞针灸学。

徐:应该叫"针灸实验学"是吗?

李老：应该是针灸学方面的实验研究。实验的针灸学,实际上是徒有其名的,没办法搞。

徐：再有一个,您觉得成为一个好的针灸大夫,临床上应该怎么去实践?

李老：针灸呢,专科可以专,但是学习的时候不能单一。从临床上讲,搞针灸可以为主,不能单一。

徐：要配合各种疗法。

李老：起码要会用方药。学的时候《黄帝内经》《伤寒论》《金匮要略》《中药学》《方剂学》《中医诊断学》都要学,不能是纯针灸。

徐：针灸学专业的学生还要学好其他中医基础课程。

李老：对。不能简单化,那不行,水平不高的。当今临床上不可能纯针灸的。

徐：我再请教一下。您从民国走到现在,学中医也60多年了,根据您走过的路,能否给现在的学生讲几句话,怎么学好中医,您有什么好的建议? 现在新一辈人,身处网络的世界,面对很多科技的新概念、新技术,这一代的年轻人跟您60多年前所拥有的医药信息、文献资源和科研方法、技术层次是不一样的,所以想听听您如何告诫下一代怎么学好中医。

李老：我不希望人家走我的老路,要走适合自己人生追求的新路,不要把我的老路重新走一遍。对于医生成长,我的思路是可以借鉴的;但是对于他们来说,重走老路是多余的。你付出时间把我以前的这些著作、文章浏览一遍,就可以了。要有自己的感悟,做出自己的成绩。未来中医学的方向,最后还是会走向多学科的沟通。

徐：多学科的沟通?

李老：对。特别是人文方面,这方面是不能忽视的,文史哲不能轻视。因为现代教育文理分科,但是我们中医与文史哲不能分,高级人才的培养尤其不能排斥文史哲。

徐：谢谢您的忠告! 通过了解您走过的路,自己了解自己应该走的一条路。通过您的学术轮廓可以知道,什么是走向成功的中医之路。

李老：你就是邱浩? 之前一直电话联系。你是在图书馆工作?

邱：我在北中医图书馆古籍室工作。我读您的《针灸学释难》,感到对针灸、对《黄帝内经》学习特别有帮助。我寒暑假、五一劳动节、国庆节⋯⋯常去山东张灿玾老师那登门请教,了解您《黄帝内经》《难经》研究、针灸学术与诗词、书法,均堪称真正的大家。张灿玾老师,裴沛然裴老⋯⋯与您多有诗文唱和。

李老：诗文都收在《杏苑诗葩——医林诗词合解》这本书里。我对这本书最有感情。

它记录了我的人生历程以及与老一辈中医的一些交往,也表达了我的一些心声。

徐:这个就是佳话,医林佳话。

邱:李老就是张灿玾老师所说的"医文并茂"的中医代表……文史功底很深厚。诗词意境高古,且形式典雅,不是一般的打油诗。作诗恪守格律,填词遵循词牌,平仄、对仗、押韵、用典……步踵前贤。形式虽然很古雅,但内容紧扣现实,是人生历程、内心情感的真实写照。李老的书法也堪称一流,篆书、隶书、行书、正楷,端庄大气,章法严谨,笔力雄健,品位高雅。

李老:他对我的学术很注意的。谢谢你重视,我对读我书的人感觉很亲切。

徐:他做学问非常扎实,人品很好,很多老先生对他的评价非常高,觉得他学医有悟性,做事负责任。我们学校的古籍他整理得很认真。李老,您除了填写诗词,对《黄帝内经》里一些古字也进行过一些考订?

李老:文献不能脱离了文字,中国的文字是有根的。中国的文化离开了汉字,文化就没根了。

徐:所以很多人提倡国学,说要恢复繁体字,您觉得这个倡导怎么样?

李老:恢复不回来。现在生活中只能用简体字。

徐:但是做学问要用繁体字是吗?

李老:对。我觉得现在有些简化字应当调整,不要把它"简"错了。我这里举个例子,如"神祕"的"祕",神也好、"祕"也好,过去都是"示"字旁,凡是有"示"字旁的字都与祭祀、祈祷等相关。这才有神祕的意思。现在简化字定作"秘","禾"字旁是什么意思?本身就是个错字。错字给肯定下来,正确的给否定掉了。

徐:那就有问题了。

李老:再如,我们中药里面有庵闾子,庵闾子是一种药草的种子,"菴"应是正字;茅草盖的房屋、庵堂,既可以写作"菴",也可以专门写作广字头的"庵"。"菴蔄子"现在写作"庵闾子","庵"用来指房屋可以的;但它本身是草药种子,用"庵"是不对的。

"神祕"的"祕","示"字旁为什么不用?用"禾"字旁?"菴蔄子"的"菴",草字头的字为什么不用?用广字头的?正确的不用,用不正确的,导致是非不分、所指不明。某些简化字有意无意破坏了汉字的文化传统,破坏了"六书"的造字体系,把本来有造字含义的字形改为错误的笔画固定下来。

所以"考镜源流"首先要从识汉字入手。

汉字是学习中国文化很重要的基础,文以载道,汉民族的经典都是汉字记述下来的。汉字自古形象化,占绝大多数的形声字既表有声音,又有形象化寓意,是形、音、义的统一体。但今天北方话语音体系中,汉字"入声"已经消失了,古代入声字的"入声"读不出来了;在南方话语音体系中,比如"吴语"方言中,还能读出"入声"。平上去入,四声各自又分阴阳,所谓"四声八音"。古代作诗、填词、对对子,有严格的声调平仄格律,按格律要求作诗、填词、对对子,这样做出来的诗、词、对联,读起来抑扬顿挫,朗朗上口,或者铿锵有力,或者婉转低回,艺术美感很强,自己吟诵,一辈子不会忘;别人欣赏,有一种韵律享受。

徐:李老啊,今天受益匪浅! 受益匪浅! 再次感谢李老师的赐教。

李老:真的希望你们能把中医、把中国文化发扬光大。

徐:我会尽力来实现您这个意愿,首先,我会敬业……

李老:把上海"海派"的一些思想带到北京去。

徐:我要建立一个宽容的中医药大学学术氛围,"海纳百川,有容乃大"。就应该有这个气魄,北京中医药大学就应该有这个气魄!

李老:好。中医也要与时俱进,本身历史上就是这样的。

徐:谢谢您鼓励! "壁立千仞,无欲则刚",要完成中医"传承创新"的历史使命,没有私心私欲是保障。

李老:对的!

徐:好,我们告辞。谢谢李老,今天是醍醐灌顶。

十、中医事业：全面认识，要有感情，中医教育：志不立，智不达

——颜德馨

人物简介：颜德馨（1920 年 11 月—2017 年 4 月 17 日），江苏省丹阳人。出身中医家庭，早年随其父颜亦鲁先生学医，后于王一仁、秦伯未、许半龙、严苍山等先生创办的上海中国医学院毕业。著名中医学家，中医内科学专家。首届国医大师。

时间：2013 年 8 月 5 日

地点：上海市卢湾区颜德馨老师寓所

中医事业：全面认识，要有感情；中医教育：志不立，智不达

—— 颜德馨

徐：颜老，您好！我到北中医任校长以后，感觉需要好好思考中医药教育，因为我发现中医院校教育确实存在一些问题。但是苦于自己是个外行，所以登门，想向您这样德高望重的国医大师请教。

颜老：欢迎徐校长来寒舍。你发现什么问题？中医教育有什么问题？你尽管问。

徐：第一个，我觉得当前中医院校在经典课程的设置方面大大削弱了中医经典教育对学生的影响，学生们学不到系统的中医经典理论，中医经典教育比较欠缺。这样就导致培养出的毕业生临床后劲不够。我也专门到北中医附属东直门医院、东方医院，还有第三附属医院与中年医生交流过，因为他们从医都已经二三十年了，正是临床一线的主力，当前中医的生力军，他们一致反馈：学中医到现在，才开始又要重新读经典。我就觉得，其实这一批人当年都是改革开放之初入学，那时我们学校任应秋任老、刘渡舟刘老……老先生们都还健在，给他们上过课、带过教。这批接受过老先生亲自传授的人都觉得经典学习不够，现在，在有些经典变成选修课的情况下培养出来的年轻学生，经典的功底可想而知了。这是一个问题，就是说关于经典的学习不够，如何提高？

第二个，我觉得目前院校临床带教缺乏临床水平高的师资。比如我们学校有个岐黄国医班，九年学制，他们都取得了入学清华、北大的考分，全国招生的，每年只招 30 个人，像上海就只有一个指标。这个班的学生都很优秀。他们在座谈时向我反映说他们上临床课跟实习，临证实习带教的老师，看病没有显著中医疗效，因此无法让他们很快地建立对中医的信心。有些学生有家传，平时就会开些小方治发热之类的常见病。比如有个学生值夜班，收了一个高热住院病人，当夜对证给病人开了中药。但是，第二天科主任查房当众批评他：怎么不开抗生素？病人出了危险谁担责任？学生还反映，在临床带教中，某些老师明显中医底气不足，他们觉得在临床一线中医主动让位给了西医，现在中医院普遍没有发挥中医优势的阵地，学生们感到这个让他们很难升起对中医的信心。这是我在学生调研中发现的一些问题，我觉得这与我们的临床教育不到位有关。我们应该如何坚守我们的中医阵地？如何培养学生的中医信心？临床实习如何好好地教学生，带出一流的中医大夫？

第三个,学院教育和师承教育哪个更加重要,或者怎样互为补充?这个问题一直有争论。特别是因为我这个校长是个外行,我是做免疫学研究的,原来在中山大学做副校长,分管医科、理工科的科研,在中医教育这个问题上把握不准、拿捏不了合适尺度。我本人从小对中医有感情,后来一直很爱好,也读过一些中医的书,比如《黄帝内经》。所以,来到北中医后,我发了一个大的愿望:就是我做北中医的校长,承担了这个职责,就一定要做好,一定要为社会培养出合格的中医药人才。

我既然担当了北中医校长这个职务,就要为中医教育负这个责任,来做中医人才培养这个事。所以这个暑假前我就和邱浩聊了一下:我说特别想去拜访全国的、所有健在的国医大师,或者是年高德深、确有成就的中医界老专家。我就拜访他们,向他们请教,面对面地一个问题、一个问题恭恭敬敬向他们请教。我说我们一定要低调,就是不要惊动当地有身份的什么人,我就是作为一个普通的大学老师过去请教,来看看老前辈。所以,今天就是想请您这样的老前辈帮助我思考一下刚才我问的这几个问题,特别是有关中医师承的问题。因为您这一代人,您和我们北中医的颜正华颜老是孟河医派同一辈的传人,见证了从民国、中华人民共和国成立初、"文革"、改革开放初到现在,这么多年中医的风风雨雨,大起大落,看到了很多真实的历史。您从小随您父亲颜亦鲁学医,师承了孟河马培之、贺季衡一系传承,后来又经过上海中国医学院深造,因此是既有传统师承教育,又有现代最早院校培养,始终是不脱离临床一线的中医大家。有关中医教育模式怎么搞,您应该最有发言权。我想从您这里听到一些指导,或者了解到一些经验,无论是成功案例还是失败教训,我都乐于倾听,希望让年轻一代学生尽量少走弯路,因为我们的学生就是中医的未来。我每跟学生们座谈一次,就感到肩上沉甸甸的责任被强化一次,作为一个校长,一定要把自己管理的业务情况了解清楚,发扬优点,保持优势,改革弊端,从而完善目前的中医教育。不能为了改革而改革,那没有意义!中医教育改革的目的,或者传承的目的、创新的目的,落实到根本上,都是为了更好地培养能够运用中医方法看病的合格医生。培养合格的中医人才,这是中医教育最终的目的,这就是我向您请教的核心。

颜老:我非常高兴,非常欣慰徐校长能够提出针对中医教育现状、切中其要害的问题。你准备献身于中医教育事业当中,有所改革,有所创新,我非常高兴。

徐:谢谢!这是您对我的肯定。

颜老:冰冻三尺,非一日之寒,中医教改这个事情任务蛮重的,现在有一些积重难返了。

徐:我也感觉到了,我现在马不停蹄地来拜访、请教也是这个原因。今年年初教育部一位领导送我上岗的时候说道:"安龙,你要做好中医药事业,北中医在全国有一个非常重要的引领作用。你们多做一些好的尝试,多向老专家请教。"现在正好放暑假了,我有时间出来,希望到全国各地走一下,遍访大师,当面请教。的确,北中医是现在中医界唯一的教育部直属"211工程"大学,有必要在中医药教育发展中做一些尝试,为兄弟院校带个好头。我就想把全国各地资深的中医老前辈个个都请教到,请老先生们从不同角度给我讲出中医教育的问题,指点解决方案。通过邱浩联系,我已经去广州请教了邓铁涛老先生,今天请教您,晚上就到南通去,明天拜见朱良春朱老,后天到南京去请教干祖望、孟景春、周仲瑛老前辈。以后我们还要去山东济南拜访张灿玾老、河南郑州拜访李振华老、安徽徽州拜访李济仁老、四川成都拜访郭子光老、黑龙江哈尔滨拜访张琪老,都要去拜访,一一请教。一定要找到保持中医本色、符合中医自身发展规律的中医教育之路。

颜老:徐校长,你主管教育很多年了吧?

徐:没有,我原来在中山大学做过几年副校长,分管医科、理工科的科研,在担任生命科学学院院长8年多期间,教学、科研和学科建设都管过。

颜老:中山大学?

徐:广州的中山大学,中山医和中大合并了嘛,组建了新的中山大学。原来我在中山大学生命科学学院的时候,亲自给本科生上免疫学课,后来做院长了,支持学院的一位教师成为全国教学名师。当年我学习免疫,说来也和中医有关。我是江西省鄱阳县人,小时候得过重症肠伤寒,和华罗庚小时候得的病一样,瘦得不成样子,危在旦夕。当时我们家经济情况很差,邻居中有一个老中医,医德、医术都很好,为了让我家里节省挂号费,就让我到他家看病。我现在记忆犹新,一到傍晚就到隔壁邻居老中医家去看病,走几步路就到了。喝完三剂中药就再去复诊。我母亲回忆说:当年我喝中药就像喝汤一样的。持续了半年时间,我终于被治好了。所以,我是以欣赏者和支持者的心态到中医圈子的。

虽然我原来做免疫学研究的时候也做过体质与证候的相关研究,但是没有真正在中医界待过,因此我算是中医界的新兵。我对中国传统文化非常喜欢,之前读了很多古书。《黄帝内经》《周易》《道德经》,我都读过了。我现在进一步再读《黄帝内经》《伤寒论》等。我说来到中医界,就是从学生做起,一边读书自学,一边请教专家。

前不久在我们学校开的临床教学工作会议上,我表态了:虽然我是个外行,但是第一天来上班的时候,我就是以一个学生的心态开启我的北中医校长生涯。先来做学生,向所有人请教:像我们学校建院初培养的早期毕业生;还有临床一线带教老师。北中医第一任教务长祝谌予的儿子祝肇刚以及祝老的学生薛钜夫,他们1986年在顺义为农民开设了一个国医院,我也向他们请教过师承教育,如何开展中医师带徒;像邱浩这样的年轻老师,我一样向他们学习,成为他们的欣赏者,欣赏他们所做的工作,最后成为他们坚定的支持者。通过边学边问,虽然只有半年时间,我已深深感受到了中医的博大精深。

中医教育里面,我也切实发现了许多亟待解决的问题。

今天我来您这儿是想进一步请教关于中医教育的问题,还有一些中医事业发展的问题。中医界伴随中国文化的起伏,经历了很多波澜壮阔的事件,虽然今天真正的中医人数比解放初少了很多,真正懂中医、会用中医看病的人越来越少了,但我看到的是有很大一批人,像您这样的老中医还在坚守着中医事业,我们相当一批国人仍在不断地探索着中医的出路。1956年中医高等教育开始创办,这是最令我们从事中医教育的人欢欣鼓舞的! 所以中医高等教育的成败,关系着未来中医能否真正传承,创新达到什么水平。

颜老:徐校长,您做临床么?

徐:我不做临床,我是做基础研究的。我在美国的博士后导师(Helen M. Ranney)是做临床的,美国的两院院士,美国国家科学院和国家医学院的院士,曾任美国 *Science* 杂志的编委,她是一个医学大家,在美国担任过美国医师学会(American Association of Physicians)的会长, 地位相当于我们的中华医学会会长。她对世界临床医学最大的贡献是发现地中海贫血的机制。我跟她做博士后,是她的闭门子弟。她一边做学术、一边看病,她曾带我去看病人,所以我就知道临床和科研怎么相结合,关键所在是什么,怎么通过科研去发现新的治疗规律,提高临床诊断率、治愈率,从而更好地呵护病人的健康。我跟我的导师学了很多临床和科研相结合的思路,做过这方面的工作。当时在圣地亚哥时,她专门带我认识钱学森的堂侄钱永健[Roger Tsien,加州大学圣地亚哥分校(UCSD)教授,几年后获得诺贝尔化学奖],我导师希望我去他新创立的公司工作,因为她希望我留在美国工作,不希望我回国。如果那时不回国,我就会留在圣地亚哥追随他研究新药去了。我的经历比较简单,从江西的小地方长大,到广州读大学,去美国留学10年,读了博士、做了博士后又回来。1996年回国,到现在17年了。

颜老:我刚才很冒昧地问你是否上过临床,因为我觉得你要接触中医教育课题的话,一定要清醒地认识这既是一个非常重要的教育课题,又是一个改革的政治课题,涉及领域广、触动层次深,是一个关乎民族文化、乃至国计民生的很大的问题。从我个人给你建议的角度而言,中医教育改革和临床改革是密切联系的。

徐:我对您指出的"中医教育改革和临床改革是密切联系的"非常认同! 我曾经反复对教职工说过一句话:要办好一所一流的医科大学,一定要办一流的医院,有一流的临床基地,一流的临床基地一定要有一流的大夫,一流的大夫一定要有一流的临床教育。一流的临床教育模式为带教老师施展才干、为培养未来一流的大夫提供了可能,我觉得中医教学与临床肯定是相辅相成的。北中医建院初的老先生,比如像东直门医院内科的秦伯未老先生,他们那时就倡导一种学风,早临床,多临床,反复临床。他们早年的办学思想使我更加坚信这一点,就是培养好的中医一定要在临床中提高。我读了我们第一任教务长祝谌予的传记，他自己的教案里面就讲到了，他说不仅要向经典学习，同时要向你的病人学习，每一个病人都是你的老师。我觉得他讲得非常有道理，我认同这个观点。所以现在我鼓励教师上临床，多接触病人。刚刚我讲的岐黄国医班最优秀的这批学生，九年制，我准备找最好的医生带他们，回去我要改革，一定要从他们进校门的第一天就让他跟最好的医生实习，让他们建立对中医的信心，看到这个病人过来了，经过什么治疗病好了，怎么样四诊，怎么样开方，好的医生带他们怎么分析这个病案……只有这样这些学生才能真正成长起来。光是理论、经典还不够，经典毕竟是前人长期积累总结的；但是要悟到经典在临床上的运用，活学活用，这是非常难的。我也看到了这个问题，所以我刚才问学院教育和师承教育的关系该怎么样处理？不是因为我们进入了现代的教育体系就对师承教育、对古代医家传授弟子的方法进行否定，而是应该考虑如何优势互补。毕竟中医也在与时俱进，我们也很难做到一对一带徒，同时现在考医师执照要有文凭，又回到了学院教育。在与时俱进的同时，怎么保存住中医最核心的理论体系和它的精华所在，能否升华和创新？这是我苦苦思索的东西，我自己也会投身到中医研究中去。我当前虽然只做了半年校长，但我已经亲自微服私访过一些科室。到附属医院去，看过病人怎么的"看病难"，我就看挂号怎么难挂，我去科室看医生怎么给病人看病，我就当一个普通的病人自己去体验医生怎么给我看病。后来我问科主任，都是在临床一线的，我问他们，你们怎么带教？教学中存在什么问题？我说作为校长不可能是所有问题的专家。一个好的校长，一是给大家创造一个好的大学氛围，创造让不同学派的学者能够发挥自己专长的校园舞台。第二，保证为学者、老师、大夫们提供好的条件，硬件和软件的条件，让他们充分发展学术事业，做自己的临床、科研、文献研究。第三，到外面去找资源，争取更好的条件：盖好的实验楼，盖好的校舍，帮助他们做师承教育，做师承学术的总结……校长要去找资源，去帮助大学的学者发展。还有就是帮助医院，在国家提供的资源里面去争空间，在更大的空间里获得发展，发展临床基地。我们东方医院有一位教授，他在肿瘤治疗方面非常有心得，他治疗肺癌的治愈率很高，生存到12年的病人都很多，我觉得这个很珍贵。他就是在中医理论指导下治疗的，和西医的化疗是不一样的。我说：你的经验值得总结。但是他不知道怎么在国际期刊上发表文章。我说：我来帮你，这个我在行。我能帮这个教授，虽然看病我不懂，但是我可以帮助医生总结出临床规律，展示出临床效果，让西医、让国际认可。西医说我们没有循证医学、案例这些，但这个就有，这么多年来他总结了很多病例。我说你整理一下，我们好好总结。如果需要做实验，我可以帮你在免疫指标等方面提供支持，我帮你做实验，这个我懂。找证据，也许现在科技不能解释所有的中医疗法，也许只有某个方面能解释，但至少我们多了一个证据。

您看，一个月前，在《新英格兰医学杂志》，就是世界上最好的西医医科杂志，发表了一篇文章：打太极怎么帮助健康。西方人也认可中医的东西。不是说中医不能发世界一流好的文章,是我们不懂得怎么去发。就是因为我们的医生原来接受的培养与现代国际要求还有些差距,所以我作为校长也愿意为大家创造条件,尽快接轨,把临床上好的结果展示给世人,让世人知道中医确实是有道理的。我作为一个校长,这是我能做的,这是凭我的专长、我的能力有把握做的。您在中医界德高望重,在业界经历了这么多年,您跟您父亲学医,您儿子跟您学医,一家都是正宗的孟河医派传承——还有我们学校的颜正华颜老,都是从孟河医派出来的。回顾历史,溯源流派,也许会找到孟河医派为什么群星灿烂……这些带给我们现代中医教育有什么启发?我希望从中找到一些中医教育里面规律性的东西,今天我来的目的就是这个。

颜老:非常欢迎徐校长你来访,我对你寄予厚望!我觉得中医教育这个问题已经探讨好多年了,也没有探讨出一个结果,没有实质性突破,以往的思路都不太对。现在我听到徐校长这样的认识,我觉得还是很好的。因为中医离不开临床,不掌握临床就不认识真正的中医,也就没法判断中医前进的道路。提到中医发展问题,我就特别注意到临床需求、临床疗效问题,临床不断挑战我们的认识,只有在临床中才能真正认识中医,只有认识中医以后,才能提到中西医结合。我非常高兴听到徐校长你刚才讲的,你这个思路还是蛮对的,一定要以中医为主,首先要认识中医,培养中医感情,以后再探索与中医有关的问题。一定要有感情,认识全面——对中医认识全面了,有感情了,我们再进行中西医结合的工作,科研工作才能有成就。以往都是以西医为主,来消化中医。我听到徐校长的看法,我还是欢迎的。我就提供我的一点认识吧。如何培养真正的、合格的新一代中医这个问题,我了解邱浩他探索了好多年了。

徐:是,他和你们这些老先生交流很多。

颜老:他探讨了很多,他在这方面很有认识。所以由他来给你引路的话,我觉得对你有事半功倍的效果。从事中医传承工作,一定要有感情,首先要有认识。对中医全面认识了,有感情了,你再探索,再进一步探索这个实质,你就有很大的进步了。否则,你对中医不认识,没有感情,再讲这个问题也得不到什么结果。

徐:是的。

颜老:所以徐校长找到邱浩就对了!他会帮助你推荐中医界真正的明白人。你这个思路搞清楚了,路子走的正啊,中医教育肯定有好的结果。

发现中医人才,任用中医人才这个问题啊,也是我们的责任。这个需要徐校长探索,以后需要大家都来做这个工作。举荐中医人才,也是我的责任。

徐:谢谢,谢谢您这么……

邱:这就是过去所谓"挂牌行医"的行医牌匾——"贺季衡授颜亦鲁内外方脉"行医牌。贺季衡先生是马培之老的弟子,颜亦鲁先生是颜老的父亲。这是纯粹正宗的孟河医派传承,从晚清,到民国,到中华人民共和国成立初,到当代——所以颜老他保存的这个中医学脉是纯正的,而且临床方面在全国是很有影响的。

颜老:你知道贺季衡吧?

邱:是马培之先生的弟子,江苏丹阳人。

颜老:对。他这个中医传承脉络很清楚。

徐:他很厉害,这个脉络搞得很清楚。我向他学习了很多。

颜老:必须要他参加你这个中医教育科研,他这个思维啊,他认识中医,对中医也有感情。

徐:他给我讲了很多关于孟河医派的故事,包括现在的传人,谁在哪里,给我讲了很多。所以我现在慢慢也认识很多孟河医派的学术大家。

颜老:我们大家一起来探讨这个问题。邱浩,徐校长他的事情就是我们的事情,大家一起来探讨这个问题。我也有责任,我应该尽一点责任。

邱:遵命! 谢谢! 谢谢您!

徐:如果我有一些改革开始推动的话,能得到像您这样的德高望重的大师支持的话,我想我们可能就能在全国推动了,或者在教育部得到支持就容易。我对中医教育的一些思路,我想利用暑假调研完了以后,准备一个一个地整理访谈,把我总结出来的东西,给国家中医药管理局、教育部汇报一下。请求他们给我们一些政策,哪怕是一些试验权,就在北中医试验,不是让我们引领吗? 我们能不能先试验? 我们有些事情可以先做;做了以后,如果成功了,我们在全国的中医药大学再去铺开。但是这个试验的先期设想,可能要得到您这样大师的建议与认同,也许他们日后问到你们都有可能。我今年刚刚50岁,苏洵从50岁开始勤奋学习,我50岁开始进入中医,希望对中医做一些事情,把我人生中一个到中医界的大转弯做好,好好地做一番我应该做的事。

颜老:首先,全面认识中医蛮重要的,不然方向就不对了。以前这个问题探讨的人很多,但是基本上都没有成功。很多人对中医的认识不够全面,他们没有感情。所以徐校长你来参加这个工作,我一定很支持你。

徐:谢谢,谢谢! 我就用邓老说的话,要成为"铁杆中医"。

颜老:"铁杆中医"的话也不全面。"铁杆中医"就一成不变,但事物没有一成不变的。接触以后呢,自己内在起了变化,以后才会有效果;内在格格不入,那就没有什么大的进步。

徐:那倒是。我是说对待中医的感情上要"铁杆",但是,对待中医的学术发展要与时俱进,您的提醒是一个非常重要的发展观点。就是在全面掌握中医的脉络和系统的知识、技能之后,还要自己的发展,其实中医史上的大家都是这么做的。

颜老:以往都是以西医的要求来接受中医的,带着西医观点来认识中医,所以发展方向就有问题了。我们客观地来认识中医,分析中医怎么进化,必须朝向正确的方向出发,这样才能处理好中、西医两种不同的学术体系之间的沟通问题。所以认识中医蛮重要的,认识论蛮重要的。

徐:我现在狠补中医知识。我把资料放在包里,也经常学习读书。只有先把自己需要掌握的知识学好——有些不清楚的,比如关于中医流派的脉络,找我们学校的专家,《周易》的事情我就请教我们学校的张其成老师;关于《黄帝内经》的问题,我就请教《黄帝内经》的专家。出来拜访的时候,也会向您这样的大家提问,也会请教一些您擅长的问题。

颜老:过去都是戴着有色眼镜来分析中医,这个是有问题的。所以,小邱啊,我觉得你应该帮助徐校长。

邱:遵命。

徐:颜老,我俩接触时间虽然不长,但我们进行这项工作已经快两个月,我现在已经开始做刚才您讲的挖掘、整理工作了。包括中医各个学派的传承,一些资料、古籍的整理,包括医案、医稿的汇集,我现在已经在支持邱浩做了。支持他把那些名医的相关资料整理好,一些书旧了、破损了,修补好,然后请那些名医的弟子为我们学校整理他老师的学术脉络,该怎么传承这个学术思想,怎么去提炼学术精华。比如《伤寒论》方面,刘渡舟刘老留下了很多书籍,我们可以组织刘老弟子整理出刘老资料中对后人有用的东西。

颜老:各家流派学术整理需要客观,尽量不要加个人感情色彩。

徐:是的,需要客观如实反映。颜老,围绕刚才我提的几个问题,您可以和我讲一讲您关于中医的体会吗? 讲讲您自己学医的过程,如何处理学院教育和师承教育,还有课程的设置,如何处理经典和其他知识结合的问题,是先讲经典再讲其他? 当时我把我们学校教务处长找来,讨论过几次,我一直还没有做决定,我要等拜访完大专家以后,再和教务处长、分管教学的副校长一起商量,再做一些尝试。

颜老:师承教育和学院教育各有利弊,因为师承教育的认识比较深,现在的院校教育认识比较广。两者要结合起来,我觉得都不能偏废。

徐:不能偏废。

颜老:假如光重视师承教育,不免视野比较狭窄,我们不能排除现代的文化进步,这一点是主要的,我们跟着现代文化的发展,解决现代社会对中医的需求,这是我们的目标。我们还不能离开时代步伐,我们要跟得上时代的步伐,这是前提,否则,光保守就是守旧,那也不行。这个问题我们可以讨论讨论,我觉得中医不能闭门造车,应该集思广益。

徐:是的。

颜老:现代的东西我们也要学习。

徐:要敞开胸怀接受别人的批评,有什么样的批评都无所谓,但是我们自己心里要清楚自己的系统,我们的核心价值在哪里。

颜老:我们自己要有主题思想,不能听到别人的东西,就贸然把我自己的东西丢掉,那就什么东西都没有了,结果中医、西医都没东西了。事实上要承认我们中华文化是非常宝贵的,我们一定要以现代科学、现代文化来发掘它、继承它,在继承的基础上创新,这是主要的方向。有的人操之过急,要改造中医,那就不对了。我觉得中医是代表中华几千年文化的精髓,我们要以现代的眼光,现代的科学,还有责任感,来认识它。认识它以后,根据现代的观点,再来继承它,这一点非常重要。我们丢掉了继承基础上发展的任务,马上来改造,也不对。徐校长对中医也接触蛮多的?

徐:这半年接触蛮多的。现在也知道了一些,当然还是不系统。我也在恶补功课,一有机会就看书。因为我这个人从小就是靠读书才走到今天这个位置,所以读书我还是有基础的。

颜老:你刚才来的时候,我很冒昧地问你,你看病不看病?我觉得这点很重要,因为首先你要在临床中真正认识中医;第二点,你要培养中医感情,这也蛮重要的。

徐:我不知道自己能不能学成一名中医,至少我这几年最主要的工作还是要把学校管好,这是我作为校长的主业。等我不做行政了,我再去学中医临床,也可以。跟哪个大师去学行医,这个我还没有选定。但是,无论跟一个还是多个不同的大师学习中医,我都会用我个人的背景、知识面从另一个新的角度去践行中医,做出我与时俱进的贡献。

颜老:徐校长,你现在学中医,就是提高自己的本领来认识中医,这一点非常重要。

徐:对,我现在就是这样。我在行政之余学的中医理论知识,就是想如何懂得、如何欣赏中医的学术价值,中医的成就。我现在这个阶段就是这样。

颜老:你的路子对的! 有的人就是操之过急,不认识中医,还瞧不起中医。

徐:这个不行。我为什么下这么大决心到中医界来?我到北中医来的原因就是想为中医做点实事。

颜老:培养中医感情也不容易。

徐：是的。这么多年来，我对中医感情越来越升华了。

颜老：我的父亲也是中医，我们家从事中医现在三代了，这个感情就是慢慢地积累，慢慢地培养的。我就是所谓"铁杆"的中医。为什么呢？因为我的中医感情是实践给我的，实践当中领悟到的中医的东西。所以中医感情是弃不掉的，这点非常重要。

徐：看来您把我第一个问题解决了，就是师承和学院教育相辅相成地发展；这一点，今天得到了您的肯定，我也是这么一个想法。您对这个问题提出了这么好的建议。第二个，您也对我本人提出了要求：掌握中医基本的、全面的轮廓，懂得欣赏，慢慢地就会成为一个好的校长，去支持大家的工作。比如懂得伤寒派的人做的成绩，有什么学术思想成就；金匮派做的工作，怎么理解它的价值……那么这个校长就能懂得去欣赏这个教授，就会发自内心地支持这个教授的工作。

颜老：我觉得徐校长，你现在在中医感情上，已经很有水平了。不是一朝一夕了，已经有了感情了。

徐：不敢不敢。

颜老：在这个基础上我们再客观地来接受中医，客观地分析中医。你这个基础已经有了。

徐：现在我想通过拜访您这样的大师，了解您一生的成就、您家里面几代人中医成才的关键，从而对比我们的中医教育。我们培养一般的医生，中医看病水平可以，成为一代名医却很难，要自己的悟性，要刻苦努力，还要有机缘，有高人的指点。我们现在每年岐黄国医班三十几个学生，他们是我们学校最高分进来的，我和他们打交道，学生非常聪明，有的人琴棋书画还很好，中国文化的底蕴非常好，怎么把他们教好？这么好一个胚子放在我们手上教坏了，我于心不忍。您能不能给我一些好的建议，如何将这些优秀的人才培养为日后的名医？我觉得医学教育从某种意义上是精英教育，特别是学中医，一定要有悟性、有足够智慧的人才能学好中医，不是说仅仅背一段经文，记几个药方就可以了。通过跟师临床实践，和病人打交道，基于经典的理论指导，然后再通过独立临证，不断在临床中反复总结经验，悟出来这个病人怎么治疗更好，这是获得经验的过程。悟性是很重要的，就像学佛的人讲要有好的根器。现在我有一批有很好根器的学生，我怎么把他们教好？您有没有好的建议？您家里祖传这么多年的经验，您在教育学生方面有什么好的经验？

颜老：我的经验就是离不开临床。还有一点非常非常重要，离不开效果，讲来讲去中医作为一门医学没有效果，就等于零。

徐：对。

颜老：这个病，我能治好，我有我的方法。这点非常重要，其他都是空的。

徐：如果不能看好病，理论再高明，能写多少文章都没有用，都是空谈。

颜老：要临阵不乱。大敌当前，临阵不乱，要有一个主帅的风格，这个病应该怎么治，就怎么去治。一定要有主张，要有主见，没有主见，就没有方针，就乱了。根本原则要立足于临床效果，立足于中医的理论才会有确切的临床效果。所以腹中空空也不行。没有理论的指导就没有办法解释病机，没有办法分析病情，没有办法辨证论治，就拿不出好的方子来。这点也非常重要。

徐：您讲得太精辟了！所以我鼓励学生，你们一定要有博大的胸怀和仁厚的心肠，这样才真正有机缘接触到很多有成就的医生，愿意传授你好的方法。同时，也可能有更多的病人，各病种的病人愿意找你看病，为什么？你的医术医德在那里，他就愿意来找你看病。他每带来一个新的病人，从某种意义来说就是给你带来一个学习的对象，同时就提高你的医术。

颜老：集思广益非常重要，要做杂家，不是只做"经方家"，临床上的病不是照着所谓经方大家的学术观点长的。我主张什么医书都看，什么方子都会用，活学活用，不拘一格，我是主张这样。

徐：集思广益。

颜老：我不是张仲景，我不是叶天士，也不做王清任，但我尊敬这些医门前贤。历代名医理论、经验，这些都是我学习、研究、掌握的对象，我可以取来应用。我不是跪倒在前贤的脚下、顶礼膜拜，这样学中医学不好的。还有一个就是一旦辨证准确，治疗一定要胆子大。

徐：一定要胆子大。

颜老：风格要高。西医解决的问题中医都能解决，西医解决不了的问题我中医也能解决，西医、中医目前解决不了，我想尽办法，日后也要攻克难关，要有这个雄心壮志，要有这种胸怀，没有这种胸怀你是看不了病的。现在很多中医一看到疾病诊断就怕了，看到病人体温高于38（摄氏）度就害怕了，要病人去看西医，去化验，打抗生素……这个简直胡扯，中医解决得了啊！好多方法都能用的。现在都不会用，这样是自己走进了死胡同，好多中医现在本身有问题。

徐：是的。我也发现，包括我们没毕业的学生去实习也反映，甚至院长级别的人有时候都说：也不知道是经济利益驱动，还是现在的中青年大夫确实没有临证经验，经常开一些西药加一张中医的方子一起给病人，最后治好了这个病，自己都不知道是方子好，还是西药的作用，都不知道。在这种情况下，怎么成为一个好中医？经验怎么积累出来？非常难。

邱：很多西医治不了的疑难杂症，比如心脑血管病等，颜老都运用中医治好了。汤药先去其邪,然后膏方扶其正。颜老这个膏方脉案您可以看看,他在临床上治疗疑难杂症提出了"衡法",就是调节气血的平衡,阴阳的平衡,脏腑的平衡,"疏其血气,令其条达,而致和平",这是中医治疗疑难病证的纲领治则。颜老刚才谈到经方、时方,不管是张仲景、《千金方》《外台秘要》、金元四家、明代温补、叶天士、吴鞠通……都要学,这是孟河医家费伯雄、马培之等主张的。我不是单纯经方派,我也不是普通时方派;我不一味倾向伤寒派,也不有意倾向温病派……而是说,只要临证有效,不管哪一派医家理论、哪一位临证经验,我都要谦虚学习,都可以拿来使用——孟河医家主张遵循《黄帝内经》《难经》的医理,取法《伤寒论》《金匮要略》的辨证及组方原则,学习以《神农本草经》为源头的中药药性药效,提倡"勤求古训,博采众方",融会贯通历代医家之长,反对门户攻讦,最重临床实际疗效——一切为高效、便捷地解除患者病苦服务。

徐:"医乃仁术",治病救人——本来医学的最高追求就在这里嘛!不管是西医,还是中医,医学的最终目的就是要解决临床病症,当然中医还能解决西医解决不了的一些问题。首先自己要有信心,所以不管是什么流派,无论内经派、伤寒派、东垣派、丹溪派、温病派、火神派,还是民间的各种流派,只要能解决临床实际问题,我们都应当认同。我在医院工作会议上反复讲,我们的医生一定要心里明白,检验医生的最高标准就是临床疗效,关键就在这里。如果我们的医生连病都治不好,讲什么理论都是空谈。如果培养的是庸医,那我们培养的就是刽子手,所以作为校长,我觉得自己的压力就在这里。我说我们一定要培养合格的医生出去,走出校门是可以真正治病的,而不是延误病人,甚至是开错了方子,加重了病情,这等于是谋财害命,花了别人的钱,夺了别人的命。好的医术会衬托出好的医德。

颜老:你讲的这几点都非常重要,唯有把这几个问题处理好,才能有胆有识。

徐:才能成为一代名医。

颜老:没有这个认识,不可能做到有胆有识。临阵不乱,自己要有责任感,这个很重要!西医能解决的问题中医都能解决,西医不能解决的问题中医还能解决,都要有这个观点!没有这个观点中医的水平是上不去的。

徐:是。

颜老:这一点很重要,对学生来讲非常重要。学生没有这个志向,"志不立",没有抱负,不能成为名医。

徐:培养他们的胆识、经验。我还想问问医术和医德的问题,就是怎么在学生年轻的时候把医德培养起来?我的意思是说,在可能的情况下,能否有"誓愿普救含灵之苦"的胸怀,我总是希望每一个医生的心中多一些慈爱,医乃仁术嘛!但是,这个是照本宣科对学生讲,还是言传身教?教育的方式应该怎么做最好?我在医院调研,看到有一些医生开的方子是很大的;听到有一些医生之间闲聊,就说你怎么开那么少药,你今年的奖金就少了。我看到、听到这些就很难受。我为什么对中医这么有好感?在我童年的时候,我隔壁的中医,连挂号费都要帮我省掉,他说:你家里穷,你就不要去医院了,晚上来我家里看病,就不要掏挂号费了;写一个处方,让我自己去抓药就好了。我从小就被这个医者的仁慈之心感染了,我觉得这个是很重要的。真正成为名医的人,我觉得都是医德很高尚的人,他们有很大的胸怀。

颜老:有,有的!

徐:所以这句话可以这么说,是不是?

颜老:可以这么说,可以这么说!

徐:我在今年学生的毕业典礼上,就把孙思邈《大医精诚》里的话送给了他们:凡大医治病、必当安神定志、无欲无求、先发大慈恻隐之心、誓愿普救含灵之苦。当时我是这样讲的:"作为一个学生,你们是学中医的,我是刚来的,你们《大医精诚》可能背得比我还熟,但是要在我们这个经济社会里面做到这一点是非常困难的。"现在我最担心的就是医德,我要培养我们的学生具有高尚的医德,因为我觉得这对我们这个社会非常重要。我们有一些老师,甚至老先生告诉我,校长要管管医生的职业操守,不能等他们都当了副教授、科主任才来培养,现在就应该在学生中,在他们的年轻心灵中种下良好医德的种子。您走过这么多年的风风雨雨、见证了很多名医的成长,我也想向您请教一下。这个问题怎么解决?

颜老:中医教育方面有许多问题都很重要。我教学生常说一句话叫"志不立,智不达",没有志气就没有才智出来,首先要立"志",才有智慧。我教学生就是先有志向,先有胸怀,才有智,这点非常重要。

徐:我要把这句话写在我们的书里,太精辟了。

颜老:需要从启蒙的时候就要灌输慈悲济世这种思想,要培养他们学习的胸怀。

邱:"先发大慈恻隐之心,誓愿普救含灵之苦。"首先要有这个油然升起的为老百姓看病的美好愿望,发自内心想为苍生解厄除难、救死扶伤的真切情怀,"人溺己溺,人饥己饥"(《孟子·离娄下》),有这种仁爱之心,发济世救人之誓愿,自然就会升起这个志向:"我一定要学好医道、掌握医术!"——日后就有希望成为名医。孔子说:"志于道,据于德,依于仁,游于艺。"中医本是以"形而上之道"指导"形而下之术"的一门医学,治病到一定境界,就会理解《庄子·养生主》中说的"臣之所好者道也,进乎技矣"。作为治病的技艺,如果没有向往"医道"的志向,没有德养,没有仁心,医术就很难提高。我觉得颜老今天讲的"志不立,智不达",就是强调学医首先要有向往"医道"的志气、志向,要发仁术济世的志愿。学生一旦立了志,就能把学习变被动为主动,就会自己主动去拜师,自己主动去读经典,在临床中随时留心、不断摸索。慢慢地,经验自然也丰富了,智慧就开了,悟性随之提高了。

颜老:徐校长,教育很重要。刚才这句话就是我带学生、带徒弟的时候的基本内容,一定要叫他们有志向,胆子要大,这个是中医教育的基本方向。

徐:颜老,您今天拨云见日,让我清晰地看到了很多东西。

颜老:你是专家,教育专家;我以前是铁道医学院的,我也是搞过教育的。我觉得这个非常重要,我们都是在教育界当中吃过苦的,要认识到这个问题:方向要明确。

徐:不敢当、不敢当。那么再请教您,我在读到朱良春朱老的一篇文章的时候,他提到曾经和您一起与当时同济大学的裴钢校长办了一个中医班是不是?

颜老:大师班。

徐:这么多年走下来,您觉得有什么好的经验值得我们借鉴?

颜老:裴钢校长办了这么一个大师班,八位国医大师都担任教授,带徒的。关于"大师"这个提法,我们是希望学生有这个志向,"志不立,智不达",要做中医大师,这有什么不可以的? 这完全可以的嘛! 八个大师带徒,我也参加这个工作,完全可以的。我们还培养了一批学生,还是有成绩的。

徐:大师班的学生是怎么挑选的?

颜老:都是个别挑选,不是公开选的。

徐:不是公开选的,就是说大师、教授们自己面试。给他们授予什么学位? 还是说就给一个证书,证明大师班毕业呢?

颜老:学成后,我们都给证书了。

徐:给个证书,但是没有硕士或者博士学位?

颜老:这个没有。

徐:一般学习多长时间?

颜老:三年。

徐:每天跟师时间要多长呢? 一周之内要几天时间跟师呢?

颜老:跟师要求比较高。我们带教的时候,都是以临床为主,教会他们看病的本领。我们出诊的时间不一样,但只要出诊,带的学生都要来。

徐:我觉得这个教育方式很值得尝试,您也邀请朱良春朱老来过上海合作,我看到他有一个发言很好……我们今天能见到您,与您谈中医教育的事很高兴!

颜老:我认识你也蛮高兴的,因为我觉得中医领导有你这样开明思想的不多。小邱呀,中医领导有这样开明思想的不多。徐校长的思想很有时代感。

邱:对,对。

徐:我觉得作为一个大学校长,就要有一个宽广的胸怀,也要和大医一样,要容得下各种各样的学者。大学开门办学,就是一个"大"字,要大气、大度。

颜老:这个中医教育问题,我们今后多合作……我希望能够为你做些工作。

徐:太感谢您了!等我回去,有些事情能够理出一些思路以后,我到时候再通过邱浩或者我自己与您联系,把我写的一些东西、一些建议呈您审阅,我正在构思。如果我能把这次见到您,包括拜访其他一些大师的访谈,写成一书,将会对改善中医发展起到社会呼吁的效果。这个书是什么目的?就是要让大众,特别是高层领导对中医药教育能有一个正确的理解和认识,同时还要得到社会舆论等各方面的支持。国家花了那么多钱,搞了两个专项:一个是传染病专项,一个叫新药创制专项,加在一起几百个亿;而对中医没投什么钱。中医是我们中国自己的宝贝,反而不投钱。所以我是希望,这次调研形成一个比较好的建议和报告,也希望得到您这样大师的支持,给到中央领导,让他们对中医建立一个真正的专项,把我们民族的瑰宝好好挖掘、梳理、整理、提高、升华。这样我们就不愧于我们的祖先,更也无愧于我们的后人。

我为什么要做这些呢?是因为我觉得西医现在的发展也走到了一个瓶颈,我说这点不是攻击西医,西医对人类的贡献是无可指责的。原因有三个:第一个,随着现代社会的不断发展,老年病大量出现,西医在老年病上没有中医有优势。第二个,西医的医疗成本非常高,像美国经济那么发达的国家,GDP 的 20% 多都用于医疗保险,尚且承担不起,现在美国也在改革,限制药价,限制病人看病,为什么?因为政府无法长期维持高昂的医疗支出,许多病要用昂贵的药物,这个药物病人还需要服用很长的时间。我还是比较了解西方药企的,大药厂我是知道的,一般的药,不贵的药不开发,不长期吃药不行。因为我在国外药企工作过,所以了解。中国可以通过中医,大大降低医疗成本,这对我们国家整个医疗体系的良性发展是很重要的。

您刚才也讲到了更重要的一点,中医是中华文化的核心所在。中医走出国门,中国的文化软实力可以进一步提高。我觉得国家发展中医事业的战略高度很高,不仅仅是医药治病,其实整个国家卫生、教育文化、经济、外交很多领域的发展通过振兴中医都可以起到正面的作用。这一点,我这半年了解中医后,感觉更加有信心。我要拜见像您这样的大师,把我这些想法对你们讲一讲,如果你们能认同,能得到你们的支持,我就慢慢往前推。像你们这样有影响力的大家,肯定很多领导要问到你们,这种改革是不是对的,你们一句话,可能比我说十句话还有用。这个是对我最大的支持。

咱们要做这件事,中医界肯定会有争议,原因是什么呢? 中国文人体制有一点"文人相轻"的文化,中医界也受到一些沾染。我看了一下,包括我们校内,教授本身都是很好,但是讲起对方,学会欣赏他人东西的少,批评对方的多,文人相轻的文化就这样,这不利于相互学习,取长补短。大师就不一样,越是有水平,越是有胸怀。名医成长过程中,他们彼此之间就要有这么一个谦虚学习的涵养。您刚才讲了一个非常重要的理念,大气魄,包容各种各样的人。不管是什么医派,我拿来,只要对临床有用,我都用,为我所用,这样的胸怀才能成大家。刚才和您探讨培养学生,要怎样培养学生的大气魄? 就您刚才说的六个字"志不立,智不达",这太重要了! 就是要培养中医学生,要有这个气魄,以后他就不会再重复以前的错误。

我和您讲讲我自己。我是去年通过教育部公开选拔出来的校长,我之所以能被选中,我认为是因为我讲了几个大道理:第一,我爱中医,从小我对中医有好感,我不是中医专家,但是我爱中医,我愿意为中医事业而奋斗。第二,我愿意做好一个大学校长,我要建立一个好的氛围,互相欣赏,互相理解,互相包容,互相支持的大学文化,让我们每一个在北中医的老师都能找到实现人生价值的位置。我做校长,我要努力做到这一点,建立一个比较宽松的学术氛围,让大家发挥自己的能力,这样才能培养医生的大志。如果在教育过程中,在培养学者的地方,大学学府都框着他,他走出去看病,有那个胆子吗? 培养不出来。我讲了这些,老师们都很认同我的观点。所以今天借此拜访,我和您汇报一下我的想法,您认同的话,有些事情我就会慢慢往前推进,我是真的希望把中医事业做大,现在正好是中国找回自己文化核心价值的时候。我刚才讲的甲午海战,五四运动,包括"文革",对中医事业,对中国文化的打击很大。现在我国的GDP已经位居世界第二,我们讲要提高软实力,怎么提高软实力? 拿钱是买不到别人对你的喜爱的。我觉得最好的就是文化的渗透和文化软实力的提升。中医是中国文化软实力最好的载体,中医呵护人类健康,就把我们中华民族最优秀的文化带出去了。

颜老:你的认识,这样的提法我觉得还是有市场的,可以尝试。对中医正确认识,可以利用,可以发展,可以为社会主义服务。我支持你,我应该支持。

徐:谢谢! 我今天不虚此行,真的,我也学到很多东西。

颜老:徐校长,我觉得你快人快语,你讲话表达自己的想法,你很爽气,想什么说什么。

徐:对,我是个直爽之人,我是发自内心的、真诚的。所以我们学校的老师们,第一次见面以后都和我慢慢成为好朋友了,他们都知道我不隐瞒观点。我做校长就坚持一个原则,不在背后批评我们的老师,从来不在外面讲我们老师的坏话;我如果对某个教授有意见,我关起门来对他提意见;我要有什么观点,如果觉得他不对,当面就批评,我不隐瞒观点;如果确实批评错了,我会马上道歉。

颜老:蛮好。

徐:颜老,您能不能把刚才讲的几个字,给我写一下,讨您的一幅字,放到学校里去。

颜老:小邱,徐校长要我写什么,你具体再讲一讲。

邱:颜老,您能不能给我们学校题个字? 就是您刚才讲的六个字:"志不立,智不达。"请您用毛笔写一下,将来裱起来,挂在北中医里,后生学子学中医的时候,能看到颜老曾经为北京中医药大学题的字。激励大家立志,学好中医,治病救人。

颜老:好的,写好以后我寄给小邱。现在还没有这个情趣,要培养感觉。我纸笔都有,你不要拿来。我写好了打电话给你,或者我就寄给你。

徐:因为学校现在在建新的校区,我们有校史馆、博物馆……我们就把一些国医大师对北中医学子的寄语,放在那里,以后新生来,入学教育,我们要带他们看看,进行教育。

颜老:这六个字蛮好的,对学生的教育蛮好的。

徐:太好了! 太重要了! 所以我就想把这六个字讨回去。我会努力在中医教育和事业发展方面探讨一些路。我们就先告辞了。我利用假期到外地拜访,在北京还要访谈一部分老先生,包括颜正华老。

邱:颜老和我们学校的颜正华老师是同宗、同岁、同行、同一医派。

颜老:对的! 颜正华老现在还好吧? ——徐校长,我很愿意配合你。我愿意为你效劳,为中医教育做点事情。这也是我的一个态度,应该支持。我很高兴看到你,保持联系,我一定支持你的工作。

徐:谢谢! 谢谢! 我们合个影吧。

十一、中医传承，临床疗效是根本目的
——朱南孙

人物简介：朱南孙（1921年1月— ），女，江苏省南通市人。出身中医世家，其祖父朱南山、其父朱小南均为中医妇科名家，后于其祖父朱南山先生创办的上海新中国医学院毕业。著名中医学家，中医妇科学专家。第一、二批全国老中医药专家学术经验继承工作指导老师。第三届国医大师。

时间：2013年8月5日

地点：上海市瑞金医院住院病房

中医传承，临床疗效是根本目的
—— 朱南孙

徐：朱老您好！我是北京中医药大学校长徐安龙，今年初刚上任。我现在对中医药教育有些想法，所以专门在全国各地拜访像您这样的名老中医，与您探讨一下怎样培养现在的年轻人学好中医，成为一代名医，这就是我今天拜访您的目的。希望您可以讲讲您学习中医的经历和体会。

朱老：我是跟我父亲学习的，也可以说是家传，但是我在学校也读了四年，上海新中国医学院（1936 年由近代名医朱南山先生在上海建立）。

徐：是在上海还是在哪里？

朱老：是上海，是我祖父建立的学校。怎么说呢，因为要做医生，都是以人的健康为重，所以一定要学好，只能看好（病），不能看坏。

徐：是。

朱老：怎么说呢？

徐：没事儿，您就讲讲您自己，比如您自己的成长，或者这几年您从国内的这些中医学生、您带过的一些学生中，看到了一些什么样的问题，需要我们在教育方面改进的；或是有一些东西是我们做得好的，需要坚持的。学生应该怎么培养，才对咱们中医药事业的发展更加有利，才能更好地掌握中医药核心理论；再有就是怎样在临床中培养出懂得看病的，就像您说的只能看好（病）、不能看坏的医生出来，这是很核心的问题。我现在比较忧虑，拿文凭的学生很多，获得硕士、博士学位的也不少，但是真正能看病的有多少呢？这是我比较担心的。

朱老：当然读书是很要紧的，然后呢，传承经验也是要紧的，但是主要是要把病人看好。因为我跟父亲的时间比较长，我从新中国医学院毕业了以后，就是跟他抄方的。主要是学习他怎么看好病，当时我也不知道我父亲看病怎么样，逐步领悟到他看病时主要就是把握中医的辨证论治。我们在临床上，就是学习我父亲的临床经验，学习他是怎么辨证论治的，这方面很重要。我父亲认为读书是掌握辨证论治思想的关键，特别是经典著作。当时我们学校里教学的老师一定是要从临床来的，他们不仅给我们教书上课，也是一定要上临床的。我觉得教学和临床就是这样不能分离的关系。

徐:嗯,是不能脱离的!

朱老:对。教学我也没有做好,临床倒是比较多的。

徐:您也教得好,您有那么多的弟子,肯定也是教得好。

朱老:我觉得现在临床上有好多医生,就没有把中医的形象给维护好。现在很多医生看病开出的方子,没有像我们以前那么认真。我们以前看病,病因、病史要写得很全的,辨证、立法、处方、选药环环紧扣,医学术语运用要像中医。我看他们现在写病案,字也看不清……我们以前写方子时,我父亲说:你这个字写得难看,怎么做医生啊?所以做中医,字还要写得好。——我现在虽然退休了,但是我还是要上临床的。

徐:您一周还看多少次门诊呢?

朱老:一个星期看两到三个半天。

徐:两到三个半天?

朱老:对。因为我们现在要传承,传承就是临床带教,要在临床疗效上体现中医传承实质。

徐:是的。

朱老:现在我们带徒弟,不像从前,从前就直接手把手地教,老师教什么,学生学什么,把老师的看病本事学到手,才能出徒。现在的老师不是太好当,规定让我讲什么内容,但规定要讲的我是讲不出来的。

徐:您带了多少徒弟呢?

朱老:正式带徒是在 1991—1992 年。第一次带徒弟,只带两个。当时他们是脱产的,他们学得很认真。现在也是这样带徒,但是没有像以前那样认真了。

徐:您这些徒弟,哪些是通过跟您学习,在临床上有所成就的,能举出几个做得好的人吗?

朱老:一个现在已经退休了,是上海中医药大学附属市中医医院副院长,胡国华。他现在还在和我一起搞传承项目,我这里是一个基地,他那里是一个分基地。其实我看病也没怎么好,是他们说要把我有效的经验传承下来。所以我们现在的工作还在进行,具体工作都是他们在做,我现在能上临床看病,已经很好了。只是我想我年纪大了,耳朵也不好,眼睛也不好,不要糊里糊涂把人家病看坏了。人老了就不能逞能了啊!

徐:这个是自然规律啊。

朱老:你们到上海就是来送宝的呵。

徐:不是来送宝,我们是来学习的。我想,在师承教育方面,您跟您父亲学了那么多年,他又是那么早办了中医教育的学校,您通过和您父亲在交流以及临床学习的过程中,有没有好的经验,是想让现在的年轻人好好记住的? 北中医的学生很多,我希望把他们培养好,无愧于家长和社会。所以我就利用暑假期间出来拜访像您这样德高望重的老先生,希望听听您的谆谆教诲,希望能送给咱们年轻的学生几句话,让他们有信心学好中医。

朱老:怎么学好中医啊?

徐:对。

朱老:其实我们学的也都是前人的经验。

徐:前人的经验?

朱老:对,都是前人的经验。怎么学好呢? 医生当然是要结合实际地学。像胡国华这个学生——那个时候全国各地的老医生带徒,你自己看中谁就收谁做你的学生,这是两相情愿的,我肯带,他肯学,这样才能学到很多东西。那个时候他们是脱产的。除了让他们看指定的书,在临床上也要让他们看我们怎么看病,怎么辨证,要他们记住。有什么问题,要他们提出来,学问学问,就是要问,问了学,学了问。当时他们除了看书,其余的时间都是跟着我的,不跟着我的时间都去图书馆看书,有什么体会马上就写下来。他们觉得好,就把我的经验写出来,写了一份临床经验,我看着的确是合我的心意。

徐:那说明他们真不错。

朱老:他们学得好,两个学生,一个是原来天津中医学院的哈荔田教授的硕士研究生,毕业了以后,他到上海。他的导师哈荔田教授就和我联系,他说他的学生到上海了,希望我带他。这个学生来了以后,刚好碰到师傅要带徒弟,我就带他了。所以说,学习中医悟性要强。

徐:对,悟性很重要。

朱老:悟性要强,你说他学习心不在焉的,有什么用呢? 他们那个时候学得很用功,他们问了某个问题,我跟他们讲,他们就知道了。我们就是临床人对人,手把手,是这样的。另外一个是我们科室的王采文,她也退休了,也带了好多学生。但是她不善于写,所以她写的东西比较少,她也不愿意争当主任,所以一直到现在还是副主任医师。

现在就是她们在帮我把我的经验总结一下,也经常在一起交流我看好病的经验,要把我的经验传承下去。我说好的传,不好的不要传,她们说当然是传好的。哪些病种您看得比较好,就是优势病种,这就是好的经验。我现在年纪大了,这是自然规律。

徐:那是,自然规律。

朱老:我说不出什么来,我看到你们从北京到上海来,真的是欢迎之至。

徐:孔夫子说:三人行必有我师。我们来看您,是因为在中医妇科这个领域里面,全国都知道您的大名,所以我们一定要来上海,向你们这些老前辈请教。我再问一下,在您的弟子里面,是男士多还是女士多? 现在我们发现一个问题,在咱们北中医,学中医的女生越来越多。

朱老:女生越来越多?

徐:是。

朱老:学中医的是吧? 不是说学妇科的,学妇科的当然女生多了。

徐:就是学中医的,女生比以前多了,原来的大医生都是男士。您是女士,也学得这么好,女士学中医,有没有什么特别要注意的,要给她们忠告的。因为我们的女学生确实是很多。您说跟男的一样学,那也没有问题,她们可能是学得比男士要细腻一点。

朱老:细心一点。

徐:是吧?

朱老:对,会细心一点。我还没注意,怎么女生比以前多了啊?

徐:对,现在女生越来越多了,原来是男的占 60%,女的占 40%,现在是女的要占到 60%,男的只占 40%。所以我看像您这么有成就、这么大年纪的女医生太少了。所以我想专门问您一下这个问题。

朱老:这个问题我没有想过,学中医的女生比较多,女生就是细心一点。那个时候我父亲也说你要是男的就好了。是吧?

徐:对。您弟弟是不是也学医了?

朱老:我弟弟们应该说都是学医的。一个大弟弟呢,他是学西医外科的。

徐:西医外科?

朱老:对,但是他后来去了美国,他们外科医生不能出事的,所以他 50 岁,就改行搞针灸了。那个时候美国总统尼克松访问中国,到中国来,把针灸带回去,当时针灸在美国一下子热起来。我弟弟到那边用针灸治病红得不得了,每天忙得不亦乐乎,病人很多。

我大弟弟比我要小十岁左右,所以我只能先顶上去接我父亲的班。那个时候我弟弟先学的西医,说西医学好再来学中医,但是后来他出国了,我父亲只能在我身上下功夫培养了。

徐:是这样的。

朱老:我不大注意女生学中医更多的事情。现在是女生多吗?

徐:对,目前北中医在校的女生多。

朱老:女孩子的心细一点,肯听话,老师怎么讲就怎么做,做得好不好是另外一个问题,但是比较听话。学医自然是细心地学,认真地学,才能学得好。我是没有学得好哇。

徐:您太谦虚了!

朱老:我没学得很好,没有什么成就,就是说老中医,我是倚老卖老。但是我们工作学习,比较认真,在临床上,在看病上,我们都是比较认真的。那个时候在科室里面,我们有进修医生的带教,我们都很认真的。他们来了以后,要安排讲课,把常见病讲给他们听,到了一定的时间,要考他们,我们从始至终认真地教。他们也认真地学,不敢怠慢。

我看现在好多进修医生,也没有人带,科室里应该说主任是要负这个责任的,但现在主任又忙得要命。从前带教的时候,我们在临床上看什么,进修医生就看什么;学好了要写文章发表,比方你看好什么病,就写是怎样辨证的,开的什么方,用的哪些药,如何配伍,药量为什么这么用,都是很认真的;成功病案我们是要交流的。

徐:我看您的弟子里面,女士也不少。

朱老:对。呵呵。总体上女士比较多。

在我们科室里,搞学术讲座的人都是我的学生。去年讲的不孕症。今年又准备要讲,每年有一次。昨天科室主任来了,我们商量今年讲什么内容。

徐:您的学生?

朱老:对。但有一些不是我的学生,都是学生的学生。

徐:我也发现了,现在都是学术界的爷爷、奶奶带孙子辈学习,在医院里几乎都是这样的,中年的这批大夫天天忙得团团转,没有时间带学生。我们北中医是这样的。这个问题比较严重。是不是你们这里也是这样的?

朱老:是啊。我上临床的时候,胡国华的研究生,都跟在我旁边的。有时候胡国华还在我旁边听着,我说你听什么,你帮忙看病啊,他说以前我讲的有些地方跟现在不同了。他说的不同,我也不知道,看来他是用心了。因为每一次的病人和当时的社会环境、病种都有关系的。

徐:您觉得您看病这么几十年,随着人的生活习惯、饮食习惯、生态环境的变化,妇科病有没有发生什么重大的变化呢?比如说得病的年龄早了,得病的种类复杂了,还是说也没有发生变化。

朱老:还是有变化的。现在常见病都是有炎症的,盆腔炎很多,就是因为人流,刮宫多次。

徐:子宫内膜搞坏了。

朱老:对,体质也搞坏了,以后也很难怀上了。现在就是这样的。也不知道怎么搞的,不孕症那么多。

徐:对,这是为什么呢?

朱老:一方面压力大,工作忙,所以结婚以后不想怀孕,怀了就人流,我说你要做好避孕工作,采取避孕措施。刮宫、刮宫,就把身体刮坏了,好多人就感染了。现在子宫内膜异位症特别多。

徐:您讲的子宫内膜异位症真的是挺多的,我自己是研究免疫学的,我发现这个病与遗传和体质也有关系。有些妇女容易得这个病,有一些不容易得,我也不知道为什么。您发现这个规律没有?

朱老:我觉得和心理因素也有关系,工作忙、压力大,这也是一个因素。还有一些就是感染,不注意卫生。

徐:对,容易感染。

朱老:人流以后要注意,人流以后,炎症来了,输卵管堵住了,那是要做试管(婴儿)的。

徐:那是。

朱老:这都有关系,以前这种病比较少。还有一些说不清楚的……比如有一些人就是在生活上不注意,经期交媾。这个不好。月经还没有干净,内膜还没有完全脱落下来,内膜进去就要作怪的啊,它什么地方都可以走的啊。那么子宫内膜长在子宫肌层会得腺肌症,长在卵巢会得巧克力囊肿。子宫内膜异位,肺部、脑部都可以有的,临床上有,当然是比较少。

徐:是,这种病在妇科来说是很难治疗的。

朱老:这种病国外是没有治疗方法的。中医治疗主要是活血化瘀嘛。我记得国外有一个妇女,得了腺肌症,控制不了,要动手术。后来他们讲怎么不到中国去看看中医啊,中医治疗这个效果很好的。她就不上手术台了,到中国来看病,后来找到我,她说她什么都不敢想,主要是希望不痛——生孩子不指望了,因为有孩子了——就是希望不要开刀,能不痛。我们中医治疗就是活血化瘀,或者根据症状用清热消炎的药。复诊时她说吃完我开的药,这次月经不痛了。我也奇怪,那么神啊!就是用了一些消炎的药,化瘀的药,以往来月经疼得死去活来,在国外服止痛药都不缓解,但吃了中药她就不痛了!

徐:所以我下一个问题就是,咱们中医对很多病都有特殊的疗效,刚才您讲的子宫内膜异位症,西医没有办法,咱们中医就有办法。现在您在研究这个病人为什么会治好,您开的是活血化瘀、清热消炎的药。您觉得在妇科里,除了子宫内膜异位症以外还有没有西医现在没有办法,而咱们中医有把握的,可以发挥独特作用的病种?

朱老:妇科倒是有一个病西医看了没办法,中医也没有办法的,是什么病呢?是PCOS。

徐:什么是 PCOS 呢?

朱老:说 PCOS,一下子反应不过来,就是多囊卵巢综合征。

徐校长:哦,多囊卵巢综合征。

朱老:这个病,西医没办法,中医也没有太好的办法。但是我们现在就是希望病人能有排卵,能来月经,根治没有别的办法。我发现这个病里面,脾虚、肾虚的很多。你说它是虚证呢,它也不像完全的虚证;说是实证呢,又好像是虚证。所以虚实夹杂,这个病很难治。西医没有办法,有这个病就让我们中医看。

其实这个病能来月经,虽然不是很准,但是也会有排卵。因为什么呢? 我们中医讲"女子七岁,肾气盛,齿更发长;二七天癸至,任脉通,太冲脉盛,月事以时下,故有子……"天癸至,然后才来月经。我觉得肾气不足的,天癸、骨髓也不足的,就是要补。这种病关键要看月经能不能来,如果能来,来过一回,就需要调养,要补肾精。有的是肾阳虚,有的是肾阴不足,或肝阴不足、肝肾不足。主要有两个治法,一个是补气温阳,一个是养血滋阴。补了以后,阳气充盛了,精血充足了,然后再请月经出来。经水出来了以后,然后再补,虚虚实实,这个病没有特效药。现在我们在临床上观察病人排卵期基础体温能否上升,体温上升就能有排卵。一定要补气补血,参、芪、当归、熟地,还有菟丝子、覆盆子、石楠叶、石菖蒲、巴戟天、淫羊藿、仙茅……这些药用了以后,基础体温会上升的。但是要有血有肉才能有好的卵泡出来。如果卵巢里面都是小的卵泡,长不大的,怎么会生孩子呢? 有的病人给她看看,回去吃吃中药就看好了,有排卵了,月经来了,怀孕了。这个病我们以前不很注意的,往往是看看,不知什么时候病人会怀上,没有办法研究。

徐:没有什么规律可抓?

朱老:没有规律。每一个病人可以说怎么治的,但怎么标准化? 怎么量化呢? 所有的病人都给一种药? 我们只能说中医是挺奥妙的。

徐:还有现在妇科里面的不孕症,您刚才也讲到了,据说咱们上海中医药大学在用中医调不孕症时还辅助采取了西医的体外受精。根据您的临床观察,您觉得中医在妇女不孕症方面能够发挥独特的作用吗?

朱老:不孕症,我们主要也是看她排卵的情况怎么样,先要量好体温,基础体温要量好,掌握好它的规律,什么时候排卵。有排卵,也要输卵管通畅,这两个条件是必要的;

再看其他情况。有一些人要先治病,有炎症的先消炎,有炎症大概率是输卵管通路不畅。输卵管不通了,要先用药疏通。所以一定要先攻邪,"急则治其标",使输卵管畅通。再有排卵功能要好,就是肾气要足,"缓则治其本",补足其肾气。如果是通而不畅,肾气又不足,很容易宫外孕;能怀孕,也是宫外孕。

中医治不孕症效果确实有一点。有好多病人别人治不好,你却治好了,就很怪。我有一个病人,总挂不上我的号,有一天她就在诊室门口等。我刚好下班了,可是接送的车子坏掉了,让我等一等。她就说她来送朱医生回家好了。我也不好拒绝她,就把地址给她了,她就送我回家。后来她一直到我家来看病。她有什么病呢?盆腔炎、子宫内膜异位症,输卵管不大通畅,月经也不调,身体不大好。她其实不是想来看不孕症,她就希望能把她的子宫内膜异位症治好,疼痛能减轻就好了。治着治着,她盆腔炎好了,然后痛经也好了,输卵管通而不畅的情况,经过用药也好了,于是她就怀孕了。所以她现在总是想着我,她说要不是我把她这个病看好了,她们家里的日子真的是很痛苦。本人天天痛,家人盼孩子,一年到头愁眉不展的。现在孩子也生了,说我给他们全家带来幸福了。

徐:那是。

朱老:这种情况我们临床上很多的。

徐:您刚刚讲到了基础体温,我昨天见到王慎轩弟子徐友文的女儿,她就讲她爸爸这么多年跟着王慎轩老先生学习中医、学妇科疾病的治疗,说基础体温对妇科病的诊断和治疗是非常重要的。说他爸爸把基础体温当作旁证来辅助脉象的判断,您在临床上是不是认可这个观点呢?

朱老:嗯,如果是病人体温不好,她的脉肯定不好。比如,有的人很怕冷,一般都是脾肾虚,那么她的脉沉缓细弱的多,就要温肾、健脾。肠胃很要紧的,脾胃是气血生化之源,脾胃不好,整个身体状态也就不行。所以肠胃要保护好,气要充足,她的基础体温就会上来。临床我们针对病人体质、症状等,审因辨证用药,效果往往蛮好的。临床治疗不孕症,我们中医药里面用得比较多的是什么药,你们知道吗?

徐:我不知道,我不是学中医的。

朱老:你不是学中医的啊?

邱:紫河车。

朱老:对。病人的激素水平不高了,精血不足,卵泡质量就不好,没有优质卵泡,你要给她吃这个药。我们一般都使用紫河车粉,一次 3 克冲服下去,这中间看看卵泡的质量怎么样。

徐:今天向您请教很多了,您该休息了。

朱老：我现在只能这样随便讲讲。没有系统思路，不像以前那样了。

邱：您看病疗效相当出众的！网络上对您的评价特别好！病人说您的医德高，疗效好——就是挂号难。我们徐校长来(看望您)的意思，就是希望中医院校多培养一些临床上疗效好的中医——都像您这样就好了！

徐：那老百姓就有福了！

邱：从您祖父朱南山到您父亲朱小南，都是相当有名的中医。您还整理过一部《朱小南妇科经验集》。

朱老：那个时候还年轻。1974 年，我父亲刚刚过世……应该说我们中医劫难太多了！那时候原稿怕被人烧掉了，就藏起来。过了那段时间，才拿出来整理的……劫难太多了。

徐：是的，中医的劫难太多。

朱老：现在没有办法了，年纪大做不了工作了。以前是想做工作，有很多工作是要做的——所以把我父亲的东西整理了一下。

徐：谢谢您了，给我们传授这么多宝贵经验。那我们就告辞了啊。

朱老：哪里！你们才是送来宝的啊！

邱：您保重。有机会再来看望您。

徐：朱老多多保重。谢谢！

十二、经典是基础，师传是关键，实践是根本

——朱良春

人物简介：朱良春（1917 年 8 月 20 日—2015 年 12 月 13 日）江苏省镇江丹徒人，后迁居南通市。1935 年至武进孟河拜御医世家马惠卿先生为师。1936 年转入王慎轩办的苏州国医专科学校学习。1937 年转入陆渊雷、章次公、徐衡之先生创办的上海中国医学院，随章次公先生侍诊实习。1938 年毕业。著名中医学家，中医内科学专家。首届国医大师。

时间：2013 年 8 月 6 日

地点：江苏省南通市朱良春老师寓所

经典是基础,师传是关键,实践是根本
—— 朱良春

徐:朱老,您好!

朱老:你最近一直在外面?

徐:是的。我今年1月份到北京中医药大学担任校长,我原来是做免疫学研究的。所以我到中医界是个外行,我对我们北中医的老师们说,我来北中医当校长,从学生开始做起,接着做成他们的忠实粉丝,再做他们坚定的支持者,最后和他们一道把北中医做成中医界名副其实的首善之校。所以上任后,我一直在校内做广泛的调研,拜见了国医大师,如颜正华、王玉川,还有其他老先生,如孔光一、贲长恩、季绍良、吕仁和、聂惠民、田德禄、武维平、萧承悰等。我通过到教授的办公室、实验室,到学生的饭堂、宿舍调研,现在对校内的情况已经有基本的了解,但还不能说有深度。我希望通过向您这样的国医大师请教,了解中医界的基本情况,便于我更好地开展北中医的工作。有一次,我在吃早餐时,认识了我们年轻老师邱浩,我向他提起我有一个愿望,就是特别想去拜访一下全国所有能够拜访到的国医大师,请教他们怎么办好北中医。可是,我苦于找不到国医大师的联系地址。邱老师说,他由于长期跟中医界老先生打交道,可以帮我电话预约、协调安排。由于邱浩的精心安排,我才有这整个暑假的全国调研,也才有今天与您见面请教,我非常感谢他!我利用整个暑假就基本干了这一件事,马不停蹄地到全国各地走。在苏州也见了在北中医工作过的王慎轩老先生弟子的后人;正巧王慎轩的一个儿子在中山大学第一附属医院工作,是一个著名的西医外科专家;王慎轩的孙女就在中山大学工作,跟我也很熟,那时我还不知道他的爷爷是那么有名的我们北中医的老前辈,通过这次调研,我才了解了这个脉络。昨天我在上海见了颜德馨老、李鼎老、朱南孙老。然后,今天来南通拜见您。见过您了,还要去南京看望干祖望、周仲瑛、孟景春等老前辈。我就是想把江苏、上海这一片跑下来,跑完了回去休息几天再到山东、陕西、河南,再到成都去拜访一下。我的目的其实很简单,就是请教如何办好北中医,如何通过北中医的舞台来为中医药事业的复兴做点事。朱老,我来之前读了您发过来的三篇文章,这三篇文章非常深刻地讲到了很多有关中医事业存亡兴废的内容。

朱老:很肤浅。

徐:不是很肤浅,比如您到同济大学中医大师班讲的话,以及后面您说找回中医的魂等许多观点,特别是您说的关于中医的很多概念需要重新厘定,以及对于教材要重新编写的呼唤,都是见解深刻、入木三分。我一直在纳闷,早一批的教材编写,我们北中医也发挥过很大的作用,为什么现在的教材建设,我们北中医的声音小了?在北中医创建的早年,我们学校的一批老前辈大多是从江苏调来的,同时孟河医派的一些老先生,比如秦伯未、王慎轩、印会河、颜正华等,陆续来了北京,那一代人确实为中医学院教育的开启,奠定了基础。对此,您也在文章里讲到了,您认为他们对中华人民共和国的中医教育做出了不可磨灭的贡献。但是很多概念被这么一年一年地教下来以后,有些概念被偷梁换柱了,或者说误导了很多人,连我自己都觉得一些书有问题。您举了很多例子,问题的所在,主要是中医概念怎么理解,比如六气怎么理解?阴阳怎么理解?是阴阳平衡还是阴阳稳态?治病要阴者阳之,阳者阴之,虽然是这样,但是不是说阴阳一定要达到绝对平衡,还是阴阳求得一个恒动的稳态,我想,这是治病的关键所在。

朱老:原来我说的中医是平衡医学,不完整,前面应该要加"动态"二字,动态平衡。

徐:还有您讲的时空变化对人生理、病理及方药、针灸、食疗施治均有影响的观念,讲得太对了!中医与西医不同之处就在这里,"人与天地相参"嘛,西医很少提到对疾病的时空观念。

朱老:平衡医学是基本法,但是一定要加一个"动态",绝对的平衡是没有的。

徐:是没有的。所以我读了您的文章后觉得您是个真正的大家,看问题的视野很开阔,高屋建瓴俯视着中医界纷繁芜杂的一些事情。因此今天专程来请教您几个问题。第一个问题:您觉得现在的中医药教育该如何改革?中华人民共和国成立以后开办中医药高等教育,第一批中医学院全国范围办了四个,风风雨雨已经50多年了,到2016年就是整整一个甲子。中华人民共和国成立也60多年了,如果算上民国,我们推翻满清王朝有100多年了。如果讲西学东渐导致中医走下坡路,中华文化真正大规模的变化是在清光绪二十年——1894年中日甲午海战之后。中国人在被日本人打败以后,自卑感日益上升,民族自信心日益下降,之后不断否定自己,中医式微就是一个例子。当然,割地赔款、民不聊生最终导致了彻底否定国学。20多年后,五四运动提出砸烂孔家店等口号。那个时候,有这样那样过激的行动可以理解,因为我们的民族正处在求索强国富民的路上,在找寻我们中国人自己的出路。

但是,走到今天这个时候,我们国家已不再是100多年前贫穷挨打的国家了,不是积弱成疾的国家了。我们应该要重新找回民族的自信,中医就是这样一个宝贵的自信所在,中医还在为维护老百姓生命健康发挥不可或缺的作用。

朱老:对、对、对!

徐:我认为,这100多年的求索告诉我们不要跟着别人跑,要走自己的路。无论是毛泽东领导的新民主主义革命胜利，还是邓小平领导的改革开放成就，都是走了自己的路。中医是中国人几千年与大自然做斗争发展起来的、有自己独特理论的医学体系，因此我们更应该建立有我们中国自己特色的中医药教育。但是，如何建立？这是我今天要问的第一个问题。

第二个问题，在教育过程中，学院教育和师承教育、民间教育之间的关系应该怎么处理比较合理？

第三个问题，国家对中医事业的发展应该给予怎样的政策和支持？因为您是中医大家，所以我想请教一下，中医事业的发展，人才培养方面，您觉得国家还有哪些做得不够的？

最后，您对北中医，对我这个新来的校长有什么要求？昨天我在李鼎老师那里请教，他流露了一点批评意见，他说北中医出来的专家有一点心高气傲。我觉得李老的批评有道理，这个是不对的，其实很多中医大家在民间，有时候在荒郊野外。在学院里面的教授不一定就是最高成就的中医学家，不要以为北中医是教育部直属的中医药大学，专家从这里走出来都高人一等，其实不是的。所以我今天来就是想听听您对北中医的批评意见，我是真心诚意地想听到！关于这个话题，好话都不用讲，就是请您提出怎么样改进。北中医怎么做才能真正做到引领中国中医药教育事业。这就是我想问的三个问题、一个请求。

朱老：徐校长以真正务实学者身份来主持北中医，我感觉是中医之大幸。

徐：谢谢，谢谢！

朱老：刚才你讲的这一番话呀，我感觉你作为一个高等院校的校长能够这个样子，深入基层，平易近人，我深受感动。

徐：谢谢，应该的！

朱老：我感觉到你刚才提的几个问题都是中医面临的最根本的问题！那我们就从根本上谈起。现在中医呀，包括学校、医院、科研院所，没有把自己的位置坐对，没有坐在自己本位上面，已经移位了。为什么要移位？要跟上时代——好像跟西医更加趋近就是进步了。与时俱进，这个想法是好的，但是进步的路子绝对错了！如果中医不坐在中医的位置上，而是想要往西医的思路上去靠，去接轨，是绝对错的！这不是接轨，是"出轨"！

徐：嗯嗯，不是接轨，那是"出轨"。您这话讲得太形象了！

朱老：中医首先应该要坐在中医的本位上，要坚持中医基本的思维和理论。中医的思维是整体观，天人合一。西医呢，是靠仪器、设备确定对疾病认识的，制药方面也是比较依赖高精尖的仪器设备,临床各科都是分得很细的。

徐:嗯,它把人体讲得很细,从整体到器官,到组织到细胞,甚至到基因,到分子水平,都是这样一层层细分。

朱老:到最后……

徐:到最后目无全人,面对活生生的一个人就糊涂了。

朱老:很多问题西医没有解决。有一个人讲过这个话,虽然这个话不完全正确,他说西医看病呀,一直看到病人死都是非常清楚,明明白白地让他死去;中医呀,是模模糊糊地让他活下来。因为中医有些东西,阴、阳、气、血,一般人不了解。什么阴阳、气血,这些东西好像是糊里糊涂,但是让你活下来。这句话当然只能说是一部分对、不能说全对,但也说明了中西医各有各的长处,各有各的立足点。

徐:嗯。

朱老:首先,我感觉到中医要姓中,现在是不中不西。

徐:我们很多老先生都批评过这个问题了,连我们北中医的附属医院都被批有这个问题。

朱老:非驴非马,变成个异类。现在的中医大夫,要真正懂得谈中医呀,不如一个老中医;要真正懂得谈西医呀,不如一个西医院校刚毕业的学生。临床治疗中医、西医都没有把握……

徐:这样治病效果就有问题。

朱老:这样不中不西是错了!其实呢,我感觉中医这么多年的教育是存在问题的。当然,中华人民共和国成立以来,总体上说中医也确实有很大的发展,这个是肯定的。

徐:这个肯定没的说,中医高等教育确实有举世瞩目的成绩,这是应该肯定的。

朱老:但是关键问题出在了教材上面。

徐:我那天读了您那篇文章,就是讲的教材问题。

朱老:教材是一个大问题,因为中华人民共和国成立初刚开始办中医院校,盲目开拓,从各地汇集了一堆东西,总的说呢,一版教材相对是杂凑起来的,二版教材比较规范一些,但是后来三版、四版……越来越差了。为什么差?它慢慢地在西化。它是辨证分型了,一个病分成几个固定的证型,一个证型里有一个代表性组方。这样子是不行的,这样硬是把活泼泼的辨证论治变成僵尸了。

徐:其实辨证本来应该是一个最灵活的东西。

朱老:现在变机械化了。中医大家张仲景就说了十二个字:"观其脉证,知犯何逆,随证治之。"根据病人的症状,属表属里,属寒属热,属虚属实,属阴属阳,随证治之,这就是辨证论治。所以他就是十二个字,很概括。

徐:很精华,高度地概括了。

朱老:所以中医呢,学起来复杂是很复杂,但是说简单也很简单。《黄帝内经》里面就说:"知其要者,一言而终;不知其要,流散无穷。"中医的东西你掌握了它的精髓以后,就是无往而不利;没有掌握中医精髓的东西,仅仅凭皮毛来辨别疾病,来用药,那就没有疗效。所以我感觉呢,现在的教材要大改,为什么呢? 如果越来越西化,向西医靠拢——中医是辨证论治,现在是搞成辨西医的病,好像能套上西医的某一个病,就好像跟上了时代,其实是错的。有的病可以套,有的病没办法套。这方面呢,中医必须坚守中医的四诊八纲,望闻问切。现在望闻问切四诊只剩一个问诊了。

徐:望的本事也没有了,很多人没有望的本领了。

朱老:没有望的本领了,他说望病人,他是望得很皮毛的。

徐:望不出里面的门道出来。

朱老:望不出的,真正懂得"望"的才是中医大家,故古人说" 望而知之谓之神"啊!

徐:"望而知之谓之神",这是最高境界。

朱老:最高境界。像过去我们的老师,病人一过来,他一看辨证就有个五六成,再坐下来听患者讲了一两句话,基本上得其病机要领,再问几句,诊断能完全符合患者的实际了,所以望诊非常重要。现在教材当中将望诊基本上淡化了,现在大量的是声光理化检查的一大套东西。这个一大套要不要? 有的病要,有的病不一定要。假设你都检查了,这是某某细菌,那是某某病毒,你现在怎么用药? 哪些中药是能对抗这个病毒的? 哪个是抗菌消炎的? 选哪些药杀死癌细胞? 就无从下药了。所以我说呢,辨证论治一点不能动,辨病论治可以作为参考。因此教材一定要改革,教材一定要为临床服务。

徐:嗯,一定要为临床服务!

朱老:临床要体现疗效,没有疗效说的都是空话。所以,我感觉教材必须要好好改。而改呢,就必须要找一些临床经验多、理论基础扎实的人来改。

徐:临床经验多、理论基础扎实的人来改,是的!

朱老:过去编写教材,有不少人是理论基础不错,但是不会临床。还有很多教师只会讲课,不会看病。举的例子都是死的,不是活的,学生听了没有兴趣。所以,20多年以前南京中医学院办了一个《伤寒论》师资提高班,找我去讲一讲。我说你们听讲的学员都是伤寒教研组的组长,都是专家,我就不去了;他们说不行,无论如何要我去讲。我说我就讲讲《伤寒论》的临床应用,讲这个题目;讲讲六经病的处方、变方,它和临床的联系,怎么样应用就有好的疗效。最后学员反映说我讲的课是中医人最最适用的,我们把很多临床行之有效的东西拿到课堂上给学生讲,学生听了以后很容易就理解,很容易和临床结合起来,觉得很实用。

所以我感觉编写教材要找一些有理论基础,更要有临床实践经验的人来编写教材,这样教材才会编得好。不能以西化了的思路来编写教材,那就错了! 所以我们一个老中医说,现在好多中医都要洗脑,把脑子洗洗,把西化的东西洗掉,要回到本位上来,我说这个话也是对的,但不一定说得那么很完全。教材呢,我感觉要切合实际,教师既要能讲课,又要能看病,这才是好教师;如果教师只会讲课、不会看病,这个教师只做了一半,是不行的!

徐:我们的学生向我反映,老师没有临床经验的,讲课都非常枯燥。

朱老:对的,所以我就希望今后中医院校的教师,每个礼拜都要上一两次门诊,这样子他自己对所讲的中医内容才有切实体会。我希望徐校长考虑,希望徐校长能在中医药大学这个阵地里面起一个带头作用,扭转现在的理论脱离实践的局面,这是中医之大幸,从根本上解决问题。

另外,说到师承教育,过去一个老师就带这么几个学生,这几个学生后来都不错,为什么呢? 他经验丰富,因为他的老师经验很丰富,他就接受了他的这些经验,把老师的经验变成自己的经验,这样子应用起来就得心应手了。

我有一个学生叫朱步先,原来在《中医杂志》社当副社长,是副总编,他是我向北京的同学费开扬(见最后一个访谈)同志推荐去的。费老呀——也是中医界老前辈了,原来在《中医杂志》社做社长、总主编。1982 年,中医第一部大型临床著作《实用中医内科学》在上海延安饭店统稿,一共十个人,其中八人统稿,我推荐了朱步先,我的另一个学生何绍奇也去了。两个人审稿、定稿,即重庆中医研究所的所长黄星垣和我二人承担,黄老是西学中,但是这位西学中的老前辈很了不起,他完全坐到了中医的位置上来,他熟读中医的经典著作,然后从事中医研究,他研究的东西不断地被临床验证并获得好评。中医司当时的领导是吕炳奎和胡熙明,他们两位一个正司长,一个副司长,主持中医工作。为了编写好这部《实用中医内科学》,集全国中医学院的部分中医教授,集体分工,一个病一个病、一个系统一个系统地把写作任务分下去,经过两年左右的时间写成了初稿。书稿集中了以后,需要修改的地方不少,因为你写你的,他写他的,很多地方重复了,还有一些不足需要审改。最后是找黄星垣所长和我两个人审稿。还配了八个人统稿,按规范的要求把不规范的地方都统一起来。这八个人当中,有后来是上海中医药大学校长的严世芸以及蔡淦教授,中西医结合专家张大钊,还有成都中医学院的院长李明富,现在的国医大师郭子光,以及我的学生朱步先医师,都是这个统稿组的……北京的就两个,一个是何绍奇,西苑医院研究生班的教师,后来在香港因冠心病去世了;一个是王琦,他俩都算是我的学生,也是统稿组的。这样八个人统好稿,我和黄老两个人都要审阅,这样一连工作了3个月。在这期间,胡熙明副司长和中医研究院的施奠邦院长,以及《中医杂志》总主编费开扬三位前来检查工作,表示满意。

徐:这是哪个年代的事?

朱老:这是1982年的事情。他们三个人到上海来,说是慰问,其实是检查工作。我们把看过的、改过的稿件,给他们看;他们就翻阅,就看改的地方,看改得怎么样,很认真地看了一天,甚表满意。最后卫生部决定招收一些外地的医生到北京,吸收一些人才到北京去。我的学生朱步先,当时还是江苏泰兴的一个基层医生。他呢,语文基础比较好,中医也学得很好,悟性比较高,字又写得好。所以他们三位看了修改稿之后认为,在这八个人中,朱步先虽是学徒出身,现在在基层,才华却是最佳,八个统稿人里面他是改得最好的。

徐:这是吕炳奎说的?

朱老:胡熙明副司长说的,我们当时不知道。几个月以后就下调令了,到了省里,省里转到县里,但是朱步先那个时候还不是主治医师,那个时候要进北京,最起码是一个主治医师,才有进京户口。当时地方政府开绿灯了,因为他的水平超过了主治医师。

徐:这样的人才职称被耽误,有才学却没有被认可。

朱老:当时我就写了一个证明,说他是我的学生,曾经跟过我,他的水平达到了或者是超过了主治医师的水平,我用我的人格担保。那个时候我是南通市中医院院长,盖了公章证明,事实符合——没有公章不行,不然我私人写一个证明信也没有用。

徐:其实我觉得您私人写的更有用,比公章更有用。

朱老:所以后来县里给他发一个主治医师证书,凭着这个证书再向北京汇报,最后去了。去了以后,在费开扬的手下,先是当编辑,费开扬很明智,因为年龄大了,就退居二线,两年后大部分工作都交给了朱步先。他说朱步先干得太好了!所以这样提他的职位,就是《中医杂志》社的副总编、副社长。朱步先这个人很踏实,是做学问的人,但不善交际,受到排挤,分房子不给他,说朱步先是学徒,他有什么资格?就不给他房子,上调工资也不给他调。在那里工作窝囊受气,就这样在《中医杂志》干了10年左右。后来有个英国的中医机构到北京来,就把他招过去了。他现在在英国牛津行医讲学,他现在的身份比我都高,只看半天门诊,不多看,半天当中只看10个人,多一个都不看,他就这样子。他说我是知足常乐,自得其乐,我下午半天就是看书,自己想看什么书就看什么书。他后来写了几本书,写了有关《普济本事方》的书。他就是学徒出身,但是他安心地坐下来,把中医的基础理论钻下去,结合临床干起来。所以他这样子呀,能成为一个好的中医,既能写文章,又能看病,还善讲学。

徐:您这个例子举得太生动了!

朱老:他就是朱步先。

徐:他的年纪现在多大?

朱老:现在六十六七岁。

徐:七十岁不到。

朱老:我就说他是学徒,路子对了,只要能好好地学,也能成才。我另外一个学生、西苑医院的何绍奇,也是学徒出生,是任应秋任老——北中医最出名的一个教授,他的四川同乡。他是 1978 年中医研究院第一届中医硕士生,当时考研究生还有一段故事。何绍奇因为是学徒出身,我就为他写了一封信给方药中教授,方药中方老也是四川人,曾经是中学西。我和方老认识很长时间,很熟,我亲自写信以人格保证何绍奇达到了报考水平,考试好,你录取;考试不好,你把他筛掉,我要求你给他一个机会,让他有报考的机会。方老说,放一马吧,看看他的成绩吧。后来何绍奇的考试成绩是他那一届的第一名。任老看了他们的成绩之后,当时做了一首诗,在录取的会议上读了一下,结果过了 5 分钟,何绍奇就和了他一首诗,他们两人都是四川人,四川话对四川话更加和谐亲切。

何绍奇是四川梓潼人,当年《光明日报》上面有一篇报道,说中医研究生录取,梓潼考生名列前茅,就是指的何绍奇。何绍奇毕业后留在中医研究院研究生班做教师,他写的东西方药中非常欣赏。但是我的这两个学生,一个是内向的,朱步先内向,不大开口;何绍奇外向,他有什么就说什么,得罪人了,很多评委都被他批评过。其实他批评的是对的,但是得罪人了。最后他的学生都晋升为教授了,他还是副教授。他一气就出国了,到荷兰。在荷兰待了七八年,那里也给他绿卡,夫人、女儿都可以过去。但是荷兰那个地方吃的都是动物性的东西,蔬菜很少,他痛风太严重了,过几天就发作,受不了就只好回国。回来以后,当时中医研究院王永炎当院长,就找了他,也答应可以回去工作,可是重重困难还是没能回去。后来香港浸会大学把他请过去,何绍奇能看病,能讲课,能写文章,很能干!

徐:他现在多大年纪?

朱老:他太劳累,2005 年去世了。他 2005 年到南通开会,出来一个礼拜,结果回香港以后,之前落下的课都要补上,上午讲课,下午讲课,晚上讲课,太辛苦了。不久后突然发生心肌梗死,就去世了。这个人太可惜了!

徐:所以说他当时年龄也不大。

朱老:不大,60 多岁。所以我说学徒不一定差,问题是要看到他怎么学,老师怎么教,怎么坚守中医的阵地,这样才能出人头地。我感觉到,我这个说法不是否定院校教育,院校教育有好处,集思广益,学生能够正规地、按部就班地接受系统的教育。关键么,在教材,教材好,教师好,学生才会学好。

徐:您讲得太对了! 您看现在我们北中医岐黄国医班招的九年制学生,都非常优秀,这些学生,凭他们的考分在他们省有的连清华、北大都可以考上的,这样的考生是多么好的苗子。我当时跟他们座谈,感觉到在现行中医体制下的中医教育,满足不了他们的天分——这就是我为什么一来就要抓教育的原因。通过调研,我看到了问题所在。——刚才谈到那些没有临床经验老师讲的课枯燥无味,都是跟他们座谈,他们讲出来的。他们说:"徐校长,那些老师临床经验丰富不丰富,他们一开讲,我们就知道了。"

朱老:五六年前我在你们学校的"博导论坛"讲过一次。那是在北京开会,利用晚上讲的,当时听课的人数是"博导论坛"开讲以后最多的。除了报告厅坐满了,走廊里面都坐满了,门外面还安装了喇叭。

邱:2005 年您去的,那是教学楼座位 300 人的学术报告厅。那天报告厅走道里、门口,连报告厅外面的楼道里,都站满了人。有学生,也有年轻教师,听课的大约去了 500 多人。

朱老:是啊,是啊,哈哈。当时我讲的题目是"经典是基础,师传是关键,实践是根本"。就讲了这个。学生当场提的问题也很好,我感觉年轻学生还是想学好中医。那一次反响不错。

徐:那当然了,一大批孩子们报考北中医,就是有志于中医药事业。

朱老:现在关键就是教材不行。

徐:对,这也是我们担心的两个方面的问题之一。要培养未来一流的中医师,就要有一流的老师,一流的教材,同时还要有一流的临床基地,这些合在一起,才能产生未来一流的中医人才。

朱老:关于师承教育,对这个问题,我有一个观点是民间好的中医人才有很多,可以用。

徐:要不拘一格用起来。

朱老:要开方便之门,要适当地吸收进来,发挥他们独特的作用。

徐:朱老,跟您讲啊,我自己有一个构想,我来之前刚刚当北中医校长还不到一个月,我就有这个想法,但还没有想好什么时候实行。我想启动一个"北中医名医工程",专门培养名医。一是支持本校的名中医,另外留出一个口子,让民间口碑好的中医来北中医讲课,哪怕没有学位也不要紧,不管他是什么职称。我只要他,一在民间有口碑,二有临床效果。以中医精神来做,他讲得好,我就请他来学校系统地讲;如果临床效果好,我还让他到我们国医堂坐诊。北中医给他聘书,表明我们认可他。不管怎么样,在我们心目中他就是一个有医术和医德的中医,给他学术和社会的认可。拿着我们的聘书,他还可以回到老家去,是四川的回到四川去,是陕西的回到陕西去,但是我这里认可你,这个比考试发的什么证书都有分量!这样就能给民间大医们一个出口,有社会的认可,让他们好的绝活在北中医传承下来,我设想做这个事,您觉得可以吗?

朱老:这个完全可以!太好了!

徐:太好了,谢谢您的支持!

(朱老转身去拿民间中医郭博信的书)

朱老:这是我的一个朋友写的,他叫郭博信,题目是《中医是无形的科学》。这个人了不起,他先送了一本给我,我就先转送给你。

徐:谢谢,谢谢!

朱老:郭博信这个人呢,你可以请他到北中医讲一讲。他讲起课来太生动了,澳大利亚、新西兰,还有好几个国家都请他去看病、讲课。

徐:现在他在哪里?

朱老:在山西,我把联系方式给你。前不久北大有一个讲传统文化的系列讲座,也曾请他过去讲过一次。这个人他能够不用稿子,引经据典、列举病案,滔滔不绝地讲,记忆力很不错。

徐:不得了,很好!

朱老:另外就是顾植山,他是安徽中医药大学的教授,现在退休了,回到江苏江阴老家,办了一个致和堂医学研究所,他是专门研究运气学说的。

徐:您讲这个运气,把我点拨了。我原来对五运六气了解不透,我读了您的文章《找回中医的魂》,您就用那么几行字,使我豁然开朗——这个五运六气真是中医很重要的东西,值得深入研究。

朱老:顾植山现在是中华中医药学会五运六气研究专家协作组组长。这个组非常不错,吸收了天文、地理等很多跨学科的人才,组成一个大组。SARS 的时候他老早就预测出来有疫病大流行;禽流感他也预测了是局部的、个别的地方流行,让大家不要慌张。

刚开始他预测有大疫,SARS 来了,大家认为有可能是巧合,但是后来就很慌张,怕SARS 会一直持续下去。再请教他,他说不会,应该到某个季节会终止,最后果然印证了。后来国家给他一个重大课题,专门研究预测重大流行疾病。

顾植山是我师弟的学生,他叫我师伯。他很踏实,才 60 多岁,是做学问的,传承江阴龙砂医学流派的。像这些优秀人才应该充分发挥他们的作用。

徐：您讲得对。广纳贤才是开门办大学的关键所在，也是成就一流大学的关键所在。在没来中医界前，在我心中有一位我很尊敬的学者，他就是国学大师陈寅恪。当年在清华，梁启超把他推荐给梅贻琦校长做教授的时候，梅校长问陈先生有没有学位？梁启超说没有。又问有没有专著？回答又没有。梅校长问为什么推荐他到清华国学院任职？梁启超说陈寅恪写几个字的稿费比我写一篇文章值钱，你说我推荐不推荐他。既然梁启超都那么推荐陈先生，梅校长就认可了。果不其然，陈寅恪在清华园里很快成为教授中的教授。这样不拘一格用人才的故事至今都是清华大学的一段佳话，也是中国大学办学的佳话。多少年后，谈到陈先生的学术，著名学者季羡林对当年清华国学院的事一直记忆深刻。在中山大学纪念陈寅恪诞辰100年的学术会上，季羡林老先生老泪纵横地说到他这位老师，当年在北平许多学者为了听陈寅恪的课，骑单车从城里去清华园听课——清华园在郊外，离市区很远，从北京城过去听课，那是很需要学术吸引力的！陈寅恪生命的最后20年是在中山大学度过的，为什么呢？日本侵略中国，占领了北平，陈先生为了不为日本人服务，离开了清华，四处流浪，那一路艰辛有很多书中说到，我就不在此赘述。最后流落到香港。中华人民共和国即将成立之时，他在国民党安排去台湾的学者之列，本来是可以跟着国民党元老去台湾的，傅斯年和朱家骅都多次催他去，他不去，坚持要从香港回内地，他是一个非常爱国的人。中华人民共和国成立后，中央邀请陈先生回北京，到中国社科院历史研究所任所长。从香港去北京途经广州，陈先生被当时岭南大学（注：1953年，院系调整并入中山大学）的校长陈序经感动和挽留，从此陈先生就一直在中山大学，度过了他人生中的最后20年。说到陈序经校长，他在治理岭南大学时有一句名言："校长是教授的仆人。"陈校长可以说是民国年间，可以与北大的蔡元培和清华的梅贻琦旗鼓相当的著名大学校长。他一生先后在南开大学、暨南大学、岭南大学、中山大学当校领导，每到一处，都受到师生爱戴。因此，他一直是我尊敬的前辈和学习的楷模，特别是我在中山大学担任院长和副校长期间，我常常以陈校长为榜样，勉励自己。

陈寅恪在中山大学的20年（注：详细请读《陈寅恪的最后20年》一书），为史学界和中山大学留下了许多宝贵的学术财富。但是，由于种种历史原因，特别是"文革"，陈先生在中山大学的人生结局是非常悲惨的。但是他一生为之追求的"独立之精神，自由之思想"（注：这句话也可见于清华园中，由陈先生题写的王国维墓碑上）的治学精神将永存在以学术为生命的学者中！

15年前，刚刚从浙江大学调任到中山大学当校长的黄达人教授，召开了一个青年学者座谈会，请大家为中山大学的发展献计献策。当时，我就向黄校长提议："办好中山大学就学两个姓陈的。"黄校长问我什么意思？我回答说，第一个姓陈的是陈寅恪，他所倡导和追求的"独立之精神，自由之思想"的治学精神是当时中山大学非常需要建立的。

由于广东地处经济改革的前沿,90年代末期,商业思潮严重影响中山大学的学术氛围,因此应该重建崇尚学术的精神。第二个姓陈的是陈序经,他做校长所践行的"校长是教授的仆人"的治校理念应该尽快在中山大学建立起来,让学校各级职能部门尽快建立起服务教授学者的机制,真正为教师解决办事难的官僚作风。如果校长都是教授的仆人,学校其他管理干部更应该是教授的仆人,这样学校就会很快形成一个风清气正的大学办事作风。也正是这次坦诚的建言,使我与黄校长结为一生的良师益友。

我今天讲这些过去的事,一是让您知道,我来中医界办大学所追求的办学理念,二是让您知道我所崇尚的治学精神。特别提到国学大师陈寅恪,就是要表明我的关键思想,即是:对大学者应该是英雄莫问出路!例如,我们中医界的大家,不要说他一定是学院派还是民间派的,我们不在乎他是什么派,我们只在乎他是一个既有医术又有医德的大医!首先看他们是不是真正地在做中医的事业,第二看他们有没有临床的实际效果,第三看他们有没有传统中医的理论水平,就问这几个,不能求全责备。只要他们走在中医正道上,有临床效果,哪怕理论差一点也不要紧。如果他理论很好,临床差一点也可以,也是人才,因为人不是十全十美的,有人是理论比临床强,有人是临床比理论强,各取所长。我的意思就是我作为大学校长,要有胸怀包容他们。还有,对于各家民间学派,我觉得北中医要有胸怀,除民间医生外,还有道医、佛医、藏医,所有这些,只要从事这些事业的人,是敬业的,有医术的,有医德的,我们北中医都应该搭建一个大的舞台,让他们来展示各自的学术和才华。

朱老:福建东南卫视有一个制片人叫黄剑,他很了不起。他这几年一直在下面基层跑,采访的都是名不见经传的民间医生,但是各有绝技。他就收集中医最原始、最根本、最纯正的东西,拍了三年了,访问了几百个中医大夫,包括国外那些有本事的。有些人在深山老林的树洞里头打坐,可以一个月不吃饭、不动,这种人他都访问过。有机会他可以向你推荐一些民间有真才实学的人。

徐:这个真是不得了,黄剑值得我认识。

朱老:看看他能不能提供一些片子资料,他也可以给您推荐具有一技之长的人。

徐:真是高人在野呀!我们国家自古以来,往往是"礼失求诸野"。纵观五千年的历史,很多享有高官厚禄的人,能留下来有价值东西的不多,反而是民间各个领域的大家很多;甚至有些人是在宫廷落魄,流落民间,反而成为千古流芳的名人。孔子本身就曾经想通过仕途实现抱负,但是多次尝试却没有用武之地;结果在民间,通过教授弟子,整理古籍,建立了儒家学说。屈原也是一再被贬官,最后被罢官放逐,成为划时代的诗人。司马迁受宫刑后,成为中国通史第一人,开启了一个史学新时代。山野村夫中也有高人,如果我们敞开胸怀,把这些高人请到北中医,给他们一个舞台讲课或带学生,这对我们的学生是多么有用啊!

朱老:这就是开了一个最精辟的、最有价值的方便之门。

徐:方便之门,这个说得好。就是佛学里面常讲的方便之门。

朱老:对,对,对!

朱又春(朱老儿子):合肥还有一位许跃远。

朱老:许跃远是搞象脉学研究的。

朱又春:扁鹊脉法,摸了脉就像看到一样。

朱老:他那个真了不起,就凭三根手指头,能够知道病人的过去和未来——身上从前哪里开过刀,他一把脉都知道。

朱又春:他现在是南京中医药大学新医学院的副院长,被南中医邀请过去了。

徐:我们也应该过去拜访。

邱:他在北京讲过很多次脉学课。

朱又春:象脉学现在越来越成熟了,我参加过许老师四期学习班了。虽然他是西医出身,但对脉学、针灸、中药都有很深的造诣。

朱老:这个人了不起! 一期学习班他收费是4 900元,又春报到的时候填写了名字:朱又春。他一看,籍贯是南通的,问你跟朱良春是什么关系? 又春说我是他儿子,他马上说:免收学费。这个人办班不是商业性的,还是想做学问,培养人才。所以天下之大无奇不有,中国流传在民间的宝贵的东西太多了! 我有一个同学姜春华,他如果没有去世,也应该是一名国医大师;沈自尹院士,就是他的学生。姜春华就讲过一句话:"中医到处都是宝,看你会找不会找,如果你会找,一定是乐陶陶。"

徐:我现在已经感觉乐陶陶了。我才刚刚开始找,就已经乐陶陶了。

朱老:中医流落在民间的东西太多了,像徐校长能有这么博大的胸怀和热忱的精神,回去以后一定会有很大收获的!

徐:谢谢您的肯定和鼓励! 我其实是一个外行,只是小时候对国学感兴趣,加之被中医感动过——因为家乡有位老中医救过我的命,从那时起,我心里就埋下了中医的种子。也正因为这样,我才愿意应聘北中医的校长。但是现在来到中医界,我要从学生做起,从第一层做起,去向每个值得我学习的人请教,包括邱浩。邱浩这一路跟我在一起这么久,我也向他学习了许多中医的知识;同时他见证了不管是谁我都愿意学习请教。

朱老:邱浩很有前途,年纪轻轻,在中医经典、文化脉络方面有研究,古典文化和中医方面的根基很厚。他点校的几本书我看了以后,感觉很有功底,他是一个不好名、不好利,埋头工作的人。甘于寂寞这种精神了不起,这样会成为大家的。

徐:我也是这么看好他的。要坚守,要坚持! 坚定志向,顶住压力,不受诱惑,我想只要他持之以恒,成大家是必然的。

朱老:我们合个影。

(合影过程略)

朱老:80年代姜春华教授就说了,我们现在的中医学院是很难培养出中医人才的。

朱建华(朱老的女儿):我爸爸这两个得意门生的命运,真的是中国教育制度弊端造成的。

徐:朱步先在英国,我以后可以去请他。

朱建华:在英国,我跟我又春弟弟在他家待了一天,他带我们玩了好几个地方。他在家就是闭门读书,现在写了几本很好的书,我说你的经验不写出来太可惜了! 这是我们国家的悲哀,这么好的人才就这么流走了,他们都是在国内想做一番事业,但走投无路了,才走的。

(为了让朱老休息一下,朱老子女带领徐校长去他家楼上参观了朱老珍藏的珍贵历史照片和相关材料)

徐:朱老,今天最后耽误您几分钟,衷心感谢您对我的指点与接待! 同时表达一下我的决心,一定要把中医事业做起来,做好! 在您家楼上参观时跟又春大夫也讲到了:虽然目前我不知道能不能把中医事业做成,但至少我的决心是在的,义无反顾! 做不做得成,第一要靠国家政治大环境和政策,第二要靠北中医的师生和中医界同仁的支持,第三要靠我本人不遗余力的努力。这三个方面,天时、地利、人和,如果顺缘都能合在一起,这个事情就能做成! 我会尽量把这三大条件结合好。为什么我这次来拜访国医大师? 因为我准备把这次与国医大师的访谈编成一本书,通过这本书,向社会展示,中医存在什么问题? 中医发展的前景在哪里? 用访谈录的形式写出来,到时候整理好了会给您看,您的那句话"经典是基础,师传是关键,实践是根本"就是采访您的题目。我与几位国医大师访谈,他们每个人都有一句精辟的话,每一句精辟的话就是我与这位大师访谈的题目。包括我与陆广莘教授见面聊,他就讲中医和西医为什么不一样? 他说西医是对抗医学,中医是呵护整体生命的医学,这两个是不一样的,各自特点讲得很清楚。贺普仁老先生说的医德医术的问题,他讲的:一个人能成为大医,医德的因素占了90%! 他说因为只有医德高尚的人才有机会,才有机缘学到好东西,才有可能得到好的中医的传授。

朱老:医乃仁术。

邱:朱老,我们前日去广州看望邓铁涛老前辈,邓老向您问好,祝您健康长寿! 他比您大一岁,身体与您一样健康。我们还要到南京去看望干祖望干老,按中国传统算法,他今年一百零二岁了。——衷心祝福您健康长寿!

徐:仁者必高寿。看您气色不错,现在这个状态,97 岁非常好了。您多保重,祝福您这一辈的老前辈们都能顺享期颐。我们就告辞了。

经典是基础,师传是关键,实践是根本

十三、早临床、多临床、反复临床，是中医的成材之路

——孟景春

人物简介：孟景春（1922 年 7 月—2017 年 10 月 28 日），江苏省张家港市人。1940 年拜丁甘仁弟子汤礼门先生为师学医。1955—1956 年在江苏省中医进修学校学习。著名中医学家，《黄帝内经》专家。江苏省名中医。

时间：2013 年 8 月 6 日

地点：江苏省南京市孟景春老师寓所

早临床、多临床、反复临床，是中医的成材之路
—— 孟景春

徐：孟老，您好！很荣幸有机会来拜访您。我到北中医半年多了，前段时间一直在校内做调研，向老师、学生了解学校情况、问计北中医发展的良策。暑假开始后，我想利用这段时间，拜访全国各地的老中医专家，向他们请教中医药教育和中医药事业的发展良策，现在中医药教育过程中存在的问题，以及如何去解决这些问题。我们刚刚从南通朱良春朱老那里过来，到南京来第一个拜访您，希望听到您好的建议，特别是对北中医办学方面的建议。您只管说，今天我们是带着诚意来学习的，想听您指教。

孟老：对工作负责，不耻下问。

徐：这是应该的。

孟老：你原来是做什么的？

徐：我是学免疫学的，本科在中山大学，学的是植物学专业。因为小时候中医救过我的命，所以对中医药印象比较好。我大学毕业后公费去美国留学，在美国学的是免疫学，想了解药用植物的免疫机制。我在美国伊林诺伊大学读的免疫学博士，博士论文研究的是白血病。之后在加州大学圣地亚哥分校做的博士后，跟着一个著名的血液病大夫，一个西医界的大家（Helen M. Ranney），她研究地中海贫血，是美国两院院士（国家科学院和医学科学院），曾经担任美国医师会的会长。我是她的关门弟子。博士后研究结束之后，我在圣地亚哥的药企工作了两年。1996年回国，我回到了我的母校中山大学，先是做教授，后做系主任、当院长。当院长期间中山大学和中山医科大学合并，合并没多久，我就当了副校长，分管医科、理科、工科的科研工作，一共做了5年。去年年底，教育部公开选拔北中医校长，我被几个专家推荐，参加公选，经过选拔被任命为北中医的校长。因为我是一个外行，到任后就想向校内外各位专家请教。记得刚在北中医上任的时候，我就讲了，我的北中医校长历程从做学生开始。先做学生，向各位教授请教，向学生们请教，向年轻的老师请教，向中医界的专家请教，向中医界的领导请教，向中医行业的企业家请教——中医教育和中医事业怎么发展？先做他们的粉丝，懂得如何欣赏中医，懂得欣赏他们的学术成就、学术功底，懂得中医行业发展的历程，我要成为中医事业最坚定的支持者。

我很喜欢国学，对中国儒家、道家思想也有一定的了解，《周易》《道德经》都读过，

没想到这两个是中医很核心的国学基础。我对中国文化不敢说有深厚底蕴，不敢说研究得很深，但是很认同，是中国文化坚定的支持者和追求者。我到了北中医才发现中医就是中国文化最核心的部分之一。经过这半年，更加认识到：如果要弘扬中国文化，首先要弘扬中医，把中医事业做大，这才是弘扬中国文化最关键的。我想，我来到中医界还是对的，无论是对国家，还是对我个人事业的发展。这次来我想向您请教一些有关中医的东西。

孟老：你今天到朱老那里去了，他最近身体好吗？

徐：还可以，老人家头脑非常清晰，和我谈得很好，原来计划半个小时的拜访，没想到老人家讲了一个多小时。

孟老：朱老谈了一些什么意见呀？

徐：他主要讲了教材的问题。他说在50年代建立学院制中医教育的时候，第一版教材的编写仅仅是整理家底，大家编写汇在一起，有点杂；第二版各地总结了教学经验，就不错了；可是到了第三版、第四版越来越差，越来越走样了。他希望北中医应该发挥主导作用，好好反思一下，重新做一批更好的，更符合中医教学规律的教材。他提出了中医教材中存在的很多问题，比如中医的思维方法、中医的一些概念等等。特别提到辨证论治，现在快被辨病论治取代了。

孟老：北京是首都，北中医在全国中医药院校属第一，是中医教育的龙头，一定要在这方面发挥主导作用。

徐：北中医能有今天，很大程度上得益于南京，江苏省中医进修学校的支持。我们很多大家，包括健在的颜正华颜老、王玉川王老，已经故去的王绵之王老、董建华董老等等，都是从江苏过来的。

孟老：王玉川身体还好吗？

徐：还好。

孟老：王玉川和颜正华是我们的老师兄，呵呵。我们都是1955年考入江苏省中医进修学校，他们是第一期，我们是第二期。

徐：原来吕炳奎吕老组建的江苏省中医进修学校，是吧？北中医能有今天不能忘记他们。

孟老：王玉川他们是第一期，还有程莘农、董建华、王绵之、印会河等。

徐：他们这些人都是对北中医做过贡献的。后来程老去中医研究院、印老去中日友好医院了。但是他们早年都是在北中医的。

邱：孟老，您和程士德老师是一期的吗？

孟老:我是 1955 年入学,他是 1956 年入学,比我晚一年。王子瑜、许润三、施汉章、刘弼臣……也是晚一年。

邱:孟老师,您身体真棒!您的养生之道,一会儿也可以向徐校长介绍介绍。

孟老:马马虎虎吧。

邱:孟老今年 92 岁了,现在每周还出 3 次门诊。以往每周坐诊 5 次。他行医 70 年,坚持临床门诊,寒暑雨雪从无间断。前些年,他支持南中医毕业的一个学生,这个学生说:我没有打扎实中医临床基础就去医院工作,很容易西化。这个学生毕业后,自己在南中医仙林新校区附近开了一个中医诊所,当时为提高诊所知名度,请一些中医名家坐堂,吸引患者就诊,就请到孟老。孟老不辞辛苦,这么高龄,还支持这个学生,每周去出一次门诊。孟老对中医后生学子特别关怀支持!我来过南京看望他老人家一两趟,之后孟老特意给我寄送他之前以及新出版的书,鼓励我好好学习中医,叮嘱文献整理、理论研究不要脱离中医临床。因此,我发自内心感激孟老。孟老学术成果主要体现在《黄帝内经》理论研究暨《内经》理论指导临床两方面。诸如有关《黄帝内经》教材的编写,《黄帝内经》语译释义(孟老有《内经辑要》《内经教学参考资料》《黄帝内经素问译释》《黄帝内经灵枢经译释》《中医学概论》等著作);再有《黄帝内经》的理论指导临床如何具体分析病因病机,《黄帝内经》的条文指导临床如何具体辨证立法(孟老有《孟景春临床经验集》《疑难病证百例选》等著作)。

孟老一贯强调:学习《黄帝内经》,一定不能脱离临床。《黄帝内经》指导临床,脏腑辨证与经络辨证要有机结合,这样才能更好应对内外妇儿各科疑难杂病。

徐:北中医的人应该多走出来向大家请教,要有一个宽广的胸怀,和全国同行一起把中医事业推动起来。不是说在京城就自然是龙头老大,没有真正的学术是不行的,要大家心里服你才行。我觉得自己是一个外行,过来向您请教,诚惶诚恐。我上任的时候请一个老先生给我写了一幅字:"君子终日乾乾。"借用《周易》乾卦九三爻辞的一句话。我说我现在天天"凤命在躬,诚惶诚恐"。

孟老:天行健,君子以自强不息。

徐:北中医校长这担子不轻,我要自强,要努力。北中医毕竟在首都,是全国中医关注的焦点,做错了很容易被放大。我到任半年了,主要是在解决老师们的后顾之忧,提高老师的工资待遇,改善学生的学习条件——主要是在解决外围的事情,还没有在教学、科研方面做深度的改革。到目前为止,还没有看准、没有想好如何做好改革,所以利用暑假对一些名医大师进行拜访、讨教。这对北中医未来的医、教、研方面的改革非常重要。我想听听你们老前辈的意见,请不吝赐教。

孟老:那我就大胆地说说我对现在中医教育的看法。我姑妄言之,您姑妄听之吧。

我退休以后出去比较少,外界情况也不太了解,仅从南京中医药大学这几年办学的情况来看,问题很多。再这样下去,可能振兴中医有点问题。我一个一个谈。首先就招生生源来说,中医现在招生太多了。

徐:您讲得太对了,中医教育应该是精英教育才对。

孟老:为什么生源多了不好? 学习中医关键在临床,临床实习很重要,实习单位和老师都跟不上,影响教育质量。如果实习医院带教条件不够,是不可能满足学生实习要求的。实习医院带教条件不够,将来的实习医生水平肯定不行,所以说学生的人数太多,就很难培养出质量合格的中医人才。南京中医学院刚开始办学的时候,第一批 120 人,60 人本科,60 人专科。后来本科 120 人,又到 240 人,当时就觉得吃不消,招生人数太多了,实习医院承接不了。另外,生源的质量也很重要,就全国录取分数来说,我们南中医的还不如南医(南京医科大学)的,好多优秀的学生不愿意来学中医。我看过一本书,说要学好中医,生源很重要,关键在质量,最好要清华、北大的学生来学中医才好哪!

徐:是的,我校岐黄国医班就是要做拔尖中医人才培养,一年只招 30 多人,有的学生录取分数甚至超过了清华、北大录取线。

孟老:这是第一个问题,生源人数和质量。第二个问题就是课程安排和课程设置。刚开始办中医学院的时候,中医、西医课程比例有一定限制,是 7:3,中医为主,西医为辅,后来调整成 5:5,现在是本末倒置 3:7,西医的课程太多了。我不知道为什么要这样,是不是按照中西医并重这个观点来排课的? 如果这样的话也不对,中西医并重并不是指课程方面。南中医旁边的南医,中医课程很少,五年的本科课程里面,中医只有 80 个课时。按照中西医并重这个观点,他们难道错了? 我想南医没有错,学西医就要把西医学好。现在中医院校中医的课程占的分量越来越少! 这样一来,导致中医没有学好,西医也没有学好。我想中医院校再增加西医课时,西医的水平肯定还是不如西医院校的学生,你信不信? 中医院校再增加课时,西医的内容还是不如西医院校讲得全面。中医、西医课程比例 3:7,课程设置有问题。另外,课程安排也有问题,要加强中医课程,课时哪里来? 要在原来的课程里面调整。现在计算机、外文开得比较多,还有其他一些与中医无关的课太多。我们学中医要不要学这么多外文呢? 还要六级,不过级不给毕业。我想西医院校学习外文多,完全正确的,因为外国西医水平比我们高,学生要了解国际西医动态、研究现代科学,一定要多看外文资料才能提高。中医是我国的国粹,不是去外面学,所以学习中医应该学习古文。要增加中医课时,西医必要的科目保留,英语课可以少一点,当然一点不要也不行,因为现在有些检查、化验单都是外文的,可以学一些医用外语。外文、计算机,还有其他课程也减少一点课时。这样课时匀出了以后,可以增加中医课时。现在有的中医院校四大经典都作为选修课了。学生的中医思想,包括老师的指导思想,都松懈了,感觉选修课不重要,就不好好学习四大经典了。但是,学中医,如果不重视四大经典,恰恰是完全错误的!

徐:对学中医来说,中医四大经典应该是最基础的课程。

孟老:从目前来说,中医的经典课不能削弱! 原来我也讲课,最早讲《黄帝内经》,240 个学时。现在《黄帝内经》只剩三四十个学时,还不要求学生背诵,考查课学完了以后大家都不重视,学完了就完了。这样一来,中医学出来没根。因为《黄帝内经》这本书,不是具体地教你开什么处方、用什么药,而是树立一个指导思想,一个治疗原则,这对于中医基础理论指导临床应用,获得可靠的疗效,非常重要!《黄帝内经》里很多中医治疗思想非常有价值,比如"治病必求其本",这句话永远指导临床,永远都不会错! 你不能治病求其标嘛! 再比如"调节阴阳""以平为期"等等,这都是原则,很重要。所以我说要增加四大经典的课时,四大经典是根本,四大经典学不好,中医肯定学不好。

第三个问题是关于实习问题,现在实习安排得比较迟。20 世纪 50 年代开始办学的时候,学习半年就下乡实习,实习什么呢? 针灸推拿。选这一门课的主要目的是提升学生的学习兴趣。因为针灸、推拿见效快,有的病人抬着来的,或者拄着拐杖来的,一针以后,他拐杖也不要了,担架也不要了,自己走着出去了。同学们一看非常神奇,觉得神奇了以后就对中医有兴趣。兴趣是学习中医最好的老师。爱因斯坦就曾经讲过:"兴趣是最好的老师。"没有兴趣,光看几本古书,都是"之乎者也",一看书就头疼,怎么学得好? 肯定学不好。我现在不在学校教课了,但我还出门诊,我现在一周去 3 次门诊。有学生跟我抄方,我问:上过临床没有? 他说:没有。又问:上学几年了? 他说:四五年了。你看学中医学了四五年了,都没有上过临床,光读书有什么用? 尤其是中医理论,你不接触临床就会越学越糊涂,似是而非的。所以我说现在临床安排比较迟。过去我们总结了一条经验:早临床、多临床、反复临床,是中医的成材之路。

徐:北中医现在对中医临床人才的培养就是这么要求的。目前我校中医教改实验班和岐黄国医班,都是在入学第一学期就选择跟师学习的导师,利用课余时间、周末和寒暑假跟师临证。

孟老:过去中医教育培养目标上面有一条,就是要求毕业生通过临床实习以后,基本掌握辨证施治,能够熟练处理常见病、多发病,能够对慢性病、疑难病做一般的处理,毕业生要达到这个要求。现在好多毕业生都达不到了,有的毕业生感冒都不会治,学西医那一套,弄一个化验单,开药开了好多,什么清热解毒、祛风散寒、辛温解表、辛凉解表……治感冒的药都堆在一张处方上。中医治感冒讲究辨证,要是不辨证,即使看好以后,自己都不知道什么方、哪个药看好它的。所以我说临床带教现在是一个大问题。要弄好这一块,就要提前临床,不要说半年,最起码入学一年后就要接触临床,这是必须的。中医理论概念比较抽象,比如阴阳五行、气血、经络,看不见、摸不着的,不通过临床,学生不知道;通过临床,什么是阴虚、什么是阳虚,学生就知道了。所以临床实习是关键。

另外,我觉得南中医的师资也是一个问题。一个是师资比较少,头绪比较多。学校扩招,开的课程多;电视、企业健康讲堂都要中医去讲;有一定行政职务的教授要忙于行政事务;开会,今天一个会,明天一个会,有时候一天两三个地方开会,坐飞机去开会,发言、剪彩;报科研项目、报重点学科、报人才培养基地,每一年都带硕士研究生、博士研究生,甚至博士后,哪有时间临床带学生?说得不好听一点,疲于奔命,应付差事,反正把课上完了就行,讲课备课、调动同学的听课积极性,这些都没有做到!所以有的同学讲,老师讲课照本宣科,还不如自己看看。我说这个不能怪老师,因为师资太少,时间有限,头绪太多,老师疲于奔命,他也没办法。

还有一个问题,有些中医老师不上临床。授课老师必须要上临床啊!我就讲中医不管讲哪门课,讲《黄帝内经》也好,讲《伤寒论》《金匮要略》也好,就是讲中基、中诊、中药、方剂也要上临床,不上临床你的课就讲不好。要理论联系实际,不上临床就没有自己的体会,只能照本宣科。我哪天看了什么病,怎么样辨证,怎么样看好的,现身说法,这样听起来也比较生动;否则找点资料,干巴巴地讲,就很枯燥。再比如中药课程,不上临床也讲不好。我常常讲,中药书上的剂量、主治,都是比较保险的,不会出医疗事故;但是真正上临床,要发挥功效,远远不够灵活。譬如我讲黄芪,黄芪补气固表,用量一般是10~15克,这个是保险剂量;真正治病的量变化很多,治肾病综合征有用到50~60克,如果你没有临床经验,你就不知道,就讲不出来。现在中医教师没有时间上临床,也是一个问题。要有充分的时间,让他一边讲课,一边有多余的时间去上临床,这不仅锻炼自己,对讲课有好处,对学生更有好处。目前像南中医教师存在的问题,一个是人员少,一个是不上临床。

徐:确实是,中医老师不上临床,教学就没有实践经验。

孟老:第四个是科研问题。学生搞科研,研究生毕业论文要做实验研究,我也不大同意。现在都是套路,先选一个题,开题报告,通过以后进行实验设计,找小兔子、小白鼠造动物模型。这种实验结果将来有没有临床指导的作用?能不能为社会服务?这是一个问题。第二,动物实验和人生病是不是一样的?有没有区别?我自己想了一下,肯定区别很大!尽管动物也有五脏六腑,但毕竟和人比有区别。北京的王琦就是研究体质学说的,每个人的体质都不一样,有的土型,有的木型……体质不一样,不一定有病。做科学实验,第一,动物和人本身有区别。第二,有病和没病也有区别。做实验室的小白鼠也好、小兔子也好,都是正常的,一点毛病都没有,做了模型以后有改变了,你不给他用药,它也会恢复的,它自己有调节功能,过一段时间可能自己也好了,实验结论究竟靠不靠得住?所以现在的实验套路,也要改变。中医要到临床中实践,中医临床是最好的实验室,搞辨证施治。中医的研究,要一个病一个病地研究,一个系统一个系统地研究。研究什么东西呢？研究疾病发生发展的规律,病机搞清楚,用什么方法来解决,这样使大家可以掌握。我感到这个路子是符合中医道路的,中医应该走自己的道路,不要用西医那一套。

有人说这是上面规定的,要实验研究,要统计数据,论文字数要多少……现在的论文字数都要求三五万字。我说这三五万字的文章,其中精华的部分究竟有多少?《论语》《道德经》《孙子兵法》精华不精华,精辟不精辟?都有多少字啊?中医论文把道理讲清楚,论点、论据、论证搞清楚就可以了。搞这么多字,有点劳民伤财。

徐:还浪费纸张。

孟老:是啊。所以我的意思是中医科研需要我们走自己的路。

徐:走自己的路。

孟老:中医需要有自己的特色。我还要再强调一下课程设置,课程比例能不能有一个统一的规定?我觉得教育部应该发一个文件,规定中医院校课程设置中医、西医的比例不能低于多少,是 7:3 还是多少,规定下来,中医课不能少。经典科目一定要重视,不能随心所欲,当成选修课或者考查课,有的学校才四五十个学时,这个可能不对。要有一个统一的规定,要限制一些错误的做法,要按照培养中医的规律来办事。实习医院的带教老师也要好好挑选。我们学校很多实习生,只要有中医科的地方就送去实习,去了以后却没有人管。我讲得不太好听的,就像是放鸭子,根本不管,到结束的时候弄虚作假,写一个鉴定、评语什么的,这一点意义也没有! 实习医院一定要严格要求,要制定带教要求。现在有的临床带教老师带学生时不指点、不批改、又不讲,学生到头来还是一头雾水。

徐:学生就是看个热闹,什么也没学到!

孟老:所以今后的实习,医院要严格要求,带教的老师要什么水平,我看起码是副高以上,有一定的临床基础才可以带。带教老师选定以后,对带教老师也要有一定待遇,使他有责任心。带教老师要有责任心、事业心、光荣感,不能当任务、当负担,当负担肯定带不好。现在好多地方应当系统地整顿整顿。

徐:孟老,您讲得太对了! 您提出的几个问题,把学院制中医药教育里面存在的问题都点到了,很到位! 虽然北中医有些问题不是那么严重,但是也不同程度地存在这些问题。

第一,比如说实习医院带教,确实存在带教老师没有时间顾及学生的问题。我校曾开过一个座谈会,请了我们学校的田德禄、肖承悰等老大夫,肖承悰就是萧龙友的孙女。会上肖老就向我反映,她说:校长,现在我们都是爷爷奶奶带孙子辈的人,我们的学生没有时间带他们自己的学生,都是交给我们带。

后来我就去了解，确实是这样，带教的老师，疲于奔命，又有行政职务，又有科研压力，还要四处开会等等，这些造成了他们没有时间带教。临床带教没有做好，直接关系到未来新一批中医学生的成长。前不久我在昌平参加一个关于临床带教老师的会，我就说大家应该有责任感和使命感来做好临床教学。如果还是放羊式教学，我们培养不出未来一流的中医医生。我对他们说你们应该好好想想自己的成长经历，当年你们进入北中医的时候，北中医那一批老先生，任应秋、刘渡舟、赵绍琴、王绵之等人都还健在，改革开放初期那几年，从77级到83级，带出来的学生都非常好。如果那些老先生没有那么敬业，会带出来你们吗？我们应该薪火传承，应该像老先生一样，具有责任心，带好下一批人，中医的事业才能薪火传承，中医才能做强做大。

第二，要有好的中医院临床基地。一个中医药大学，没有一流的医院，就培养不出一流的人才；没有一流的医生，就培养不出一流的医学生。一流的授课老师，一流的课程设置和教材，一流的临床医生，一流的临床教学基地，一批真心想学好中医、造福苍生的学子，这些组织在一起，才能成就一流的中医药大学。西医也是这样，我在中山大学分管医科科研，与附属医院有很长时间的接触和工作交往，深有体会，没有好的临床基地，怎么能成就真正的名医呢？

您提的问题，我非常认同。这更加坚定了我的信心，您把中医教育的核心问题画龙点睛地点了出来，我觉得要下大决心去改变。这次调研完了以后，我要向国家中医药管理局的领导汇报我的想法；关于中医药教学，也会找教育部的领导去汇报，我对中医药教育改革的设想，希望能得到他们的支持，这样才能更好往前推进。北中医给了我一个机会，让我把中医教育教学过程中存在的问题，慢慢纠正过来，改革弊端，回归中医发展正路，把中医教育真正做好。我利用这个暑假来拜访这么多的名老中医，就是出于一种紧迫感，我觉得我们国家现在真正能用中医治病的人越来越少。虽然中医学院培养的学生数量越来越多，博士、硕士越来越多，真正合格的中医学生却越来越少，懂得中医经典、会用中医方法看病的学生也越来越少；教授、博导越来越多，真正的名医、老中医却越来越少。

孟老：我曾经听过一句话：现在培养的学生是"博士不博，硕士不硕，临床不灵"，都不会看病。我认为学习中医的真正目的是看病为主啊！不会看病，那你学中医干什么？学医没有真才实学，是治不好病的。有的人说西医治不好，我中医也不治，我说这个想法不对。西医治不好的病，中医一定要尝试攻下来，要有这个雄心。

徐：对！昨天我在上海见到颜德馨颜老，他说，在临床上要有像指挥千军万马一样的勇气和本事去对待疾病。

孟老：有的学生在西医院实习，某些西医院公开讲，你们中医是不科学的。我问我的学生，你怎么回答的？他说他没有开口。我就说你应该反问一下，中医不科学，你学过中医没有？你没有学过中医,你怎么知道中医不科学?什么叫科学?鲁迅有一句话叫:行之有效就是科学,理论联系实际就叫科学。中医理论能指导临床,有疗效就是科学。你讲的科学是什么呢?组织、病理看得见、摸得着是科学的,看不见、摸不着就不科学吗?不一定!我说空气你看得到吗?空气看不到,但你说没有空气,谁也不相信。紫外线你看得到吗?你也看不到——能说没有紫外线吗?我说不要西医一讲话,你就哑口无言。我说你应该问问他,你有没有学过中医,没有学过中医,你就没有资格批评中医不科学。对不对?否则你这样,自卑心太厉害了,中医人自己不能看不起自己啊!

徐:您说的这些问题,我都想到过,非常赞同!回到中医教育,接下来我还有问题想请教您。现在学生学的东西确实知识结构丰富多了,比如您是教《黄帝内经》的,讲授中医经典如何把握好度?毕竟课时有限,不可能把《黄帝内经》一句一句地讲给学生听,课堂教学做不到,关键还是要靠自学。我们应该怎样引导他们自学中医的经典,比如《黄帝内经》,怎么能教得更好?让学生学得更好?我自己也在看《黄帝内经》,虽然我有一点点古文基础,但是看起来还是很吃力。《黄帝内经》在课堂上应该怎么教?与自学怎么样做到相辅相成?同时怎么进行考核?这个问题比较具体一点,您有什么好的见解?

孟老:《黄帝内经》包括《灵枢》《素问》162篇,篇篇都要学习得很细,一般学生确实很难做到,课堂教学也没有这个必要这么做,还是要有学习重点。过去有《内经知要》《内经纂要》,古代名医就有择要学习的先例。课堂教学162篇从头到尾学、字字学到,没有必要,要择其要,主要的东西必须要学。比如阴阳五行、五脏六腑、气血津液、十二经脉、治法治则……这些都是基本的东西,都要学。关键问题,学了这些东西,必须背,要把原文背熟,不背没有用。有人讲,背书不是死读书吗?我说开始一定要死读书,死而求活,你没有这个基本功,你不背出来,到了临床应用就不能融会贯通,一定要背出来,背出来才能成为指导实践、指导临床的底蕴功夫。

徐:不知道您看过现在四部经典的教材没有?您认为现在《中医基础理论》《中医诊断学》教材有没有问题?今天上午朱良春朱老把中医教材的问题,作为当前中医教育改革非常重要的一部分和我谈。不知道您对当前的教材有什么看法?

孟老:现在的新教材我还没看到过。过去我们教材要用到5年之后才再改编,为什么再编?发现教材中存在不合理、错误的地方才改编,没有年年改编的必要。现在书越编越厚,讲得不大好听这就是文字搬家啊!没有必要年年翻新——否则老师也头疼,新教材上了以后,年年要重新备课,过去的教案总得改。教材最好不要年年翻新,起码5年一次修订。教师要认认真真记录通过教学发现的问题,有重点地改,不要全部翻新。改革改革,不好的要改掉,正确的改它干吗?不要改。

徐:很多人反映说现在中医教材越编越走样,特别是辨证论治基本上讲成辨病论治了。

孟老:现在辨证论治、辨病论治两个体系都有。但是我认为以辨证为主,辨病也需要;辨病了以后,中医治疗仍然要落实到辨证。比如有些病,不辨病临床是要犯错误的。比如癌症,不用仪器检查可能不知道,查了以后就知道了,不至于误诊。但是同样一种病表现症状不一样,同样是胃癌,表现症状不一样,治疗的时候,除了辨病确诊以后,还要辨证,不辨证绝对不行。

徐:辨证才能有针对性地开方治疗。

孟老:对! 现在中医治疗癌症有一个基本观点,以扶正为主。因为凡是癌症产生,当然有外在原因,比如说空气、水的问题,但是之所以发生癌变,主要还是与自己的免疫功能低下有关系,抵抗力不行。中医有一句话:"邪之所凑,其气必虚。"为什么同样的人,你不生病,他生病? 每个人体质不一样。还有一句话:"邪之所在,皆为不足。"为什么得癌症,这个人生在胃部,那个人生在肝部? 就是胃腑本身正气不足,或者肝脏本身抵抗力不行。扶正是总则,是大法,到具体脏腑,具体到每一个人,还要根据不同情况辨证论治。所以辨病和辨证都是需要的,但是归根到底,辨病了以后,还要辨证,不辨证肯定是不行的! 看病和打仗一样,千变万化,不能用同一个模式解决所有问题。当然,有些病还有专方专药,也不一样,临床上也需要重视。总之,不能千篇一律。

徐:我再请教一个问题,现在市面上的《黄帝内经》有各种各样的版本,出来的注解也很多,乃至图解都有,各种各样的阐释方式。您觉得在您心目中《黄帝内经》最好的文本、最好的语译、最好的注解是什么? 或者比较好的讲述、解释,便于学生自学的,您觉得有什么好的版本值得推荐的?

孟老:《黄帝内经》原文?

徐:对,原文,还有注解。

孟老:原文可以参看人民卫生出版社影印的明代顾从德刻本《素问》、赵府居敬堂刻本《灵枢》。注解嘛,山东中医学院(今山东中医药大学)张灿玾、徐国仟他们80年代编过一本《黄帝内经素问校注语释》,我这里有。

(孟老到书架上取书)

邱:这是人民卫生出版社出版的,配套的有河北中医学院编的《黄帝内经灵枢校注语释》。另外,原卫生部和国家中医药管理局曾经搞过"中医古籍整理出版规划",涉及"十一部重点中医古籍"的校注、语译,天津郭霭春郭老整理出《黄帝内经素问校注》,也值得参考。——孟老,您也做过《黄帝内经素问译释》《黄帝内经灵枢译释》,再版了好几次。

徐:哦,这两部是您做的?

孟老:建议先看这一部,山东中医学院整理这一部(指《黄帝内经素问校注语释》),

层次清晰,比较全面。这里面有题解、注释、语译、按语、每篇要点提示,主要目的是启发临床,指导临床,便于学习,掌握要领。还是可以参考的。

徐:好的。

孟老:我个人认为开始的时候《黄帝内经》注家不要看得太多,因为如果没有临床经历,哪个注得对,哪个不对,也不知道,看太多容易糊涂。

徐:没有临床体会,各家注解莫衷一是。

邱:专注一个,真正吃透它;要真正吃透,原文解读一定要结合临床。

孟老:很好! 开始的时候到乡下去、到农村去,看看老师面对患者怎么解决问题。接下来关键要自己动手,看见效果以后,自然产生兴趣。

邱:用针灸推拿,疗效立竿见影,学生尝到甜头,就获得了兴趣,学习就主动了。

孟老:从教学来说,这样有战略意义。

徐:刚才孟老讲第一年就应该去临床,我认为是对的。您刚才讲的控制办学规模的问题,我一直觉得学中医需要有很高的悟性,就像佛学所讲要有"慧根"才能学好。我觉得中医教育应该是精英教育,小班建制,小规模地精心培养;大规模的教育、放羊式的教育做不好,您觉得是不是?

孟老:过去师带徒最多也就五六个学生,一天到晚都是要管的。江苏有一个孟河学派,出了很多名医,学生一天到晚跟着老师转,耳濡目染就学会了。

徐:您讲到孟河学派,我这次已经拜访或即将拜访的朱良春、颜德馨、陆广莘、干祖望、颜正华、余瀛鳌……包括您老都是师承孟河学派,孟河学派近现代出了很多中医大家。您能不能讲讲在中医界为什么这个学派能够群星灿烂? 这恰恰正是我想问的师承的问题。

孟老:第一,是挑选高素质的学生,学医的人文化水平要高。以前江阴有一个叫柳宝诒的名医,写过《柳选四家医案》,他本是举人出身。他挑选学生,没有秀才的资格他是不收的。学生要文化水平高,今天讲文史哲功底要必备。

徐:要有根器,有智慧,有一定的知识水平。

孟老:第二,跟师学习以后,要每天跟着他。孟河学派中跟师最长的有一个跟了老师13年,把老师所有的东西都学会了。讲到这个问题,过去我也是跟师学习。我们跟师3年,3年学满方可出师,这3年就实实在在3年,一点都不缺,除了过年回家,其他时间都在老师身边学习,都不能回去的。

徐:跟老师吃、住、睡,都在一起的。

孟老：都在一起。现在学校里，暑假2个月，寒假1个月，3个月去掉了，还有双休。如果学生不自觉的话，这些时间就都浪费掉了。还有上外文课等其他课，真正加起来用在学中医上面的时间太少。所以我说中医人才不多，没有多少时间真正用来学习中医，这也是个因素。

徐：孟河医派之所以成就高，因为在传承方面，师带徒很严格。

孟老：一是选苗子要求高，二是师带徒很严格。

徐：还有没有什么别的因素？比如当地人文影响，为什么出在江苏这一块，在孟河这个地方？特别是在近代，江浙一带出了那么多的中医大家，这跟当地的人文社会环境有没有关系呢？

孟老：可能也有点关系。其实全国各地都有名医，比如安徽有新安医派、广东有岭南医派、黑龙江有龙江医派。江苏近代可能比较多一点，苏州吴门医派，常州孟河医派，上海很多名医主要是从这两个地方过去的。

徐：您觉得学院教育和师承教育应该是什么比例？从南中医、北中医的教育来看，与过去跟师学徒相比，在培养中医人才方面，哪个更好一些？或者这两种教育模式应该怎么结合在一起？

孟老：课堂教学比较系统，师带徒是理论联系实际比较多，最好这两个结合起来。现在学生本科毕业以后，没有单位要，不管水平如何，一定要博士、硕士。不考博士、硕士行不行？现在看来也不行，毕业参加工作工资待遇不一样，这也是一个问题。我对有的学生说，你不考博士、硕士，毕业以后就参加临床，你搞五六年临床，他五六年博士毕业了，比比水平看，你中医水平肯定要超过他！但是现在不允许，政策摆在那里呀，工资、职称差距很大。还有选留师资，也要求博士、硕士。我觉得博士、硕士不一定讲课就好。教师要讲得好，一个要有临床体会，一个口才要好，能够表达。有的本科生的临床水平、口才可能比博士、硕士要好，有的博士、硕士毕业以后讲不出来，讲不出来当教师也不行。

徐：所以有关中医的政策应该做一些调整。您刚才讲中医授课要有扎实深厚的临床经验，中医要不拘一格用人才。而目前的情况是，现在中医教育全是科班制，要读到硕士、博士，拿到副高、正高，才可以在体制内立足。这个形式走得很完善了，但毕业出来真正有才学的有多少？这是一个大问号。

孟老：这个是政策问题，能不能有所改变呢？中医要走自己的道路，不一定照搬西医的一套，要有一点自主权。过去有句笑话，现在中医办学就是耶稣会管和尚，我们中医是和尚，上面发布政策的是耶稣会，用西医一套来管理中医，束缚了中医手脚，实践证明是不行的！说到底就是中医要走自己的路。

徐:接下来问几个个人问题,看您老这么长寿健康,有什么好的养生之道?

孟老:养生之道,非常简单。《黄帝内经》上讲:"其知道者,法于阴阳,合于术数。""法于阴阳",就是气候变化,一年"春夏为阳,秋冬为阴",四季的气候对内脏是有影响的,春气通肝,夏气通心,长夏通脾,秋气通肺,冬气通肾,我们讲"人与天地相参",要顺应一年四季的变化增减衣服,合理作息。"合于术数","术数"就是指保健运动,运动也不能千篇一律,要合于自己适合的、喜欢的术,自己觉得锻炼舒服,自己感觉哪一个方式比较好,就是自己最好的运动方式。比如我,就是做《养生十六宜》,孙思邈提倡的:梳头、擦脸、按揉迎香穴、搓耳朵、叉腰、摩腹等等。运动的关键是坚持不懈,不能三天打鱼,两天晒网。其他就是"食饮有节",吃东西有节制,"节"字两个意思:第一量不能多,第二要调节好。我自己有一个体会:"好吃不多吃。"养生有一句话:"宁可少吃半碗,不可多吃一口。"这个有什么好处呢?苏东坡曾经讲过一句话:"宽胃可以养气。"宽胃,胃里东西不能太多,东西太多以后胃扩张,脾胃运化就疲劳了,消化不好吸收就不好;所以现在有人提出"节食治疗",少吃点,再好吃的东西也不能一次吃太多。好吃的东西也不能天天吃,营养要均衡,过多要节制、过少要调节,再有饮食寒热要调节、时间要调节、口味要调节……这叫"食饮有节"。"起居有常",就是生活有规律,什么时候睡觉,什么时候起床,要有规律。比如说我,早上6点起床,晚上10点半睡觉,到时间再好看的电视也不去看,到点就睡觉。不能一天早,一天晚的。睡眠质量也很重要,睡眠好可以提高免疫功能、延缓衰老。"不妄作劳",有人开夜车,我说除非有特殊需要,不然不要开夜车,身体好,延长一年的生命可以多做多少工作啊。"故能神与形俱",形指身体健康,神指心理健康,身体、心理都健康,这是真正的健康。

徐:您讲的都是《素问·上古天真论》里的话。

孟老:是啊!现在好多东西,什么饮食养生、体质养生……都是从这个里面来的,掌握这个总原则就足够用了。"恬惔虚无,真气从之。精神内守,病安从来?"心态要平衡,不要争名夺利,争名夺利没意思,平平淡淡过一生,平安幸福。我总结三句话:快快乐乐过一天,平平淡淡又一天,忙忙碌碌又一天。脑子不能闲,脑子闲了以后会得老年痴呆,要勤用脑。所以我每周出诊,在家写一点中医的文章。

徐:这个养生之道很精辟!

邱:孟老,您的老师是丁甘仁前辈的学生汤礼门先生吗?当年您跟师时,汤老先生怎么给您带教的?有什么风格,您能给我们讲讲吗?

孟老:他一般是上午门诊,我们跟他抄方;下午要出诊的话,我们跟他一起去实习;空下来的时候和我们讲讲有效经验;晚上要求我们读医书。他也教我们操作一些常用的制药方法,还有一些外科处理的小技能。你感兴趣的话,可以参看我的这本书(孟老取出《孟景春临床经验集》),《自序》里写了。(《孟景春临床经验集·自序》:我祖籍在江苏张家港市,自曾祖父至父辈,素以耕作传家⋯⋯经人介绍至合兴镇"国文专修社"学习,任教者系晚清一秀才,堪称饱学之士⋯⋯该社所授之课有《论语》《孟子》《诗经》《左传》《幼学琼林》和一本《秋水轩尺牍》。通过这一年多的学习,对古汉语和古代文学的理解与提高,确实不无小补,同时也为后来学习古典医著,奠定了较好的基础。年届十八岁那年,又经人介绍至杨舍镇(即现张家港市政府所在地)汤礼门先生处学医。汤先生乃沪上名医丁甘仁先生的弟子,故也可称是丁派了。由于汤师也是一方名医,诊务比较忙,当时做医生的规矩,都是上午门诊,下午出诊。由于这样,所以对学生的教学方法是:首先交给学生几本必读的医著,唐容川《中西汇通医书五种》,即《伤寒论》《本草问答》《医经精义》《血证论》《金匮要略》,将此5种书作为基本读物。由于忙于诊务,无时间对学生讲解,只是交代学生说明这是学好中医的必读之书,由学生自学。在门诊时随着先生看病抄方,下午出诊时,只带高年资的学生跟随。其余学生都进行自学。学习书籍除以上5种外,还有由丁甘仁先生所编著的《中药辑要》、由汪昂编著的《汤头歌诀》,均要求我们背诵。学习的方法基本如此。在一月中抽一两次时间,把学生集中起来,讲讲学习的重点和重要性,抽某一医书(当然均在5种书内)中的片段讲一讲。然后要求学生写一点学习心得体会。再有便是做一些实际操作,都是属于中医外科方面,如熬膏药(创口外贴),摊膏药,研中药,做纸捻(称为药线),还有包药;又如先生行外科手术时,学习消毒和切开时如何用刀、如何排脓等等。所有学习的方法基本如此。到了最后一年也是最关键的一年,结束后,即将自己开业,走上社会,如果一点技术都没有,则将无所作为了,所以也非常担心。但是,老师还是关心学生的前途,为了自己的声誉,也总是希望从他门下学习的弟子,不能无声无息。于是给每个学生赠送几件开业的"资本",令学生抄录丁甘仁的医案,抄录丁甘仁的"一百十三方",其中有内、外、妇、幼各科常见病的辨证处方,并有加减方法等。还有外科(包括皮肤,五官科)各种病的外治方药,也是先生日常应用的配方,不过在未学习前,只见到方的名称而未知其具体的药物和配制方法。到了学习结束时,就作为为师送给每个弟子的礼物。并反复交代:初出茅庐,对待每个病员,不论疾病的轻重,必须慎重细微,切不可推诿。可先按丁甘仁先生的"一百三十方"挑选一较合适的处方,嘱服1~2剂后复诊。处理完后,接着应再从丁甘仁的医案中,找到相应的病种,在医案中从症状、舌苔脉象和病机分析等,弄清楚病因病机和立法处方,做到心中了然。再次复诊,便能有的放矢开针对病情的处方,如三诊时获效,这一经验便能牢记于脑海之中。这一方法,确实稳妥而有效。

邱:谢谢孟老赐教。徐校长对中医的学术传承很重视。我们想问问,比如汤老先生的一些医案有没有还需要整理的? 有没有一些著作需要出版或再版的?

徐:我想重点梳理一下中医学术的脉络传承,做一些医籍文献的抢救整理工作。像吴门医派、孟河医派⋯⋯有一些医家,虽然不出名,但是有不少好东西散落在民间,需要整理继承。

孟老:汤老师后人现在我们没有联系了……

送你们几本书,我的《内经讲稿》《孟景春医集》《孟景春解析古今奇症医案》。

徐:谢谢孟老,很宝贵的书。

邱:谢谢孟老!您把稿费都用来买书,送给学生,鼓励我们学好中医,造福患者。徐校长,我在《中国中医药报》上看到过对孟老的报道,孟老把积攒多年的个人存款捐赠出来,资助家庭贫困但品学兼优的学生,2009 年曾拿出 17 本存折,凑够 20 万元积蓄,在南京中医药大学成立了一个"树人奖学金",坚决强调不要用自己的名字命名这个奖学金(后得知 2013 年,孟老再度拿出 50 万元,在南中医设立"临床带教奖",用于奖励临床带教的优秀教师)。孟老是中华人民共和国成立初最早一批中医教师,资历辈分很高,但老人家挂号费初诊 20 元、复诊 15 元很多年如一日。直到近两年,出诊部门为了减轻他的工作负担、控制门诊量,强烈要求,孟老才同意把挂号费调整为初诊 40 元、复诊 30 元。实际门诊中,孟老常常主动为经济困难的患者减免挂号费。遇到在读的学生来看病,孟老从来不收他们诊金,他说这也是以身示范,培养学生好的医德。后来找到门诊的学生越来越多,影响了正常门诊,孟老才同意收取半价挂号费以控制人数。非常令人钦佩!

徐:孟老太了不起了!您说快快乐乐过一天,平平淡淡又一天,忙忙碌碌又一天,心里总想着学生,无私奉献,这也是长寿的一个秘诀。

孟老:我也很敬佩你,振兴中医,身体力行!

徐:我现在刚刚 50 岁,要把后半生献给中医事业。虽然我曾经留学美国学习免疫学,但我的西方科学基础背景并不妨碍我热爱中医。我想为中医做点实事:一是为培养合格的中医人才创造最好的条件;二是在适当的时候,可以围绕中医理论,深入开展研究。这是我两个愿望,当然首先要把学生培养好、教育好。

谢谢孟老的分享!我们告辞了,再见。

孟老:好,再见。希望你能在北中医大展宏图,实现你的两个愿望。

十四、培养运用中医解决临床问题的人才是办中医药大学立身之本

——周仲瑛

人物简介：周仲瑛（1928年6月——　），祖籍浙江省宁波市慈溪镇，出生于江苏省如皋市马塘镇。1941—1946年随父周筱斋先生学医。1947年就学于上海中国医学院。1955—1956年在江苏省中医进修学校学习。著名中医学家，中医内科学专家。首届国医大师。

时间：2013年8月7日

地点：江苏省南京市南京中医药大学汉中门老校区周仲瑛国医大师工作室

培养运用中医解决临床问题的人才是办中医药大学立身之本
—— 周仲瑛

周老：徐校长是新上任的？

徐：对。周老，我先自我介绍一下。我是教育部通过公开选拔于今年1月被任命为校长的。我原来的经历与中医既有关系又可以说没关系。有关系的是：我从事的是大生命科学研究，研究免疫学的。我在美国留学，读的是免疫学的博士，研究的是个体免疫基因差异与白血病病毒感染的关系；博士后在加州大学圣地亚哥分校医学系做的。我的博士后老师是美国的医学大家（美国国家科学院和医科院院士），她做过美国医师学会会长。她是个大夫，也是血液学家。我是她的闭门弟子。我在美国待了10年，1996年回国后，在中山大学开始做一个普通的教授，然后做系主任、院长、副校长（分管医科、理工科科研等等）。

来了以后，我就在学校里提出一个办学理念：人心向学，传承创新（详见与陆广莘的对话）。到了北中医以后，就在校内进行调研。邱浩就是通过这样的调研在饭堂认识的。

周老：呵，不是工作关系。

徐：没有直接的上下级工作关系。因为我是从广州调到北京的，没有房子。所以就先临时住在留学生公寓，最近才在附近租了个房子。我一般都在学校食堂吃饭，早上就在学生食堂吃，和年轻的老师和学生聊天；中午在教工食堂和老师们一起吃，这样就有机会和教授们聊天。通过这样不断的谈话和聊天，我对中医事业和北中医有了不断深入的了解。

周老：是的。

徐：这次放假，我向邱浩讲了我的一个愿望。我说我来到中医界，上任的时候，也讲过几句话，首先我是以中医学生的身份来当校长，要向所有的老师学，向中医界的前辈学。这是学习。第二个，我期望尽快成为你们的粉丝，就是你们的欣赏者和理解者。最后，我还成为你们最坚定的支持者，就是中医药事业的支持者。所以来了以后，我就一直想找机会拜访一下中医界的老前辈们。因为他们跨越了几个历史时期，见证了从民国、到中华人民共和国、到现在改革开放后的中医药教育，风风雨雨，无论是经验、教训都有很多。我就想利用今年暑假拜望全国的国医大师。所以,请他给我安排这一路之行,到各地拜访一下。我已经去过很多地方了,在广州我拜见了邓铁涛老,上海拜见了颜德馨老,刚刚在南通拜见了朱良春老,等等。今天专程来南京,来拜见您,向您请教。我有几个想法,把想请教的几个问题也都给您列了出来。您很认真,有针对性地写了提纲,我很感动。

我作为校长,首先应该为大学的师生创造一个好的工作和学习的环境,这是我可以努力做到的。至于医、教、研该怎么做,我还真是有点彷徨。因为北中医是唯一直属教育部的中医院校,如果它做错了,有可能会影响整个中医界教育改革的方向。所以我比较谨慎,专门在上任的时候,请一位老先生给我写了一行字,就是《周易》乾卦里的"君子终日乾乾",用来提醒我自己,诚惶诚恐地做好这个位置的工作。所以,我今天纯粹是以一个学生的身份来请教您。

周老:谢谢。承蒙您屈尊过来向我咨询一些中医发展的问题,非常感动。北中医和我们南中医……

徐:有着天然的历史联系,这个我知道。我们之间的关系很深,我们的很多国医大师,都是从南中医过来的。

周老:我们(南中医)去的老师不少,两校是亲缘关系。

徐:是。亲缘关系。

周老:对中医事业的发展,见仁见智。由于历史条件不同,理论产生差异,从事的专业不同,无形中在学术上有不同的认识和看法。那么,我始终抱着一个什么想法呢?就是求同存异,各自发展。因为不可能是一家之言,全国二十多所中医院校一个模式。但是,总的来说要有利于中医事业的持续、稳定、健康的发展,这是我个人的一点看法。我一生经历了民国、中华人民共和国成立到今天……我是中医家庭出身,说得好听一点,是中医世家;说得不好听一点,是中医的土郎中。

徐:您可不是土郎中。等会儿我还要与您讨论民间、师承学出来的中医的问题。我觉得不要小看中医是哪里学的,是土郎中也好,是学院教授也好,只要有临床效果、理论能指导实践的中医,就是好中医。我是这样认为的。

周老:很佩服你的这种看法。我的成长经历呢,就是处于新旧社会交替的过程。如果谈我的特长呢,就是始终以临床为基础,一辈子看病。

徐:仁术济世,治病救人,中医的天职。

周老:中华人民共和国成立初从事中医教育,结合科研,后来还从事过行政,这样一路干下来。有的事情想到做不到,既然我已经不任职了,也就不干涉了。按照求同存异的精神,还是做好自己能做好的工作。给患者看病,我能做好,所以这么多年一直坚持出诊。

最近我突然想到了四句话:忆往昔,忧患意识难忘。问上苍,究竟路在何方? 讲内涵,疗效决定兴衰。谈创新,自主才能发扬。

徐:"谈创新,自主才能发扬。"好啊! 我们中国人只有走自己的路,才能真正创新! 这个我非常认同。我虽然是个"海归",在美国待过10年,但是因为认同"中华文化自主"这个观念,我回国了,现在又到中医界来,希望为中医事业做出自己的贡献。

周老:中医事业就需要靠有识之士,依赖多学科的朋友,多学科的专家合作。你刚才的自我介绍,我理解,你是一个热爱中医的校长。

徐:谢谢!

周老:中华人民共和国成立前不谈了。中医的事业从中华人民共和国成立以后,有过一个曲折发展阶段。在 1955 年、1956 年的时候,曾经强调继承中医、发展中医;但这以后,发展过程曲折起伏,可以说风云多变。

徐:是的。最近我在阅读中医近代的历史……邱浩对这方面有研究,给我讲了很多近现代中医的发展史……您讲得太对了,这个描述很到位。

周老:关键是一个什么问题? 关键是政治因素的介入,这是一个历史遗留问题。而反映在我们中医药人的思维方式与知识背景上,也就有了一些理念的差异和认识的不同。我思考来、思考去,感觉到,就是对中医事业的发展,首先还要解决一个立场和观点的问题,这是个根本问题。我说,中医是一个传统的,也是新兴的社会医学科学专业。认识可以是各有不同,但是你要献身于中医事业,必须要解决立场、观点问题。在解决立场、观点的基础上,才可能考虑到理念、方法。立场、观点解决不好,认识有了偏差,以个人代表中医,总是要迷失方向。在个人的思维方法上,就难以有全局观。

徐:我认同。昨天朱良春老也说到,就是要坐正位,要走正轨,不要"出轨"。

周老:是的。这样的问题如果解决了,我们才能得到一个大前提比较一致的认识,才能定位。要定位才能思考问题。那么,其中,有些时候要培养中医药的管理型人才。我需要的是高级的、有境界的、有深刻认识的中医药管理人才。不管是专家型也好,领导型也好,必须是以这样的人才来引领中医发展。这是从客观的角度上来进行策划的。你提的问题,应该说很全面;但实际上,又好像做不了好多事。

徐:这就是我迟迟到现在,在医、教、研上没有开始着手改革的原因,就是因为没有看清楚。我现在还想听听你们这些大家的指导、意见。

周老:就着刚才徐校长提出来的需求,根据你们列的问题、想了解的一些想法,我做一个简要的汇报。关于第一个问题,教学计划的问题。教学计划要围绕我们的人才培养目标来考虑。我们南京中医药大学也好,你们北京中医药大学也好,顾名思义,你这块招牌是要培养中医药的高级人才。既要有系统的理论基础,又要有实用的临床技能,还要有系列的应用知识。理论要有系统性,作为系统的理论、实用的临床技能、系列的应用知识,这个可能是一个前提。要培养出这样的人才,就必须要有一个在教学课程上的提前设计计划,也就是说,要有合理的知识结构。合理的知识结构,要通过宏观的控制。我认为,各种专业知识都要有,应该说,宏观是一致的,微观是放开的,发挥科学的优势。

徐:多样性是很重要的。

周老:但是目标要统一。总体的设计,要遵循中医发展的实际规律去考虑问题。这里就涉及具体问题——知识结构具体涉及什么? 哪些方面? 还是所有的方面,古代的、现代的、技术的、实用的、中医的、西医的,都要全面学习,去培养一个完人呢? 培养不了完人! 每个高校有自己的特点,自己的任务。目前我们中医确实已经不像中医了。比如说,我们现在强调,我们要培养……培养的思路和方向是什么? 培养的学生是以中西医结合为支撑,研究型、教学型居多。这种培养,出发点是好的,但是具体培养,还要有侧重。因为按照我的建议,要以中医为龙头,就是要主客有别。主体专业是什么? 中医必须要打好的基础是什么? 作为辅助的知识和技能是什么? 这样子,把主要的和次要的学科就可以分离开来,把各个学科各自树立起来,应该是以应用为先。

但是,我不知道在目前我们中医同仁当中的现状和亮点是什么? 下一步培养学生,应该要求首要培养的是什么? 就我个人而言,我说中医是一个实践性很强的医学科学,应该以应用为先,要提高解决临床实际问题的能力,这是立身之本,发展之本。

徐:提高学生运用中医解决临床实际问题的能力,是办中医药大学立身之本,发展之本。

周老:所以,主要的科目、次要的科目,应该分门别类地排列,做到有主有次,不是眉毛胡子一把抓,不是要求万能,没有万能的人。比如说,专业不同,我们可以互相嫁接。为什么可以嫁接? 因为学科主次不同。可以在各自特长的基础上对中医开展研究,但研究到一定深度,也可以学科交叉、相互启发、优势互补、协同创新。

可以这样讲,我们的中医药大学,还要在知识结构方面,有所为,有所不为。

徐:在知识结构方面,要有所为,有所不为,这个我赞同。

周老:要以应用为主。比较空泛的理论性的东西,对解决实际问题不起作用的一些科目,可以缩减。解决实际问题的这些科目,必须加强。要按照学科自身的特点来处理问题。比如英语,前段时间很强调学习英语。

徐：是。我们学校也有很多人抱怨这个问题。

周老：考研究生，英语不过关，中医学得再好，别想录取；英语过了关，就解决很大的问题，其他的课程只要能过，就能录取。这个可能是问题。我个人的看法是，在本科阶段，英语教学不应该是无差别要求，比如对外交流专业英语要求高一点，临床专业可以低一点。普及的、提高的，可以分开培养。中医学生必须先学好中医专业，其他力所能及的，比如能学英语的，你告诉我，需要的时候我去教你。但是，如果你学不进去，我不强求。毕竟，中医对外英语交流方面的工作，不是需要临床型人才来做。然而，反过来看，从事中医临床工作，我们必须要培养学生读四大经典，读历代医家论著，要背《汤头歌诀》，要背《药性赋》，要背针灸歌诀，这些就必须要懂古文。

徐：临床人才古文更重要。

周老：但是现在中医学生反而不懂古文。

徐：我最近调研也发现这个问题。

周老：背熟《汤头歌诀》，上了临床，老师讲什么汤剂加减，学生必须要知道。我如果指点你看病，我说什么方、什么方加减，你必须要能马上写出来。目前，学生这个基本功不够。为什么？他没有背功。我记得有一段时间，为了强调必须懂的基础知识，曾经要求学生背诵《汤头歌诀》、针灸歌赋之类可以直接用来治病的东西。那么也有反对的声音，认为这是死读书。但传统教育这个背书不一定不好，背书不一定是死读书，实际上你背书背熟了，慢慢就读懂了，读进去就能用。这个和读英语是一样的道理，你英语背不下来不能用，背好了才能用。我们的《汤头歌诀》，不是背熟了、到临床才能应用吗？你英语学好了，对外才能交流啊！一样的道理。为什么对英语就那样地推崇，对《汤头歌诀》就这样地贬低、轻视呢？

徐：这个情况我调研的时候就发现了。这是个很大的问题。就是说，目前中医教育对中医本源的东西抓得不是那么严格，反而把外围的东西、甚至对中医学习关系不大的学科放得很高……经典是我们的本源。您讲的《汤头歌诀》《药性赋》、四大经典，这些都是要背的，如果不背，你开处方、看病人的时候，怎么信手拈来呢？我很认同这一点的！

周老：所以我讲，我们的教学计划，培养目标的设计，要有所为，有所不为。要分门别类地梳理一下，适当处理好各自的主次关系，注意体系之间的课时分配。我还有一个想法，就是我们的基础课程、临床实习，西医比重需要适当减少，这个从宏观上，必须要有所制约。因为一个人有什么样的知识结构，决定了这个人今后的思维方式、发展方向，乃至他的学术理论。

也有一种舆论，认为中医课时的比例不一定要很多，有人说不是中医课多一点，好像中医思想就巩固得好一些。实际上不是这样，知识结构是决定一个人学术发展和事业领域的基础。

徐：我非常认同这一点。

周老：有人认为一定要按照目前国际主流医学，即西医的理念，增加西医课；中医课有些重复内容，可以适当合并或减少，如压缩中医经典、传统文化等课时——比如《医古文》等，有一种说法是这样讲的。我认为应该从中国国情出发，中国是中医的发源地，在中国搞中医教育，首先宏观上要把中、西医课程分开，总体课程切成几大块来进行，中医应该占多少比例就占多少比例，不能强制压缩、削减，脱离中医本位……

第二个问题，就是你们所提的中国文化。我们应该承认，中医的医学体系，是建立在中国传统文化基础上的……

徐：这个肯定是非常重要的。这是根，是基础。

周老：切记中国的传统哲学思想对中医理论形成的影响……

徐：主要是先秦诸子的哲学思想，是不是？

周老：这一块必须要增加课时！

徐：您让我更加坚定了中医院校应当奠定学生中国传统文化基础这个想法。因为我自己也很喜欢中国传统文化，虽然我是搞当代科学研究的。

周老：我们学校的学生有一个很苦恼的问题，就是在高中毕业以后进了大学，就认为中医很难学。他们在普通高中主要学的是现代的数理化，中国的传统文化功底相对比较差。

徐：是的。和您这一代人相比，您那时候学的基本都是古文，国文功底很扎实，所以学中医容易。但是现在的年轻学生，连繁体字都不认识，更别提通假字了。看不懂古医书的意思，怎么理解深奥的医理？所以国学是学好中医的一个很重要的基础。

周老：但这里有一个嫁接过程。学了中国古代哲学，还要把它过渡到中医思维、临床应用中……比如说，阴阳五行的哲学内涵与背景是什么？如何具体落实到中医的脏腑经络、病因病机理论？如果基础不行，还学什么中医？

徐：中医经典是将古代哲学成功运用到医学领域的典范，开设中医经典课程能否完成这个嫁接过程？

周老：完全可以！这是必要的！所以关于第三个问题，经典课程究竟应该占多少？这个问题我总结成：风云多变。我记得1983年中医衡阳会议强调的是《黄帝内经》《伤寒论》《金匮要略》，增加了课时比例。"文革"以后，随着中西医结合的冲击和大学专业分化的增课，现在中医院校经典课程的课时已经少得可怜了！不知道你们学校怎么样?

邱:许多专业《黄帝内经》《伤寒论》都变成选修课了。

徐:我知道。这就是我也担心的一个问题。

周老:经典是基础。我刚才的举例,背英语、背《汤头歌诀》,都是为了以后的应用。经典也是为了以后应用,你当时读不出滋味,但是你读进去,存在脑子里,到了临床实践过程中,它就慢慢地融会贯通,为你提供灵感,就能越嚼越有滋味。这一点,像我这样一辈子临床下来,慢慢感受到,确实很有好处!比如说,从直接应用角度,可能是一个很不起眼的问题;但是搞科研,从《黄帝内经》《伤寒论》中,一句话、两句话,一个理论、两个理论……

徐:就找到了灵感。

周老:我说这个话,意思是说,就是学以致用。中医教学,怎么教,牵涉课程改革问题。要把经典当作精华来汲取,精华一次是汲取不完的。所以,转化也不是一次能够完成的,肯定是相对的。但是如果能够不断地学以致用,你就有后劲,所背的经典在临床应用中会发挥很大的后劲。不要完全停留于辞解、注释、语译,不要停留在这些东西上,临床应用是目的。所以关于经典的问题,还是很有挖掘潜力的。当然,现在强调经典,已经提到议事日程上了。比如,当前对中医界一些优秀人才的培养,就是要读经典,这是对的;但是要学以致用,从中提炼精华,为我所用,解决临床实际问题。

另外,现在强调四大经典,也不要忽视启蒙读物,有些应用性的知识还要强调。比如说,我们刚才说的《汤头歌诀》《药性赋》、针灸歌诀,这都是应用知识,不能忽视。一些热门的书不能不读,有些书还是含有深意的,在应用上能够帮助深入理解经典,再加上通过师承教育,接受不同学派的一些东西,充实自己,为我所用。所以,经典理论、应用知识、不同学派,这几个方面,都要基础扎实、兼收并蓄。这样就可以构成一个比较完整的中医学术体系。

徐:我插一句,您刚才讲的读经典的重要性——我为什么要问这个问题?我去北中医附属东直门医院调研,专门找了一批临床大夫,他们都已经是工作了20多年,40多岁左右,不是刚毕业的,还没有什么经验,没有什么经历可说。这些人对我讲:我们到了这个年龄,才知道自己的经典知识很贫乏,现在要回过头来再读经典。临床做久了,我们才发现当年经典学得不好。就像我们自己小时候读书,父母逼着我们背东西,可能没什么道理,就是背。学生们可能不理解,但是到了一定年纪,我们发现,背的东西就是千百年历史积淀的东西,回味无穷,受益无穷。现在的年轻人可能不知道经典的价值,所以只能先逼着他们背,日后自然就会用到《黄帝内经》的某一句话。

周老:也就是刚才我说的两个字,读好经典才有"后劲"。这很重要。说两句闲话,我前几年治疗低血压休克,那也是一个非常危重的疾病。我在从事这个疾病的研究上,就是从《伤寒论》中的一句话得到启发:低血压休克、感染性休克,属于现在中医讲的厥脱证范畴。为什么出现厥脱证呢?涉及正虚,邪气猖獗。但最重要的机制,就是阴阳失调。《伤寒论》讲:"凡厥者,阴阳气不相顺接,便为厥。""厥",低血压休克,就是阴阳不能顺接。我从这句话中,悟出了阴阳不能顺接的实质性问题是什么……

徐:这就是个非常好的科学命题。

周老:气血失调。气血失调的根本是什么?气滞络瘀。气滞络瘀导致了经典中所讲的"阴阳气不相顺接"。我们就做了一个这方面的科研……低血压休克分三个证型,其中一个证就是以"厥"为主,不是以"脱"为主。我们用了行气活血的方法治疗,疗效立竿见影。当时我们在农村搞了一个临床观察,五分钟,血压就上升。

徐:真的?临床效果真的是立竿见影!

周老:真的。而且升血压速度很快,也可以持续稳压。不但升压,还能持续稳压,会场有人兴奋了。有些东西实践出真知,经典拿过来指导实践,还要融会贯通,结合一些现代的知识,可以得出许多令人惊叹的结论或发现,很有意思。这就是,读古书要为今用。

关于提出来的临床教学问题——临床教学是整个教学系统的关键环节,我们当前中医教育从开办到现在,接受的一个主要教学模式,就是课堂充实,集体讲课。虽然也重视临床教育,重视临床带教,但是不太容易落到实处。可能主要是因为学生多、师资有困难。

徐:这也是我很想解决的……虽然北中医还没怎么扩招,但我能感觉到,我们的临床教育还很难跟上。我们临床实习的学生,给我反馈了很多意见,他们说:校长,老师基本没有时间给我们讲病案,一天到晚就抄方,很少有老师一个病、一个病给我们讲解为什么这么处方、这么用药。

我们有一个九年制的岐黄国医班,进来的学生录取时其考分基本都是能上清华、北大的,这批学生都很有天赋。他们说,跟老师出诊的时候就发现,有很多问题,老师讲得不透。真的,很难学到东西。我当时在学校临床教学会的时候讲:第一,我们的师资质量有问题,是不是每位老师都有临证讲解的能力?第二,是不是师资的敬业精神需要提高?我对他们讲,你们四五十岁的人,现在是太忙了,没有时间管你们的学生。但是你们自己怎么学出来的?当年刘渡舟、赵绍琴、董建华、王绵之、刘弼臣这些老前辈怎么带你们的?你们要把这样的精神传承下来,把学生带好。

一流的医科大学,中医也一样,一定要有一流的临床教学,要有一流的临床基地,附属医院或者是国医堂的临床门诊。一流的临床基地和临床教学,才能培养出一流的中医。这个是我通过调研感受到的。今天和您探讨这个问题,也是希望知道您怎么看待这个问题。

周老:我们学校最初的发展是从进修教育开始的,是培养已经在岗的社会上的中医,通过进修模式吸纳进来,培养成为师资。所以我们那时的师资是有临床基础的。现在高校毕业出来,没有干个三年五载临床不会有经验、体悟。同时学生多,老师自身的临床修养一时跟不上。鉴于这些原因,我们临床教学这一块很薄弱。

徐:临床教学跟不上。我就发现,我们还没扩招呢,临床师资就跟不上。我们三家附属医院,目前都不够。所以,我发现的问题和您讲的基本一致。

周老:我们学校原来强调的是早临床,多临床……

徐:是,早临床,多临床,反复临床。我们北中医也是,因为我们是一家,是一班老先生办的嘛,道理是一样的。

周老:但是,现在这个口号很难落到实处。

徐:是的,现在我觉得这个口号是落空的。

周老:还有我们现在搞改革,搞一些花样,叫床边教学,到病人床边,结合这个病例,进行讲解。第一个,不系统;第二,师资层次不一;第三,弄得不好,还有一些西化,讲西医的多。所以,这个问题……

徐:这个问题待会儿我还要请教您。我请一些老先生来座谈,这些老先生说,咱们北中医的附属医院,充其量就是中西医结合的医院,没有鲜明的中医特色,或很少中医特色,缺乏以中医为主的治疗模式。

周老:这个话一点都不假! 给你讲句心里话。

徐:老先生都给我讲心里话。

周老:北京人多,社会需求量大,以中医为主的治疗不能解决。南京虽然没有北京那么多人,也有几个代表性的医院,医务室很好,现代设备很全,但是内涵是"西中结合"的,不是"中西结合"的。

徐:您讲是"西中结合"! 这就是我担心的。像咱们这样的中医药大学,办什么样的附属医院,这是个大命题。

周老:这是个大问题。这是上层建筑与经济基础之间的矛盾,现在说的是医院的发展需求。医院的发展需求是不是就是社会的需求? 附属医院是不是都要具有综合医院的职能? 中医院能不能真正有自身的优势和特色? 我们生存的条件是什么? 发展的条件是什么? 这是个问题。现在变成了中医院不要中医毕业生。

徐：现在的问题是，中医院的中医位置在哪里？中医院不要自己中医的学生，我也知道有这个问题。我们附院西医的学生进来，抢着要；中医院校毕业的学生太多了，反而要排着队进来，我也知道这是个大问题。怎么让我们的年轻人去升起对中医的信心呢？所以我来了以后，坐在这个位置上，觉得压力挺大的。

周老：是的。在临床教学中，整个学习过程到了毕业实习的后期，我们要进行试教，教学实习，毕业实习，我们一贯是这样做的。现在我不知道怎么样了？

邱：还是这样。

周老：但是，还有差距。我过去在第一线的时候，要求教学实习的 2 个月就相当于毕业实习的水平。学生要能够写完整的大病例，能够做病例分析、病证分析，能够开出处方、查房、会针灸操作等。现在呢，可能教学实习这一块，不能达到这个要求。

徐：可能毕业以后，有没有这个本事，我还不知道呢！

周老：目前我不知道这个情况。我的看法是，培养一个学生，需要广泛地充实他的知识和技能；先培养普及型的中医，然后再向提高型的中医发展。特别是在他参加工作以后，也要根据先普及、后提高的原则，先广泛、后专业的原则，去进行培养。分专业也不能太早。那么在学校期间，可以是大班听课。但这个大班听课不能大而无当，还是要有一点限制。你们现在大班多少人？

徐：我们的大班还好。我们一年招生不多，学医的限制比较严格，岐黄国医班一年才招 30 个。大班不会超过 120 个，那是最大班。

周老：小组跟师，我们是三个人配一个老师；过一段时间，再轮转一个老师。因为一个老师要带好几个学生。过去都是一个老师带三五个学生，少则三个，多则五个，跟着跑，上门诊、病房；或者，再过两三个月每个老师带的学生再调一次。大班听课，小班跟师，落到实处。总结的时候要写评语，写学生的责任心、临床水平、知识掌握情况，这样就可以将院校教育与师承教育结合起来，同时解决师资问题。

今年，我曾经说过一句话：要把师承教育纳入高等教育的轨道。但是我们师资不够，生源增长又太快，我们的素质训练跟不上。"教不严，师之惰"，没有好的师资，怎么有好的学生？

徐："教不严，师之惰"，《三字经》说的。我现在就觉得，我们不扩招，都感觉到师资力量很难跟上。我们的学生就反映，没有临床经验的老师讲课很死板，就是照本宣科；有的老师讲得很活，为什么？老师自己有临床经验，他一讲，大家都知道他有真才实学。所以，学生都能辨别水平高、带教好的老师。但毕竟好的老师太少，所以我还是觉得师资力量跟不上。毕竟现在比以前招收的学生多了。所以，我觉得怎么样做好优质的中医教育，这确实是个大问题！

周老：在师承教育这个方面，目前我们政府部门、管理部门设置了优才、师带徒，都是属于这方面的延伸。学生毕业以后，还要继续教育。我认为继续教育很有必要。一个是知识更新，一个是扩大自己的视野，充实自己的学术知识，吸收别人的好的东西，为我所用。这是优才培养、师承教育、继续教育。

徐：把这个记下来！我觉得继续教育很有用，让我们的老先生带。他们直接带学生可能不现实，但是可以办一些研习班、进修班，用继续教育培养人才梯队。我们北中医还有一批老先生，是最早的一批，五几年办学时入学、60年代初毕业的老先生，他们现在也有70多岁了，很有经验。让他们去带那些年轻的老师们。继续教育，我觉得是解决、提高中医师资水平的一个方法。

周老：很有必要。

徐：把这个推出来！

周老：专科的就是搞专业，可以读博士。

徐：专科的得让专科的老师去培训，读博士攻专业，也是继续教育。

周老：怎么样让北中医引领高等教育？——你处在这个位置，应该有这个责任哪。

徐：不敢当，若是客套的话不应该这么提问。我不是讲我们自己理所当然很好，不是这个意思。按历史渊源来说，北中医和南中医有天然的历史联系，我今天来就是向各位老前辈请教。北中医处于首都，直属教育部，所以我责无旁贷要有这份担当！我在北中医校内也对我们的专家教授讲，不要以为自己在北京，就自然什么都第一，没有真才实学、成功的人才培养，其他什么都没有用。中医教育，我们和兄弟单位做一些经验探讨，就是要率先摸索，去做一些尝试。

周老：徐校长不要谦虚，这是你们义不容辞的责任！我们希望有这样的带头人。

徐：您希望我们做，谢谢您的信任！但是怎么做，我今天是要请教这个问题。

周老：我的看法是，你们要广开言路。你今天就是广开言路啊！不耻下问啊！集思广益，要扬我优势。各家都有各家的优势，自己要好好找出自己的优势在哪里。自己的优势自己看不到，自己的优势自己放弃掉了，这是最可惜和让人痛心的。我们的教育还要有一个延续性。

徐：对！要扬我优势，要看到自己的优势。

周老：而且要有延续性。我们南中医，过去对于古典医学的研究，对于师资教育的培养，对于进修教育的提高，都是很有贡献的。可是，现在呢，江河日下。为什么？我们自己这一块没有把握好，没有再接再厉。一方面是由于各个地方的中医教育都上来了，我们自身持续稳定地发展不够。另一方面，师资教育，过去我们搞得比较成熟了，但怎么样培养师资,培养某一个学科的师资,我们没有继续搞下去。"文革"前后,我在医院的时候,曾经就内科的临床师资教育写过8万多字的报告,就很有影响,既培养了人才,也树立了我们的威信,但后来没人继续搞下去。我建议,尽量用自己的长处,开创一些事例性的模式。你的长处是什么,哪个方面是专长,不管经典也好,临床也好,专科也好,有什么长处,就搞什么模式,就办什么重点,办什么班,做示范,然后再加以推广,这就是"领头羊"。

徐:好!

周老:你们要担当这个责任。

徐:担当这个责任! 谢谢您的信任和厚爱。

周老:这个很重要。北京是全国的"马首",你不带头谁带头? 还有你们能不能和相关高校形成一个网络,引领全国,充当一个联系的源头,解决一些热点、难点和重点问题?

徐:这个建议很好。我这次来,到各地拜访,其实就有这个意思。一是拜访了各地的老专家,像您这样的,加强对我们学校的了解;二是通过拜访老先生,了解他在学术传承等各方面成功的经验。再有,我想通过拜访,做一些事。就是您刚才建议的,北中医应该协调、组织一些联合攻关项目,向国家提出一些重大的中医问题,希望得到国家的支持。比如,在生命科学里,最近出了几个专项,有传染病专项,有新药创制专项,有蛋白质重大科技计划,有干细胞专项,就唯独没有中医的命题。这是我们国家自己的科研,为什么我们中医界不提出来呢? 我觉得中医界应该携起手来,申报中医药大型专项,把我们祖宗的好的东西挖掘出来。我觉得我们应该共同联手呼吁这个事情。今天来这里请教呢,也是有这个想法。如果您认同,我会……

周老:我认同。

徐:感谢,感谢! 像您这样的老先生、老前辈认同我们,我觉得我可以尝试去做,虽然不知道能不能成功。

周老:但要注意,你们不能做大国沙文主义。不要做霸头。

徐:不会,肯定不会!

周老:但是要做带头羊。我跟你都是诚恳地讲话。

徐:您确实非常诚恳! 您刚才的批评是对的。我曾经对北中医的老师说,我们北中医人走出去,不能居高自傲地看外省的中医药院校,不要想当然地认为北中医各项都是全国第一。我们要多看兄弟院校的优势在哪里。事实上,我到各地去调研,已经了解到别人哪里比我们好,因此我们自己要想着"他山之石,可以攻玉",一定要谦虚。所以,今天我自己身体力行,亲自向您请教。学术霸头我们不会做,您放心。至少我本人绝不

大音希声 与名老中医对话

会做这个事!

周老:对! 你们的优势要加强。全国中医院校各家有各家的风格,希望你们北中医今后无论是在学术方面,科研能力方面,教学交流方面,还是学生的引导方面……能够多触角地加强同外地所有中医药高校的一体化联系和研究。

徐:一体化的联系和研究。这个我听进去了,这个是很好的建议。

周老:下面的问题,你问哪些地方和哪些措施更有利于引领中医事业的发展? 目前,大家都在喊发展,就整个形势来说,你追我赶,各有优势,各有长短。既各有优势,又各有长短,所以需要彼此之间,求同存异,取长补短,互相借鉴,共同研讨,开创一个中医药高等教育发展、引导研究探索的新局面。当前中医高等教育再这么彷徨,再这么没有觉悟,再这么举棋不定,再这么朝令夕改,前途是非常危险的!

徐:您这句话讲得很中肯,很到位。您指出的问题,通过调研,我都亲身感受到了。

周老:不要说我们杞人忧天,我们虽不在位,不好谋政;但在位也未必能谋好政。希望徐校长尽可能在中医高等教育的发展方向、发展模式问题上,多带着大家去研究、去开创中医自己的路! 好的教育模式是培养人才的关键。

徐:这个担子很重。因此,即使我儿子从美国读书回来,整个暑假,我都没时间陪他一天。我说,你爸爸今年这个暑假的责任重大,要出去调研……

周老:是的。下面问的一个问题,中医理论的突破点在哪里? 你们指出了生命科学的站位和主要的突破,我说,这个提法很好。

徐:谢谢。

周老:不管是中医、西医,都离不开生命科学的范畴。这是一个重要的切入点,应该朝着这个方向研究。但是在这个基础上,你们要注意,要运用中医理论来认识生命,了解生命形成与发展的基本理论。比如中医体质的问题,就很重要,"因人制宜"就是个体质的问题。疾病的形成,邪正交争的关系,也是中医病机学的重要课题。虽然现代医学认识这么多病种,但从中医角度,就人体而言,不是邪盛就是正虚。邪正交争的过程,阴阳平衡失调的过程,就是疾病形成的过程。这些都与生命科学有很大的关系。从生命科学切入,以中医理论为指导,认识疾病与健康的关系。认识疾病发生发展的过程,应该立足于临床,抓病证的转归,抓疾病如何向愈……对中医的研究要强调多学科,从各个角度研究。比如从免疫学角度去研究中医,中医的气是什么? 邪气又是什么? 中医的理论有些好像是抽象的概念,但都是临床实用的知识。我在研究有些病的过程中,提出来两句话:祛邪就是扶正,邪祛了,正气自然来复;扶正就是祛邪,正气充盛,邪气就一点一点消匿于无形。

培养运用中医解决临床问题的人才是办中医药大学立身之本

徐：这在免疫学里是讲得通的。免疫正负调控因子，就是通过刺激免疫和抑制免疫来达到调整免疫平衡的。免疫学研究的核心工作，翻译成中医的语言，就是您刚才讲的一句话：祛邪就是扶正，扶正就是祛邪。

周老：我们在临床实践中就是这样。

徐：中西医之间有个鸿沟。但是跨越这个鸿沟的桥梁，可以通过您刚才讲的，以中医的理论为核心，利用多学科交叉的手段来搭建。并且我们还可以就此驳斥对中医的很多质疑，认清中西医理解不透的问题的关键所在，找到医学上未来的理论突破在哪里。因为我知道，每一个时代中医学术的发展，每一部划时代的著作出现，都是在对前人经验成果的历史性总结基础上，进一步升华的。从《黄帝内经》到《伤寒论》，到《千金方》，又到金元四大家，到温病学说的出现，都是一样的。

周老：是这样的。你讲的免疫学和中医学的关系很密切，将大有作为。中医学的理论中，无论生理方面，还是病理方面、治疗方面，都涉及免疫学知识，可以从理论架构上去进行探讨。有些人提出中医的发展，所谓"扬长避短"。能不能更进一步？我的口号是："扬长补短，化短为长。"你相信吗？

徐：我相信。这个口号更进一步。

周老：比如感染性疾病，细菌感染、病毒感染，中西医治疗哪个为长？细菌感染，西药为长，抗菌为长。病毒感染呢？现在未知鹿死谁手。中医治疗病毒感染过去有过许多的成功案例。中医在治疗病毒感染方面，有自身的优势。

徐：据我了解，现在批准的西药里面，直接有效杀死病毒的药是没有的。

周老：中医通过有效激发人体自身的正气，来对抗病毒；而且我们不局限于解决局部的病痛，还要作用于整个人体，促进整体健康水平提升，要全面地来看问题。如果这个理念能够在实际中过关，中医理论的应用，可能在某些方面，起到扬长补短的作用。

徐：其实您这个问题，当然我们只是学术探讨——让我想起了一个免疫学的话题，人体感染的病毒是各种各样的，比如说感冒病毒、SARS病毒、禽流感病毒……种系不一样，毒株也不一样。今年流行这个毒株，明年流行那个毒株。西方免疫学认为，我们必须找到专一对抗某个特定毒株的抗体或T细胞。但是中医看问题就不一样，不管哪个毒株来，我就只要把你自身的免疫能力、自身的抵抗水平先提高。正所谓"兵来将挡，水来土掩"，不管来什么，我都有东西挡着。所以，病毒装扮成什么模样都不要紧，要紧的是自身抗病毒能力的提高，这或许对西医来说，是一种崭新的思路。我跟陆广莘老先生探讨过，他讲得很精辟。他说：西医是对抗性的医学，西方讲传染病，你来细菌我抗菌，你来病毒我抗病毒，但是，你不一定保证一一对应成功。你抗一个，不等于你自身机体的健康状态就好了。比如说，病毒性感冒用了西药以后，病毒可能被暂时清除了，但是机体照样发低烧,有头晕、气短、失眠,身体的正常功能仍然没调整好。所以,这个问题,不等于你从根本上治好了病。其实感冒病毒你不治它,它照样会走掉,一个星期在机体内,病毒自己就走掉了,身体素质好的人喝水都会好的。这个我们搞免疫学的,都知道的嘛。但是,病毒消灭了,怎么机体还有病? 这就是没有注意到机体整体调节的问题。所以,中医可以在机体整体调节、自组织这个问题上很好地发挥作用。最近通过交流,我发现,这是一个很好的命题,可以深入到医学最核心的问题,去研究医学最实质的创新。

周老:深得吾心!

徐:谢谢,谢谢您认可。

周老:总的来说,我们中医的发展,需要多学科研究,共同支撑,从中医理论上突破。从临床疗效方面,证实中医的科学性。但是,要避免一个问题,就是先入为主。一方面,不能搞什么项目都夜郎自大,中医自身也不能迷信自己,什么都懂、万病包好。毛主席也讲过对待传统文化要"取其精华,去其糟粕"。我们把精华一步一步地用起来,一步一步地研究。西方科学的东西,我们逐步吸纳;就是中医自身的东西,也要与时俱进,接受现代新的知识,为我所用。其他学科的一些朋友,应该借助他们的专长,来共同开发中医的未知领域。也就是你刚才所讲的,他山之石,可以攻玉。另一方面,也是我们中医界现在最伤心的问题,就是有一部分后起的朋友,对中医理论不是很了解,临床疗效不是很理想,根本上不信任中医。

徐:这是我最焦虑的一个问题。在中医界,为什么首先抓教育呢? 如果我们培养的中医,走出校门,没有疗效,那人家对我们中医的质疑就更大,更加不相信中医。中医的事业就是越来越江河日下。所以我说,现在第一,要把接班人培养好,包括您刚才讲的师资都要培养好。第二,对有好的临床效果的治疗方案、措施、方子、药物,或者是针刺、灸疗、按摩手法……多方位地观察、研究,总结经验。目前我计划在北中医启动围绕中医核心理论指导临床疗效的科研课题,准备立几十个项目来做,首先支持我们第一线的临床大夫。我们北中医三个附属医院先联手,然后与全国其他高校合作,强强合作、联手做。您觉得这样,是不是正确的方向?

周老:非常正确! 尤其是刚才我讲的"疗效决定兴衰"。

徐:以疗效为基础。我就是说,你要有疗效,我才开始做。

周老:比如我说,我是个老中医,知识陈旧,但是,我为什么这样坚信中医还能够振兴呢? 就是通过几十年的长期临床,发现中医治疗某些疾病,尤其在个案治疗方面,取得了意想不到的效果。尤其是西医无法治疗的,或者是不认识的病,中医疗效太好了! 这些坚定了我的信心。

疑难怪病，中药吃了虽然不是百分之百都能好，但是我绝大部分治好了，你不承认这个疗效吗？否定中医的朋友，说这是个体的案例，经不起重复，没有大样本的研究，就一概否定。这是错误的！没有个体哪有整体？没有特殊症状哪有病人？所以，疗效坚定了我们自身的信心。

徐：谢谢周老，我非常认同您刚才讲的"疗效决定兴衰"。也正是这一点，更加坚定了我来中医界的信心。我来中医界，看到生命科学家可以在这里和中医学家携手，围绕中医的核心理论做科研，也许可以做出原创性的成果。前不久，习近平总书记在访问南京中医药大学与澳大利亚皇家墨尔本理工大学合办的中医孔子学院时讲到：中医药学凝聚着深邃的哲学智慧和中华民族几千年的健康养生理念及其实践经验，是中国古代科学的瑰宝，也是打开中华文明宝库的钥匙。深入研究和科学总结中医药学对丰富世界医学事业、推进生命科学研究具有积极意义。我觉得他讲得有道理。所以，我们要用创新方法推行中医药研究。

周老：谢谢你的夸奖。现在我们的中医很难。值得注意的是，人与动物还是不同。我们中国医药学发展到今天，中医理论是几千年来在人体临床观察基础上形成的，每一味药的效果都有自身的理论作指导，这个是实际问题。

徐：是难啊！咱们要走自己的路，要创出我们自己的特色。

周老：有个问题，请你思考。中医学说的研究和发展与中西医结合的研究和发展，是混为一体，还是应该两个重新齐头并进？

徐：这个我还真没有想透。这也是很多人提出的一个命题，这个非常有争议，争论的观点很多，并且每个人的观点都不一样。中医院校未来医学的发展，到底是以中医为核心的纯中医的发展，还是以中医思维为指导的中西医结合为目标的发展，或是中、西医你走你的轨道，我走我的轨道，互借我所用，你为我所用，我为你所用，你发展你的，我发展我的，但不互相排斥，而是互相学习、互相吸纳，促进提高。究竟哪种模式是主导？我觉得还是用您刚才给我讲的一句话："求同存异。"我觉得我们不要争，争论是不能前进的。我们都要在实践中去探讨，我觉得要用大包容的态度，就是说，你想怎么做，你要拿出你的依据来。我不要和你讲一套一套的理论，大家都可以尝试去做。只有实践，历史才有检验，最终历史是会对上述模式做出结论的。

所以，我为什么在北中医搞这个临床研究呢？我需要我们的医生以临床效果来佐证、来验证，摸索出路。哪怕临床没有大样本，但只要个案能证明我们中医的疗效比西医的治愈率高，也是一个增加信心的依据。有统计意义的样本更好，因为西医能治愈一个病，中医也能治愈一个病；治愈率，西医 37%，中医 39%，中医比西医高，哪怕就这一点证明，也足以说明在某方面中医比西医强。在治疗某些疾病方面，也许统计出来中医的疗效比西医差，西医是 37% 或 50% 的治愈率，中医可能只有 15%；但是，经过中医治疗后人体感觉更舒服,哪怕临床指标还不正常,哪怕好的感觉就是短期的,这也有临床意义。可能有些病,中医能治好,但西医不能治好,那么中医的治愈率是多少?还有,哪些检测、治疗、康复手段是需要中西医结合在一起的,结合起来疗效会更佳,临床怎么结合?采用什么步骤?什么比例?结合在一起,以我为主、以它为辅怎么治?以它为主、我们为辅怎么治?用了他的方法,会不会抵消我本应有的疗效发挥?等等。我们都要拿出医案来,拿出研究来,拿出临床效果和数据来,进行对比,以事实说话。

我目前在北中医提倡,搁置争议,暂时不争论创新模式对错这个问题。不争这个问题,因为我们目前也判断不准。但是,中医药大学要做什么呢?目前急需要做以中医自己为核心的研究。我们的目的,比如采用大样本等方法做研究的目的是什么?是帮助我,提高我的理论——至少中医还有很多治病的理论需要完善。至于西医要和我对比,那是你要做的事,我不否定你。首要的是我们要坚定自己的立场,走好我们中医自己的路。

周老:现在争论怎么对待中医、中西医结合,混在一起研究,还是分开独立发展,从你所讲,我的体会是:搁置争议,各自发展,求同存异,互相借鉴。其中,要防止一个问题,就是完全以中西医结合的理念,来替代中医自身的发展。

徐:对,这是我要防止的。我发现,"以中西医结合的理念,来替代中医的发展",直接影响、破坏了很多中医自身的建设。比如说,我觉得今天以西医观念否定中医一个最绝的方面,就是关于器官名词的翻译,例如将中医的"心"与西医的"心脏"概念等同;而中医的"心"和西医的"心脏"在医学理论上根本是两回事。中医讲心主神明、心属火、四季应夏、其味苦、其色赤、与小肠相表里等等。近代以来,现代解剖学借用了好多中医固有的名词,而进行基本概念的偷梁换柱,用中医名词的"旧瓶"装了西医的"新酒",搞得讲中医、学中医的人自身反而"理屈词穷""不知所云"。

周老:现代的西医理论,确实与中医的理论基础有不一致的地方。下面我请教你的,也是个难点问题。现在,一般人认为,中医的现代化,就是中西医结合,以中西医结合替代中医自身的发展。导致的结果就是以西代中。这是个深层次的问题,但恰是学术探讨的关键。你怎么看?

徐:这确实是中医发展所面临的至关紧要的学术问题。我也是担心啊!如果没有对中医完整、准确、本质的认识,一直都拿这个结合、科学化偷梁换柱,把名词概念全部置换、理论框架抽髓脱骨,淡化哲学内涵,甚至明修栈道、暗度陈仓,中医就名存实亡了。我们中医有自己的理论,几千年来中医临床疗效的取得不是靠西医,靠的是自己的理论,自己的理论建立在自己文化背景的基础上。同时,中医现在确实需要面对现代文明的挑战,适应现代社会的需要,需要"与时俱进"。但首要的问题是:我们的核心理论是什么?原创动力在哪里?

所以，我也看到了中医现代化"以西代中"这一点。但是，我觉得，中医应该自己先集中精力，就像您刚才讲的大协作，要自己团结起来，首先把自己的核心理论问题搞清楚了，有站得住脚的支撑后，慢慢自然就会有很多证据来讲哪些是合乎中医自身规律的发展，如何避免"以西代中"的倾向。所以，我为什么走北中医设立临床科研课题这第一步棋呢？原因就在这里。我就想用临床来佐证、来验证，用实际的临床效果来摸索方向、回应质疑。

周老：关键还是临床效果。现在，我还有一个问题请教徐校长，中医院的医疗与经营模式，这个问题怎么处理？

徐：这个是管理层的问题，也是经济学的问题。我和一些医院的院长探讨过，有些中医院的院长，也是坚定的中医的执政者和实践者。但是，迫于医院生存压力，因为要挂号量、门诊量、要收入。在中医医疗服务价格方面有些是不合理的，比如：针灸科普通号才几块钱，推拿按摩一个疗程还抵不上美容按摩店一次的收费高。中医医院的收入太低，要维持这么大一个医院的生存，的确很难。这是个社会问题，这是个系统工程。

所以，您问的问题是个大问题。一个医院要有发展规模，院长要给医生、带教老师发奖金……，这些都是医院客观生存的问题，我们应当呼吁，能不能让我们探讨些模式，办以中医为主的中医院，国家在收费方面，给中医提高收费标准；跟发改委、跟财政部、跟物价局去呼吁，包括在医疗保险方面的支出比例，政府应该增加中医从业者中医特色治疗的收费。您看韩国，中医就是高端医疗，医生收入得到保障。这样，中医这个行业就会良性发展，有利于坚守中医的阵地，就容易做到保证中医特色。否则的话，大家迫于压力，迫于生计，就会去做一些非中医的事。这个，我不知道分析得对不对？

周老：你说得很现实。

徐：我是把现实的东西讲出来。

周老：生存发展问题，不得不从经济效益上去考虑，这样与我们教学培养人才是脱节的。

徐：是的，与我们中医事业长期发展相违背。

周老：还有一个问题，当前我们中医科研的设计，很多是以西医理念为主导，套上中医的名词术语来进行，实际上不是在中医实际运用中得出来的一些中医结论。那么当前在中医科研的思路和方法上，以西医思路为中心，以西医方法为手段，以西医为标准，套一个中医框子，加一副西医枷锁，这种情况，将来能不能改变？

徐：周老，您的这个问题，是中医未来科研的方向性问题。这个问题我没来中医界就看到了。这样长期下去，是折腾中医，浪费国家经费，这样的中医科研是没有出路的！但是，问题关键出在我们自己身上，我们没有一套成功的以中医为主体的科研模式。所以，我刚才讲，北中医要做自己的中医临床研究，做中医特色的科研。做成功了以后，就能起到示范效应。如果每个中医药大学都这样做自己鲜明中医特色的科研，就能倒逼政策逐步改进。

周老：自主才能创新。

徐：肯定是这样的。凡是民族的，就是原创的，这一点我非常认同。可是，有些话呢，我今天是私下和您敞开心扉，跟您讨论，我也感谢您也是这样和我聊这些问题——但是，中医有些问题可能是远远超越我们俩的能力范围。许多问题既是中医学术问题，又是国家大政方针的问题，甚至还有一些顶层设计的问题。

周老：你的观点对我们非常有启发。我在想：为什么申报大型科研课题，一定要把中医课题纳入某一个方面的科研之内，捆绑在一起来进行研究？按照他们所制定的框子来进行我们课题的问题构思、步骤安排、研究方法设计？你刚才说法，就像我们能在内部讲，难道我们不能内部自己搞吗？但是，经费呢？

徐：这笔钱来自哪里呢？可以来自教育部争取来经费，自主开发。另外，还可以找企业合作，搞产学研合作。

周老：高明。

徐：不是高明哪，这是没办法。校长从某种意义上，就是个讨钱的。

周老：你能谦恭下气，为中医事业做乞丐，很不容易！

徐：哪里哪里。我真是感到中医药事业危机太大、挑战太大，虽然机会很多，但压力很大。

批评别人，我觉得没必要。对不满最重要的反抗，就是把自己做好！ Just Do It. 这是英文里的一句话，做出来再说。就像邓小平在广东搞改革，先不评论，搁置争议，找准了一个方向，先做，我们做了再说。咱们中医界的人携起手来，共同摸索，开创出符合中医自身发展的道路。所以，这次来，诚心请教。

周老：希望你带头啊！

徐：感谢您的宝贵时间，给我一个学习的机会。

十五、河图洛书，大道至简；针灸方药，治法灵活

——刘文利

人物简介：刘文利（1928年—　　），山东省泰安人。旁听私塾，自学中医，从学儒、道、佛、医多位民间高人。民间中医学家，中医外治法专家。

时间：2013年8月12日

地点：山东省济南市历下区佛慧山脚下刘文利老师外治法诊所

河图洛书，大道至简；针灸方药，治法灵活
—— 刘文利

徐：刘老，我是中医药界的新兵，来北中医才半年。我在北中医已经做了调研，暑假前一直有一个愿望，我要到全国各地、到民间去深入了解中医的现状。我今天来是想请教您在民间如何做中医带教的？有什么好的经验值得我们在大学借鉴、推广？

刘老：我今年 87（年龄传统算法按虚岁，故自称 87 岁）了，耳朵有点背。

邱：刘老师，您到咱们北京中医药大学不是讲过课吗？

刘老：讲过不止一次了。

邱：是啊，您就把在北京讲课，当时您的一些提法、想法再讲一讲，敞开谈。

刘老：行，行。邱浩原来学的"医古文"。当今中医的教育，以为"医古文"过时了，抛开古代经典——你教的还是中医吗？这就存在一定的问题。其实学中医不能离开"医古文"，否则古代经典你读不懂。古为今用，学古文要有三悟：悟字、悟词、悟总。

我在北京讲课时说了，你挂着"中医药大学"的牌子，你学中医，不能离开《黄帝内经》。得先学"阴阳"，因为唐朝孙思邈说了："不知《易》，不足以言大医。""《易》以道阴阳"，《周易》的"易"就是阴阳。《黄帝内经》上说了："阴阳者，天地之道也，万物之纲纪，变化之父母，生杀之本始，神明之府也。""生之本，本于阴阳。"阴阳是万事万物的根本，学中医，首先要学好阴阳。邱浩知道，老子《道德经》说了："道生一，一生二，二生三，三生万物。"什么是"道"？道"其大无外，其小无内"，"放之弥于六合，卷之退藏于密"，从宏观到微观都是"道"。为什么老子说"道"生阴阳呢？因为"道"大于阴阳。你要谈"道"，过去老人讲了"谈道不离身，离身道不真"，得结合人身的脏腑经络、气血变化谈这个"道"，才能养生，才会治病，这样体悟的"道"，才是真道。不离开对生命气机变化的体察、体悟，才能明白医学的道理。我们这一些学生，学了不到半年，中医理论与临床就都掌握得很好了。学中医，学、用要结合，不然学了没有用。

徐：您讲得很对！学用结合，理论密切联系实际，医理为临床服务。

刘老：怎么服务呢？知一知二要知其三，老子讲了：道生一，一生二，二生三，三生万物。要解开这个惑。一是乾，为阳；二是坤，为阴；三为阴阳的交。乾坤交生六子，一划为乾、阳爻，二划为坤、阴爻，一共几划？

邱:三划。

刘老:三生万物!牵二连三生万物,牵着阴、牵着阳连起来成为"三",阳爻与阴爻相交、三生万物;为什么老子说"三生万物"? 不牵不连不能生,俗话说:"无针不引线,无线不牵连。"有针、有线,"三"就是牵连。"一"在人身上是足太阳膀胱经,天一生水,是壬水;地六成之,是癸水,肾水。"二"在人身上是手少阴心经,地二生火,是丁火,心火;天七成之,是丙火,小肠火。人身上水火相交生机才旺盛。宇宙这么大,天上星星这么多,只有地球上有水火,有水火才能生存人,水火交才能生万物。有了阳爻,有了阴爻,阴阳是"变化之父母"。交是三,其气有三,其生有五。阳气、阴气、阴阳之气,化生五行,木火土金水,生生不息。由"三"阴阳交,变成了"五",五是阴阳的运转,阴阳的变化,就是五行:水曰润下,火曰炎上,木曰曲直,金曰从革,土爱稼穑。我们说"阴阳者天地之道",起于一,成于二,交于三,生于五。三交才有五,阴阳交才有木火土金水五行。有五行才有生生不息,没有这五个,转不起来。大家都知道,金生水,水生木,木生火,火生土,土生金;金又生水……这样生生不息。五行相生,还得有克制,亢则害,承乃制,五行相生还得有五行相克,不克制不行。金克于木,木克于土,土克于水,水克于火,火克于金。这个五行相生相克图上,凡是相冲的,就是相克。南北相冲嘛,南为火,北为水,它俩相冲。人家说,水火不相容,其实不是水火不相容,是水火才能相交,才能生万物。那东西呢? 西为金,东为木,也是犯克。克,不是个坏事,是相互制约着,不让它太过。所谓的不相容也是这个道理。刚才讲了阴阳的道理,起于一,成于二,"其气有三",三是阴阳交,三生万物。乾坤交,生六子,三阴三阳。乾交坤位初爻生长男震卦,乾交坤位二爻生中男坎卦,乾交坤位三爻生少男艮卦;坤交乾位初爻生长女巽卦,坤交乾位二爻生中女离卦,坤交乾位三爻生少女兑卦。六子又生十二,手有三阴三阳,足有三阴三阳,这才够十二。这个十二,要知道,是天理定的,怎么是天理定的? 一年十二个月。你查查你的肋骨一共多少根? 你们教生理了么?

徐:学了。

刘老:几根肋骨?

徐:十二对。

刘老:十二对配合一年的十二个月,是吧? 人身上的大关节是几个?

徐:十二个?

刘老:一个,二个,三个,上肢三个,下肢三个,每边上下共六个。人要想健康,这六个大关节就得经常活动。小曹,你过来演示一下,怎么能让这六个大关节叫经常活动,你过来表演一下。

(学生小曹表演:一只脚金鸡独立,一只脚来回踢腿,顺势两臂来回摆动。)

小曹:踢腿的时候一定要放松,尽量把自己的胯放松,胯骨要松展开,这样才能打开你的骨盆。然后来回地踢腿,你下焦的瘀积的气就会随着你来回踢腿疏活开来。另外,人的脊柱是很重要的,五脏六腑都挂在上面,你双手这么活动,就可以活动你的脊柱。脊柱活动,督脉通了;肾主骨生髓,先天之本就得到保养。

徐:不错不错,姑娘,你做得挺好的。

刘老:你想保生,你必须打通小周天、大周天。因为四肢牵动你内里的五脏六腑、筋膜气血。她这样摆手有一定的道理,腿朝前踢,胳膊后摆;胳膊前摆,腿往后甩。腿与胳膊来回交替摆动,能牵扯你的膈膜,膈膜淤积会产生什么?产生心下痞,所以膜必须得通。我讲讲人身上的二本三枢。

邱:先天之本,后天之本——二本。

刘老:对,先天之本是肾,后天之本是脾胃。三个"枢"呢?脾胃是上下升降之枢,少阳是主管人体阳气之枢,少阴是主管人体阴气之枢,这三枢与人体气机的升降出入关系极大。少阳枢管东方,东方属木,主热、升、发,所以肝、胆气机必须温和、调达,保持顺畅,才能升发阳气;少阴枢管西方,西方属金,主凉、降、通,所以肺、大肠之气必须清凉、滋润,保持通降,才能收敛阴气;中间呢,我们讲土为万物之母,土德要厚重,脾主升清,胃主降浊,脾胃为气血生化之源,中央称作"升降枢"。东方有病用什么方剂? 柴胡汤、青龙汤。处方,开的是方位,治病处方是对应方位的,这就叫方剂学。东方处个青龙汤,西方处个白虎汤,南方处个朱雀汤,北方处个真武汤,中央处个建中汤。这些都能落实到《伤寒论》。头天讲了,"疾""病",中了虚邪贼风或者火气不调就得病;"医"字中间是个矢,射中一个框,要想学好中医,就得有的放矢,现在的中医不会有的放矢。这就叫识文解字。

徐:所以我要向您请教。

刘老:有的放矢,矢就是个箭。你要有那个本事,百步穿杨箭。现在不会有的放矢,只会背处方,你就是会背一百个方,但治病时没有对准方位……

徐:这就不对。

刘老:你就治不好病!

徐:是,这就是问题的所在。

刘老:今天说说要处这个西方的白虎汤。你(指邱浩)来写写白虎汤……

邱:白虎汤是《伤寒论》上治阳明经证的处方:石膏、知母、甘草、粳米。

刘老:唉,有剂没有量不行。量是个数,治好病的数。

邱:方剂学,有处方还得有剂量。剂量,用量很关键。石膏一斤、知母六两、甘草二两、粳米六合。

刘老:你们有学方剂学的,有没学方剂学的。看看这个量,适应不适应今天? 你查查《方剂学》。这个方是张仲景定的量,你现在用一斤石膏行吗?

徐:现在不让用那么大量,有限制了。

刘老:那个时候的剂量和现在不一样,你得根据时代比例换算。现在 3 克为过去一钱,你要给他换算出来,看差多少剂量。现在虽然用的是张仲景《伤寒论》上的方,但如果剂量按现在的标准处方用药,你治不好病。为什么治不好病? 方剂用量上有个"数","数"决定了你这个方。这个数,按《河图》《洛书》、按八卦来说,比如同样是大枣,二十五个大枣跟三十个大枣就"天地相别",为什么呢? 你把三十加一加,二、四、六、八、十,加起来正好是三十,全是偶数叠加,这叫群阴会,群阴能治阳;那二十五呢,一、三、五、七、九相加,正好是二十五,全是奇数相加,这叫群阳会,群阳能治阴。你不按着来,你效果就不行! 你看古书上,大部分都用一三五七九的数,壮阳;二四六八十的数,是补阴。阳化气、阴成形,一三五七九除以二除不尽,阳不实;二四六八十除以二除尽了,阴实。他石膏用一斤,对应调节人身上膀胱经,天"一"生水;知母用六两,粳米用六合,地"六"成之,在《河图》上"六"位于北方,正是要大补真阴。为什么要补阴? 人身上两个火,一个君火,一个相火,相火又叫阴火,命门之火,这个"六"啊,专治阴火。你们学《伤寒论》——为什么朱丹溪说"阳常有余,阴常不足",你不解开这个扣,你白学! 阳常有余,是指着人身上有两个阳,一个是心阳——君火,一个是命门火——相火,治命门火就要用"六",这样"壮水之主以制阳光",才能涵敛住它,使得"相火以位"。这个数决定你这个方管用不管用。这个"二"呢,"二"对应的是心火,甘草二两正是要养心气、去心火的,使得"君火以明"。"一"滋养肾水,"六"涵敛命门火,"二"调节心火。这才能去阳明经热。按说,阳常有余,阳多了应该好啊! 不是那么回事,一来人容易犯心火,二来下边寒着,命门火不藏,叫龙雷之火上浮。要解决这两个火,必须要温肾水。因为肾水寒,水不藏龙,龙雷之火才上浮。把肾水温养好了,龙自然就潜下去,火自然就降下去了。

《黄帝内经》说:"阳气者,若天与日,失其所则折寿而不彰。"这是什么意思?《黄帝内经》九九八十一章,这是个关键的数。为什么是九九八十一而不是别的数? 因为天地自然之数始于一,终于九。为什么终于九? 因为九是阳的最高点,到十就变。九不满,十才足,九足十满还为一,到十就进一,一就是还原。九九八十一,九是个不满数,一就是还原,八十一这个数代表了阳极返元。咱们谈的这些,落实刚才说的方剂学,就说明开方用量"数"是重要的。学中医基础必须学八卦,阴阳相交,产生六子,六子产生十二经络,任督脉定乾坤,督脉是三阳的总枢,任脉是三阴的总枢。把它合起来,才有了三阴三阳。要是减头去尾,就不知道十二经络的来历,你也就不会看病。为什么? 阴阳为纲,六经为纪,你抓不住纲,怎么能治病?

徐:数这么重要!

邱:现在的方剂剂量要求标准化——刘老师讲这个白虎汤剂量用数是从《河图》《洛书》中得来的,中国传统的象数思维,取象运数。

刘老:有人说了——时代不同了,你讲的这些在实践中管不管用? 你们都看到了,我们这里特制的温煦床,就是用艾灸温煦膀胱经,使水化气,治疗各种疾病,疗效非常好,全国各地都有患者到这里来看病。我们就是落实调节天一生水这个"一"。每个人身上都有膀胱,《黄帝内经》上说:"膀胱者,州都之官,津液藏焉,气化则能出矣。"首先告诉你膀胱是干什么的,是藏津液的。

徐:是不是解剖学上的膀胱?

刘老:对,脏器是指解剖学上的膀胱,但功能是从人体气化角度阐述的。"州都之官"是讲它的功能,"州都"就像现在的"都江堰",就是说,膀胱可以藏一部分水,可以控制水流量的大小。《素问·经脉别论》上说:"饮入于胃,游溢精气,上输于脾,脾气散精,上归于肺,通调水道,下输膀胱。水精四布,五经并行。"有一部分水是汇到了膀胱里的,这就是"津液藏焉"嘛。水多的时候,它把闸打开,通过前阴往外排小便,膀胱就相当于一个控制水流量的阀门。"气化则能出矣",膀胱在下焦,要靠肾阳来温煦,肾阳可以温煦这个水,使水气化。昨天邱浩引了《圣济总录》的一句话:"经络气血,得热则淖泽,得寒则凝涩。"《黄帝内经》上早就讲了"寒多则凝泣……热多则淖泽",讲的一个道理 。"淖泽"就是气化,就像水壶里的水烧开了以后,气就蒸发出来,膀胱气化蒸腾的这个"气"在人身上是看不到的。《素问·五常政大论》说:"阴精所奉其人寿,阳精所降其人夭。"阴精就是人体的水液。《素问·生气通天论》说:"阴者藏精而起亟也,阳者卫外而为固也。"人体得热则水液淖泽,气化功能健旺,就身轻体健,百病消除;否则,"寒则凝涩",水不气化,气血壅滞,疲劳乏力,百病丛生。膀胱气化过程需要阳气,因此,艾灸温煦足太阳膀胱经,促进人体水液气化,就能治病,就能养生。因为人身上都有气,气在阳的一面是阳气,在阴的一面是阴精。要知道,人活一口气,活的就是这阳气。以前老家里说人死了,没气了,就是没有这个阳气了。人一身阳气充沛,身体就健康,艾灸,就是补充人体的阳气。

有人问了,你们这个外治法,为什么主要温煦足太阳膀胱经? 邱浩你说一说。

邱:《灵枢·经脉》上讲:"人始生,先成精,精成而脑髓生,骨为干,脉为营,筋为刚,肉为墙,皮肤坚而毛发长。谷入于胃,脉道以通,血气乃行。"《灵枢·经别》说:"夫十二经脉者,人之所以生,病之所以成;人之所以治,病之所以起;学之所始,工之所止也。"经脉内连脏腑,外通肢节,循行气血。《金匮要略·脏腑经络先后病脉证第一》说:"不遗形体有衰,病则无由入其腠理。腠者,是三焦通会元真之处,为血气所注;理者,是皮肤脏腑之纹理也。"《灵枢·本输》说:"三焦者,中渎之腑也,水道出焉;属膀胱。"手少阳三焦经"入络膀胱",为"太阳之别",且《灵枢·邪气藏府病形》说:"三焦合入于委阳。"委阳,足太阳膀胱经穴位。又《灵枢·本脏》说:"肾合三焦膀胱。"可知膀胱—三焦—腠理,关联密切,息息相通,所以温煦背部足太阳膀胱经络,就能促进膀胱气化,通畅三焦水道运行,扶正排浊,达到治疗、保健目的。您说过,我们提倡外治法,皮肤——腠理是一个很大的吸收器官,把中药打成面,用葱姜和好,敷在背部膀胱经循行的部位,点燃艾绒熨背,皮肤毛孔受热开张,可以很好地吸收药性;腠理得到温煦,阳气可以通过膀胱经传遍全身,起到调节"天一之水"的效果。此外,您还提倡灸关元、气海,关元是膀胱的募穴,灸关元,补元阳,也相当于直接温煦膀胱,促进膀胱气化功能。肾与膀胱相表里,温煦足太阳膀胱经,长养天一之水,少火生气,就相当于补肾,培补先天之本。

刘老:很好!小桑,你再讲一讲足太阳膀胱经的特点。

小桑(刘老弟子):老爷子说过:膀胱经在人身上有五个"最":涵水最多、性质最寒、穴位最多、经络最长、循行面积最广。

首先是"水最多",人身上没有别的地方比膀胱存的水更多了。

其次是"最寒",因为"六淫"有风、寒、暑、湿、燥、火,寒为冬气,冬天最冷,北方最寒,在八卦上寒属北方坎水。"天一生水",北方壬癸水,肾和膀胱相表里,膀胱为壬水,肾为癸水,因为膀胱主一身之肌表,暴露在外,因此膀胱最寒。

从穴位上来讲,膀胱经穴位最多。本经脉腧穴有:睛明、攒竹、眉冲、曲差、五处、承光、通天、络却、玉枕、天柱、大杼、风门、肺俞、厥阴俞、心俞、督俞、膈俞、肝俞、胆俞、脾俞、胃俞、三焦俞、肾俞、气海俞、大肠俞、关元俞、小肠俞、膀胱俞、中膂俞、白环俞、上髎、次髎、中髎、下髎、会阳、承扶、殷门、浮郄、委阳、委中、附分、魄户、膏肓、神堂、譩譆、膈关、魂门、阳纲、意舍、胃仓、肓门、志室、胞肓、秩边、合阳、承筋、承山、飞扬、跗阳、昆仑、仆参、申脉、金门、京骨、束骨、足通谷、至阴,共六十七穴,左右合一百三十四穴。人的后背,上焦心肺、中焦脾胃、下焦肝肾,膀胱经都有对应穴位分布着,这些穴位与五脏六腑都是相通的,所以温煦膀胱经能治各种疑难杂症。再有上髎、次髎、中髎、下髎,一边两个,温煦这八个穴位,对治疗妇科病、男科病以及肾气不足导致的内科病,都有奇特的疗效。

从经络上来讲,膀胱经最长。《灵枢·经脉》记载:"膀胱足太阳之脉,起于目内眦,上额,交巅。其支者:从巅至耳上角。其直者:从巅入络脑,还出别下项,循肩髆,夹脊抵腰中,入循膂,络肾,属膀胱。其支者:从腰中,下夹脊,贯臀,入腘中。其支者:从髆内左右别下贯胛,夹脊内,过髀枢,循髀外,从后廉下合腘中,以下贯踹内,出外踝之后,循胫骨至小趾外侧。"膀胱经起于眼角睛明穴,接手太阳小肠经,上巅顶走后背,贯通后背上、中、下三焦，然后再到臀部、大小腿，直到足部小脚趾外侧的至阴穴，接足少阴肾经。

最后，膀胱经在人体循行面积最广，面部、头部、项部、背部、臀部、大腿、腘窝、小腿、足、踝、趾，以及督脉左右旁开一点五寸、三寸，都有膀胱经分布。膀胱经属太阳，太阳主人一身之藩篱。《素问·阴阳应象大论》说："阴在内，阳之守也；阳在外，阴之使也。"肌表卫气固摄，外邪不得入中，老爷子常说："篱固防犬入。"把篱笆加固得很结实，小狗就进不来。张仲景《伤寒论》，六经辨证第一篇就是《辨太阳病脉证并治》，人体感受外邪，太阳首当其冲。这个"疾"字，里面是个"矢"，矢是箭的意思，都知道一句话，"明枪易躲，暗箭难防"，暗箭往往易于袭击人的后背，寒邪往往易于入中人背部的膀胱经。古人说：古人防风如防箭。所以《伤寒论》太阳病篇内容最多，条文最复杂，方剂数量最大。

"疾""病""疢"，外边都是个"疒"，这是说一个人生病了，要躺在床上，好好休息。其实中医治病，"三分治疗，七分休养"，最重要的是要好好休息。所以，老爷子治疗的第一步，就抓住了足太阳膀胱经，让病人躺在温灸床上来温煦后背。温通膀胱经，促进膀胱气化，使人体气血淖泽，上中下三焦贯通，五脏六腑得到温养，阳气充盛，外邪不侵。"正气存内，邪不可干"，人活一口气，温灸膀胱经其实就是温养这个气。

徐：这是你们治病中最主要的一个理论依据。讲得非常不错！刘老，你是怎么把这些徒弟带出来的？教育得这么成功！

刘老：首先明理，得知"道"。

邱：我 1997 年经友人姜洪峰介绍认识刘老师，一直跟他老人家学习中医外治法。毕业后每年利用寒、暑假以及"五一""十一"小长假回济南，一则登门请教张灿玾老师，一则来向刘老师学习临床外治法。刘老师常说："师傅领进门，修行在个人。"他带学生首先要让我们明白易道、医理，要求学生能把他讲的一字不落复述出来。易道扎根了，医理明白了，再学习具体医术：望诊、号脉、搓艾绒、直接灸（绒线灸或发泡灸）、磨药面、捣葱姜和药饼、隔药饼灸、熨背（艾绒装在小铁盒里或黑豆炒热装在长布袋里，温煦背部）、扎针、开方、抓药、做蜜丸、练导引功、做按摩（自己按摩或夫妻双方相互摩背）……要求临床看病一定勤于动手操作，反复实践，不断摸索，不断积累。医理掌握扎实，医术运用熟练，医德好，疗效高，就算学成。能结合医理，临证中明了易道，就算出众。

刘老：遇到爱学医的知心人不容易！我们主要搞外治，灸疗必须要掌握。我们强调温煦法，根本一条就是温阳化气，热则淖泽，必须掌握灸法。也讲针灸，我们针刺的时候，主要是针脾胃这一块，上中下三脘、梁门、天枢、足三里。脾胃是后天之本，土为万物之母，水谷精微生化之源，"得谷者昌，失谷者亡"。脾胃是升降之枢，心火生胃土，胃以降为和，喜润而恶燥；命火生脾土，脾以升为健，喜燥而恶湿。《黄帝内经》上说"升降息则气立孤危，出入废则神机化灭"，"治病必求其本"，就是说治病的根本是要把脾胃调理好，使脾胃升降得宜。如果中焦脾胃运化力差，痞塞不通，"故出入废则无以生长壮老已，升降息则无以生长化收藏"，上边降不下去，下边升不起来，痰涎壅塞中州，百病皆由痰作祟，就百病丛生。所以《素问·太阴阳明论》说："土者生万物而法天地。"

徐：脾胃怎么法天地？

刘老：《素问·阴阳应象大论》说："故清阳为天，浊阴为地；地气上为云，天气下为雨；雨出地气，云出天气。"天五生土，胃为戊土，胃为阳属天；地十成之，脾为己土，脾为阴属地；脾主升清，胃主降浊，以法天地升降之机。心属于火向上烧，肾属于水下边寒，水火未济，上热下寒。水火要既济，须有黄婆牵。调脾胃就是黄婆做媒，交通心肾，心火下降，肾水上升，升清降浊，气机畅达。我们就针中脘五穴（上脘、中脘、下脘、天枢、梁门），健运中州。刚才你也看见了，用不着吃药，为什么？中土厚德载物，能够让中土调和最好，不能积聚，一积聚，叫心下痞；不叫它积聚，使它升清降浊，达到地天泰卦，就能治病。没有多大的诀窍，很简单。

邱：刘老师曾给我们传授："气是添年药，津是续命根。"其实养生也是这个道理。练功时舌顶上腭，这样，肾水就往上提。内心一定要安静，心火就不发散，自然下降。这样，要不了两分钟，你嘴里就有满口津液。津液分三次或五次咽下去，想着送入关元、气海，归到丹田。坎卦在上，水曰润下；离卦在下，火曰炎上，形成这么一个水火既济卦。古人说："一吸便提，息息归脐；一提便咽，水火相见。"坎中满，坎卦的阳爻下来，心中真火潜降；离中虚，离卦的阴爻上去，肾中真水腾升，完全用中土真意使它两个交媾，婴儿、姹女由黄婆送入洞房相交——关元气海交合，这叫作抽坎填离，返本还原，后天水火既济卦变成先天地天泰卦，这就是炼内丹修道的秘诀。所以，古人说"医道通仙道"，易道、医道、仙道，一个道理。调理人的身体，就是把人的状态往泰卦上调理。为什么人晕过去了，掐人中就能救过来？刘老师常说《灵枢·天年》上讲了："使道隧以长，基墙高以方，通调营卫，三部三里起，骨高肉满，百岁乃得终。"人的鼻唇沟要深而长，就能长寿。鼻唇沟人中这个地方向上，眼睛、耳朵、鼻孔，都是开双窍，三个阴爻是坤卦；人中向下，嘴巴、前阴、后阴，都是开单窍，三个阳爻是乾卦。上坤下乾这就是个泰卦。掐人中就是激发人体气机地天交泰、打通阴阳纲领气脉这么一个过程。因为人中也是任脉、督脉的交汇点，任脉统领人体六阴经，督脉统领人体六阳经，掐人中也是为了刺激任督二脉相交。刘老师的常用药既济坎离丹：栀子七个（天七生火，七为火之成数，象征离卦）、黑豆三十六粒（六六三十六，六为老阴之数、水之成数，象征坎卦），共研细末，治胸闷、心慌、气短、背沉。交泰丸：黄连二钱（地二生火，二为火之生数），肉桂六钱（地六成水，六为水之成数），砂仁五个（天五生土，五为土之生数）。清心火，温命门水，交通中土，只要是上热下寒的病证，这个小方都能治。

徐：只要符合上热下寒这个病机的，很多病都能治？

刘老:对! 都能治。中医治病,根本一条,调理气机,平衡阴阳。但是我们这里提倡的,是以灸疗、针刺、熨药、按摩……外治法为主,汤药、丸散膏方内服为辅。外治法以灸疗为核心,灸疗以阳气为主导,灸疗总原则就是温阴、扶阳,人体元阳充沛,就能达到治病、保健效果。老子说:"道可道,非常道。"你得理解,这个道不是静止的,是运转的,不是老是守在一个地方。人是恒温动物,但一年四季气候变化,你能不能恒温? 我们为了保证恒温,使用温煦疗法。我们搞这个温煦疗法,就是促进人体水充土健,水土共存,水土合德。我们用不上你们大学文凭,开业就干,国家查不着你,查着我也有理儿给他说:我们既不处方,也不卖药,光温煦,有什么违法? 毛主席说:一个人一辈子做一件好事容易,一辈子光做好事不容易。我们要学好了治病救人的本领,我们一辈子光做好事,救死扶伤,实现革命的人道主义。这才是我们的目的。所以不管怎么样,到这来学了温煦疗法,你能治好病才是有了真本事。

刚才讲的二本三枢,邱浩知道,《论语》上说的:"君子务本,本立而道生。"立不起这个本来,这个道不能生。道生阴阳,立起本了,才能生阴阳。你立什么本啊? 一个先天之本肾,必须首先立起它来。

徐:先天之本是肾,后天之本是脾胃。

刘老:邱浩你再讲讲,结合你的体会,这个二本三枢。

邱:刘老师讲的,二本:先天之本肾,后天之本脾胃。水为生命之原,肾属水藏先天之精为先天之本,肾与膀胱相表里,膀胱为壬水属阳,肾为癸水属阴,天一生水,水寒喜温,温煦背部膀胱经就是温阴扶阳,立先天之本。其次,后天之本是脾胃,脾胃属土,土为万物之母,温针中脘五穴加足三里、地机,就是健运中土,使得气血化生源源不断,后天能源充足,立后天之本。我们灸疗,目的是搞好水土合德、培固二本,先天之本是后天之本的根源,后天之本荣养先天之本,它俩不能分家。三枢:根据脏腑学说,东方主温和升发,为一身阳气之"升枢",对应人体肝与胆,《黄帝内经太素·阴阳合》说:"肝为阴中之少阳。"(又见《灵枢·阴阳系日月》)故称"少阳枢";西方主凉肃降敛,为一身阴气之"降枢",对应人体肺与大肠,《黄帝内经太素·阴阳合》说:"肺为阳中之少阴。"(又见《灵枢·阴阳系日月》,但传世本"阳"字误作"阴")故称"少阴枢"。中央居上下前后之中,是轴心,老子《道德经》说"三十辐共一毂",主升降开合,为一身气机升降之"平衡枢",调节气血升降、散敛、开合之平衡,对应人体脾与胃,简称"升降枢"。在理解刘老师传授基础上,我反复体会思考,有了进一步感悟,心得如下。三枢:根据六经学说:一个三阳之中"少阳枢",一个三阴之内"少阴枢",一个三阳与三阴按"开阖枢"排列居中的"阳明太阴升降开阖枢"。根据《素问·阴阳离合论》《灵枢·根结》等篇,可知"太阳为开,阳明为阖,少阳为枢""太阴为开,厥阴为阖,少阴为枢"(《黄帝内经太素》"开"均写作"关",作名词解。此处从传世本《素问》《灵枢》,均认作"开",从动词解)。太阳居表为"开",

阳明居里为"阖"。太阳开不开,得用温、升、散;如《伤寒论》治太阳病,宜麻黄汤、桂枝汤、葛根汤之属。阳明阖不上,需用通、降、凉,阳明阖得上,才能育阴;如《伤寒论》治阳明病,宜承气辈、白虎汤之属。少阳居半在表半在里为"枢",太阳、阳明这一开一阖,借助"少阳"主持枢转,方可得以完成,三阳气机开阖运转关键在"少阳枢"正常。如《伤寒论》治少阳病,禁汗吐下,要和解表里,宜小柴胡、大柴胡、柴胡桂枝干姜汤之属。少阳枢得以正常运转,还得靠谁支持?靠厥阴。少阳与厥阴相表里,肝藏血,血足才能生气,血不足不能生阳气,血足则少阳枢转得润而不滞涩;同时,少阳枢通过厥阴与三阴相关联。厥阴为"阖",《素问·至真要大论》说:"两阴交尽故曰幽,两阳合明故曰明。幽明之配,寒暑之异也。"(此处不从太阳为三阳、阳明为二阳、少阳为一阳,太阴为三阴、少阴为二阴、厥阴为一阴之说论述)厥阴为两阴相交将尽,阴气最弱,阳气将萌未萌,"幽"寒之极,宜阖而养阳;所以厥阴气机属性"阖",而不为"开",且厥阴阴极弱阳将生未生,故难以担任为"枢"之责。阳明为两阳相加叠明,阳气最盛,火热腐熟化物,"明"暑之极,宜阖而育阴;所以阳明居一身之里,气机属性为"阖"。如《伤寒论》治厥阴病,宜乌梅丸、当归四逆汤之属。太阴为"开",太阴与阳明相表里,阳明阖上,太阴就要打开;阳明通过通、降、凉育阴,太阴需要纳、化、温藏阴;如《伤寒论》治太阴病,宜桂枝加芍药汤、桂枝加大黄汤、理中汤之属。少阴为"枢",少阴与太阳相表里,太阴、厥阴这一开一阖,借助"少阴"主持枢转,方可得以完成,三阴气机开阖运转关键在"少阴枢"正常。如《伤寒论》治少阴病,根本治疗要温补,温补先天真一之气,但少阴蕴含人身真水真火,有寒化热化之别:少阴肾水从寒化,寒则凝滞,水不温,枢不转,治宜麻黄附子细辛汤、真武汤、白通汤、四逆汤之属;少阴心火从热化,水亏火亢,火不敛,枢不转,治宜黄连阿胶汤、桔梗汤、四逆散之属。我临床中遇到水火未济、阴阳两虚的证候,调节少阴枢,往往效如桴鼓。少阴枢得以正常运转,还得靠谁支持?靠太阳。少阴与太阳相表里,膀胱主气化,为一身阳气最隆、得天阳最盛者,膀胱气化不足不能补益肾阳,膀胱天一生水、气化正常则少阴枢转得助健运有力;少阴枢通过太阳与三阳相关联。少阳为三阳之枢,少阴为三阴之枢,少阳与厥阴相表里,少阴与太阳相表里,少阳通过厥阴贯连三阴,少阴通过太阳贯连三阳,三阳与三阴,如此锁扣连环。六经学说中,也有一个主管气机升降开阖的"中轴枢":太阳(开)—少阳(枢)—阳明(阖)—太阴(开)—少阴(枢)—厥阴(阖),阳明—太阴居中,阳明属阳为阖主降浊,太阴属阴为开主升清,阳明—太阴为主管一身气机升降开阖的中枢,可称"阳明太阴枢"。《中庸》说:"天命之谓性,率性之谓道,修道之谓教。道也者,不可须臾离也,可离非道也。"生命一刻也离不开"二本三枢",不论从脏腑角度论治,还是六经角度论治,调节好"二本三枢",都是治病、康复、保健、益寿的关键。

刘老:最关键的是哪个枢啊?——中央升降之枢。你抓住这个升降之枢,你就能治好绝大多数的病。升降之枢谁管?脾胃管升降之枢。脾升胃降正常,人就健康没病;不升不降是个否卦,就得病。我们治病,关键使他脾升胃降恢复正常,达到泰卦。

把水提到上头去……练功法邱浩知道，提肾水，生津液，把命门里的水提到上头，抽坎填离，复返先天泰卦。提不提得上来？关键都在脾胃上。脾胃管什么？它管三个枢，管升的枢、管降的枢，本身就是调节升降的枢。升降一失调，就变成这否；升降不失调，就变成这个泰。这就是个中医的"道"的原理，道生阴阳，道管升降。道不好传，中医不好学，传道得找知心人。中医的根本就是阴阳的道。道你看不见，阴阳你看不见，只见其行，只见其用，无形可证。西医呢，有形可证，能检查，能化验，它治的这个"器"，是有形的；它治不了无形的"气"。

中医讲道生阴阳，强调气化理论。人体有阴阳二气，阴阳二气和谐，人就健康；阴阳二气失衡，人就得病。"阳化气，阴成形"，天一生水，膀胱气化，水能变气，气就是阳；"化生精，气生形"，气凝为水，水就是阴。阴气、阳气转化，这种状态就是"冲气之为和"，阴气、阳气、冲气，也是"其气有三"。"其生有五"呢，从病证上解释，《难经·五十八难》说："伤寒有五，有中风，有伤寒，有湿温，有热病，有温病。其所苦各不同。"你号脉诊断都能诊断出来了，对吧？"中风之脉，阳浮而滑，阴濡而弱；湿温之脉，阳濡而弱，阴小而急；伤寒之脉，阴阳俱盛而紧涩；热病之脉，阴阳俱浮，浮之而滑，沉之散涩；温病之脉，行在诸经，不知何经之动也，各随其经所在而取之。"对应《伤寒论》："太阳中风，阳浮而阴弱。""脉阴阳俱紧者，名为伤寒。""风温为病，脉阴阳俱浮。"很清楚。

有人问，《素问·热论》说："今夫热病者，皆伤寒之类也。""人之伤于寒也，则为病热。"就一个"寒"，怎么还来个"伤寒有五"呢？得暖得热，主生主长，春夏万物发育成长；处冷处寒，主杀主藏，秋冬凋零闭藏。寒邪伤人最厉害，所以它是邪气的代名词。邪气到哪个方位，就是哪个位置的病变。到北边呢，是寒；到东边呢，是风；到南边呢，是火；到西南呢，是湿；到西边呢，是燥。它实际上都是寒变的。夏秋之交，阴雨天多，湿气重，容易拉肚子，你别吃药，也不用打针，用什么？平胃散打成面，艾灸腾肚子。如果疼痛再加温。这样温煦灸疗，就能很好地解决脾胃失调。我们主要靠外治，为什么呢？天之大宝，只此一丸红日；人之大宝，只此一息真阳。温阴扶阳。

徐：所以，脾胃不好的人，像我是脾胃不好，怎么调节？

邱：艾灸，扎针，外治。您脾胃弱，可以用黄芪建中汤配方，把药打成面，葱姜捣成泥，和药面成半寸左右厚的药饼，敷在胃脘肚腹部，上面放上搓好的艾炷，点火灸；同时针上、中、下三脘穴，加左右天枢、梁门和足三里穴（有妇科、男科下焦病的患者，可加灸地机穴）。不断添加艾炷灸，一般灸到听见肚子里"咕噜、咕噜、咕噜"响三声，灸疗的时间就可以了。等艾炷自然熄灭，再掸去灰，撤下药饼。用干毛巾或餐巾纸将胃脘肚腹部擦干（灸后出汗）。刚灸完不要受风、喝凉水……这就是刘老师说的"针中脘五穴加艾灸药饼"的外治方法。很多慢性胃炎、消化道溃疡的病人，到刘老师这接受这个外治法，都灸好了。

刘老：寒不化物，寒则凝滞。还有一个是灸背部，直接灸膀胱经腧穴或华佗夹脊穴、肾七髎八穴(肾七穴：指命门一、肾俞二、志室二、京门二；髎八穴：即八髎穴，指上髎二、次髎二、中髎二、下髎二)，也可以隔着我们配的药饼灸，上焦可以用熨背散、龙牡小建中散，中焦可以用通阳化滞膏、扶脾逐水膏，下焦可以用顽风饼。人体背部膀胱经管气化，温阳能促进水化气。阴和阳根本上是一个道，水和气本质上是一体的。我们在身上，就搞水土合德。土在中央，降下去，就是水；升上来，就是气。膀胱气化，热则淖泽，水化为气；寒则凝聚，气结为水。关键是通过外治法温肾健脾。叫小桑讲一讲，水怎么能变气，阴怎么能变阳。

小桑：自然界中水在地，接收太阳的热能和地气的熏发，这个热量蒸水化气，就往上走了，高处不胜寒，气遇寒就会凝聚成云或雾。当天空的云遇到寒流的时候，它就会变为雨、雪、冰雹，降落到地面，又变为水。这样往复循环。人体也是同样道理，人体百分之七十都是水，膀胱"津液藏焉"。怎样让人体这个水流水不腐？通过膀胱经气化的作用。所以，刘老师就用外治法，通过艾灸温煦它，促进水化气，阴生阳。

刘老：气有生命力。佛受一炉香，人活一口气。人生来喘气，死了就喘不得气了，生命力就是气的事。你能不能健康、长寿，关键这一生得调好气；调好气，就得调好水。这个水谁管的？膀胱管水液气化。还管什么？膀胱经管卫气抵御六淫。邪之所凑，其气必虚。如果膀胱经的卫气弱，阳气不足，邪就来侵犯。我跟你说，这个"疾"，就是暗箭不好防，背部的寒风袭击，小桑讲了嘛。我们落实《伤寒论》，暂把它的药物放到一边，我们用外治法温煦膀胱经。

气为血之帅，血为气之母。气血是互根的，营卫是循环的，《灵枢·营卫生会》说："人受气于谷，谷入于胃，以传与肺，五脏六腑，皆以受气，其清者为营，浊者为卫。营在脉中，卫在脉外，营周不休，五十度而复大会，阴阳相贯，如环无端。"脾胃为气血生化之源，"天食人以五气，地食人以五味。……五味入口，藏于肠胃；味有所藏，以养五气；气和而生，津液相成，神乃自生。"人食五味，酸苦甘辛咸，胃纳食，脾运化。坤厚载物，德合无疆。大人内伤杂病，小孩伤饥伤饱，多数的病是由于脾胃运化失调。吃完饭反酸，胃脘这儿不舒服，犯困不想动；大便不痛快、发黏、大便干、发硬、大便溏泄，或者大便不规律；胃脘、上腹按上去肌肉板直，不柔和……这都是脾胃弱。针中脘五穴，隔药饼灸；先用不着开这个方剂、那个方剂，你用不着那个！脾胃升降调好了，你就不会有病。

徐：有道理！我搞免疫学，对肠胃研究多，您讲得非常有道理。我再请教您一个问题：临证教育，就是临床教别人看病，师承有多重要？

刘老：师承有多重要这个我不好讲。我们这里的教学是答问教学。一早起来，男同学收拾病房，磨药面、备艾草，打扫院子；女同学做饭。吃完饭八点钟讲课，夏天七点钟就开讲了，凉快。我讲完了，学生提问，我回答或者指定学生回答；有时候，让一两个同学上台讲，把我讲的复述一下，大家在台下给他纠错。一般九点半、十点病人就上山来了，大家分头工作，给老病号扎针，捣葱姜和药饼，搓艾炷，熨背腾肚子灸疗；新病号来了，我先给号脉，比方给女病人号脉，一摸脉，她的例假情况就能判断个百分之八九十。中医是取证认病，望闻问切取证明，脉象，舌象，印堂明亮、气血足，嘴唇周围暗、脾气虚，眼下眶水汪汪的、膀胱气化不足……这就叫司外揣内，识标治本。中医治本，西医不会治本，头痛治头，肚子痛医肚子，所以山下好多大医院治不好的病，到咱们这坚持灸疗，都治好了。

邱：您看，这墙上挂了这么多锦旗，都是患者治好病送的。刘老这收费很低。

刘老：收费低，疗效好！我们应该这个样，替天行道！

徐：不容易！太不容易了！在这么艰苦的条件下，您带这么多学生，这么无私，让我很感动。

刘老：师承，你得遇到知心人，他才能听你的；不是知心人，他听不了。我说找继承人不好找。我们先教阴阳，后教《伤寒论》；不懂阴阳，这个《伤寒论》没法落实。找继承人不好找，名师难访，名师不好找；但是继承人更难找，弹琴须知访知音，但是知音的人很少。到咱们这儿来，管吃、管住、管教，他应该能好好地学吧？不一定。为什么？阴阳无形，它不好学。要学中医，必须先理解阴阳，再落实《伤寒论》。我们这汤剂先放一放，艾灸法先落实。我们外治法温煦，一个温足太阳膀胱经，天一生水；一个温脾土，厚德载物，百病皆治。

徐：您讲得太对了！师傅找徒弟也难找啊！

刘老：一人一个脾气……你再招学医古文的，招不起来，他不学医古文——学什么？西方国家洋学堂提倡的，物质的教育，财富的竞争，追求物质致富。但中国老子、孔子的教育，是精神的教育，首先是做人的教育。两码事！

徐：一个是物质的教育，一个是精神的教育。

刘老：第一个是精神的教育，是扶德。扶起德来，你学医才能成继承人。扶不起德来，你治病的技术再多也不行！己欲立而立人，己欲达而达人。己所不欲，勿施于人。小桑，你讲讲这个“德”字。

小桑：“德”字左边是双立人，阴阳两个人，男人、女人合二为一，夫妻两个人家庭要和谐，家和万事兴，齐家才能治国平天下。右边上面是“十”，立十善：“仁义礼智信，温良恭俭让”。“十”下是“四”，去四恶：“酒色财气”；底下是“一”、是“心”，一心向善，一心修身，“自天子以至于庶人，一是皆以修身为本”。这就是“德”，修身立德。“德”者“得”也，也可以说：夫妻两个人组成家庭，象征一个国家，人人心心相印，一心都做好事，就会十方和洽，四季和顺。

徐:你讲得很好！你们老师讲得非常对。我拜访过很多大医,他们也都强调,医德是成为大医最关键的！

刘老:为什么我们中医发展慢？"医不传六耳",扁鹊的老师长桑君说什么来着,邱浩？

邱:《史记·扁鹊仓公列传》上记载:"长桑君亦知扁鹊非常人也。出入十余年,乃呼扁鹊私坐,间与语曰:'我有禁方,年老,欲传与公。公毋泄。'扁鹊曰:'敬诺。'"传医要选自己对心的人——您讲的——医德第一。

刘老:得有医德,师父才传给徒弟。过去"医不传六耳",不传第二个人。单传,所以中医发展得慢。现在实行普及教育,但是缺少这个"德"的教育。

徐:非常感谢！师承里面医德是第一的。院校培养,医德也是第一的！

刘老:另外,普度众生,家庭门诊很重要。师带徒,多扶植家庭门诊。

邱:老师,我打1997年就认识您,跟您学习十六七年了,您一直在这义务讲中医,还到我们学校、到河北医科大学中医学院推广外治法,简便验廉,为民造福。给我感触最深的,您讲的:"勤则偿债,懒则增债。一寸光阴一寸金,寸金难买寸光阴。寸金失了有处寻,寸阴失去无处寻。"

刘老:师父领进门,修行在个人。要做有心人,知行要合一。学"医古文"对理解经典有帮助,但中医不能脱离临床。你这么多年一直没有脱离临床,要坚持下去！

邱:我记住了！您放心！一直在照办,古籍整理,学以致用,一直密切联系临床！徐校长山下还约了会谈,时间快到了,我们今天告辞了。以后还有机会来跟您学习。谢谢老师！谢谢大家！

小桑:徐校长,请简单参观一下。这就是刘老师设计的简易温灸床,木板床中间挖空一槽,下面铁皮钉眼,做成抽匣式的温灸盒,艾绒点燃放在里面;温灸盒上盖一层铁皮,铺上用葱姜和好的药饼,人躺在上面,脊柱、背部膀胱经压在药饼上,这样颈椎、背、腰、骶椎都得到温煦了;人仰面朝上,可以接受针中脘五穴。……再到药房里看一看……丸散膏丹都配,为了巩固疗效。灸疗之后顺便抓药,为方便患者。老师开的方子比山下的一般都要小,但效果很显著。这是新进的药,大皂刺……这是切药铡刀,这是脚蹬磨药碾子,这是捣药石臼……

徐:条件太艰苦了！刘老一边看病、一边带教太不容易了！中医几千年能传到今天,就是历史上有无数像刘老这样德高术精的中医,为老百姓排忧解难,去除病苦。老百姓认可你,中医就活下来了。

十六、临床实践，创新源泉；中医传承，任重道远

——李振华

人物简介：李振华（1924 年 11 月—2017 年 5 月 27 日），河南洛宁人。出身中医世家，自幼随父李景唐先生学医。早年就学于河南济汴中学。河南中医学院创始人之一。著名中医学家，中医内科学专家。首届国医大师。

时间：2013 年 8 月 13 日

地点：河南省郑州市李振华老师寓所

临床实践，创新源泉；中医传承，任重道远

—— 李振华

河南中医药大学郑校长：李老师，这是北京中医药大学的校长徐安龙教授。

徐：李老，是这样的，我是中医界的新兵，又是个外行。今天来向您请教有关中医教育的问题。

李老：不敢当。你是教育界的老人，教育界的行家。

徐：谢谢。我上任了以后在北中医提了一个八个字的办学理念，叫"人心向学，传承创新"（详见与陆广莘的对话）。"人心向学"大致是两个重要的"学"，就是学生和学者，要求咱们北中医的老师，特别是干部要心里面装着这两个词，没有学生、没有学者不能成为大学。虽然提出来了这个理念，但其实这只是一个口号，要真正办好大学还远远不够。所以我到学生宿舍、食堂、教室、图书馆、实验室做调研。

李老：你这是深入调查。

徐：我把一些校本部的老师、附属医院的科主任请出来聊天。在聊天的过程中大家向我反映了很多问题，我这才发现，好多中医界的事情，原来我并不了解，所以我就给自己定了一个计划，暑假期间，我要拜访中医界的老前辈们，去他们那里取经。您不仅医术高超，医德高尚，更重要的是，您还当过学院领导，所以您懂得中医教育，我觉得这非常难得。我发现中医药事业存在很多问题，这些问题，我听老先生讲过，也听学校岐黄国医班的学生们讲过。比如学生们说，现在的教科书让他们很难对中医升起必然的信心，带教的老师中有的责任心也不够强，有的不上临床或临证经验不够丰富，讲课很枯燥。我校岐黄国医班考来的学生都取得可以进清华、北大的考分，成绩这么好的学生在我们手上教坏了，我们能对得起他们的家长吗？

后来，我又到我们的中年老师那去，从一线医生到科主任，他们都是刚恢复高考后的毕业生，从77级到83级，大概就这几年跨度。他们也讲到了，他们当年也经过一阵彷徨。早年我们学校有一批老先生，像刘渡舟刘老、赵绍琴赵老等，老先生们还健在的时候，教导过这批早期的学生，因此，他们的中医理论基础还是可以的，学到了很多中医实战的东西。但是迫于现实压力，这些学生毕业以后到工作岗位上，就开始大量地补充西医知识，补了很多年西医知识以后，发现临床有更多的问题只能靠中医解决或中医解

决起来更好，所以这些年又要回到中医补经典。最近他们中的一些人亲口对我说：现在就在补中医经典。他们觉得这是在自己折腾自己，走了很多弯路。这些人临床经验都很丰富，目前都是我们学校的业务骨干，他们讲这些话的意思就是一定不要忘记中医经典的重要性。好在当年有一批老先生系统地给他们教过那么多中医经典的课，所以他们的中医经典底子还是深厚的，虽然他们彷徨过一阵子。

此外，我们还找过一些老先生，就像王永炎、田德禄、武维屏、萧承悰等，他们是当年北中医培养的最早的一两批毕业生，现在都成了老大夫。我和他们也交流过，他们说现在北中医的附属医院，充其量也就是一个中西医结合医院，中医的东西在医院里是越来越少。他们说中医看来问题不少，讲了他们的很多担忧，所以我就觉得问题蛮多的。后来我又看了学校的课程设置，也发现了不少问题。课程设置里，英语、计算机、法律，这样的课不少，光英语就有300多个学时，12个学分，反而真正跟中医有关的一些课程比较少，中医经典的课时也不足。中医和西医课程的比例一直饱受争议，学校里面的争论也很多。我也问过中西医结合、西医基础教研室的老师，包括病理学、解剖学、免疫学等专业课的老师，他们也讲出了不同看法。所以我有一点纠结，如果讲到在中山大学的管理，我是熟悉；但是在中医方面，我很彷徨。因为北京中医药大学在全国的地位，大家都在观望，一定要做一个好的表率，不能走错路。所以我上任以后就像下围棋，只布了几个点，真正的决策性举措还没有出台。

这次向您请教——来之前也请教过其他老前辈，以及我们故去的老前辈的传人，比如北中医已故第一任教务长祝谌予先生的儿子祝肇刚、弟子薛钜夫，我从他们那也学到了他们在当代社会环境下如何开展中医师承教育。在我的头脑里面有几个问题也想听听您的看法，得到您的指点：第一，中医经典以及国学基础包括先秦诸子的哲学、《周易》等在我们中医教育里面有多么重要的地位？我个人认为很重要，但是我需要通过这次调研来坚定信心。我虽然留过学，但是很喜欢读国学，对中国文化非常认同，不然我也不会来到中医界。所以，我觉得这个问题要得到老先生的指点。

第二，在课程设置方面，中医和西医的比例究竟怎样才是合适的？当然，这是一个永远有争议的问题，但是就目前来说咱们该拿出一个怎样的方案？

第三，临床教育方面，是采用学院教育还是师承教育？还是两个结合在一起更加有利于培养学生的临床能力？我觉得北中医要想成为一个一流的中医药大学，一定要有一流的临床基地，附属医院也好，国医堂也好，一个一流的临床基地一定要有一流的医生，只有这样才有可能培养出一流的学生，才能达到薪火传承的目的。我认为临床教学非常重要，我对附属医院的管理也很看重，上任第一天我就去调研了附属医院。一个医科大学没有一流的医院是成不了气候的，也不可能有地位。正因为这份重视，所以我才会对临床教育感到担忧。随着学校的扩招，虽然北中医没有扩招，但是由于长学制学生的积累,在校生也增加了很多,这样我们的学生不能够像以前的师带徒那样得到老师手把手的医术传授,得到老师专门的医德教诲。那时候一个老师带三个,最多五个徒弟,有条件手把手地教,现在就是带一个小班,很难做到一对一教学,因此学生很难学到东西。更何况我们现在有一些附属医院,西医的成分越来越多,中医的成分越来越少。当然这个不能怪院长,我也去调研了,这里还有一个更大的问题,就是我们国家中医经济学问题、政策问题,比如中医医疗收费太低,院长说他也是正宗中医出身的,也想把中医搞好,但就是身不由己。

李老:你有这个思想,工作肯定能搞好。

徐:谢谢李老的鼓励!因为中医是我们的国宝,是我们的国粹。虽然我在美国待了10年,但我清楚地意识到,中医完全照搬西方的教育模式,是不行的。我讲这个话,是不是反而更好?因为他们知道我对西方教育很了解。我就是想着用我海外留学的视野和经历为中医事业做点实事,我要言之有物,故而这次调研,通过向您以及与您相同年龄的老前辈们请教——不管他是不是国医大师,希望能够准备充分的支撑材料,让我去为中医教育呼吁,哪怕做一点点尝试也好。

李老:太客气了,都是为了共同的事业。可惜我的学问太浅。

河南中医药大学郑校长:李老师是中医教育大家。当时李老师任院长的时候,河南中医学院在全国中医院校里面是排在前五名的。

徐:是,我们都问过一些老先生,李老理论临床,成果累累,教育行政,德高望重。

李老:我都没上过大学,怎么能奢谈办好大学?

徐:不能这么说。我最敬佩的一个学者,是中山大学国学大师陈寅恪,原来在清华大学国学院任教,他生命的最后20年是在中山大学度过的。他是国学大师,但是他什么学位都没有;他在清华做教授,却是教授中的教授。我觉得现在中医的情况正如我们老师讲的,包括西医也有这个问题:博士太多,真正的名医太少了。其实头衔并不重要,重要的是,要有临床的真才实学。回到办好学院教育上来说,一定要培养真正能够治好病人的医生出来,这是第一重要的任务;其次在能治病的基础上,培养对中医理论有突破性贡献的人。我之所以录音,也是想为我们今天的见面留下一个历史记录,真正的改革是慢慢来的,也许到时我们回顾过往,发现这个点子是跟李老师您沟通、碰撞出来的。所以今天我真是来学习的。您给我讲话,就是给我鼓励,让我下定决心做一些事情。

河南中医药大学郑校长:李老师,徐校长年轻有为。

徐:不敢。

河南中医药大学郑校长：徐校长学贯中西，对欧美国家的高等教育，他非常了解；对于咱们中华民族的一些古典书籍，他也很有研究。所以这一次到北京中医药大学当校长以后，他一直思考怎样通过中医教育培养出以后的名师大家。这一次他利用暑假时间遍访像您这样的国医大师、名医大家，就是想请你们给他再做指导。当然今天我也是跟着徐校长再听一遍。李院长是对河南省中医教育影响巨大的人物。李老师原来在河南省卫生厅工作，1956 年在卫生厅筹备中医学院建设。1958 年河南中医学院建校以后，李老师作为学院第一届骨干老师，是河南中医学院的奠基人。他从教务处处长、基础医学院院长，一直做到学院副院长、院长。李老师当时在河南中医学院任院长期间，做了大量推动中医学术的工作，在中医界是很有分量的。所以我说李老师是真正的中医教育家。

李老：那都是过去的事情了，赶不上时代了。

徐：真理是不局限于时代的，尤其是关于人体的学问，现代人和两千年前的人没有本质变化，《黄帝内经》《伤寒论》还可以指导临床。所以中医的核心思维和基本理论没有过时。

李老：我老了也不出去，都是从报纸上知道一些事件。你来了，我就说几句。首先徐校长来这里，我表示热烈欢迎。暑假了，你不顾休息，不远千里到这边来做采访，你这种工作精神、工作作风很值得我钦佩。这是我说的一句实在话，并不是客气。

徐：谢谢。勤能补拙嘛，毕竟我不是中医界的专家。

李老：你在中山大学当副校长，管的是西医学院科研，现在来中医学院，毕竟中西医是两个不同的科学，你很想把中医学院办好，所以来深入了解我们这些老中医陈旧的东西……

徐：不，真理是没有陈旧的。

李老：这个思想我很理解。你一来，我就很佩服，这种工作作风正是习近平总书记所提倡的：走群众路线。暑假了，正是高温，谁不知道休息啊？政府给的时间，叫休息了，你不休息，到处调研。这是很难做到的。

徐：没事，这是我的责任。

李老：我这个人啊，是乡村医生出身。我从医到现在，70 年了。有一点成绩，完全是党和政府培养的结果。河南中医学院我做了一点工作，今天回想起来感到没有办好，应该做的好多工作我意识不到，在学制、课程、教材很多方面存在欠缺、不足，因为我学历有限、学识有限。郑校长这几年和书记干得很好，筹集巨资把我们的新校区建起来，没有欠外债，很不容易。我很认同你们这种实干的工作作风！本来退下来我不应该说，但你想了解过去，毕竟你学西医的，历史情况可能了解得少一些，我可以说一说这些情况。

中医学说特别是在晚清以来,从鸦片战争以后到现在,100多年了,可以说是走了风雨摧残的道路。

徐:是啊,是历经磨难的道路。

李老:嗯,国民党时代是排斥、歧视、禁止,甚至消灭中医。从晚清到民国,受到国外的文化侵略,国内具有资产阶级文化倾向的人,就提出来要消灭中医文化,这是个愚民政策啊! 一个民族如果没有自己的文化,在世界上是抬不起头来的,甚至只能永远做奴隶。

徐:我非常认同您这个观点。

李老:中医是国粹啊! 1929年2月23日至26日,国民政府卫生部在南京召开了第一届中央卫生委员会会议,当时的医界名流褚民谊、颜福庆、伍连德等共14人参会,但没有邀请一位中医人士。余云岫以中华民国医药学会上海分会会长的身份也参加了这次会议,讨论了他起草的《废止旧医以扫除医事卫生之障碍案》等四个议案(合并为《规定旧医登记案原则》,简称《废止旧医案》)。结果《废止旧医案》几乎满场通过。3月2日,余云岫主编的《社会医报》出版中央卫生委员会特刊,公布《废止旧医案》,其中提到:"旧医一日不除,民众思想一日不变,新医事业一日不上,卫生行政事业一日不能进展。"3月17日,上海中医界发起的全国医药团体代表大会如期举行,全国17个省市、200多个团体,300多名代表参会,强调"中医之真价值,决不在西医之下"。会后,选举了代表到南京,向当时的南京政府请愿。之后,汪精卫为首的南京政府不得不撤销了《废止旧医案》。为什么那个年代能引起全国人民反对当时政府消灭中医? 就是因为中医扎根于人民群众之中。这个根是什么? 就是疗效。

徐:对,就是疗效。

李老:如果中医没有临床效果,就会自取灭亡。可以说:一日没有效果,一日就消亡。

徐:这给中医教育带来了巨大的挑战。如果我们培养出来的中医医生,没有临床效果的话,就完了。所以我今天来请教,这是最关键的一个问题。

李老:这是生命力! 如果大学培养不出来人才,不会用中医治病,那还要中医药大学干啥呢? 就自然淘汰了。所以,这是根本问题。中华人民共和国成立以后,毛主席、周总理就是要彻底扭转这个排斥、歧视、压制以至改造、消灭中医的问题。1950年8月,毛主席在第一届全国卫生工作会议的题词中明确指出:"团结新老中西医各部分医药卫生工作人员,组成巩固的统一战线,为开展伟大的人民卫生工作而奋斗。"把团结中医、西医作为卫生工作重中之重。1955年,党中央着令卫生部成立中医研究院。周总理提出来,还要办中医学校,1956年在全国试办了东、南、西、北四所中医学院,就是在北京、上海、广州、成都。当时南京在此之前就有培养中医师资的进修学校,所以习惯上称中医五所老校。1958 年 10 月 11 日，毛主席批示："中国医药学是一个伟大的宝库，应当努力发掘，加以提高。"我们河南中医学院在 1958 年也建立起来了。当时我还在卫生厅，后来调去组建本省的中医学院。那个时候我们都没有经验，又想好好办学，就去参观。也看过你们学校（北京中医学院）的体制建设，教师、教材、办学方法、办学设备，当年都是现学习的。

徐：我们那时候也是草创阶段，全国各地现调过来的老师。

李老：所以说，我当院长的时候，始终把这五所中医老校当作老大哥看待的，向你们学习。

徐：不敢、不敢。

李老：在你们学校里面，过去也确实有些名医，像秦伯未、任应秋、刘渡舟、王绵之、董建华、王玉川……这确实是一些中医大家。北中医办学，周总理从全国调人啊，有不少教师都是从江苏调去的。这些老人现在大部分都去世了？

徐：我们还有几个老人，个别的还健在，如颜正华颜老，王玉川王老……

李老：像秦伯未，我跟着他学习过。像董建华、刘渡舟，我们都是朋友了。

徐：董老、刘老，你们是差不多年纪，同辈的人。

李老：北京始终是我们学习的榜样，我们在办学之初，不断地请你们学校的老师来给我们做学科报告、学术讲座，学习他们的教学方法。南京、上海……我们也请过专家来讲学。我被任命当院长，也是滥竽充数。那个时候，邓小平说了，要从大学毕业生中培养、选拔一部分人来办学校；但是在没选拔之前，就从我们这老人里面挑一些人，我没有上过大学却来办这学校。学校是培养医生的，医生是关乎人的生命的，所以在当时，我的压力很大。这不是办别的，工厂办不好赔钱，无非是经济损失；医学院校培养的都是将来要对人民的生命负责、能治病的医生，来不得半点马虎。

徐：所以说，我和郑校长聊过，我坐在这个位置上，诚惶诚恐。

李老：在当时，我压力很大。我想办法自我学习，也像你现在这样做深入调查，听老大夫们的意见。我当时总结，办学校要抓这几条：首先抓教学目的。我要培养什么人？我培养的人将来是做啥的？最终能不能达到这个目的？尤其是我们培养医生，首要的是看他医疗技术能不能治好人？然后根据这个培养目的、目标，再考虑抓什么教材。

徐：这也是我本来想找您请教的，对现在的教材的看法。

李老：然后有了教材了，如果教材也符合这个目的，谁来完成授课？

徐：师资队伍建设。

李老:必须有好教师。所以毛主席说:教师是教学里边第一个要义。过去说,名师出高徒,没有好教师,照着稿子念念,那不行。

徐:我调研的学生就说,凡临床经验丰富的老师,讲的课就生动,有道理,听得进去。凡是照本宣科的,都是听着乏味,学不到东西。

李老:我就回忆,在历史上,没有大规模办学校,一个教室不一定有我们今天教研室的房间大,但是为什么那时候能培养出来一批一批名医呢? 政府一说要消灭中医,这些老中医就自己出钱办私立学校,上海办了,北京办了,广州也办了……就是三两个人,搞个门诊,带几个徒弟。像秦伯未、章次公,他们都是这样走过来的。我们现在高楼大厦,电灯电话,又是教学又是行政,全套班子培养出来的毕业生,但是又能治什么病? 反而没有民国那时候培养出来的名医多。为什么? 这很值得我们思考啊!

徐:这就是我很纠结的一个问题。别看学生一茬接着一茬,真正毕业出去的这一拨学生里头,有多少人将来能成为合格中医,将来成为老百姓心目中真正的名中医?

李老:这里面一个是教师问题,这是重要的。医学都是实践的技术学问,特别是中医学,临床技术很多要依靠经验,它是注重观察人功能的医学,与西医不同。因此,学中医还必须通过老大夫的口传心授,才能学到位,学得深,才能灵活运用。教材不可能这样讲,也不可能这样编。教材只是个理论框架,实践经验要靠附属医院大夫带教。我从报纸上看到,这些年来我们的附属医院,大部分都西化了。没有好教师了,教师也不会用中药了,来个感冒也是打吊瓶,我们现在这文明就是快要失传了。为什么在治疗流脑(流行性脑脊髓膜炎的简称)、乙脑、SARS、甲型肝炎、禽流感……国际上承认我们中医治得好? 事实也是这样。但是现在的年轻中医,一个省挑挑,能挑出几个会治这些病? 基本没人会治。

徐:您刚才讲的问题,我也去调研过,碰到一个硕士生,他说:校长,当时我接待一个病人,晚上发热的病人,我开了一个小方子,把热退了。第二天早上科主任问我,昨晚有什么情况? 我就讲昨天有一个发烧病人,我给他开了一个小方子。马上就被我的主任骂了,怎么不给病人打吊针? 怎么随便给他开方子? 要是出问题怎么办? 然后就是被训了一通。但是查房的时候,那个病人说,感谢这个小医生给开的方子,两剂药,晚上一剂、早上一剂,第二天热就退了。结果主任很尴尬。这个事情说明什么呢? 就是我们自己都不在我们的阵地里高举我们中医的大旗,这是一个很大的问题。当然,我刚才也讲到当今社会经济学的问题。但就是您刚刚指出来的,中医院本来有我们中医的舞台,但我们却退出了这个治病的舞台,很多病我们不去治,不用我们的中医去治,而是拱手让给西医去治,这样我们怎么能提高中医的临证经验呢?

李老:就是这个问题! 从SARS时就能看出中医退化问题。从学术上来讲,SARS属于温病学或瘟疫的范畴,中医治疗效果很好。但现在年轻的中医几乎没人会治。在附院没人带教,更主要的是工作以后没有锻炼的阵地。我那个时候五六十年代,很重视治疗瘟疫的。为什么我从县里调到洛阳,又从洛阳调到郑州,在郑州,北京东直门医院想调我去的时候,河南省里不同意——就是因为我擅于治流脑、乙脑。我用中医治流脑近百例,不死一个人,在洛阳开了现场讲习会,推广中医治疗经验。

徐:我向一些老先生调研,他们就讲到您这个例子。就说我们不能说中医不会治急症,不能说中医不会治流行病,我们照样能治!

李老:这是治流脑的。治乙脑是在禹州,当时 83 个病人发烧,到县医院接受西药治疗,死了 32 个,8 天死了 32 个,一天都是四五个,而且都是孩子多。家属也哭,护士也哭,惨不忍睹啊! 我根据河北石家庄郭可明大夫、北京蒲辅周大夫的治疗经验,用中药治了 132 例。原来死亡率 40%,中医治愈率达到 92.7%,省里给我发了重大科技奖。可是从那以后到现在,我没有机会治过一例"瘟疫",也没有一个人来问过我"瘟疫"是如何治疗的。所以我觉得好多东西我一死就带进火葬场了! 我很想看到后辈谁会治"瘟疫"。

徐:李老,我跟您讲,当时我去见邓铁涛邓老,他说 SARS 治疗,广东为什么疗效比北京要好呢? 包括后遗症也很少。就是用中医。那时邓老在广东,他们就坚决要上中医,配合西医的观察,那个时候邓老就是这样坚决上中医治疗——2003 年治疗 SARS 患者,中医发挥很大作用。通过实际疗效,向世界宣告中医治疗"瘟疫"的威力。

李老:我跟邓铁涛是几十年的朋友了。我们谈起来,都是这个意见,眼看着中医好,却不能很好地利用。我亲自写了文章给《中国中医药报》,哪怕一个省建一个中医传染病医院,因为目前中医院没有传染病病房。出现"瘟疫"——传染病都送西医院了,学生没有实习基地。中医"瘟疫"的治法都落了空……

徐:中医"瘟疫"临床治疗"空对空",中医没有用武之地,全国都面临这个状况。

李老:有的是制度的问题,更主要的还是认识问题:中医是不是科学的,在很多人脑子里,没有彻底解决。大多都是半信半疑,试试看。

徐:要么就是死马当作活马医,西医治遍了,最后来找你。像我们学校东方医院有一个肿瘤科的大夫,他接的病人,一般都是别人治不好的、各大医院不愿意治了,肿瘤患者才找他来治。当然,他靠中医疗效慢慢有了口碑,现在都出名了。一个小小中医肿瘤科,一年 1.2 个亿收入。

李老:这是个问题。另外一个问题,国家由计划经济转入市场经济,这是很了不起的转变。我们国民经济收入在全世界排第二位,国家富裕起来了,这是大好事,但是经济冲击也带来一些负面作用。

徐:是,现在一切向钱看了。

李老:比如我们的医疗政策,现在就需要改变。医院本来是事业单位,保证人的生命健康,带有福利性质,不能完全企业化。这样以药养医,医院就变质了。过去我当院长,做医院年终汇报,首先是治愈率有多高,死亡率降低了多少,治愈率提高了多少。人死亡了以后,治愈了以后,都开死亡讨论会或治愈讨论会。为什么治好了?为什么治死了?是病人自然死亡了,还是我们医生没有尽到责任?或是护理上没尽到责任?要总结经验和教训。现在市场经济以后,在医院里,收入高的就是好大夫。医院汇报首先看你这一年为医院创收了多少。

徐:我们的医院都是这样的,都是这样汇报的。

李老:这是以盈利为目的了。所以我没有办法,我就给学生们写,医学乃仁人之术,首先应具仁人之心。以仁为本,济世活人,这是学医的动力。过去为什么能出名医,他是为了饭碗也要医好人。今天我们是社会主义,医生应该国家养,不能在病人身上找钱。现在医院来一个病人,不该用贵药的用贵药,不该用进口药的用进口药,不该检查的全面检查,造成了群众看病贵。

徐:现在就是这样,这是个社会问题。医院也是为了生存,被逼无奈。

李老:中医看病讲简、便、验、廉。报纸上登了,现在中医院好多项目还是14年以前的收费标准,比如针灸、推拿、按摩的治疗价格还是14年以前的。14年以前到现在,物价长了多少倍?中医大夫也是人,他也养一家人,要吃要喝的。你不给他开前门,他就想法走后门,想办法挣钱。

徐:医院也得适应市场竞争,不然生存不了。

李老:所以按企业的方式经营医院,我觉得也不能怨医院的院长。

徐:我们不能怪他们。现在只能把这些问题收集起来,我们要向上反映一下。这是市场经济带来的医疗问题。您讲的问题不仅中医有,西医也同样存在。现在就是逼着学中医的人想法捞钱,可能很简单的一次针灸、一个方子就可以治好的病,但非要给你开很多药,汤药、中成药、西药加在一起。所以即使这个病治好了,是针灸治好的?是西药治好的?还是中药治好的?大夫自己都不知道,他自己也说不清楚,那临床经验怎么积累起来呢?这是个大问题。

李老:没治坏就算不错了!我们培养的这些人技术上不去,中医学术就毁了。我给这些年轻大夫总结了三条:你这是害了病人、坑了国家,也耽误了自己。现在有医院的牌子撑着,但是你将来老了如果还出诊,没人找你看病。我经常这样告诫我的学生。

徐:这确实是一个社会问题。

李老:这是一个问题。再一个问题,我认为中医、西医都是科学,都是治病救人的实践科学,只是来源于不同的文化。西医呢,来源于西方的文化。我这就是班门弄斧了。

徐:不。道理就是这样的。

李老:中医呢,来源于东方文化,就是中华文化。由于文化的不同,就产生了思维方法的不同,对事物认识的不同,在两种不同的文化基础上,就产生了两种不同的医学。

徐:所以您讲的一句话,医源于易。

李老:医源于易。《周易》是中华文化的源头。

徐:所以我刚才问您,先秦诸子的哲学、《周易》,对于中医的培养有多么重要,我就是问这个问题。

李老:现在看起来,这两门科学都能治好病。但是它们的学术观点、思维方法、治疗手段完全不一样。为什么? 因为西医是实验医学,它认识疾病是通过生化检验和仪器的检查,分析得出指标、结论,才能确定对疾病进行诊断。西医对人体的认识偏重于物质,对疾病的认识偏重于局部,治病也是针对局部来治,而且是偏于器质上的病多。验血、X 光、CT 等,都是从器质上来说的;局部病灶是炎症,还是肿瘤,也是这样来确定的。中医呢,过去没有仪器,是从病人临床表现出的不同的症状,从功能上来判断证候。人的疾病无非是这两个方面:一个是器质上的病变,一个是功能上的病变。治疗也从这两个方面入手,而且调整功能可以影响器质,治疗器质也能改变功能。功能与器质是相互制约、相互影响的关系。所以,中、西医认知的角度,治疗采取的手段不一样:一个偏重于功能,一个偏重于器质。器质是能够看得见、摸得着的,有尸体解剖、有图表、有仪器,适合于课堂教学。功能掌握起来就比较难,这个变化太大了,而且变化非常灵活……

徐:功能还有个体化差异。

李老:对! 功能有表里、虚实、寒热的变化。同样的病,在你身上可能表现出是热,在我身上就可能就是寒,教材上很难把所有变化都罗列出来。功能的变化,比如干呕,临床上有的只干呕不吐,有的是又吐又干呕,有的是光吐不干呕,这都不一样。光吐不干呕是胃寒,脾胃虚寒,不能腐熟水谷;干呕是胃里有热;又干呕又吐是伤食,吃东西不适合。而西医一看呕吐,就说胃有炎症,不分虚实、寒热。因此中医治疗疾病讲究辨证用药,同一个呕吐,中医的治疗方法可能都不一样,要辨证论治。但西医上就不分这些。所以中医治疗局部的病变可能不如西医效果好。但中医在用药上因人、因时、因地,辨证治疗,效果很好。中医是从整体来看局部的,西医是从局部看整体。从学术上看,西医是线性医学、空间医学,它讲究的是数据化、规范化,就像机器似的,这个零件坏了,要换个零件,必须规格一样,全世界统一。所以西药全世界统一,男女老少不分。中医是讲变化的,要是把中医都做成定性了,数据化、规范化、规格化了,那就不是中医了。中医强调的是变化,讲究的是恒动观、整体观、个性化,辨证论治。

徐:现在西方医学也开始走入个性化治疗了。我两年前看到英国的《自然》杂志,讲个体化医学。我也被邀请去做过探讨个性化医学的一个报告,我的研究表明不同的人免疫基因不一样,免疫力是有差异的,就是中医讲的不同体质感受刺激后反应不一样。我作报告时说:西方现在才开始讨论个体化医学,中国人两千多年前就有著作论述,就在临床中实施个体化医学。所以现在美国FDA审批新药,也开始考虑根据个人遗传背景不一样来审批了。比如一个西药,我们在座的每一位用的剂量可能都不一样。为什么?因为每个人对这个药的反应不一样。西方人也开始认识到这一点。

李老:你们学校的后起之秀王琦,搞的体质学说就是说临床上用药要针对不同的体质。

徐:是的。

李老:中、西医确实存在差异。因此,中医学院要求学生在五年内把中、西医都学好,那不可能。

徐:是的,我也认识到这一点。我们是中医学院,肯定要以中医教育为主,咱们一定要高举中医的大旗。

李老:中医学院,学生都不是天才。西医学院,学生也不是天才。五年内学好两门科学,有人说,这不等于中专嘛。中专学制三年,两个中专。当然这是对我们的讽刺。

徐:还有老先生这样对我讲的:两个"皮毛"。中医学了点皮毛,西医学了点皮毛。"皮毛大夫"。

河南中医药大学郑校长:中不中,西不西。

李老:都不深,都不透。

徐:所以我就有点彷徨,我就说要去多请教。

李老:中、西医到底能不能结合?我认为将来可以结合,但是这得相当长的一个时期,或许是一个世纪、两个世纪。

徐:那是自然的结合,不要用行政干预。

李老:首先要把中医学好,在学好中医的基础上,学习西医的高明之处。中西医结合是在临床实践中,逐渐由量变到质变,学术上自然结合。不是中医、西医加到一起就是中西医结合了。经过实践检验,目前的中西医结合不理想,是一种中医的西化。

徐:您说得太对了!学术演化是渐变过程,不是政治革命,一夜突变。我是觉得,中西医能不能自然结合,不要行政干预。应该让医生们通过他自己的临证实践、临床经验来摸索这两种不同体系的医学结合的规律。有些人能同时掌握这两种医学,他都能用得好,可以把经验写出来,告诉后人。这是要长期临床经验积累的,不能通过一个行政干预,通过编写一本教材,逼着别人中西医结合。这一点,是我自己通过调研找到的答案。

李老:我刚才说了,西医看得见,摸得着,容易学,容易记;再加上市场经济的冲击,开西药、开化验单、开仪器检查,医生月收入多,医院经济效益好,为什么不西化? 这是我们现在西化的物质原因。

徐:就是经济学,市场逼的嘛! 这是非常关键的一个因素。

李老:在学校中医学不好,课堂教的是西化的中医,老师看病开的是西药,西医又容易学,上临床一说诊断,给你开仪器检查;是炎症,开抗生素……即便治不好病,也没有过错,都是这样。所以,一天比一天西化。

徐:现状的确是这样! 李老,抗生素在中国的滥用,已经是一个严重的问题了。

李老:现在中医院比西医院还滥用。

徐:我在美国待过,可以这么说,在美国买抗生素比买枪支更难。买抗生素很严格的,不能随便用抗生素。

李老:美国开抗生素必须经过医师的批准,我们现在刚毕业的学生都可以开。

徐:这是个社会问题,是社会经济学带到医学里来的,没办法。前不久报纸上刊登医疗贿赂的问题,所以把医疗推向市场,参与市场竞争,不仅中医出现问题,西医也面临同样的问题。这只有通过国家政策的干预,就是一定要在医疗管理上有一些自己的政策,才能适合医生的生存。像我们大学的附属医院是教学医院,虽然要以教育为主,但很难按照教育部的规定来办医院,因为院长也要考虑生存,而大学拿不出钱来补贴他们。所以说医疗市场化这个问题,根本就是国家政策与经济学问题。我调研时,发现这是一个大问题。如果处理不好,医学教学很难办好。

李老:我看《健康报》上说,中医科学院的陈启光教授,用五年时间做中医调查,他提出来六条中医战略问题,如果不注意,日后就会出很大的问题。我们现在中医院也是走美国的道路。你看,给中医院拨点钱,不是想办法培养人才,而是想买仪器。

河南中医药大学郑校长:是,李老师说的是。

李老:我们跟美国比较一下,就国民经济收入总数来说,我们现在占第二位。但是我们的人均收入在全球排在 90 名左右,比美国少 10 倍,比日本也少了快 10 倍。我国医药卫生总投入占国民经济的 5.2%,美国是占 18%。人家总量比我们多 13 倍。美国的医疗卫生费用人均一年大约是 8 000 美元,合 5 万多元人民币。我们有多少? 人均一年合 1 820 元人民币。1 820 元跟 5 万元比,差多少倍? 接近 50 倍。所以,奥巴马就职以后,首先提出医改,政府已经负担不了。

徐:是,连美国都负担不了。所以中医是真能帮国家解决医疗保健问题的一个重要办法。

李老:我们有 13 亿多人口,美国才 3 亿人口,人均一年的医疗费差了近 50 倍。所以中医有简、便、廉、验四个优点。我看《中国中医药报》报道:"甲流感"用中药治疗,北京治好 1 个,100 元左右;福州治好 1 个,80 多元;哈尔滨治好 1 个,90 多元;平均就是花 100 元左右。500 个患儿——报道说这种病小孩儿多——平均 1 天半退热,3 天以后化验没有病毒,而且没有一个有后遗症。报纸上讲全国治疗了 500 个病人,没有死一个。

河南中医药大学郑校长:李老师,别激动,不要太累了,喝点水。

徐:李老,谢谢您。讲了这么多,您累了吧?

李老:没事。我觉得群众的要求很简单,一个是治好病,一个是少花钱,治得起。西医能解决了,就用西医;中医要能解决了,就用中医。现在一个"甲流感"一住院花 5 000元,这还是个传染病,他一家人要有两三个人感染上这"甲流感",经济就很有负担。一个"甲流感",如果治不好,他就倾家荡产了——这影响到国家长治久安啊!

徐:所以我们讲中医药事业为什么要发展,就是冲着这一点,中医可以大大减少国家负担的医疗费用。中医在减少国家、个人医疗费用支出方面的作用是无可替代的。

李老:所以我们现在当医生,不仅要关心病人,还要关心国家。国家能不能奔"小康"? 群众能不能拥护你? 长期看病难、看病贵,群众负担不了就不利于社会安定。所以共产党要充分考虑老百姓的医疗现状,陈启光献的六条建议,要纳入国家战略层面。

徐:这个是对的!

李老:呵呵,我这都是道听途说。

徐:您举的都是活生生的例子。

李老:徐校长今天来,我很感动。我希望你能够实现在北京中医药大学树立一个中医改革的标杆。

河南中医药大学郑校长:徐校长年富力强,很年轻,他能干很长一段时间,所以能够把中医教育这一块好好研究一下。更重要的是,他学贯中西,他能了解国内外医学的进展,了解中医和西医两者之间的优点和缺点。他还能向卫生部、教育部领导反映情况、提出建议。所以,李老师,今天您讲的这些心里话,对整个中医发展都是非常有用的。

徐：李老，您是治疗脾胃的大家，我读过您的一个病例，是一个心律失常的患者，您通过调理脾胃把他治好了。您休息一下，我想请您帮我看看是不是脾胃有问题。

李老：好。

徐：谢谢李老。

十七、中医教育：注重传统文化修养，从娃娃抓起

——张学文

人物简介：张学文（1935年10月——　），陕西省汉中市人。出身医学世家，自幼跟父亲学习中医。先后于1956年、1958年考入汉中中医进修班、陕西中医进修学校中医师资班学习，期满后留陕西中医学院任教。著名中医学家，中医内科学专家。首届国医大师。

时间：2013年8月14日

地点：陕西省咸阳市陕西中医学院新校区首届国医大师张学文工作室

中医教育:注重传统文化修养,从娃娃抓起

—— 张学文

徐:张老,您好,我来中医界有些时间了,一直在思考一些问题:中医药教育、中医人才培养的问题,中医事业发展方向、模式的问题。我们北中医应该做些探索。所以,我先做好"家庭作业",先做调研。我是一个中医外行——我向北中医的老师讲了,在北中医开始我中医界的征程,我先做学生,向各位专家、学者,甚至我们的学生请教。我到学校的各个地方去,去了教师们的办公室、实验室,去了附属医院的科室——把科室临床做得好的主任请出来,请他们讲下他们的成长——老先生更不用说了。我在食堂吃饭的时候还与学生、老师一起座谈。我见人就问,我这个人中医的本事没有,做学生还可以。有时候在路上,老师向我打招呼、和我聊,我站在路边也愿意和他们聊,目的就是做好调研,想多了解一点中医的事情。我在调研过程中也确实发现中医教育有不少问题,中华人民共和国开办中医教育 50 多年,如果从清朝末年到民国初年算起,包括私人办的各种中医学校,中医教育已经在风风雨雨中走过了 100 多年的历程。中医事业虽历经磨难,但是薪火传承,经久不衰。我觉得第一个根本点,就是因为中医有疗效,中医临床能治好病。第二个,中医是中华民族核心文化的组成部分,植根于黄土地,植根于中国人的心中。我虽然没有接受过正规的、严格的中医教育,但我来到中医界并不是心血来潮,这是我个人对中医的热爱,对中国文化的热爱。我说我要来,至少无知无畏,为中医事业做一点我该做的、能做的事。

进入中医界以后,我先在校内做了很多调研,开了很多座谈会,调研时发现了一些问题,于是我觉得应该去全国各地走走,去拜访像您这样的国医大师。这次来到您这儿,就是想向您请教关于中医教育的一些问题,中医药事业发展、未来人才培养方向性问题。甚至在国家层面上,为制定国策提供一点意见。我列了一些不成熟的问题,这是我通过调研发现的,想与您探讨、向您请教。

大学的第一要事是教学,培养学生是第一任务。学生上学的目的不仅仅是获得文凭,现在有文凭的人很多,硕士、博士满天飞。但近些年来中医院校的毕业生真正能运用所学中医看病的太少了!中医药教育一定要培养能够运用中医方法救死扶伤的人。我去北中医附属医院调研时发现,毕业后的学生真正能独当一面的很少,并且用中医看病的能力不断减弱。这不是我的片面之言,我们学校几个老先生都在讲——从我们学校毕业的最早期几届学生起,包括田德禄、武维屏、萧承悰、杜怀棠等老师,大概十来位

七十多岁到八十岁的老先生,他们就谈到了北中医的三个附属医院时指出:咱们的附属医院充其量就是中西医结合医院,可能西医还占了大多数,中医的成分偏少。这其中有很多问题,主要是医药卫生的经济学问题。因此,不能全怪院长。讲实在话,我和我们附属医院的院长也谈过,贵校周校长(时任陕西中医药大学校长周永学)也在这里,我认为根本上这是国家医药卫生、经济战略部署等大政策的问题。但是不管怎么样,中医首先要把教育做好,国家政策改进只能慢慢来。

人才培养、学生毕业,一拨拨地,一年一年跟割麦子一样。如果我们一年有一批学生培养出去,都达不到标准,在临床上不能看病,社会对中医的诟病就会更加重。中医之所以能保存到今天,就是因为有疗效,能够为群众看好病。那些反中医的人再怎么诋毁,哪怕按照他们所谓的科学观念指责我们讲不出科学的道理,但是能解决老百姓的病痛就是硬道理。其实,用中医自己的理论肯定讲得出道理,中医理论植根于中国文化。今天只是因为历史的原因和传统文化缺失的原因,很多人理解不了。我想如果我们连能看好病的学生都培养不了,这就意味着中医教育事业从根本上失败了!中医看不好病了,中国文化特色消失了,中国人生哲学的理念丧失了,普通人就越来越难信服你。因为作为中医,你最起码能看好常见病,作为一个天经地义的信条在中国人日常生活中早已约定俗成。我想这是我第一个要请教的,中医教育该怎么样才能做得更好?

我讲这些,并不是对中医教育的全盘否定,不是这个意思。我觉得北中医处在一个特殊的地理位置——北京,因此我们要有中医教育的全局观。我对北中医的老师讲:我们办北京中医药大学,不是为了在北京的学者办中医药大学,也不仅仅是为了北京地区办中医药大学;我们是面向全中国乃至全世界办中医药大学,是为我们中华民族的人民健康、文化昌盛,为了中医药千秋事业办北京中医药大学,我们应该站在这个高度来看待我们的办学。为什么早年的时候从全国各地调人才来,说是支援北京,其实并不仅仅如此,更主要是为了建立代表中国中医水平的中医药高等学府,尝试着做一个具有首创意义的教育创新。所以我觉得中医药学院教育风风雨雨这么多年,我们应该认真反思,去做一些改革,去促进提高。我觉得现在应该是考虑中医教育改革的时候了。我作为新一任校长,也愿意做一点努力和尝试,所以要请教,这是第一个问题。

第二个问题是教育的具体问题——教学大纲的问题。我拿着教学大纲向张灿玾(原山东中医学院院长)张老请教。张老特意说:你来约我谈话,要把你的教学大纲拿来,不要和我照几张相就跑了。我说没有问题,我就是想和您仔细讨论我们的教学大纲。中医成分多少,西医成分多少,经典又占多少,经典有多重要。我的理解是:经典非常重要。虽然我不是学中医的,但是纵观世界科学史,任何科学,传承和创新都是相辅相成的,没有传承就没有创新。如果我们把前辈们几千年的工作都否定了,用一套所谓的现代科技来肢解、来篡改、来否定,这根本就不是创新,金世元金老说这就是无源之水,这样谈创新是不可能的,这一观点我完全同意。

中、西医课程，经典、临床课程，在教学里面比例多少合适，应该制定一个符合中医教育实际的政策给大家去参照。哪怕不是固定的模式，也应该有一个样本让全国的中医药大学一起去探索。这是我第二个想探讨的问题。

第三个问题是在中医药教育里面，学院教育和师承教育应该怎么样水乳交融，很好地融合在一起？时代在向前发展，一个老中医带着几个学徒，自己开中医门诊来培养中医，这个时代已经过去了。虽然民间还有中医师带徒，但这不是主流；学院教育是当代社会培养中医人才的主流，我们没有办法和理由否定。在学院教育基础上，要如何加入师承教育，这个比例怎样设置更好，这也是我想和您探讨的问题。国家中医药管理局启动了师带徒工作，虽然目前还有许多形式主义问题，但是这已经是一个进步。也有人对这个模式提出尖锐批评，说所谓"师带徒"流于形式，特别是一些有了一点名气的中青年专家，跟着您这样的老先生就经常是形式上的，就做一下样子，能真正地向老先生学医德、医术，长期跟在他身边的，其实用功不太多。跟师，流于形式多过实质的，有人说这个话。这是普遍现象还是个别现象，我没有深入调查。因为师承教育工程国家投入也不够，在北京，中国中医科学院和北中医都没有资金投入。我来北中医以后，专门在民间募集了一些资金，准备用来贴补做师承教育，我们启动了北中医自己的名医工程计划。我想说的是，师承教育肯定很重要，怎么样和院校教育交汇成一个有机的整体，我想向您请教。

还有临床教育，现在临床带教也有很多问题。一个是老师的责任心不够，我们附属医院萧承悰萧老说：我们经常是带着孙子辈的学生，我的学生一天到晚太忙了，他的"儿子"就交给我这个"爷爷奶奶"带，我们凭着良心来做。再一个，我们这一辈人，工作压力确实很大。科主任这一级的，我也跟他们聊过，他们向我说了很多实际情况：业务要发展，写作、科研、学术会、晋职称、科普讲座一个不能少；院里事务要处理，社会活动要参加；家里上有老、下有小……不是所有老师的责任心都不够，而是实际困难太多。另外，临床带教学生太多，这是扩招造成的。北京有那么多的中医资源，临床医院也比较多，都还觉得不够，我估计其他地方临床教育更是有问题。我讲一个案例，比如抄方，我问学生，从五年制的问到七年制的，包括我们九年制岐黄国医班的学生——他们进北中医考的分都是跟清华、北大一样的——这些学生对我讲，稍微负责任的老师会讲一点，有时候一天到晚都是在抄方，老师也不管，他们只知其然不知其所以然。我们要不断增强学生对中医的信心，如果不让他感受到中医的疗效，不对他讲一点为什么取得这样的疗效的原因，他的兴趣就会慢慢淡掉。有时候学生对我们的批评到了非常严厉的程度！作为校长，我想做一点事情，做一点能够提高中医药事业境界的事情，并且这些事情是我自己应该做的。当然我一人之力肯定有限，所以这次出来，希望得到您这样国医大师的支持，给我出一点办学的主意。在这个调研过程中我收获了很多好主意，听到了很多好建议，有一些措施不必等国家政策，可以在自己管辖学校的两亩三分地里，自己先做了。但是有一些大的政策方面，我们还要向国家主管部门的领导汇报。这是中医药教育的事情。

还有中医药事业发展的问题，医院发展方面，国家需要制定什么样的政策，才能让中医事业更加健康发展？现在中国作为一个快速步入老龄化的国家，如果我们仅仅靠西医那一套系统占主导地位，垄断中国医疗卫生的战场，中国财力是不堪重负的。我在美国待了十年，美国GDP的18%用于健康医疗，财政承受不了，几乎每任总统上任都提出医改。西医那一套系统成本太高，美国也承受不了！我们有这么好的、廉价的、有效的中医医疗，为什么在医疗系统不能获得平等地位？我觉得国家卫生战略应当向中医医疗倾斜。但具体方案怎么样做，我目前也搞不清楚，但这个大政策思路应该给国家讲清楚。我是有一点想法，想把我这些通过调研的设想，跟相关部门的领导做一个汇报。故此，这方面我想听听您的建议，中医临床怎么发展？您认为国家的医疗政策应该如何制定？我想听听您的建议。当然，医疗政策改革并不是说中医要取代西医，中医不能包治百病，中医并不要排斥西医。我觉得今天中国医药卫生系统至少有一些顶层设计的问题需要反思。我不是说我是救世主，能解决所有的问题，不是这个意思——作为一个中医界新人来说，至少把这个问题讲出来，能不能关注、是否采纳是上层领导决议的事。只是作为北中医的校长，国家医药卫生大政方针需要深化改革，这个问题我不讲出来，觉得对不起这个岗位，至少我要对得起我的这份工作。因为这是关乎整个医疗，关乎中医事业发展的问题。还有中医作为中国传统文化的核心组成该怎么发展提高？这是我当时面试的时候被问到的问题："你要做北中医的校长，怎么样通过北中医这个舞台提高中华民族的软实力？"当时我谈到了一些观点：虽然我们国家的GDP总量排到了全球第二，但是哪怕我们成了第一，如果没有强大的软实力，也很难成为世界强国。一个世界的强国不是仅仅看你的GDP是多少，更何况我们人口这么多，GDP除以13亿多——我们并不是最强的。很关键的一个问题，一个国家的强大最终是文化的强大。美国文化的元素在世界各地都有，它不仅是经济的强大，更多的是它的宽松文化和先进理念的强大。

中医的理念恰恰是中国文化的核心理念，同时它最贴近民生。如果说中华文化的治国理念是敬天和爱民的话，中医是最能形象地体现这一点的。中医讲"上医医国"，治国与医人，是一个道理。中医走出国门，向世界展示中华文化，是一个天然的、最好的载体，比孔子学院还有用。我上任只有半年多一点，几次出访，第一次出访是跟王部长去法国，谈中法中医合作的事。第二次出访是去德国慕尼黑附近的魁茨汀小镇，考察北中医在那办的一个有20多年的中医院。那个中医院对传播中国文化真的有影响，我到了魁茨汀，那里的中国元素非常多，公园里面甚至还仿建了一段中国的长城。那个中医院的投资者施道丁格尔告诉我，他们父子两个人都受益于中医。早年他爸爸老施道丁格尔在中国做商业投资，那是80年代末的事。当年老施道丁格尔得了心力衰竭，德国的医生判断他只有半年的生命，而北中医附属东直门医院几个大夫把他治好，因此他多活了九年。老施道丁格尔在第九年死去，是因为他想要换心脏，一换心脏，引起器官排斥死掉了。不然，坚持中医治疗，还能继续活下去。这个老先生当年从中国回去了以后，1991年在德国魁茨汀这片西方的土地上邀请我们东直门医院与他的企业（施道丁格尔集团）合作，开设了中国之外国际上第一家中医院，现在，这家医院坚持做中医院做了23年。早年，德国是不批准他做的，说这简直是天方夜谭的事情；可是他坚持，见到总理、见到总统、见到教育部部长、见到卫生部部长都讲中医，他经常找巴伐利亚州的州长，请求批准建立合法的中医院。大家被他找烦了，说你去想办法做吧，他就开始做了。我们东直门医院的廖家桢廖老去的第一年，经过几个月的临床实践，预约住院病人就有排到了一年多以后的。

这个事情二十几年来成就了几件事：第一，德国的医疗保险开始可以支付中医医疗费用了，因为中医治疗很多病费用十分便宜，特别是类风湿性关节炎、高血压、焦虑症、头晕、目眩等亚健康疾病，中医比西医疗效好多了，而成本是西医的1/3，用中医便宜。第二，德国政府也认可中医可以在德国行医，针灸、开处方都没有问题。我们这个中医院是纯粹中医的，煎药师都派去了，熬中药，医院全是用中医治疗，没有一个是用西医治疗的。中药只要符合欧洲进口标准，没有农药残留，没有化学残留都可以用。

就是因为中医的声誉，给我们带来两个重要成果。第一，我这一次去访问，德国政府批准北中医和德国慕尼黑理工大学，合办中医硕士教育，2年的计划，培养中医硕士。第二，德国慕尼黑理工大学的教授缪谢尔，通过23年的观察，建立了一整套中医临床研究的新方法，不是按照西医标准，一定要双盲、对照、安慰剂——虽然也是大样本研究，但是他的大样本是收集个体化案例，根据临床的真实病例调查，纯粹按照中医理论来做的病案规律统计，我准备九月份请他到北京做学术报告。缪谢尔教授在德国的土地上给我们找出了一个中医临床研究的方法，我跟管科研的教育部副部长汇报了。他说：安龙你应该研究一下中医统计学，我们不要事事按照西方的学，你总是跟着他的方法学，你的临床成就他可能永远不会承认；你得找一个自己的方法出来。我通过缪谢尔教授了解到，二十多年前德国医院病历就全部电子化管理，所有诊断、处方、病人反馈全部在电脑里。现在他做什么研究，就可以找到什么数据来支撑。这就是二十多年的工作积累，他的病例记录的质量，讲实在话我们东直门医院都拿不出来。虽然那是一个很小的中医院，才88张病床，但是人家中医研究的基础做得非常好，值得我们学习。

通过这件事情，我就感到中医事业自己国内再不发展，说不定哪天就要去"西天"取经了。中医事业走出国门，第一可以对外弘扬中国文化，第二可以促进文化交流，他山之石，可以攻玉，也许西方人可以给我们一些创新思路的灵感，甚至可以帮我们做一些事情。我们不能一味地封闭自己，闭门造车。中医两千多年来，从有《黄帝内经》以来，医学史上每一个大师都是在前人基础上总结完善、通过创新而取得辉煌成就的，中医就是通过不断地自我丰富、自我完善发展起来的。

最后一个问题，站在您的高度看，中医在未来发展中，理论研究或者临床实践，有没有可能有一个大的发展，实现一次"飞跃"？我们现在是信息化社会，古今中外的文献档案、信息资料那么容易就能汇集在一起，研究起来很便利。临床病例收集起来也容易多了，原来古代一个人一辈子也就能看那么多病人，看的病种相对也就有限；而现在通过互联网，一个医院、一个地区、一个省市，乃至全国、全球范围的病案都可能参照。因此，基于这些大数据的研究，中医理论或者是中医临床有没有可能有什么突破？未来通过联合起来的力量能不能使中医得到相应发展？

不好意思，我问得比较多了。一是中医教育问题，二是中医临床医院的发展，三是中医走出国门借助现代科技的问题，四是中医理论突破的问题。我讲的这个突破，不是用西方科学改造我们，而是围绕我们的阴阳五行学说、八纲辨证、卫气营血辨证，我们有没有更加贴近当代人类医学发展、中医临床需求的创新？比如西医治不了的病，我们能治好，我们怎么帮患者治好的，说出我们的道理来，我们能明白地解释给别人听吗？其实西方科学也在向我们靠拢，我自己做系统免疫学研究，两年前受到 *Nature* 杂志邀请，在加利福尼亚大学圣地亚哥分校（UCSD）——原来我做博士后的大学，参加了一个会议，会议的主题就是做个体化医学研究，名字叫 Nature Conference for Personalized Medicine。我被邀请去做学术报告，我对他们讲，中华民族两千多年来，一直在践行个体化医学。西方也开始认识到，一定要朝个体化医学走，但是他们没有我们中医二千多年的个体医学实践的基础。所以说我们中医可以为人类医学做贡献，但是我们怎么去做贡献？中医事业如果做得好，符合时代要求地做成功了，就是为全人类做贡献了。

这个问题可能提得比较大，肯定也是一个长期存在的问题，上述问题都不是一朝一夕能解决的，我心里明白。但哪些事情要马上做，哪些事情要长期研究，必须心中有数。比如，我首先要支持我校纯中医的科学研究，这也是在临床调研中发现的。前提条件：第一，必须是临床研究。我们的临床大夫不要做动物实验研究，做的研究要针对病人，是在中医理论指导下看病的时候，所发现的问题，虽然中医是个体化治疗，但是病案积累也要大样本，这样的研究我支持。第二，要有中医临床疗效，有中医优势、特色。不要千篇一律或者拿中医做幌子的研究，因为资金是有限的，我们希望支持出成果的东西。第三，要有基本的科学概念在里面。要有方法、有假设、有推论，即使结论是相对的，你要说得出所以然来，这样我们才能支持。如果还是回到老一套，那我就没有办法支持，不是要你给我上报一个个指标，不是这个意思；你要能说得出来，你的疗效怎么比别人好。

举个例子，我们附院有一个老师，长期开一个处方治疗心肌梗死，临床就是观察第一次心肌梗死发作和第二次心肌梗死发作的时间间隔。西医学认为，第一次心肌梗死就会造成血管的损伤,血管再灌注就是损伤,这时最好有一个保护药,防止或缓解血管损伤。如果心血管保护得好,第二次心肌梗死可能不再发作或发作时间大大延后。中医在这方面可以大有所为。我们这位大夫,通过观察治疗的几十例病例,认为中医治疗的主要方法是凉血生肌,他这个验方就是依据这个治法,我觉得我们学校就应该支持其独立研究这个治法。西医治疗,比如说用溶栓的药,可能第二次心梗的时候,与第一次的时间相隔一年;而按照其中医治疗,间隔时间是三年,或者说不再出现;他最长观察了五年,到现在还没有再发作,说明有效了。有可靠的临床效果,就是我们想要的结果。你只要告诉我,疗效在这儿,给一个治疗前后的对比,再讲机制,进一步的科研开发可以慢慢来做。机制研究的时间可能比较长,中医病机,西医病理,这个东西,我们愿意为一个病投资至少五年的时间做研究,没有问题。是大的学问,你不花时间,是做不出来的。我不急功近利,作为校长我愿意为这样的基础性研究投资,我不会在意任内一定要给我报成果,科学研究和培养学生是一样的,需要长期摸索、长期积累,像我们学校钱超尘钱老的大部头书都是很多年才写出来的。如果一个校长总想在任内出大成果,他的决策有时候就会受到影响。我觉得花多少钱无所谓,关键是这个项目值不值得去做。我既然坐在校长这个位置,就应该着眼长远。这次来调研也是想,如果真的谈好了一些事情,其实有些不一定要等国家的政策,我们可以自己尝试去做,中医界内部自己来做,互相交流经验,我们先做出一定成果,不用我们多讲,国家自然支持。

不好意思,今天开篇讲得时间长一点,我想把我真正的意图讲出来,今天我真的不是来跟老先生照一张相,回去说我今天见到大师了,我是带着问题来请教的,我不再说了,请您赐教。

张老:非常感谢,您说得很好! 非常感谢! 暑天热浪滚滚,徐校长百忙之中来到陕西。

徐:不敢,不敢,这是我的工作。

张老:我非常感谢你有这个为中医事业的发展思考、探索的精神。虽然咱们没有直接谈过,以往对您的想法了解得没有这么详细,刚刚您的提问我觉得思想见解很实在。

北中医确实和我们有千丝万缕的联系,过去、现在,我想将来你在这儿,可能会有更多的联系,会有更多师生的联系。

徐:我们很多老师都是您的弟子。周校长在这里,历史上我们两校友谊他跟我讲了,今天时间有限,我们两家的友谊我没有展开。

张老:周校长原来有一个重要会议,前天在乌鲁木齐开,一听你来,他说我不去,一定陪你。我们书记表示歉意,本来他也要来的。

徐:真的不敢劳师动众,学校还在放暑假。我是私人来的,这个活动我就带着一个老师。邱老师主要是做医史文献,和老先生接触比较多,他对中医理论、传统文化比较懂,采访间隔也可以给我补课,一路坐火车、坐飞机他都坐在旁边,我不懂的就问他,中医经典怎么讲,有问题就请教他。

张老:你的认真精神、谦虚态度很不错!我们应该向你学习。你来中医界的时间不长,把握的现状、掌握的知识却很多。我们学校非常重视你的来访,校长说一定要见你,一是接待,第二确实想学习你的思维方法。

我知道你的时间安排,在这里只有 2 个小时,还要去别处采访。我的回答是按照你的提问大纲准备的。

徐:没问题,您文字的东西可以给我。普通问题可以稍微讲一讲,不用展开,我们当面可以探讨一些深层次的东西。

张老:这个资料给你,两个意思,一个供你参考,另一个请你指导。

第一个问题是培养合格的中医需要设计怎样的教学计划?我们当时有几个条件,这些条件不一定都对、都准。一般来说中医的知识结构都是比较难的,文字上可以讲,具体操作比较难。我认为,一名比较合格的中医需要有几个方面的知识:第一是有良好的中国传统文化素养和人文道德精神,第二是有扎实的中医药基础理论,第三是有熟练的传统中医技能,第四是熟悉中医经典著作,第五是较强的中医临床思维能力及临床实践能力。除了掌握一些古代人文知识以外,还要了解现代科学及现代医学基础知识,具备这样的知识结构和素养,才有可能培养好中医学生,达到将中医药精髓薪火传承的目的。一份好的教学计划或培养方案必须满足学生的以上素质和能力培养的需要。我们考虑到中医和西医课程,原来是 7∶3,中医占 70%,包括基础理论和临床知识;现代医学包括一些现代科学的部分,占 30%。7∶3 这个比例,过去是这样,现在看还是比较合适。现在有一些院校慢慢倒过来了,中医成了 30%,了不起是占 50%。

徐:这也是我去调研发现的一些问题。

张老:中医内容越来越少了,本来能讲课的老师就少,课程比例一小,临床实习也少,慢慢地,中医教育就不行了。所以必须要强调,中医为主是特色,中医院校不以中医为主就不是中医了。

徐:我也是这么认为的。

张老:搞不好办得就不像大学也不像小学,中不溜的中专水平,大学牌子中专水平。第一个问题,中西医比例应该 7∶3,西医还包括现代科学知识在内,30% 就可以了,不宜太多。

第二个问题,应该说中医是中国文化的核心之一没错;学好中医,应该有国学功底,这样能更好地领悟中医的经典。从理论结构来说，中医学根植于中国传统文化，"儒、道、佛、医"应该是并驾齐驱，中医是中华文化理念的伟大实践。从事中医药临床医疗实践，回避中国传统文化是不可能的，是错的。中医经典的哲学理论与中国传统文化的哲学基础同出一源。中医学与中国传统文化的其他分支，比如儒学、道学、天文、地理、历法、音律、易经八卦，甚至武术、茶道、诗词歌赋、琴棋书画等都有千丝万缕的联系，基本上要有一个了解。不说掌握，掌握很难，人的精力有限，不可能都掌握，否则容易喧宾夺主，荒废主业。但是作为中医老师也好、学生也好，应该了解传统文化经史子集、诸子百家、天文地理等等这方面的知识，必须懂得一些，完全学懂学精，这不现实。因此，我觉得中医有哲学性和医学性两种属性，是一门根植于中国古代哲学理论的医学科学。要丰富中医理论就要从中国文化中吸收一些养分，包括中医功底要从中医文化入手，学一些国学，尤其是了解熟悉一些先秦文化，四书五经、诸子百家等等。

徐：对，了解先秦哲学、诸子百家学说，看来这对学习中医学是非常重要的。通过我的调研，大家都谈了这个问题。我也在读书，读《黄帝内经》，读诵经典太重要了！

张老：先秦经典多读一些，多了解一些，能把先秦哲学说得很清楚，慢慢中医核心的理论也知道了、也了解了。我们觉得真正要学好中医，应该涉猎阅读好多方面的书籍，比如儒家：《周易注疏》《周易集解》《周易本义》《四书集注》《礼记·月令》等。道家：《老子王弼注》《老子河上公注》《庄子注》等。历史：《史记》《汉书》《后汉书》《三国志》《国语》《国策》等。文字：《说文解字注》《尔雅注》《方言》等。医古文的一些重要考证、治学方法，确实应该认真学习，理解熟知。有些学校把医古文课都去掉了；而我认为英语学习时间不宜占得太多。

徐：我们学校医古文保留着，但课时减少了。

张老：有些学校就去掉了，仅供参考，你学也行，不学也行。我听说有些学生看不了中医书，没有办法，读不懂，原来没有学过阴阳五行这些内容。

经典需要背诵，中医经典背诵很重要。有些东西确实必须背诵，比如《药性赋》《汤头歌诀》，常用古方、药性功效必须要熟记，要背诵。现在我们学校，早上起来一看，有的在背英语，有的在背这些东西。

第三个问题，中医经典应该在中医药大学的中医基础教育中占有多少份额？中医古籍——《黄帝内经》《伤寒论》《金匮要略》《温病条辨》，很多人对这四大经典著作有不同看法，有的认为温病学不是四大经典著作之一。我们觉得应该有，因为清代温病学发展是一个很大的创新，是中医进步的代表。

徐：从张仲景到清代温病学一千多年了，这是一个突破。

张老：温病学确实突破了前人。今天，在温病学的基础上，又出现一些现代病，我们现在看的病不可能都是两三千年前的病种。

徐:疾病谱也"与时俱进"的。

张老:时间、气候、药物、人体、病种都变化了,时代呼唤进步,中医需要发展。现在有些病过去没有的,过去有些病现在没有了。

徐:就像手机辐射引发的病,过去我们没有手机就没有这个病。

张老:不与时俱进不行啊! 因此,我觉得温病学的发展,是中医学的一个很大进步。作为中医来讲,中医经典医籍蕴藏着丰富的防病治病经验和缜密而先进的思维理念,是人类超时代的智慧结晶。"自古医家出经典",历代卓有成就的医家,无一不是精研经典,勤求古训的典范。深韵经典,精思敏悟,反复实践,方可融会贯通,得其精髓,医术超群。中医的真谛是要从经典里寻找。在中医经典医籍的基础上,进而博览群书,融合众家所长,并广泛吸取今人经验,再大量临床,积极思考,才可望成为中医大家。

我个人认为,中医基础教育里面中医经典比例应该占基础教育的三分之一左右或者更强一点。四大经典,背了最好,不完全背,掌握精华,掌握要点也行。我觉得很重要的一点,在古书里面找精华要点,精华要点指导临床,临床丰富理论,使理论进一步发展。理论指导临床实际,临床总结完善理论,二者务必结合起来。不结合现代知识也不行,现代有些病过去根本就没有记载。我们要与时俱进,要掌握古代理论,又要结合现代技术,我想可能进步更快一点。四大经典应该通读,但是,不能断章取义;现在有些人把四大经典断章取义了。

徐:现在市面上注解《黄帝内经》的书太多了,我们有些老师批评一些解说写得乱七八糟的。

张老:有的注解是正统的,有的解说确实是不怎么样。

徐:现在低劣写作是很糟糕。我昨天请教张灿玾张老,他就谈到中医现状不仅仅是学术的问题,也是一个社会的问题。社会问题把我们很多学术研究搞乱了,没有经过你的授意,就用你的名来谈你的医理分析,太不严谨了! 这就是一个社会道德问题。

张老:有的人把我的思想写成一大本了! 有些是他在书上抄来的,有的是自己发挥,发挥得根本不是我原来的意思。我要不买书还不知道有这个书在市面上流通。学术需要起码的人格尊重、严谨态度。

从目前院校教育的实际出发,中医四大经典应该选重点熟记背诵。中医的特点,必须掌握的东西一定要背熟! 经典的东西,50 年前、60 年前背的东西,我到现在都能记忆起来。好多东西我都给忘了,但经典的东西几十年记忆犹新。那时候就是背,不知道啥意思;现在才慢慢知道意思,愈回味愈觉得韵味无穷。因为许多临床的疑难百思不得其解,一句经典随口吟来,有时候豁然开朗,那种喜悦,就像一下子见到几十年没见过面的老朋友。

第四个问题,中医临床教育应该采用哪种形式,才能让年轻的学生领会中医治病的道理,学到真正用中医看病的本领? 医院临床实习是否单独跟师,即恢复师承教育? 我觉得这个问题很重要,校长刚才说了,你是抓重点,用我的话讲,抓到了要害,抓到点子上了! 因为中医学是实践性很强的科学。

徐:中医就是实践科学。

张老:古人说"熟读王叔和,不如临证多"。你念王叔和的书、念中医理论的书再多,还不如亲自临证多,王叔和也是理论结合实际才成为大家。我父亲是中医,那时候我父亲、我的老师,说多背诵是好事,但是应该和看病结合起来,就是这个道理。我一直强调早临床、多临床。"铁杆中医"是邓老提出来的,我们觉得早临床、多临床是造就铁杆中医的捷径。

徐:我们找学生调研,发现越早让学生在临床上感觉到治病的效果,他就越早开始建立对中医的信心,他成为"铁杆中医"的可能性就越大。这是我们学生反映的一些情况。

张老:姜良铎是很好的例子,他是我的第一届硕士生。他临床非常好,研究东西非常认真,可以一天一夜不睡觉,把病人观察到底。中药、针灸的办法,都要去实践、总结研究。后来前途很好,到北京深造去,成为董建华董老的第一个博士生。所以我一直强调一个观点,就是必须早临床、多临床。以临床来加深理论理解,以理论来指导临床实践,临床再充实、发展理论。

中医临床技能与现代医学基础知识的关系,这是大家很关心的一个问题。学中医又学西医,怎么协调? 我说学中医肯定以中医为主! 学西医以西医为本,了解中医即可;中医就是以中医为本,了解一些现代医学知识。

徐:看懂一些检验指标和诊断结论。

张老:对。不是让西医来指导中医临床,西医诊断,中医治病,这不行的。最后就中不中,西不西的。

徐:这个就不行了,本末倒置了。

张老:所以,中医人才培养需要院校教育与师承教育相结合。院校教育夯实学生的中医基础理论、基本临床技能及现代医学的基础知识;师承教育加强学生中医临床实践能力和中医辨证思维能力的培养。我主张通过早期引入师承模式,让学生在较大范围内拜访名医,通过老师口传面授,示范身教,答疑解惑,既可奠定学生良好的经典功底,培养临床思维能力，又可以切身感受，反复实践，获得名师临床经验，加强见习、实习效果。但是目前看来，这个说起来容易，做起来难：其一，临床见习、实习，接受师承教育的学生不可能掌握那么全面的知识。其二，大范围的实习，师承教育师资安排不过来。现状是，大部分学生只要把基本临床操作掌握就可以了，个别的学生找一些名师指点，深入指导他感兴趣的问题，这是完全可以做到的。

这里，我想我们的教学一定要加强临床实习后期，也就是最后一年的管理，这个时间的实习其实很重要。但你们跟我们一样，现在不包分配了，最后一年实习多数学生基本上没有好好学习，在忙着找工作，考硕士、考博士，基本都在这个时候联系单位、联系老师、复习考试。实际上这一年实习、跟师学习非常重要，如果静下心来，可以把原来学到的知识强化、深化，可以就一个专科、就一种病深入进去，真正掌握中医独立看病的能力。

徐：关键要把学生走出校门能够单独看病的能力培养出来。我想，最后一年实习时间的把握，很大程度上取决于学生自己的兴趣：有一些学生立志要做一个好医生，事业心强的，这一年一定会抓住机会；有的学生只是要拿文凭，他就不会花很多心思在临床实习方面。这个怎么引导，值得关注。谢谢您今天让我看到了这个问题。

张老：独立看病，这是个重要问题。第五个，北中医如何引领中医药高等教育？我们感觉，北中医作为中医药院校唯一的"211"大学，现在又是"985"优势学科创新平台建设高校，确实，非常幸运有你们在前面干，我们跟着学。

徐：张老，北中医现在不是什么都行的。我来了以后，发现北中医很多领域的优势都在下滑。

张老：咱们都有这种感觉，我们接触基层比较多，这不是我一个人的感觉，中医学术、临床，很多方面水平都在下滑。

但北中医作为行业领头羊，毕竟聚集了一大批卓有建树的中医药专家和优秀人才，这不是恭维——在人才培养、科学研究、社会服务、文化传承方面都起到了示范性引领作用。希望以后在中医人才培养模式、中医科学研究、中医学科及临床建设、中医产学研方面多做出一些成就，确实为中医院校同行带好头，我们愿意好好学习。

徐：我是希望通过与兄弟院校谈，促进我们一起做。昨天在郑州跟河南中医药大学郑校长谈了，中医事业有些事情我们可以联手做的，比如一些教育改革的试点、一些科研合作、一些学科建设的协调发展……今天周校长也在这里——因为只有行业内一起携手，这个事业才能做大。第16届广州亚运会有一句口号：一起来，更精彩。我们一起来想中医今天面临的问题。我们和兄弟单位，很多项目可以长期在一起合作，要一起建立行业标准。比如脑病，中医治愈的标准是什么？西医检查指标是什么？你要说得出来,中医治疗脑病哪些方面比西医有优势?我希望通过提出一些现实问题,得到像您这样高瞻远瞩的大师,给我们的一些具体答复——刚才您已经列出了一些。我为什么要当面请教,比如在产学研方面,陕西就有很好的资源有待开发——我们去朱良春朱老家,朱老的几个孩子异口同声地跟我们说,他爸爸有一些非常好的治疗痛风、强直性脊柱炎、类风湿的药方,如果北中医能带着大家一起来做,把一些国医大师手中好的项目,产学研结合,开发出来,利益又能保证,又可以保证药的安全和疗效,可以防止乱开发。我觉得这也是一个好的主意,我不调研就不知道有这个需求。

我提这个问题目的不是为了突出北中医唯我独尊——他们问我你提这个问题,是不是把北中医显得太了不起了?我说不是这个意思,我一定要当面向老先生讲,我的目的是想听到大家对我们有什么意见,甚至尖锐的批评都可以,在哪个方面可以做得更好一点,中医药事业一起做可能会做得更好。这个问题是需要当面好好请教、磋商的问题,所以我专门花点时间向您解释一下原委。

张老:第六个问题是:哪些地方文化或措施可以更有利于中医事业的发展和人才培养?我说两点,第一点是重视传统文化教育,形成大力弘扬和传承中国传统文化的社会氛围,有利于发展中医药事业。比如北京文化底蕴雄厚,从世界范围来说,北京是中国的首都,没什么问题。今天比较而言,广东省、江苏省中医实力雄厚,港澳台传统文化氛围也相对浓郁一些。

广东省这些年中医事业做得不错。校长可能不知道,二零零几年,广东省中医院在全国请了十五名老中医,在他们医院一个人带两个徒弟。当时我也是其中之一,我是最年轻的,可能沾了西北的光,东南西北每个地区都要请一位专家。后来国家评第一届国医大师,他请的15个人里面就有12个当选,眼光多长远!我跟您说,广东这个思维太清楚了,母鸡下蛋的办法,请一个人带两个,三年毕业以后,我们徒弟一个人再带两个,这就四个;培养出四个以后,徒弟的徒弟再带就八个。现在他那儿从师带徒带出来,正儿八经中医理论比较扎实,临床经验比较丰富的,光广东省中医院大概有120个人左右。这个不得了!他也没有花多少钱,也没有花多少力量,但他把全国各地精华都吸收了。

徐校长:这也得益于广东当地政府对中医的重视。省里专门出一个文件发展中医事业是很少的,但广东省在汪洋当书记的时候做过促进中医药发展的一个决策,还开过一个中医药誓师大会,我参加过这个会。

张学文:那个会开得很大。每次开会都是以省委省政府的名义,大家的情绪都很高涨,有多少东西都愿意传授多少东西。

徐:您认为地方措施和文化对中医事业发展影响大吗?

张老:影响大,非常大。广东省中医药管理局局长彭炜,后来才知道是我们汉中老乡,汉中人。他们从上到下一鼓作气贯彻发扬中医特色、发挥中医优势这个精神,从广东省中医院一下落实到全省各地市。

徐:广东省这个中医政策很彻底。中医医院年收入就很厉害,在全国名列前茅。

张老:广东省中医院现在是全国中医院校附院当中收入第一,一年十几个亿、二十几个亿的收入,谁家也没有那么大的财力。另外江苏省也不错,文化底蕴也很厚。

徐:我们北中医很多老前辈都是从江苏过来的。

张老:我1956年考入汉中中医进修班,1958年参加陕西中医进修学校。江苏省1954年就办了江苏中医进修学校,他们主编了第一版中医统编教材。另外,港澳台地区这些传统文化气氛相对浓郁的地方,中医药发展的基础都比较好。因此,中医药事业的发展水平与中国传统文化底蕴高低非常有关系,有直接关系。

第二点,我觉得中医药人才的培养需要从娃娃抓起。

徐:这个我想听听有什么具体好的建议,我也非常认同您这个提法。

张老:《中国中医药报》8月2日报道了"当归中医学堂少年班",在青少年时期加大对中医的知识普及,这个办班培养很有意义。我们过去确实有些实践经验。小时候学东西与后来学东西不一样,记忆力明显不同。过去山东中医学院八十年代办过少年班,北京没有办过少年班。

徐:我们和中学办过一个班。

张老:我觉得通过让青少年学习中医,学会健康的生活作息;通过认识中医,认识身体,认识自然,从而在孩子们的心里埋下中医的种子,这种做法很好。我们给其他高校社会服务,文化传承等方面开展工作也提供了一定启示,传统文化教育一定要从娃娃抓起。我觉得少年班或者是过去的试点班就很值得继续摸索着办下去。山东办过,咱们有一个中医班是吗?

周校长:咱们没办过。北京办过一个中学班。

张老:另外就是中医传承,家传出来的往往很厉害。像孩子们从小和祖辈生活,耳濡目染中对中医思维就认同了。通过口传心授,他起点高,进一步深造潜力大。比方我家里是五代中医。

徐:不得了,您这个让我很佩服。

张老:我是第三代,我儿子、儿媳妇在中国中医科学望京医院。我大孙子当时原本想考工科,我说你考北中医,他说北中医分高点,是清华的分,我说你试一下,结果一试不行,差了几分。后来我儿子说,北京不行,回陕西来。目前中医院校教育有些方面观点不一定对,我儿子是跟我学的,中医信念坚定,理论扎实,思维不西化,临床有一定基础。他从陕西中医学院毕业后,我说硕士考到湖南去,博士考了北京,毕业以后留在北京望京医院。我说不能一门都是一个知识结构。一家一门,容易狭隘。孙子在陕西这儿长大的,我说你往外头走,谁家都看看,后来他去了黑龙江中医药大学。

徐:您是培养孩子的高手。

张老:我最有感受的就是,学中医从娃娃抓起很重要。我的小孙子刚刚 12 岁,他现在都能认识大概 30 种左右的中药,还能说一点中医话。有病人来家里,或者去研究所,他有时候就在旁边看着。有一次礼拜天,我们到南山秦岭去玩,见人家拿了一根大树枝下来,他说这是中药,我说这是什么? 他说就是中药通草。我确实没有见过通草的原草,一打开确实是通草,我说你厉害,他说我当教授连个通草都不认识。我说通草干什么的? 他说利尿,他说通草利尿只是一个方面。他都懂,从小耳濡目染。家里来一个病人,谁说了什么,他都能记住,这个是他的爱好。

徐:娃娃教育,受家庭的影响,从小他就得到最纯正的中医教育。所以中医家庭教育,五代不得了。

我自己为什么愿意来中医界? 我在七八岁的时候,得过伤寒,被一个当地老中医治好了,他的医术医德在我小时候的心灵里留下非常美好的种子。尽管我高中数理化不错,但是我大学选学的专业是植物学专业(希望学习药用植物),去美国留学读的硕士、博士学习免疫学,也是想跟医学有关,就是因为小时候的命被好的中医救了。就是说,这个美好的印象、幼年记忆留下的种子太重要了。

张老:你在美国十几年?

徐:十年,整整十年。

张老:不知道你了解今天美国的情况吗? 6 年前只有加州(加利福尼亚州)一个州认可中医,现在美国 49 个州都认同中医了,只有一个州还不认可。

徐:特拉华州吧,好像是。

张老:那个州还不认可,但这已经是了不起的进步。经济这么发达的第一强国,对中国中医的认识,在逐渐加深。因此我感觉中医是有前途的,有些人叹气说,说中医没有前途,我不这么认为。中医是治病救人的,是中国传统文化很重要的组成部分。校长你来是重任在肩,你的工作我们了解,你够辛苦的。这次全国走访这个举措,也不容易,一般人哪有这么大精力、这么多时间,从首都到地方,一家一家、一位一位面对面采访,何况你这么大一个学校的校长,要处理那么多事情。你这个公选的校长确实实名不虚传。

徐：不敢不敢。

张老：第七个问题，我想你是留美免疫学的博士，当然能担任起这么大的重要任务。我是这样认为的：具体理论体系虽然有别，但任何医学研究对象、服务对象、最终使命是一致的。我们相信一个具有国际视野、洞悉现代医学发展动态的优秀校长，才能执掌中医药第一高等学府。

徐：现在不敢说优秀，让历史去评价，谢谢您。

张老：第八个问题，我认为进入二十一世纪，中医理论的突破，需要打开学科界限，以研究一种全新医学模式的姿态和一种特色文化的社会氛围，多学科介入研究中医，才可望在中医理论的研究方面取得突破。另一方面，要以全面提高中医临证水平为着眼点研究中医，以开放的国际视野向全球展示中医的魅力，推广中医的诊疗模式，取得更大范围、更多领域的支持。在保留中医原始基因，传承和发扬中医优势特色的前提下，任何当代生命科学的研究成果都可以为我所用，推动中医发展。

新要求，新使命，建议校长从研究中医的多学科人才引进着手，引领中医药研究的新模式，倡导中医药科学发展的新形势，同时在中医药国际交流方面做出卓越的成绩和贡献，使中医药事业进入一个令人鼓舞的时代。祝愿你，也谢谢你的来访。

徐：感谢您的祝福！我会尽我的力量为中医做点应做的工作、尽我应尽的职责。毕竟我是中医界的新兵，通过这次拜访，也是想与周校长建立好的工作友谊，包括昨天和河南郑校长聊天，很多事情我们可以携手一起做，有些东西需要我们站到一起呼吁。

我觉得中医药行业里面应该建立坦诚互助、相互协作的良好关系。我当时在竞选北中医校长的时候说，要培养互相包容、互相理解、互相支持、互相欣赏的大学文化，我说中医流派很多，师承很多，我们在圈内一定要互相支持。一个大的科学时代的出现，群星璀璨的时候，都是团结协作的，从科学史上讲是这样的。早年的物理学，有波尔、爱因斯坦、奥本海默……群星灿烂，为什么？他们都互相交流、帮助。讲到化学，居里夫人家中，2代就有3个人荣获诺贝尔化学奖，他们都是在一个学科里面互相支撑。当代的免疫学，我是搞免疫的我知道，瑞士有一个巴塞尔免疫学研究所，培养了好多个诺贝尔奖获得者，那就是一个大家互相支撑的研究单位。我们国内也有，北大、清华……像吉林大学，化学开启了一个时代，有多少院士？七大院士。一个学科的人一定要团结在一起。大家在一起交流、互助，才能做出更深入的研究、达到更高的目标，一个单位才能做到领域内总体领先。我在北中医也对老师们讲，我说中国文化好的一面，要在中医界体现，但不要落入过去文人相轻不好的一面。我是学现代科学的，我鼓励北中医内部文化和谐，公平竞争，制止学术霸权，防止门阀。我这次调研也是想把这个信息传递出去，能见到当地的校长，把我的想法告诉他——今天周校长在这，我们一起来做些事，携起手来为中医事业做点事。

张老、周校长：谢谢你。

徐：我这次出来调研，做了很多文字上的前期准备，每一个国医大师的学术成就都看一下。第一个，不要和大师们谈外行问题；第二个，一定要有一些学术的交流，你不了解学问，怎么去交流呢？包括学校都要有一点了解。但毕竟我是外行，我是新来的，每一个地方对我来说都是新的。我想看看周校长有什么指示？

周：感谢徐校长到我们学校来。张老师已经说了好几天了，徐校长上任半年工作这么繁忙，在暑假抽了时间到我们学校来，跟张老师座谈，也是到我们学校交流，这对加强两校的联系交流与合作，对促进中医药事业发展都是有意义的。你这次要跑这么多学校，会了解到全国中医院校教育、医疗、科研等各个方面很多一线的情况，最后肯定可以综合、归纳出来一些规律性的东西，对引领中医药教育，还有对国家提相关的政策建议，是很有好处的。你这种举动，这种做法值得我们学习。

徐：我是外行，不像您在圈内这么多年。

周：我出身中医，上学就在这个学校，考研做了张老师的学生，毕业后留校，一直在这儿干，当教师，走到了现在的校长岗位。对中医药事业，对中医药教育事业发展，确实体会比较深。心里想的，很难做到，有政策因素，有社会因素，也有自身条件的因素。从我们陕西中医学院来讲，刚才张老师也说我们陕西中医学院原来实力比较强，强就强在陕西是十三个王朝建都的地方。

徐：中国文化底蕴的老根，黄帝陵、周秦汉唐建都都在你们这一片土地上。这里是中国文化的发源地。

周：因为陕西的中医文化比较有底蕴，比如《黄帝内经》《难经》《备急千金要方》《千金翼方》等等，好多中医经典著作都是出自陕西。陕西有悠久的传统文化，厚重的中医文化，所以，我们学校的中医教学质量历来都比较高。我们在培养人才方面，历届校领导都很重视。首先要给学生建立良好的基本功，筑牢中医基本理论；然后要让学生树立中医思维模式，加强传统文化教育，现在受西方文化的影响，传统文化受冲击太大了。学生如何能够掌握辨证论治、三因制宜？主要借助中医的思维模式培养。还有就是加强临床基本功的训练，提高学生实践技能，不同专业有重点地强化中医基本技能，保证毕业生中医培养质量。我们学校，我们自己称为博士生的摇篮，考出去的博士很多，北京现在有六十多个，广州有三十多个。我们是"孔雀朝东飞"，不仅是东南飞，我们培养出来的学生都去北京、广东、上海、天津，各个地方都有，东部的经济发展好，我们留不住人才，这样我们实力慢慢地下降了。所以我们面临的问题很多，尽管学校这些年发展也很快，但也错过了很多发展机遇，好多重大问题还需要解决。

徐：今后我们两校多联系，加强合作。张老，以后您就会了解我说的不是客气话，您可以问问刘铜华,问问您的弟子。我们虽然是第二次见面,但这次是深入谈话了。第一,我虽然没有多大的本事,但我对所有朋友是坦诚的;第二,我是一个有事业心的人,很负责任的人,我做事就要认真做好;第三,我自己虽然不是学这个专业,但我有一定自学能力,还可以不断学习。希望以后慢慢为中医做一点事,不仅是做校长,也要从学问上做一点事。我希望几年以后,再来向您汇报的时候,或者在别的场合见面,我也许对中医有一些更深入的理解,对一些理论有一些自己的看法,到时候向您请教。

张老:我看现在您知道的就很多。

邱:合个影吧。

徐:好,合影留念。谢谢您!再见。

张老:再见,后会有期。

十八、中医院校应以培养中医生为主，目前危机主要是传承乏师

——郭子光

人物介绍：郭子光（1932年12月—2015年5月17日），四川省荣昌县（现重庆市荣昌区）人。出身中医世家。1947—1951年，亲仁中学肄业后读私塾一年，后师从舅父廖济安习医三年。1953年，西南军政委员会卫生部中医进修学校专修班进修。1962年，成都中医学院医学系本科毕业。著名中医内科学专家。首届国医大师。

时间：2013年8月15日

地点：四川省成都市成都中医药大学老校区附近某宾馆早餐厅、会议室

中医院校应以培养中医生为主，目前危机主要是传承乏师

—— 郭子光

徐：郭老，首先感谢您给出宝贵的时间见我！我今天来主要是向您请教关于中医药人才培养的问题。您老德高望重，自己亲身经历从医、教书这么长的时间，也带了很多学生，肯定有很多感受和好的经验值得我们学习。我来北中医以后调研发现一些问题，面对这些问题，我们应该如何改进才能做得更好。这次出来调研，一是看望您这位老前辈，二是向您学习。想听听您老的意见。

郭老：你们一路辛苦，先吃饭。一会儿我们慢慢谈。

傅春华(郭老学生，成都中医药大学副书记)：刚好这次您过来了……但是这次您时间安排得太紧了。

徐：我刚才跟郭老说了我的意图，就是想向中医界德高望重的老前辈请教一下中医药教育和事业发展的问题。因为北中医处在北京，它的位置比较特殊，要做一件事，容易在全国引起大家的关注，如果做得不好的话可能会影响到整个中医药事业的发展；做得好呢，可以开一条好路、带出一个好头来。所以，我们在北中医做任何事都要非常谨慎，我上任半年了，从来没有"三把火"，我说"三把火"不是持续的政策，要做就像我们中医调理一样，慢慢来，要长时间调理，要有远大战略，把一个好的政策坚持做下去，真正贯彻到位。我现在主要是利用暑假到全国各地向中医药界老前辈学习和了解情况，为制订战略计划做准备。

傅春华：中医的情况不太一样。

徐：是的，中医学科和院校的发展，确实有很多特色。所以我不能拿我当年在中山大学管八个附属医院科研的方法来管理中医药大学，不能照搬西医的观念来指导中医教学与科研。我一直都在思索工作破题从哪里开始？所以真正的医、教、研改革还没有开始。现在只做了两件事：第一件事，做好为学生、学者服务的工作，改进学校后勤工作的实效。我通过调研了解到，我们学校过去对学生、对老师的服务不够，有严重的官僚主义作风，老师、学生反映在学校机关办事难！这个我要马上管，这个不是中医不中医的问题，这个是为学者服务、为学生服务的问题，没有中医和西医的差异。我一来北中

医工作,就提倡"人心向学,传承创新"(详见与陆广莘的对话)的办学理念。我觉得,如果大学中优秀的学者都争着去做行政工作,这将是大学的悲哀! 我们在大学中,应该尽快建立起高效服务学者的行政体系,让潜心研究学问的学者能腾出更多的时间做学问,这样真心想做学问的学者自然就不会争着去做行政工作,良好的学术氛围才能建立起来。关于这个问题,也应该两方面看,例如有的优秀学者,既可以做好自己的学问,也有胸怀和能力做好行政管理工作,我们也应该鼓励。不过,这毕竟是少数学者所能为的,大多数学者应该潜下心来专职做学问和自己的业务。"人心向学"的第二个方面工作就是关心和呵护好学生的成长。为了表明学生在我这个新校长心中的地位,我在2013年初春新学期学生上课的第一天(这是我到北中医上任后第一次与学生接触,因为我是在寒假期间宣布上任的,接着就是春节),那天尽管下着雪,我还是很早就在学校的教学楼门口迎接学生的到来,欢迎学生新年新学期第一天来上学。他们都很感动,有的还说:"北中医历史上没有校长这么做过!"对于这种爱护学生的事,我不要求别人一定做,但是我自己应该做。

第二件事,是我个人必须亲自去做的事,那就是学习中医药知识,深入调研中医药教育的问题。为此,我上任的第二天就去了三家附属医院,了解学校附属医院的基本情况和学生临床带教的问题。因为我坚信:一流的医科大学必须要有一流的医院! 随后,我又分别去了学校附属医院很多次,许多次都是私下去的。就这样,深入到附院科室去,通过与科室的主任、学科带头人交流,乃至与普通的医生交流,调研临床服务与带教的问题,因为他们处在学校临床的第一线,最了解前线的情况。

我通过去学生食堂、教师食堂、实验室、教研室,甚至学生的宿舍,了解情况。对于有些不愿主动参加学校座谈会反映情况的老师,我就去到他们的办公室;对于重要的学科带头人,以及有些已经离退休的专家,如国医大师或者首都国医名师、业内知名老中医等,我就通过各种渠道联系他们,约好时间专程去拜访。总之,我是想尽各种方式方法,去见到我想见的人! 我认为这是我这个外行校长必须做的家庭作业。这一次专程来成都拜访郭老就是我自己来做家庭作业的。因此我这次出来是以个人名义出来的,没有通过校办安排,而是通过邱浩老师联络安排的。

傅春华:郭老知道您要来,非常重视,按照您的访问提纲也做了相应的准备。

徐:我那个提纲上的问题不一定问得对,可能个别问题还需要推敲。不管怎么样,我的坦诚之心是显而易见的。我毕竟是外行,问的问题不对也许在所难免,如果真是这样,还请郭老多多包涵。

郭老:徐校长有这份心,这是最难得的! 我经常说这个话,那就是:"北中医是全国最好的。"

傅春华:这个真的是! 中华人民共和国成立初期,全国最高明的中医都去了北京。

从历史渊源来说,北京真的是领头羊,我们也一直是向北中医看齐。所以我们听说您到北中医当校长,都很高兴。

郭老:看到了中医的希望!

傅春华:您的这种作风在我们中医院校还没有。特别是到兄弟院校,听取老专家的指导更是没有见到。

郭老:你这种工作作风非常好。现在大学都行政化了,刚才你这个思路,还有你这些作为,都是在改变大学的风气,所以我们看到希望了。

徐:现在还没有什么作为,只是做了一些简单的工作。我和邱浩老师是在食堂吃饭时偶然认识的,看他正跟一位青年教师谈话,我就专门坐在他对面去,心里就想跟年轻的老师聊聊天。在北中医,我就是这样每天跟不同的人聊天,认识了学校许多老师。

傅春华:郭老师是成都中医学院1962年第一届毕业生,应该说是和我们学校一起成长起来的,快60年了,教学、临床、科研,确实不容易。

1956年建立北京、上海、广州、成都四所中医学院是中医发展史上非常大而有开创意义的事。作为官办正规高等院校教育的大学,是中华人民共和国成立以后才有的,过去主要是师承教育、少数民办院校。

徐:这个要感谢毛泽东主席和周恩来总理对中医药事业的关心。众所周知,毛泽东主席一生中对医疗卫生事业的发展提出过许多真知灼见,特别是关于中医药事业发展的战略决策和重要论述。毛泽东关于中医药的思想充满着唯物辩证法的光辉,为中医药事业的发展指明了正确的方向。早在1913年,毛泽东在他做的《讲堂录》笔记中留下这段至理名言:"医道中西,各有所长。中言气脉,西言实验。然言气脉者,理太微妙,常人难识,故常失之虚。言实验者,专求质而气则离矣,故常失其本,则二者又各有所偏矣。"这是毛泽东对中、西医学方面的最早论述。在井冈山红军医院里,有西医也有中医,许多内科病都用中医治疗,自采草药,自制中药,并使用针灸。毛泽东在《井冈山的斗争》中指出:"医院设在山上,用中西两法治疗。"毛泽东倡导的"中西两法治疗"解决了战争年代医药卫生的实际困难,这为中华人民共和国中西医事业的并行发展奠定了理论与实践基础。1952年,在第二届全国卫生会议上,毛泽东进一步提出了卫生工作的四大方针:"面向工农兵,预防为主,团结中西医,卫生工作与群众运动相结合。"1953年,毛泽东在严厉批评当时卫生行政部门某些人排斥中医、歧视中医的错误倾向时指出:"祖国医学遗产若干年来不仅未被发扬,反而受到轻视和排斥,对中央关于团结中西医的指示未贯彻,中西医的真正团结也未解决。这个问题一定要解决,错误一定要纠正,首先就要各级卫生行政部门思想上要改变。"1954年毛泽东发出了西医学习中医的号召,其主旨是取中医和西医之长,创造一个既高于中医,又高于西医的新医学,为建设中华人民共和国服务。1956年，毛泽东指出："学习外国的东西，是为了改进和发扬中国的东西，创造中国独特的新东西；就医学来说，要以西方的近代科学来研究中国的传统医学的规律，发展中国的新医学。"他还指出："中国对世界上的大贡献，中医是其中的一项。"他进一步指出：一说到中国的特点，人们往往用两句话来概括，叫作"地大物博"，"人口众多"。这两句话都跟中医有直接关系。由于地大物博，才有那么多的植物、动物和矿物成为中药；历史上有数不尽的天灾人祸，但最后，中国还是以"人口众多"屹立在世界东方，这里边当然有许多原因，但卫生保健事业所起的作用是其中重要原因之一，这方面应首先归功于中医。对于中医药的继承，早在1954年毛泽东就做出过重要指示：中药应当很好地保护与发展。我国的中药有几千年的历史，是祖国极宝贵的财产，如果任其衰落下去，将是我们的罪过；中医书籍应进行整理……如不整理，就将绝版。1958年10月11日，毛泽东同志批示："中国医药学是一个伟大的宝库，应当努力发掘，加以提高。"

正是在毛泽东的指示下，周恩来总理亲自指挥推进建立我国中医药高等教育。我在向学校创校时的老先生请教时，他们说：当年北中医在北京开始办学时连校舍都没有，最早是借用北京市中医进修学校的校址和场地（详见与陈彤云先生的对话）。周总理曾经多次过问北中医的办学选址、师资配备、课程设计等。他批准把海运仓原朝阳大学的校址给北中医办学，并成立东直门临床教学附属医院。当年北京中医学院因诸多原因办不下去，有人提议南迁的时候，周总理坚持继续在首都北京办学，他说：我就不相信，首都北京，连一个中医学院都办不下去！他特批从南京江苏省中医进修学校先后调来了40多名中医骨干，并召集了北京在内的全国各地优秀中医师资，为北京中医学院的组建、完善奠定了坚实基础。可以说，中华人民共和国成立以来，我国的中医药高等教育一直得到党和国家领导人的高度重视，我们北中医就是最受此恩惠的。在北中医建院30周年时，时任国务院副总理习仲勋同志代表中央讲了话。以习近平总书记为核心的新一届中央领导集体对中医药事业更加高度重视。

总之，我们党和国家的领导人，对中医的看法其实是高瞻远瞩的，但是在执行过程中，在基层，中医药事业的发展还是出现了一些问题，中医药事业在国家卫生事业中所占的份额远远不够。最主要的问题，就是这么多年来，我们中医药高等教育为中医药事业源源不断地输送真懂中医药、会用中医药为老百姓看病的合格人才远远不够，不能满足广大人民群众的需求。其次是，现在西医的发展太强大，中医受到掣肘，目前没有形成平等合作、学习借鉴、切磋提高的学术氛围与社会氛围。我是来自拥有西医体系的综合性大学，到北中医任职后，对中医药事业也有了初步的了解，我现在来讲这个问题，应该比较公正、全面。

郭老：我的中医学习是从家传学徒开始，也接受过进修教育、本科教育（注：郭老是成都中医学院第一届毕业生），所以我对中医教育多有体会。我在半个多世纪的中医生涯里，教书的对象从本科一直到研究生，也教过西学中的短期进修班，在这个过程中自然有点体会。同时,对于中医药事业的发展,中医院校的学术发展也很有感受。总体感觉是:事业在发展,学术在衰退。

徐:事业发展,数量是上去了,但是,别人跟我说的,这种发展跟房地产一样,泡沫很多。意思就是说,每年中医院校毕业的学生很多,但是有真才实学的中医人才反而很少。现在是不是这种情况?

傅春华:是的,中医院校每年培养的学生确实很多,但真正的中医太少了!当然,我们还是要相信我们的老师,只要有好的领导和政策,我们是有能力纠正现在教育中存在的问题的。成中医(成都中医药大学)有一个特点,中医个体传承做得比较好,比如郭老师,还有其他老教师,他们都非常热爱中医,有深厚的学术功底,带出了一个又一个传承人。但是,我们学校几十年的历史,总体上怎么传承中医?怎么样保持我们自己的特色和优势,这是我们成中医必须面对的现实问题。

徐:是的,你们有地域上的优势。整个西南地区,你们是中医的中心;你们也是中药材的中心。所以,成中医未来大有可为。

傅春华:这一次您来的时间太短了,下次有时间专门请您过来给我们指导一下。现在我们在进行学科建设,最近在做协同创新,我们都需要徐校长多给我们以指导。这次您的时间太匆忙了,下次学校可以专门和您约一个时间请您过来。——我先走,因为今天学校还有其他的事等我处理,这样郭老师可以更放开说。

(移步至宾馆会议室)

徐:郭老,我去拜见金世元老时,向他请教关于药材道地性的问题,请教怎么培养中药炮制人才,他就特别强调:"没有传承的创新就是无源之水。"中医药是中国人的事业,我们俩今天谈中医药事业应该是历史性的,值得记录下来。别的我不讲了,我们敞开谈,没有别人,我专门听您的意见。

郭老:孔老夫子说了这么一句话:"可与言而不与之言,失人;不可与言而与之言,失言。"(《论语·卫灵公》)我刚才说过,我接受过各个历史阶段不同形式的中医教育,今天我是要把我在接受中医教育和临床过程中所观察到的一些问题,以及我对中医药事业发展和中医药教育的看法全部倒出来,毫无拘束向你详细汇报一下。

中医是一门应用科学,它的发展方向,必然是以社会需要和临床需要为导向而发展的。所以,这么多年据我观察,现在中医的危机,主要不是后继乏人,而是传承乏师。传承不够,关键没有好的老师。

徐:您讲得太对了!传承乏师,原来我们北中医那些中医界全国著名的老先生,走了很多,现在缺乏真正有水平的中医老师。我曾悄悄地说,我这次拜访健在国医大师的行动就是"抢救国宝行动",赶快跟像您这样的大师访谈,把你们精华的思想保留下来。

郭老:传承乏师主要表现在哪些地方呢? 中医现在存在的问题有三个,我们教学队伍里有三个问题。一个是传承乏师,表现在临床上,就是面对病人能够运用中医的方法去诊查,用中医的术语进行医案描述,然后引经据典地分析病因病机,辨证论治,遣方用药,最后获得效果,这样的中医很少很少。在临床上,包括学校毕业的,现在都说不来中医话了!

徐:这是非常大的问题。

郭老:最多就说几句西医话。前不久我去治疗一个正部级领导,中央委员。他的两个眼睛看东西复视,在华西医院住院,住了两个月的院,没有作用,西医的效果不大。我们当地有一位领导就给他建议:吃点中药,四川是出中医的。就让我们学校附属医院的一个老师去会诊,这个人的名字我就不说了,还是中医学院毕业的,也做了很多年中医了。到华西医院去会诊,会诊的时候只会说几句西医话,对于病人的中医证型他描述不来,中医对这个病怎么认识的,更说不来,就是说了几句西医话,然后开个方。病人都不敢吃他开的药,因为你到华西去说西医话,你那点西医知识,怎么让人相信你的医疗水平? 事后一个领导又给我们校长打电话,说你这个成都中医药大学在全国排名第几? 能否找一个有名的老师去看病? 前面医生开的方,人家药都不吃。结果校领导又把我请过去,我看了病人的情况,我纯粹跟他说中医话,跟他用中医的辨证论治分析病因病机,给他开方。他很满意,吃了两个星期的药后觉得有很大的好转,眼睛在两米以内,看物像就一个了,很满意。随后又请我去看,四诊的处方继服以后好转,中药调整一段时间后他就回北京开会去了。从这个例子来看,面对病人的时候,能够用中医完整的一套方法解决临床疑难问题的人现在很少很少。老师都少了,学生怎么学呢?

徐:长此下去真是误人子弟啊!

郭老:所以说很让人恼火,老师都没有,学生怎么学? 这是一个中医的问题,传承乏师,谈不到后继乏人的问题了。学生有的是,想学好中医的在校生有的是,但没有好的老师,怎么学呢? 很成问题!

第二个问题,就是现在中医临床上疗效不确定。

徐:这个也是现在社会上业外人士指责中医最多的地方。

郭老:疗效不确定,针对现在的病,疗效不确定。现在不像以前了,时代变了,在日新月异地发展,病种也都在变。当然在过去,中医有一个约定俗成的方法,大体什么病,不管哪一个门派,大体用药都是那一个方向。比如痢疾,不管哪个门派,基本都是开芍药汤,那个时候病种相对单一,治疗比较统一,疗效比较确定。现在的时代变了,病种越来越复杂,病情越来越缠手,要求大夫必须针对现在层出不穷的病,予以有确定疗效的中医治疗——现在的病名数以千计,你再说中医的病名,病人不接受,他不理解。针对现在的病,疗效不确定的主要一个表现是:同样一个病,十个中医来看,可以开出十个处方,或者八九个处方——尽管中医中有"同病异治",处方风格、用药特点可以有差异,但辨别病因病机,应当有个"英雄所见略同"。关键是现在多数大夫以药测证,以方测病,自己心里对这个病没有定见,当然这些处方吃下去,有些效果好,有些效果一般,有些没有效。大夫心里首先拿不准,这就是疗效不确定。我认为这是第二个问题。

徐:疗效不确定直接影响到老百姓对中医的信任。

郭老:现在为啥子还有这么多人找中医看病,主要就是相信中医还是有疗效的。为啥子这么多人找中医看病? 因为西医 80% 以上的病都是描述原因不明,缺乏特效治疗、个体化治疗,这给中医留下了很大的发挥空间。在西医疗效不保障的前提下,中医又能够治好一些病,所以中医没有失去老百姓的信任。比如前不久,有一个病人在华西重症监护室昏迷 4 个月,病毒性免疫性脑炎。全世界这种病毒感染的脑炎不到 100 例,病人恰恰患上这个病了。病人热退不下来,并且持续性癫痫。西医没有办法,只能打麻醉控制;然后气管切开,灌药给这个病人。病人的母亲硬是等到 1 点钟我下班了,找我去看。母爱很伟大,她私下这么叙述病情,感情非常真诚,把我感动了。我根据病人情况给他开了一个方子,我说首先要退热。第二步,才治疗昏迷的问题。我就给她分析,第一步,先把热退了,热不退,"热不休,死不治;风不息,痉不止"。患者之前抗生素打了很多,针对各种感染的抗生素打了几十种,中医方面安宫牛黄丸这类药也用了,没有用,退不了热。我给他开了七剂药,吃了热就退了,病人抽风也停止了。由于我进不了病房,第二次患者母亲来,很高兴地叙述,说热已经退了。这样我又开了七剂药,之后麻醉就停止了,不抽风了,偶尔还抽一下,但人还是昏迷的。这样,第二步就解决昏迷的问题。中医认为心主神明,主不明则十二官危,主明则下安。因为心为十二官之主,第二步,我给他息风祛痰开窍,方中配了点麝香通关醒神,不久他就醒了。醒了后,确实出现了奇迹,去年昏迷 4 个月的病人,今年慢慢地认得人了,识字慢慢认得多些了,记忆慢慢恢复了;恢复以后,慢慢地就复学了;更叫我们惊喜是,病人今年考上北京重点大学了。19 岁一个娃娃,中医救活他,还能考上大学,这简直是一个奇迹! 他妈来表示感谢,我说你不要表示感谢,你把治疗过程资料拿给我就行了。他妈妈把患者相关治疗资料都复印给我了,把住院的资料复印了一套给我。

徐:这个病案值得整理。

郭老:初步整理了一下。我就说,像这类病人,中医也能够医,这样的结果在群众中间还是有影响的,所以才会有那么多人看中医。我们现在群众看病大多都是找西医,诊断是明确的,但是很多病治疗不了。所以我感到:中医是我们民族的瑰宝,能治很多病,不能够失传!

徐:我也是看到这一点,所以现在来为中医事业服务。

郭老:根据小邱(邱浩)给我的八点(指谈话前给郭老的问题),我围绕问题一一来给你汇报。

徐:您刚才讲的三个问题:后继乏师,疗效不确切,第三点还有什么呢?

郭老:第三点是适应社会需要的能力下降了。举个例子,现在完全按照中医的治疗标准,很难适应社会需要了。比如老百姓得了肝炎,他问你好了没有,在古人来说没有症状了,就说好了。但是现在说转氨酶高,还没有完全好,现在得按照这个标准来,而完全按照过去中医的判断就不能适应社会需要。另外,现在社会发展很快,竞争很激烈,我们中医给药的途径,剂型不方便;仅不方便这一点,就造成中医至少减少了三分之一的服务对象。病人要出差,不方便带着走,现在又不能很好地解决这个问题。我在临床上看病,我都强调,病人要自己熬药,医院给你熬的药,例如韩国那个高压锅压一下,没效果,等于没吃药。我是有教训的,原来有一个慢性肾功能衰竭的病人,经我调治后肌酐指标都已经正常了,病人出差一个月,他就在医院拿处方吃代煎药,吃了以后肌酐又升高了。开始没有找到原因,结果发现就是因为代煎的缘故,效果就不行。后来他又坚持吃自己熬的药,肌酐指标又降下来了,肾功能也恢复了。现在的煎药机熬药质量不行,外观也可以看到,不管什么药,不管药量怎么样,出来的药汤颜色都是淡黄的,这治不了病。我说要自己熬药,中国人家里面都要准备一个药罐,要自己熬药,效果好得多!但是,这一点就给病人带来了不便,这点就是不适应现代社会的表现,适应不了现代人的社会需要。

所以我说的危机有三点。

你的第一个问题,关于教学设计,我们要根据当前需要来设计。第一个要强调,中医药大学办学的方针要坚持中医为主,这是明确的。但是包括我们学校,现在糊里糊涂,说中西并重。我说这个提法用在办中医药教育时就错了。什么是中西并重?中西并重是国家的整个医疗卫生政策,每个单位应当各有侧重,比如西医院校培养西医为主,中医院校培养中医为主。中医院校怎么中西并重?所以这是对政策理解错了。现在我们中医院校办西医本科班,培养西医的研究生,你的本科班有华西(现四川大学华西医院)办得好吗?我们学校是这样,不知道其他学校有没有类似的情况。

徐:我们北中医没有办这个班。中医院校培养西医生,这样容易分心,对学校的学科建设、人才培养目标就不明确了,这点北中医守护得还可以。

郭老:就全国来说,中西并重这个提法是对的!具体到中医院校办教育,一定要坚持中医为主。我认为:中医事业的发展,首先要办好中医教育,教材是核心。原来的二版教材总体还比较好,但不能适应今天临床的需要了。现在的教材层出不穷,总体不行,我没有细看。写教材的人也是个问题,临床教材应该让临床医生来写嘛!整个中医教学这么多年,我的体会,最大的问题是:理论脱离实际!这么多年都没有解决好。

徐:我在学校开过临床教学会,我也听到了这样的问题,现在觉得问题很大。

郭老:理论脱离实际。学生在课堂上学的,在临床上没用!

徐:我在调研时,很多学生跟我这么说。甚至个别毕了业的人说,白在你那儿读了几年书,没有太多有用的。

郭老:写教材的人那些理论、处方自己都没用过,他怎么教?教材要适应当前的社会需要。比如说临床教材,我们就不能完全按照古代的模式,古代没有教材,古代的临床教材是什么呢?《伤寒论》《金匮要略》。以前说"半部《论语》治天下","半部《伤寒》走天下",把《伤寒论》学好了,临床就行了,以前是这个情况。当然,我们现在不能完全按照古代那样,我们应该更简便一点,这样编成教材也是可以的。但是课堂上讲的东西在临床上,学生要看得到落实,要能够用得上!学生学了教材,临床用不上,学生还要在临床上慢慢摸索好多年,这就是教育的失败!

徐:好教材还要有好的老师教,还要有聪明的学生跟学。没有的话,就是无头苍蝇四处碰壁。

郭老:学生四处摸索,摸了多少年才摸到规律。所以中医怎么能成才不晚呢?因此,人们常说:中医要60岁才成才,要退休了才成才!在中医里面,理论联系实际非常重要,这是决定教育成才的关键因素。

怎么做呢?首先写教材的人,一定要选好,如果组织编写新教材,比如临床教材,一定要真从临床中来的,而不是一个人就把一本教材写完了。一两个人写一本教材不行,他拿不下,有些病他都没有看到过,怎么能编好关于这些病的教材呢?就要像我们过去编书一样,你哪些病医得最好,你就写哪些病。我原来组织全国专家编写了一本《现代中医治疗学》,可惜手头我只有一本,没有办法送给你。我是组织了全国的临床专家来写,比如你是研究呼吸系统的,哪些病你医得特别好,你就写哪些病;你是搞心血管病的,你就写这个。我们都是用现代医学的病名统一写书的,只有这样现代人才看得懂。这样,每一个病——当然要介绍一点西医的、简单的概念——最主要的,中医治疗这个病,病因病机、四诊辨证、治则治法、处方用药、特殊疗法,等等,必须写出来。中医治疗这个病,难点在哪里?要点在哪里?中医究竟对这个病能解决啥子问题?或者说解决这个病的哪个环节?和西医相比优点在哪里?所有这些细节都要写出来,而且要体现全国最高水平。人家学习以后按照你这个方法用,就能起到治疗效果。要集中起来用,搞"病证结合"。我给您写了一条,中医现代化三个转变,其中最后一个转变就是把传统的辨证论治转变为病证结合论治,才能适应当前的需要。

徐:郭老,您说得非常直观,一个是编书的问题,一个是您刚才的几个观点,我很佩服,佩服!

郭老：按我刚才说的要求把这个书编好，中医教育才能有好的教材。至于经典著作，我最近想了两句话："岐黄言语，句句是自然；仲景言语，句句是事实"。《伤寒论》《金匮要略》一条一条写的都是事实，当然它的事实不是一般的事实，而是经过大量观察的、能够反映病机本质的事实，所以他的治法方药至今不衰，一直有效。这些书提供的事实，很少讲理论，《伤寒论》里头没有长篇大论，全是真实记录。而这些事实，把古代岐黄，包括《黄帝内经》的原理，完全融汇在事实里面。这么多年每次出现一个什么新的理论，你去研究《伤寒论》，原形上都符合，因为《伤寒论》提供的是一个（本质）事实。（本质）事实是封闭的系统，（本质体现了共性）事实终归是事实，（本质事实在一定时空条件下）永远是不变的，所以它有那么大的生命力。理论就不一样，理论有时代性，不同的角度有不同的说法。所以面对现代社会需要，中医药教育的教材一定要抓好，课堂上讲的东西，在临床上能看得到，要用得上。现在的教材连老师都不会用，《伤寒论》讲得头头是道，但是临床上，自己都不会用，怎么教学生呢？

徐：您讲得非常对！我们学校有一个岐黄国医班，班里学生都是考清华、北大的考分的人，很聪明的一帮学生。我去调研时，这个班的学生在座谈会上说：现在我们教课的老师很多没有临床经验，讲的课枯燥无味，问一个问题，都答不出来。我当时马上感慨："我们怎么会有这样的老师去教课？！"

郭老：这确实让人很恼火！现在是传承乏师。教材是一个核心问题。教材之所以不能一劳永逸，要不断地编，就是要反映时代的新经验、新认识。虽然我们中医学术发展已经有几千年的历史，但是面对新的时代，毕竟还是要有新的积累，要反映我们时代的新经验、新认识，所以教材要不断地编写，不断地更新。不然我们教材编一次就可以永远用了，这是绝对不行的！

徐：西医教材也是这样。例如，西医的内科学，很厚的一本书，隔几年都要改版一次，将在内科治疗中的新经验和方法添加进去。

郭老：我认为还有一个问题，中医教育要有几条硬标准要求学生，就像英语的四、六级一样，没有达到就不能获得本科学位，或研究生和博士生毕业。现在的学生不会记方子，不会背经典条文。有些时候，我面对病人，向学生解释，这些解释就是《黄帝内经》上说的，如："出入废则神机化灭，升降息则气立孤危。"他写不出来，还是研究生！有的研究生，连中药名的汉字都写不出来，经典的方子也背不出来。所以要有几条硬标准，必须背多少方子，多少经典条文，才能本科毕业。

徐：对于您的观点，我非常认同，因此我有一个设想，那就是"中医经典考级"，考到足够级别，才给他中医医师考试的资格，出得去校门。您觉得，这个硬标准可不可以？

郭老：你这个建议值得探索。对于中医学生，需要背多少方子和条文才可以毕业，要有硬规定。我们学校对于学生英语考不过四级，本来七年制学生要降班到本科五年制去。对中医的知识要求呢？反而没有,中医就这么软! 中医应该背到多少呢？我就建议要有几条硬标准,没得硬标准要求学生,中医成了软的了,反正都能毕业,都可以拿到文凭。这对于发展中医事业将后患无穷! 其实这一点我到处在呼吁,我给你的建议是要有几条硬标准,要仿照英语四、六级那样做。因为中医背方子,这个方子非常重要,方以法立,法以方传。中医的治法,都是通过方的形式来传下来的,你能够背会方子,在临床上就可以有很多手段可以用。我们工作室办了几个全国的中医培训班,有学生问我,一个像样的中医应该是什么样的? 我说一个临床中医,能够掌握到这些治法就算像样的中医了:"急下存阴,急下存津,急温回阳,甘温除热,透营转气,引火归原。"大概我说的这几条吧。能够掌握这些治法,在临床上应用,能够解决问题,就是一个像样的中医了。但是现在有几个中医能够都掌握的? 我刚才说的西医退不了热的,中医能退热了,临床效果就来了。这退热的方法,用的就是透营转气。有一个病人发热几个月了,每天下午开始高热,我用透营转气把热退了,病人非常高兴。但是对于这个病人,西医认为这个结果是他们的功劳,事实上,他们就是退不了热,起初诊断不明,之后什么检查都做完了,认为病人是结核,就用抗结核冲击治疗,即大量使用抗结核药,冲击治疗,但是他们没有找到结核杆菌。然而,病人找我们看病的时候,并没有说这些,他只说每天下午高热怎么办? 病人当时只能用大量的激素把热压下去,但副作用很大。即使这样,也没有办法。我给他看病后,给开了两剂药吃,之后病人给我学生打电话(注:郭老诊治重病患者一般交代病人及时回馈电话),说又发热了。学生给我打电话来,问还上不上激素,因为以往要上激素才能退热,我说不要上激素,就用中药后观察。正如我所料,病人这次吃了药就慢慢退热了,第二天就不发热了,从此以后就不发热了。病人热全退了,就很高兴。那个病人的舌苔是黑的,我都没有看过那么黑的舌苔,就根据他这个舌苔给他医治了。但是,转过去西医检查就说,这个不是中医治的,这个是我们西医抗结核治好的。可是,事实上,西医抗结核冲击治疗两个月了都没有好。至少发热是我们中医治的嘛,对不对? 中西医之间有时候就这样,很难说的。

徐:请问这么黑的舌苔是什么原因?

郭老:我们中医认为是湿浊,所以用三仁汤,把舌苔退了,慢慢就恢复了。

邱:您是用化湿的方法,宣畅气机,宣上、畅中、渗下,三焦分消化湿。

郭老:芳香化湿嘛。

第二个问题是关于中国文化的。当然我认为中国文化以儒、道两家为主线,中医纯粹是从中国文化来的。历史上也是这样,中国文化最繁盛的时候也是中医发展最快的时候,也是中医灿烂的时候,中国文化低落的时候中医也低落,就像近百年。中医的思维方式完全是和儒、道两家一脉相承的,天人合一,顺应自然,中庸之道这些都是。所以要对四书五经有一定的知晓,这样才能够更容易理解中医。为此我建议,要补儒、道两家经典的课。

徐：我为什么问这个问题，就是想知道哪些课是中医学生必须要学的。现在的大学生不像您老一辈那个时候，很小就读了四书五经、《古文观止》。

郭老：《古文观止》我现在不用想都可以背出来。我小时候背一本蒙书叫《幼学琼林》，天文、地理、人事、历史，各个方面都有，第一章就是天文："混沌初开，乾坤始奠。气之轻清上浮者为天，气之重浊下凝者为地。日月五星，谓之七政；天地与人，谓之三才。"我都可以背下来，都不用动脑筋。中医因为当代的环境，因为基础教育，中小学的教育方面都没有这一块内容。但是，补救的方法不能仅仅用开设医古文的课程，我早就反对医古文的单一教学，这个医古文不伦不类，我反对过多次。难道还要农有农古文，工有工古文，医有医古文？而且我们中医院校编的《医古文》这本教材里面选的文章，除了张仲景的序言以外，其他文章的水平不高，哪有唐宋八大家的水平高？这一门课不应该叫医古文，应该就叫"中国古典文学"。再加上儒、道两家经典的内容，这样就能补上我们中小学教育在这方面的不足，这是一个方法。还有一个方法，优先选取国学班出来的学生读中医。成都有一个草堂就办有一个国学班，国学班都是有钱的老板办的，他们自己的娃娃几岁就读四书五经。我有两个老乡的娃娃就是国学班毕业的，没有多高就跟我背中医经典，真是不一样，人的素质也不一样。这种国学班毕业的学生，中医院校可以优先选，优先录取，少点分数都可以。

徐：正是基于您这样的考虑，我来北中医后，经过调研，我设想引入一个特殊的自主招生政策，就我们独有的。基本设想是让像您这样的大师来为我们北中医推荐优秀的学生，所推荐的学生可以是自己认识的，也可以是自己的直系亲属，这叫任人不唯亲，举贤不避亲。对于中医世家、国学世家的孩子，我们也会考虑特殊的招生政策，因为这些基本功对于年轻的学生学好中医太重要了！所以我们计划推出这个政策：如果哪位国医大师看中了哪个小孩子，比如您是看着他长大的，国学功底很好，您说：徐校长，我亲自签名，推荐到你们学校。只要他考过国家在当地要求的分数线，我们就会接收录取。总之，我们想建立一个不拘一格录人才的招生模式。当然，考虑到这样招生有引起社会质疑的可能，我们将全程公示推荐人和被推荐人的情况，以获得社会的监督。请问您觉得这样的招生设计怎样？

郭老：挺好！其实我想到的，你都想到了。

徐：但是我没有想到国学世家的学生，我只想到了中医世家的。

郭老：中医世家的，也要分辨，中医素养又不会通过基因细胞遗传。

徐：对，我完全认同。我的意思是，中医世家来的，先给他一个机会参加选拔考试。如果是国医大师亲自看中的，有可能是您的孙子，也不一定是您自己的孙子，这个是举贤不避亲,也不唯亲;只要您看中了,隔壁邻居的孩子,您看着他或她长大的,你觉得不错,都欢迎推荐。

郭老:有两个老板,和我几个老乡,他们在草堂自己办了一个国学班。他们是企业老总,有钱,他们的娃娃成长得都不错。这几个学国学的娃娃做人都不一样,行为举止都不一样,可以优先录取。

第三个问题是关于中医基础课的问题,你问这些课在临床上占多少份额? 我认为中医没有基础,中医基础在临床上;中医没有实验室,中医的实验室也在临床上。中医的基础在临床上才看得到,实验室复制不出来。比如中医说的六淫致病,风寒暑湿燥火,比如八纲辨证,阴阳、表里、寒热、虚实,这些表现都在临床上才看得到,实验室复制不出来。所以严格来说中医没有基础课。我们现在所谓的基础课是模仿苏联的教学,分基础课、临床课。我认为中医基础课绝对不能脱离临床,包括基础课的老师也要在临床实践才行。多临床,中医的讲授课堂上少一点,临床多一点。以前徒弟就是从临床开始跟师,长期跟师,学出来中医还是不错的。我现在知道的东西,在运用的东西,都是小时候学徒的时候背的东西;我治疗的方法,还是学徒的时候从老师那里学到的,例如理法方药怎么用的,这些都不是在学校学的。在学校我也学了其他方法,包括西医的其他方法,我也当过住院医师。

说到这里还有一点,我觉得现在的学生,完全跟师也不行,不能适应社会需要。我带学生我知道,好多研究生,不会写病历,我诊断开方处理完了,病案让他写一下,写不出来,他没有当过住院医生,没有经过严格的现代医院的规范化训练。包括现在社会上有些说大话的、乱用药的,他没有经过当病房住院医生的这个锻炼。我当过住院医生,我也去过西医院看他们怎么看病,专门观察他们看病的过程。他们叫我开中药处方会诊的时候,我看到西医看病的过程比较严谨。我们现在有些学徒出身的,有时候在外面说话很冒失,不严谨,因为他没有在病房看到一个病的全过程;他认为治好了的病人就是找他治好了,没有治好的病人是找别人了,他总以为自己全是对的。这些人多半不是正规学校毕业的,没在正规医院工作过。你看这个火神那个火神,其实药用不了那么大的量;如果用,你要保证100个病人中,没有人因为这个药物中毒;哪怕只有一个人中毒,我们都不能那样子用药。所以说完全跟师也不行,需要跟师和医院实习结合起来。要让学生在医院里面学习到对病人的严格的管理,以及疾病治疗的全过程,特别是治疗重病的全过程,那样的话他们独立应诊的时候自然就不吹牛了,就会比较严谨了。我们现在很多学生没有经历这一段,病历都不会写,要不得。包括我带研究生,让写一下病历,他们都不会写。博士生不会写病历,怎么要得? 博士生不会看病,怎么要得? 很恼火!

徐:据我调研,这个现象在咱们中医界很普遍。

郭老:学生临床实习必须当过住院医生,这个很重要,让他看到疾病治疗的全过程,同时一定要把重病都看了,这样就不会说大话了,所以不能纯粹跟师。跟到我这一类的老师还好一点,因为我是当过住院医生的,我也管过病人,跟着我学还好一点;要是跟着纯粹的中医很难适应现在医院的工作流程。有家传的中医可能稍微好一点,但是临床经验会很局限,不能适应社会需要,所以要结合起来。早临床、多临床,中医就是在临床上的,基础也在临床上才看得到,两个结合起来,优势互补。

(第四个问题,郭老略过)

你提的第五个问题(注:您如何看待北中医在全国中医药事业中的作用?)我也说过,北京有中医,全国才有中医,北京中医垮了,全国中医也垮了。我希望,北中医以浓厚的中医传统特色教育为主,引领全国中医院校,培养合格的中医!

第六个问题(注:哪些地方文化或措施更有利于真正中医事业的发展和人才培养?)我谈一下,我提倡要办高级西学中班,现在有些搞中西医结合的也是乱来,根本就没有学过中医,就来搞中西医结合,反而把我们搞乱了。有些人搞中西医结合,其实他连方都背不了几个,药性也不知道,就来搞中西医结合。中西医结合本身是对的,但是首先要有中医,没有中医怎么搞中西医结合? 还要带中医博士? 很多问题我是从我们学校看到的,有些搞中西医结合的人,不懂中医还要带中医博士、硕士,带什么呢? 最多是让学生晓得一些西医知识。我认为需要办西学中班,就是陈国启他们那个班,看来是比较成功的,他们是参加了两年的高级西学中班,他们不一样。这一支力量,也是中医的力量,他们也有很多创造。真正学习中医学了两年,跟了名师的那些西医,他们甚至比中医还铁杆,比中医还中医。他们那一个班,如陈国启等,他们对中医事业都有很大的贡献。

徐:上海的沈自尹呢?

郭老:沈自尹研究的东西在保护中医这方面是有贡献的。

徐:您觉得中西医结合科研怎么样?

郭老:我认为中医科研要大量投入在临床上。中医疗效不确定,是对现代病治疗的不确定。一个病确定下来,中医对这个病就要有自己的医疗方法。中医对于哪些病可以医好? 在哪些病的哪个阶段可以用得到? 一定要给出自己的答案。要一个病一个病地研究,一个病一个病地把治疗方案确定下来,然后由国家中医药管理局公布,全国都参照这个基本方案,就不会十个医生开十个方,大家都会围绕这一个基本方开药,开其他的方没有这个疗效好,你得按照我们公布的治疗步骤,这样疗效最好,病人痛苦最少,疗程最短,他自然就按照这个来治疗了,慢慢地就消灭了十个中医开十个方这种现象。现在中医的疗效不确定,都是各人自己开方,没有一个临床效果确定可靠的基本方。我们中医要通过临床研究,一个病一个病地确定下来基本方,在未来十年如果能够确定四十到五十个病的基本方,有疗效,我们中医就站住脚了。

徐:郭老,我现在有个设想,可能没有您想得这么全面。我做了一件事,在北中医放假之前,我请科研处拿出钱,来专门支持临床研究,因为国家现在没有经费支持这样的临床研究,中医西医都没有,反而是有钱在动物身上做实验,没钱做临床研究。因此,我就拿了一笔钱来尝试开展中医的临床研究。我们首先要求申请课题的人必须是临床大夫,第二个要求是研究人的疾病,第三个要求是要确立中医的疗效,要围绕有疗效的方子做临床研究。我们学校的三个附属医院的专家可以牵头,再把全国兄弟单位联合在一起,围绕一个方子或中医某个病的治疗方法来做,我已经开始规划这个项目了。看来我想的与您的建议有一点默契,但是没有您想得这么全面。我想的不是一个病,我当时想的是围绕一个有效的方子,现在看来要进一步调整。例如围绕心脏病,我们应该研究一套完整的有效治疗方案,因为中医有几种典型症状属于西医心脏病,我们要根据西医的诊断鉴定清楚疾病,同时我们要结合相应的辨证来确立临床治疗,研究我们有哪些对应的方子可以治,在哪些条件下可以治。这样病证结合了,就可以治疗得更好!

郭老:病证结合才能优势互补。我们中医辨证论治,是整体观。我认为中医现代化需要有三个转变:首先是在思维方式上,把传统的整体观念转变为现代系统的理论,传统的观念毕竟有局限,往往忽视了局部作用的重要性,有些病是以局部为主来影响整体;有些病是整体失调,表现在局部。现代系统论要把整体、局部都结合起来。第二个转变是在实验研究方法上,把传统的分析-还原论转变为分析-综合论。第三个是把传统的辨证论治转变为病证结合论治。我认为中医现代化需要经过这三个转变,才能适应时代的需要。这个是我个人的认识,不一定对。

西学中班要办,可以时间长一点,也可以办一些短期的。要求西学中的人员,以及有些搞中西医结合的人员,对他们要提出一点硬标准,比如必须拿到某些学中医的证明,才能搞中西医结合。甘肃中医药大学的那个政策就比较硬,他们要求提西医职称的人,也要学中医。搞中西医结合的,你必须学中医,你中医学都没有学,怎么搞中西医结合?像我们附属医院,中医学都没有学,还要带一个中西医结合博士,开黄连开出60克,吓人啊!病人说,这么苦,我根本不敢吃,别给我开60克了!这些人根本就没有学过中医,道听途说。所以搞中西医结合一定要真正懂中医!

徐:对! 中医药大学的事业应该围绕中医的核心来做事。

郭老:中西医结合本来是对的,但是,这不是中医现代化的唯一途径,中医现代化包括了中西医结合,而不是等同于中西医结合。

对于怎么看待当前中医理论上的突破,我认为还是多学科的突破,多学科渗透,而且突破点多半是在学科的边缘。中医治病主要是调动人体自身的潜能,自身的调节能力,自身的抗病能力,自我的适应能力,主要通过调动这个潜力来达到治疗目的,不是直接针对病因,比如对抗病毒、细菌、肿瘤细胞本身。例如黄连是泻火的,还可以止血,可以安眠,能抗感染,黄连能治的病太多了。但它为什么能治那么多病? 那么多病都可以用黄连? 实际上它是通过调动人体自身的调节能力、适应能力、抗病能力而起作用的。在实验室做很多方面的研究,预见不到什么作用,但在临床上就有这个作用。根据我这么多年的体会,觉得这样一点可能是中医理论上的突破,即:开发自身的潜能,这点也许是中医理论突破的一方面。

徐:这个也是当代生命科学里面遇到的问题,如果在这里面有突破了,这就是中医对人类的重大贡献。最近习近平总书记在中医的孔子学院讲了三句话,与毛主席讲的一样:中医是中华民族的瑰宝,中医呵护了中国人民的生命,中医也是打开中华文明宝库的钥匙。

郭老:因为中医的整体观念更能够接近生命的本质。周总理在的时候,也非常关心和支持中医事业。我曾经有幸被周总理接见过,当时他的人格魅力就吸引了我。当年邓小平同志也和我们一起合过影。记得周总理接见我们时,可以很流利地把《黄帝内经》上的一句话背下来,他说:"圣人不治已病治未病,不治已乱治未乱……夫病已成而后药之,乱已成而后治之,譬犹渴而穿井,斗而铸锥,不亦晚乎? "这是总理背下来的。我想,总理日理万机,他脑袋里要装那么多东西,竟然还把《黄帝内经》的经典条文背下来了,学识渊博啊! 对于《黄帝内经》上所说的,我就讲过:岐黄语言,句句是自然。所谓"自然"就是它的本性,本性就是道。

徐:您这么一说,对于我理解《黄帝内经》就好像是拨开云雾一样!

郭老:所以我一贯认为学科交叉的地方就可能是我们突破的地方。作为中医来说,至少对我来说,中医只能贡献经验,要完全靠我们中医去突破,不行。中医只能把经验贡献出来传承下去,只能做这个工作。而中医真正理论上的突破,必须按照现代科技的发展规律来探索,开展多学科渗透,要具有多学科知识的人来突破。你是搞免疫学的,你来搞中医,就能够突破。

徐:谢谢郭老这么厚爱! 您今天讲的这些话,不仅对我治校有帮助,还为我本人治学提供了新的方向。我前年去美国做了一个报告,内容是通过研究人的免疫基因分子在体内的表达,来理解个体化医学。中医自古就是个体化医学,原来实验手段做不到的,现代科学技术就可以做到,例如对人的全部基因进行分析,以前要么技术太贵了,要么技术手段达不到,现在可以做到这一点,我们可以以此来对中医的理论进行系统生物学的研究。我们还可以做大样本试验,通过这样的学科交叉和大数据分析,也许我们真能揭示许多过去不能理解的生命奥秘! 在我做的学术报告中,我对他们讲,个体化医学的概念,你们西方人可能现在才开始关注研究,但是我们中国人几千年前就践行着个体化医学,即:辨证论治,一个人有一个人的治法,对于这一规律,你们现在才开始认识到。

我在和国外学者讨论时说：如果能把我们中医的理论与西方现在的个体化医学研究结合起来，我们可能真的能解释，为什么因人而治，同病异治，异病同治，所有这些中医经典理论都可能从这里找到答案。

郭老：我刚才说的，中医突破还是靠你们多学科的渗透，我们中医只能提供我们的经验和传承，要理论突破时间还长着，中医里有很多东西不好理解。我举个例子，可能对你也有所帮助。比如小柴胡汤，它作用于人体半表半里，调节气机开阖，通过这个理论，小柴胡汤可以治疗很多在西医病理上完全没有相关性的疾病，使用这个方，很多病都能治疗。我总结了一下，我用小柴胡汤治疗了很多病，比如：阵发性睡眠性血红蛋白尿、心肌炎、心衰水肿，外感发热、高热……只要你按照它的病证用就有效。小柴胡汤主要是调节开阖，就像门轴主管开阖一样，是气机转输的枢纽，阴阳气血升降出入的一个地方；只要开阖有序，机体就能正常运转，开阖失序就会引起种种疾病。小柴胡汤加减可以治疗很多疾病，这些在西医看起来完全不是一个系统的病，都可以治疗。这个里面就有理论问题了，值得你们去突破，这里面共性是什么？这么多的病，在西医病理上根本没有共同之处，但是我们通过调节开阖，就可以治疗，让疾病缓解，有的因此而治愈。我曾经治疗一个阵发性睡眠性血红蛋白尿的患者，西医治不好，都要做骨髓移植了，我用中药治好了。整个过程完全是中医医好的，西医都感到奇怪，碰到这个患者还叫他赶快去骨髓移植，结果病人现在完全好了，如今当老板了。虽然是个案，但个案也是事实。比如同样是阵发性睡眠性血红蛋白尿，你还是用小柴胡汤去治疗，可能就治不好，因为他没有小柴胡汤证；他要有小柴胡汤证，治疗才会有效。就像急性肾炎一样，有的人用小柴胡汤就好了，是因为他出现了小柴胡汤证；但是你用就没有效，因为你没有小柴胡汤证，所以用起来没有效。这是什么道理？要揭发它的实质，就靠你们了。这可能是个有趣的问题。

徐：看来今天我领了一个非常大的科学问题了，并且是一个前沿问题。

郭老：这么多的病都有一个共同的本质，你抓共性，可能是一个很大的突破。

我们时间差不多了吧？徐校长是一个很谦虚的学者，很实在的学者，不耻下问，很令人尊敬。为了你能够在中医教学理论上有突破，我建议你看看中医书，这是我今天回答你最后的一个问题。

徐：我现在正在读《黄帝内经》和《伤寒论》。

郭老：也可以听听中医课，也看看真正的名老中医是怎么看病的，看一两次，也不用看很久。找一个真正的中医，看看他是如何看病的，掌握第一手资料，这样对你了解中医会有帮助——北京现在还是有很多像样的中医嘛。现在中医传承乏师这一点还是很令人恼火的。

就我个人来说,我是想把我剩下的时间完全贡献给中医事业。我今年81岁了,对于我剩下的时间,能做些什么,能留下什么,我一直都在思索。其他就没有想什么,总是想怎么多为中医做些事,但有时候还是感到使不上劲儿。比如说中医带徒弟,四川规定:你只能带一次,只能带一个。我觉得这些政策不太对,只带一次,只带一个,太死板;甚至有的老师带起来不像中医教学,或者这个老师自己不是像样的中医,也安排他们带徒弟,带徒弟好像是一个待遇一样,真是难以理解!对中医,就拿我们学校的附属医院来看,我不知道他们中医临床的思路是什么?反正很恼火。讲这个也不涉及个人利益,我这个年龄,没什么利益顾忌了。

徐:我完全理解您这一批国医大师为中医事业鞠躬尽瘁的精神!因为你们是一心为了中医事业的!

郭老:国家给了我们这个荣誉,我是想我还能做些什么,还能留下什么?我只是想为中医做点事。

你这次来,刚才我们吃饭的时候,听你介绍的这些思路,你的这些作为,我感到确实可以给中医界带来新的风气,这很好!我认为中医的前景,可能会有办法了。

徐:不敢。我一个人力量是有限的。

郭老:在你中医教育改革的过程中肯定会有阻力,遇到困难。我希望你能够坚持你的观点,干下去,一定会有成绩的!一个在行政上,一个在学术上,两者加以突破,我认为你有实力都能突破!

徐:您今天给我支的这几招,有很多是很有可操作性的。您讲话非常实在,您给的建议都是可以操作的,有些不一定等国家政策的改变,我们自己就可以先尝试着做。比如说做研究,我们学校自己掏钱或向社会募集资金做,这次咱们北中医一年拿出了500万——这么大的大学还是拿得出来500万的,一共立20个课题,每个课题每年25万,做临床研究是做得下来的。这样坚持做5年,开展对一个病的研究。等病例足够了,参加的医生也足够多了,找一个有经验的专家牵头组织一下。我希望5年以后,我们可以攻克一些难题,获得一些疾病公认的最佳治疗方法,我觉得这是一个很好的方法。您说的理论突破也是可以做的,现代科技手段已经发展到了这个水平,真的可以尝试把现代科技创新与中医整体观结合起来研究。比如您讲的小柴胡汤,它调节的开阖到底是什么?关键枢纽是什么?这个门就像胳膊肘转动,开门的枢纽是干什么?是一个什么东西?我们讲的东西应该是一群物质还是一大类物质?这个物质干什么用的?如果把这个研究出来了将是对人类的重大贡献,不只是对中医的贡献,也为西医找出了治病的方便之门。事实上,现在西医80%的病都不知道是什么原因造成的。我见过国内外许多知名西医,他们也是摸着石头过河治病的。只是名医、经验丰富的西医,他们凭直觉和经验判断的准确率要比一般医生高很多。我来中医界前见过好多西医医生,其中很多都是国内顶尖的医生,通过与他们接触沟通,我觉得:越是高水平的大医生,越能与中医的大医进行沟通;反而水平一般的那些医生,就像搞武林派别一样,总瞧不起中医。从哲学层面讲,越是思想高层的人,其包容性越强,其认识事物的基本观点都是相同的。

郭老:科学家也是一样。钱学森就非常认同中医,还有台湾大学的李嗣涔校长也非常认同中医。

徐:是的是的!今天我和您第一次见面,以后有空来四川,多找您聊天。我与您比是年轻人,我今年刚好50岁。作为一个领导,有时候会碰到很多困难,特别是领导北中医不容易。不过,我不会马上批评别人,我自己先做我认为正确的事,并希望这样能给行业带来一些新风气,给北中医带来新的作风。什么新作风呢?我认为就是虚心向同行学习的作风,开展基层调研的作风。这次外出调研,我见到许多外校的老先生,他们对我讲:你们北中医有些教授出去都比较高傲,以为北中医出来的都是了不起的。我说我这个新校长就要改变这个作风,自己亲自出来向全国的同行专家请教学习,不耻下问。我之所以这样做是基于两点考虑:一是自己确实是个外行,对中医事业不是很了解,应该在全国开展广泛调研,向您这样的大师请教。二是做给我们北中医的老师看,作为校长我都可以这样放下身段,到全国各地向同行学习请教,即使是好的民间中医,我也愿意;你们作为学者也应该这样,不要走到外面以为自己了不起,越是这样,越学不到东西,人家就远离你,你只能在北京"独钓寒江雪"了。我觉得我应该在北中医开启一个兼容并蓄的时代,应该有包容的态度和接纳全国同行的胸怀,与全国中医院校一起来把中医事业做大。事实上,我们北中医也不是处处都比别人强,古人讲:"他山之石,可以攻玉。"办大学要有一个开阔的胸襟。此外,我自己也要融入中医界来,学习中医的知识,慢慢做些中医的事情。我之前做免疫学研究,与中医没有直接关系,现在我已经开始慢慢做了些中医的研究。我找了些北中医的年轻学者,与这些有志于将中医与现代科技相结合的学者合作做一些东西,失败了我们不说,有一点成功的经验,才去向国家申报一些课题继续获得支持。

郭老:准备十次失败,一次成功,要有这种精神,不要想一次就成功了。

徐:非常感谢您的鼓励!今天讲这些就是表示我个人的决心。您刚才激励我的几句话,希望我在个人领导、个人学术上都要有突破,这两个方面我都会努力去做。未来成不成,在中医界是否有所作为,不敢说。我希望我努力工作的精神,能够感动大家,一起来为中医药事业做一点事。

郭老:我们中央领导还是很英明,能够把徐校长安排过来当校长,很英明!我确实看到希望了!我也碰到了一些校长,没有你刚才说的这种工作作风,落实这么到位。没有,还没有碰到。

徐:中医那么大的事业,就算你是专家,多问、多请教肯定也是好的。很多事是隔行如隔山,只有请教才能各自取长补短。另外,您有一些医书的整理,包括您讲的中医治疗的书现在都买不到了,我在想,可不可以再版一下?如果再加入一些中医里面有水平的、有临床经验的人,以您牵头出新版都可以。

郭老:这本书你要再版,当然可以。这本书是得了四川省科技进步奖二等奖的,已经出了两版。但我确实没力量再来做。

徐:我找几个年轻人一起来,您挑选,我让他们来跟您见面,谁够水平帮您做这个书,就一起来做。我觉得您讲得太重要了!您走出了一条新的中医之路。一定要与时俱进,您是我见过的大师里面最与时俱进的。现在看病不再像古代了,古代人看病,患者之前别的医生都没有找过,就找一个医生看病,所以你怎么跟他讲,他都听得进去;现在患者找中医看病前基本上是各个医院看遍了,一大堆资料拿过来,医生要看得懂他的诊治资料,至少要知道他的病西医是一个什么说法,辨证时,中医、西医心中都有数。您刚才讲的那么多,各种奇怪的病西医机制您都讲得出来,说明您很与时俱进。中医一定要与时俱进,不能说我就和古人一模一样。包括我们写病历,以前是用毛笔写,可是,现在也不用毛笔了,用钢笔写了,甚至有些地方电子化的病历都比较多了,所有这些都发生变化了。所以我觉得中医要与时俱进,中医自己要有包容的态度,把科技进步的好东西接受进来,从您这里我看到了一个大医的胸怀。

郭老:有些人是这样的,口头上说要突出中医,结果一到临床上就变成西医了。当然,因为他没有学到中医临床的真本领,他的老师都没有做对。比如我说写病历,也许他老师都不会,这是一个比较普遍的问题。在临床上面对病人,能用中医的方法诊查,用中医术语进行描述,引经据典地进行分析,然后遣方用药,博通古今的,这种人没有了。

徐:所以您那本书很重要,您写的书是一个范例。为什么脱销了?没有库存了?您知道原因吗?

郭老:该再版了。出了两版,但我现在没有力量做了。当年我组织了全国近百人,中外专家都有,日本、韩国专家我都组织起来编写了。他们是研究呼吸系统疾病的,我就让他们写呼吸系统的那几个病。因为我有要求,想多写都不行。非要一个病一个病反复看过很多,他才写得出来,不然写不出来。

徐:找个时间,我专门为这一个事情来见您一次,为这个书的事,这个对中医教育很重要。您刚才讲的,一部好的教材,是一个学生受教育的关键,掌握学科知识的核心所在。教材都没有编好,现在的学生是很难学好中医的。虽然我们有四部经典——但现在学中医的学生没有古人那样深厚的国学基础、中国文化的底蕴,他要去学,我们至少要用现代语言翻译一下。现在很多网络语言我们都听不懂了,虽然讲的中文,但听不懂了,更别说有两三千年的跨度。我们要编出与时俱进的教材,这些教材里面中医核心的内容不能丢,中医的理论指导不能丢。

郭老:我希望北中医能做成:中医气氛浓浓的,中医传统文化浓浓的大学,这样才能把中医的好东西传承好。

徐:您这个建议我会采纳!

郭老:你们北中医毛嘉陵也是我们学校毕业的。

徐:我知道他是您的学生,他本来说要陪我一起来见您。我说不要了,下次写书的时候我让他跟我一起过来。但他不是临床专业,不是看病的,他是搞文化传承的。

郭老:他的书写得不错,省医院还请他去讲中医文化专题。

徐:他是一个很有才的人。下次我来了,一个是关于编书的事宜,一个是关于您刚才讲的小柴胡汤治病的机制研究,想请您搞一些研讨会。

郭老:我最近把这个小柴胡汤稍微整理了一下,包括病案正在打印。我的博士后小李打印好了,寄给你一份。我就是说,研究一下人体是不是有什么"门",西医这么多的病,都会出现这样的情况,都可以出现小柴胡汤证,都可以用小柴胡汤治疗或缓解。人体总要存在一个东西,存在一个使多种疾病有共同性的东西,你可以研究这个。

徐:我觉得我做校长不要做一个官僚校长,只会做校长不会做学问,不行的! 因为只有通过做自己的学问,才懂得如何欣赏做学问的教师、临床大夫、科研人员,理解他们的艰难苦处,才能设身处地替他们想。

郭老:校长去临床上看一看,才晓得临床上是怎么做的。

徐:您今天教了我,我知道要去做什么了。您给我的建议很好,虽然我不看病,但我要不时去看看我们老先生怎么看病。我要多到临床前线,与临床大夫去沟通。

郭老:你主要看看他是怎么样看病的。你的视野、角度不一样。

徐:在第一线了解的情况,才是最真实的。现在有一个问题,就是很多人把医疗推到市场上去……

郭老:这样做很不好。

徐:现在国家对大学的附属医院,完全用经济学的观念管,推到市场去,我想这不行。现在这些问题太多了……我现在先把教育问题解决,学校附属医院的问题慢慢来……

郭老:把医疗推到市场上去,这简直是错误的!

徐:这是错的,我完全同意您的这个观点。

中医院校应以培养中医生为主,目前危机主要是传承乏师

319

郭老:这个是给徐校长的书。这几本书是我近年出的,以前出的没得了。这些都送给徐校长做个纪念。然后写了两把扇子:"志当存高远,独嗅梅花香"——这是给你女儿写的;"敢为人先,看未来"——这是给你儿子写的。这扇子是我们家乡(荣昌区)国家级非物质文化遗产手工品制品。

徐:感谢感谢! 郭老在全国声名远扬,今天我是受益匪浅。

邱:郭老、徐校长,照张合影吧。

徐:好的。

郭老:好的。

十九、『理论联系实际』是中医教育成败的关键，『临床疗效』是中医生命力的根本

——王子瑜

人物简介：王子瑜（1921 年 3 月——　）江苏省滨海县人。1935 年随苏北中医世家徐永生堂徐子磐先生学医。1956—1957 年在江苏省中医进修学校医科师资班学习。20 世纪 60 年代成为王慎轩先生徒弟，随其学习妇科。著名中医临床家，中医妇科学专家。第二届『首都国医名师』，第二届全国中医妇科名师。

时间：2013 年 8 月 16 日

地点：王子瑜老师家：北京中医药大学东直门医院专家门诊

"理论联系实际"是中医教育成败的关键，"临床疗效"是中医生命力的根本
—— 王子瑜

徐校长从成都回京后，遵照郭子光先生提议，专程先到北京中医药大学东直门医院（简称：东直门医院）妇科诊室访问了王子瑜老师，又到北京鼓楼医院京城名医馆专家诊室访问了余瀛鳌（第四届国医大师）老师，亲临一线，考察传统名老中医是怎样看病的。

徐：王老，您身体还好？

王老：谢谢！上次拔牙了，没能接待您。我听说大学（北京中医药大学）来了一个新校长，想问问整个中医学的前途问题，学校的发展问题……紧跟习近平主席对中医药发展制定的方针政策，你现在来调查研究，这很好！

徐：是。

王老：你一定要脚踏实地去研究，没有调查就没有发言权。中医是三千年前形成的体系，实际上几万年前就有的，从实践中来。它是科学的，它能治好病就是科学。中医药大学的教育需要理论联系实际，学生在大学的理论基础先打好，这主要是为了今后的临床服务。

徐：主要是培养好的医生。

王老：好的医生主要培养中医的意识……坐一下？

邱：不坐了，昨天看望成都郭子光郭老，他说应该去看看老先生怎么看病。今天您出诊，所以提前来看望您。我们一起走，把您送到门诊。

王老：(20世纪)50年代卫生部副部长郭子化，当时我第一次去广州开教学会议，碰见他……

徐：我去看看您看病，留个名片在这里，您有什么事与我联系。

王老：他（郭子化）当时就提出：中医是实践出真知，主要是实践。另一个是"德"的问题——言与行的问题。人要有"德"，人要守信，对国家、对领导、对人民、对家庭要守信。行这个东西要有风骨。我讲话比较直。

徐:没问题,您只管说。

邱:我们一块儿到门诊去。王老在东直门医院这个院里目前年龄最大了。我们学校东直门医院成立初他就来这儿工作。

王老:1957年。

邱:王老,那我们走,跟您去出诊。

徐:王老90多岁这么好的身体!

邱:王老是1921年出生的。

徐:王老,不耽误您的事。我们在路上和您聊聊天。

王老:我们是1956年建校。

徐:原来我们学校就在这里?

王老:就在这儿,后来(1971年)中医研究院从广安门过来了。……"文革"还弄了个军管,工人上街,军管会。这个大院清朝时是粮仓,民国时期办了朝阳大学。我们学校第一个院长是黄开云。

徐:他是部队的,转业干部。

王老:这个人挺好的,卫生部派来的。你现在是来调查研究的?

徐:我是来多向老先生请教的。

王老:领导啊,要把方向把握好。

徐:我们学校的办学方针就是要培养会看病的医生。

王老:那当然了,为人民服务。

徐:培养有名的医生,像您这样。然后在中医理论上多做些深入的工作,与临床实践相结合。

邱:王老最早在苏北家乡滨海县是跟着"徐氏永生堂"世医之家徐子盘先生——世医之家——学医的。

王老:是在苏北盐城地区。

徐:盐城出了很多名人。

邱:后来参加南京的江苏省中医进修学校,与印会河、许润三、刘弼臣等老前辈是第一批调入北京的。

王老:还有董建华、杨甲三、颜正华、王玉川。

邱:王绵之。

王老:王绵之已经走了。

邱:我们走上去。徐校长要走上去。

(王老与患者坐电梯;徐、邱走上楼,进东直门医院妇科专家诊室。)

王老:天气太热了。

徐:我就作为普通的观察者看看老先生怎么看病,来了解一下情况就可以了。——你是硕士还是博士?

学生甲:硕士。

学生乙:我是七年制的。

徐:王老,不耽误您看病——你是进修的,从哪个地方过来的?

学生丙:河北。

徐:河北哪个学校?

学生丙:邢台中医专科。

邱:王老从事临床带教主要看中医妇科,以妇科为主,内科、儿科也能看。

徐:患者是八点进来吧?

学生:是。

徐:不耽误时间。你们写病历怎么样?有人反映说我们学生现在写病历都不行。

王老:现在都是电脑。

徐:这是打出来的处方。你们是如何来和王老学习的?

王老:他们导师安排的。我也没有权利接收人。

徐:王老,您不要管我,我是来亲自感受您是怎么临床看病带教的。

王老:学中医必须重视实践!

徐:对,中医教育就是一个实践教育过程。

[王子瑜老师开始诊病处方(望诊、号脉细节从略)]

第一个病人:巧克力囊肿,月经不调。

病人(来自山西长治):2009年我做了卵巢巧克力囊肿手术,切除了左侧卵巢。手术后三个月左右,右边又开始长。吃了一年中药好了。去年月经开始紊乱。

王老:肚子疼吗?

病人:不疼。

王老:有孩子吗?

病人:有小孩。

王老:怀孕几次?

病人:三次。第一次生了一个,后来都流产了。

王老:B超做过吗?

病人:做过,没发现问题。现在主要是月经紊乱。

王老:现在月经周期准么?

病人:不准。这次隔了40天来的。

王老:颜色怎么样?

病人:有点发暗。

王老:有血块吗?

病人:有点儿。

王老:月经几天干净?

病人:第四天了,这次还没完。

王老:乳房胀不胀疼?

病人:不疼。

王老:有慢性病吗?

病人:没有。我怕我绝经了。

王老:还有月经吗?

病人:还有月经,但是乱了。

王老:40岁之前绝经是卵巢早衰。有潮热出汗、烦躁失眠的症状,也没有白带,这个叫早衰。你现在可能卵巢功能不太好,中医讲肾气不足。通过中医治疗,补益肾肝,帮助你恢复卵巢功能。你们山西不少患者有这个病,都找到这里来,很多都治好了,呵呵。

病人:是不是和气候有关?

王老:不一定。你最后一次月经什么时候来的?

病人:8月12日。今天还有。

王老：睡觉吃饭怎么样？

病人：睡觉不好，吃饭还好。

王老：不要紧张，你这个病不是恶性的，是良性的。"巧克力囊肿"主要两个特点：痛经和月经不调。你现在月经来之前肚子疼吗？

病人：我现在没有。

王老：舌质红，有齿痕，右边有瘀斑，还是瘀血的问题。

病人：是不是有湿气？

王老：那是一方面，主要是瘀血的问题。肝郁气滞血瘀，瘀血阻滞。你能吃中药？

病人：能吃中药。

王老：先给你开点中药，再开点丸药。当归10克，熟地15克，赤、白芍各10克，川芎10克，蒲黄10克（包），五灵脂10克，丹参15克，制香附10克，益母草10克，石见穿10克。好了，七剂。

病人：我的手、关节怕冷，是不是和这个有关？

王老：根本是气滞血瘀，瘀则不通，四肢不得荣养。

邱：王老，请您讲一下这个用药思路。

王老：今天这个病人主要是用四物汤治疗，它被后世医家称为"妇科第一方"。四物汤从《金匮要略》（妇人妊娠病脉证并治第二十）芎归胶艾汤而来，"妇人有漏下者，有半产后因续下血都不绝者，有妊娠下血者，假令妊娠腹中痛，为胞阻，胶艾汤主之"，即以原方去阿胶、艾叶、甘草三味药。四物汤这个方动静配伍，气血两调，是养血活血的。如果月经干净了，就用白芍，白芍是养阴的，收敛的；她正在经期，赤芍能活血。所以用赤、白芍，既能活血又可以养血。原方用干地黄，开熟地补阴血养肾精，是静药；当归活血，川芎行气，活血祛瘀，是动药。静中有动，动中有静；血为气母，气为血帅。四物汤总体以补血为主。蒲黄、五灵脂合用是失笑散，活血化瘀，散结止痛。丹参入血分，活血化瘀，通经止痛；香附入气分，疏肝行气，调经止痛。益母草祛瘀生新，收缩子宫。石见穿是唇形科植物紫参的全草，活血化瘀，散结消肿，针对子宫内膜异位症、卵巢囊肿。后六味药以活血祛瘀为主。她这种病是瘀血造成的，她这个年龄、体质，化瘀不能伤正，补血不可留滞。所以用上方，活血养血，攻补兼施，动静结合，气血双调。

病人：我主要是想保住卵巢功能。

王老：这是治疗根本，你根本还是瘀血的问题。还有丸药——乌丹丸，回去配合吃。如果出血多就是气血亏，要用党参补气血；你没有气虚症状，主要是瘀血的问题，活血化瘀,养血和血,防止"巧克力囊肿"复发。你要忌口辣椒,不吃冰冷的,吃冰冷的东西月经下不来。就忌口这么两个,一个忌辣椒,防止它长;一个忌冰冷,防止痛经。这个病不要想马上就好,吃中药需要配合忌口。你这个病主要是瘀血形成,在卵巢长成了一个包——子宫内膜异位,长在子宫肌层里面就是子宫腺肌症,长在卵巢就是巧克力囊肿。中医治疗,根本是活血祛瘀。你回去就吃汤药吧,平时吃丸药预防。你们山西来的挺多的。

第二个病人:盆腔炎,月经不调。

王老:白带多不多?

病人:多。

王老:白带还是黄带。

病人:黄,有点味。

王老:疼不疼?

病人:疼,每次(月经)来的时候疼得不行。

王老:慢性盆腔炎,不是急性。

病人:嗯,慢性盆腔炎。这两天特别烦,烦得不行,晚上还失眠。每次来月经反应特别大,肚子和腰疼得不行。

王老:舌体胖大,舌质暗红,苔薄黄。带下色黄,中医称"黄带"。慢性盆腔炎,不是急性的,慢性的月经来之前会有反应,腰疼啊,肚子疼啊……还有点乳腺增生,肝郁气滞,(月经)来之前乳房胀,来以后会好一点。注意情绪要控制好。

病人:老是控制不住。

王老:肝郁气滞。

病人:以前我都是月经六七天,特别多;这两次都没怎么来,上次3天就没了。

王老:主要是肝郁气滞血瘀。肝郁气滞就会影响脾胃,木克土,脾虚不运,湿热下注,会有黄带。

病人:小肚子凉,每次来月经之前小肚子凉。

王老:瘀血的问题。

病人:现在还出汗。

王老:夏天容易出汗,同时内有瘀滞,瘀久化热,蒸营迫汗,汗血同源,月经减少。你辣椒要少吃,情绪要控制好。肝郁气滞,容易克脾。脾虚不运,湿浊内停,蕴久化热,湿热下注,引起黄带。柴胡10克,枳实15克。大便干吗?

病人：嗯，特别干，便秘。

王老：赤芍 10 克，生蒲黄 10 克，桃仁 10 克，红花 10 克，制军(酒大黄)10 克，生的不能用(来月经之前小肚子凉)，土茯苓 15 克，川楝子 10 克，元胡(延胡索)10 克，川牛膝 10 克。疏肝行气，养血活血。再加上当归 10 克。这是四逆散合桃红四物汤加减。四逆散是治内有郁热，调和肝脾的；桃红四物汤，主要是活血化瘀通经，湿热下注，地黄偏滋腻，川芎偏温燥，都不可用。土茯苓主要是利湿止带的，不是茯苓，茯苓健脾的，土茯苓利湿解毒，专治妇人带下淋浊。川楝子、元胡合用是金铃子散，行气止痛的。牛膝引血下行。再加一个钩藤 15 克，平肝气。不要生气，情绪要控制好。

第三个病人：盆腔炎，不孕，孕而不育。

王老：白带多不多？

病人：不多，这次月经提前一星期。

王老：腰疼么？

病人：疼，吃药了。但腰也疼，肚子也疼。这次感冒了，咳嗽，输液治疗。现在晚上还起夜。

王老：小便不疼吧？

病人：不疼，有点坠胀。来月经的时候得阴道炎了。

王老：痒不痒？

病人：痒。

王老：白带黄么？

病人：跟豆渣一样。

王老：西医叫真菌性阴道炎。中医称"阴痒"。有味吗？

病人：没有。在我们那儿的医院冲洗，上药，照光。一周好了，来月经了。

王老：舌质暗红，边有齿痕，脉弦。当归 10 克，生、熟地各 15 克，白芍 10 克，川芎 10 克，鱼腥草 15 克，桔梗 10 克，生甘草 5 克。吃饭怎么样？

病人：吃饭不好，反酸。原来有胆囊炎。

王老：黄芩，清利肝胆，10 克。枳壳 10 克，制香附 10 克，香附理气行气，古人称"气病之总司，妇科之主帅"。益母草 15 克。四物汤主要是养血活血，针对久病气血两虚(腰疼，舌暗，齿痕，晚上起夜)。鱼腥草清热解毒，除湿利尿(小便坠胀，阴痒)。桔梗、甘草——甘桔汤，清利咽喉(咳嗽)。黄芩清肝胆热(脉弦)。枳壳归脾胃经，行气健脾。香附血中气药,理气调经(月经提前,腰肚腹痛)。益母草祛瘀生新,收缩子宫(痛经)。

病人:小肚子老凉。

王老:虚寒的问题。你是虚实夹杂、寒热错杂,需要攻补兼施,平调寒热。

病人:我情绪不好,(久治不愈)是不是和这个也有关系。

王老:也有关系。肝郁脾虚,湿热内停。坚持服药,忌食辛辣、生冷,控制情绪,要开朗乐观。

(参访王老诊病结束)

徐:王老,您坐。以后我再过来。

王老:以后再见。

时间:2014 年 1 月 1 日

地点:北京中医药大学附属医院东直门医院职工宿舍楼王子瑜老师寓所

邱:王老今年 93 岁了,每周还出两次门诊。

王老:老人了。先喝个茶。

邱:对,先喝个茶。

王老:到我这儿随便。

徐:随便,到您家里就随便坐了。因为您是我们学校的老师。

王老:你工作很忙啊!

徐:还好、还好。

王老:你从来了以后,除了在本院范围之内,又到外面,外面中医的教学单位或者是医疗单位,深入实地去采访,去调查研究。

徐:是啊。应该的,我是一个外行,要多了解。

王老:这个就是实践出真知。

徐:实践出真知,谢谢。

王老:你坐吧。你这个人,我看见你有一点感觉,就好像是……1958 年我见到的黄开云院长。

徐:对,黄开云院长,卫生部派过来的。

王老：和你一样，是相当好的。

徐：是吗？

王老：他是一个老干部，平易近人。

徐：据说是红军长征的老干部。

王老：他平易近人，也是亲自去了解实际情况，师资问题，教学的问题……挺好的，我对他的印象挺好的。

徐：听老先生们说，黄开云老院长就是这样的，不耻下问，我说我要向他学习。上次我来的时候比较匆忙，没和您座谈，您也忙。过了这么久，我对学校的工作有了一些初步的了解。今天正好又是新年，没有安排别的事，我就说过来看看您。

王老：很感谢啊！

徐：一个是作为校长表达我对老先生的敬意，您代表着学校附属医院老一辈的专家。

王老：我们不搞形式，就是很自然地聊聊天。你工作很忙，来了北中医以后付出了很多精力，现在全院的工程、会议之类的事很多。你来我很高兴，也很感谢。我一直在大学附属医院工作，感觉做得还是很不够，今后在有生之年……我有四句话你看到了吧？我有四句话。

徐：对。

王老：宁静致远向前行，淡泊名利心放平。知足常乐求长寿，鞠躬尽瘁为人民。

徐：对！鞠躬尽瘁为人民。

王老：这几句是我的守则，也是我有生之年的追求。

徐：我跟您的助手陈艳说了，要把这几句话写进您今年申报国医大师的材料里。因为这几句话是您一生的写照。

王老：我不求名，也不求利。我这一生就是搞的中医事业，把卫生事业，人民的健康，为人民服务放在第一位，勤勤恳恳地为别人服务。

徐：您这一生，既平凡也不平凡，平凡的是您的态度，不平凡的是您的业绩。像您这一辈人，包括像颜正华老、王玉川老，是代表着咱们学校老一辈的、创校之始的这一辈人，你们留下了不可磨灭的贡献，你们的这种精神值得学校传承下去。

昨天我在学校里讲新年祝词，我就对大家讲了几句心里话，我说这一段时间我一直在想要找回当年北京中医学院的一种精神。我们早年的创校精神和创校魂是什么？我们要找回来。近些年来，我们在这方面做得不够，有些方面我们被兄弟院校超过了。我们当年是群星灿烂,现在我们还有大师,但是没有过去那么多了。现在我们虽然在同行中还是唯一的教育部直属的中医药大学,但是学术、科研……我们不一定在所有方面都有领先优势。我们在中医界的地位受到了挑战。作为校长,我有压力。

王老:校长是一家之主,涉及的实际问题很多,但根本上我们要展望未来,要有信心。党的十八届三中全会以后,进一步深化改革……昨天晚上看到了习近平同志做了一个报告,实现中华民族的伟大复兴,我们会梦想成真的。我越看越高兴。

徐:是的!国家会越来越强大。

王老:你喝茶,我们就是谈谈心。

徐:谈谈心,我听着。

王老:我是贫穷人家出生的,我的家乡地处江苏苏北盐城附近的滨海县。靠海边,有盐碱地,长草、产盐,生活的环境是很艰苦的。海啸起来,水蔓延,一死死一片人。就是沿海一带,那年海啸就死了一片人。那是天灾人祸,当时海啸后天上下雨,大水很大,随后流行霍乱病,还有天花、小儿麻疹……那个时候大多数人都很穷。但是有钱人能拿钱把医生请到家里面,开的药有犀牛角、牛黄……这是救命的东西,有钱人买得起;穷人吃不起,连饭都吃不成。

我们家里是很悲惨的。所以中华人民共和国成立以后我1955年就入党了,因为我感觉共产党是为我们老百姓谋幸福的。

徐:您很早就学医了?

王老:国民党时期,我就跟老师学徒学了7年,后来开了济民诊所。1952年3月我们响应国家号召,把镇里面所有的医生都联合起来了,成立了联合诊所。我是联合诊所的发起人。1956年我考上了南京江苏省中医进修学校医科师资班。当年医科师资班两个班,我们的校长叫承淡安。后来是由昆,山东人,是个老干部,人非常好。

1957年我就毕业了。毕业后,我们就被吕炳奎吕司长调到北京,支援北京中医学院建设。当时董建华、程莘农、印会河、颜正华、王玉川、王绵之、许润三……我们是1957年一起来的。到北京以后,为了表示政府对专家的重视,当时的卫生部副部长叫徐运北把我们带到北海一个地方吃西餐,又派人带我们到北京名胜古迹转了几天。此后我们就到中医学院交流,谈到正题了——当时中医学院的问题一个是缺乏师资,一个是没有教材。原来北京有一些开业的老中医,基本都是学徒出身,北京中医学院就聘请他们讲课;我们来了,做专职教师;后来卫生部又陆续调来秦伯未、任应秋、李重人、王慎轩……这样师资就基本解决了。就还剩下一个实质问题,教材问题。1962年,以北京中医学院为主,在之前讲义(一版教材)的基础上,编写了全国中医统编教材,也就是二版教材。正当中医教育基本步入正轨的时候,"文革"开始了……先是1971年学院与中医研究院(最早院址在现在广安门医院大院内)合并,当时叫作"一套班子两块牌子",后来"文革"刚结束时1977年又分开,各自独立。分家开办时,把原来属于学院的海运仓大院"大白楼"(1959年盖成)一片划归中医研究院,继续主要从事中医学术研究;北京中医学院搬迁到"河北师范学院"原在京校址——现在大学的和平街校址,继续主要从事中医人才教育。程莘农就是那个"合并"期间(1975年)转调到中医研究院针灸所工作的。——我讲太多了吧?

徐:这是历史,值得现在年轻人知道。

王老:我就笼统谈一点,情况大体就是这样子。

徐:挺好的。我想问问您,早年王慎轩老先生在东直门医院待了几年?

王老:待了六七年吧。王慎轩留着长长的大胡子,很慈祥。60年代初学院党委安排我跟他学习,帮他整理学术经验。我们帮他整理了《(王慎轩)妇科辨证实验录》,油印本上下册。"文革"后单位上某同志将下册交还给我,上册找不到了。邱浩同志跟我抄方学习多年,我手里的这一册《(王慎轩)妇科辨证实验录》已交给他整理出版。

邱:我听王慎轩老苏州弟子蔡小玲女士说:"我老师(指王慎轩先生)说他在北京中医学院工作了七年。"查考王子瑜老师传授《妇科辨证实验录》油印本,封面有整理时间为1963年11月。蔡小玲大夫传授王慎轩老这部著作,为红方格印蓝纸誊抄本,称《妇科辨证医案》,医案具体内容较之前略有重新整理。《前言》落款处写明1965年5月1日,该稿本《凡例》称:"本编在整理编写之过程中,得到同学王子瑜、李书媛、胡念瑜、俞济人、江慧珍之协助,附此志谢。"胡念瑜、俞济人、江慧珍为苏州中医,可知1965年王老已回到苏州。据此推算,王慎轩老在我校工作时间大约是1958—1964年。据许润三老回忆,是当时卫生部中医司司长吕炳奎老提供线索,1958年学校委派印会河教授去苏州邀请王老,来北京中医学院附属东直门医院妇科工作;王老大约1964年提前退休,回苏州养老。我从王子瑜老师这,以及苏州蔡小玲大夫、浙江绍兴王老亲戚张立言(王老原配夫人的弟弟张又良先生之子)大夫、苏州徐友文(王慎轩老晚年弟子)大夫之女徐珏女士手中,基本配齐了全本王慎轩老《妇科辨证实验录》(定稿王慎轩老称《妇科辨证医案》),现正还在收集个别篇目中所缺的部分内容,尽量凑齐,录入校对,整理总结,准备出版。

王老:王慎轩1964年回苏州养老了。他信佛,据说当年曾做过一个梦,梦中得到感应,提示他尽早回苏州。他就强烈要求退休,提前退休回家休养了。在当地给老百姓义务看病多年,一直到最后摔下来,1984年回到老家绍兴,叶落归根,很快去世了。

邱:王老,请您给徐校长介绍一下当年您在中医学院带教的情况。

王老:咱们东直门这块地当年是和人民大学置换的。50年代人民大学搬去了西郊;咱们留在城里。东直门内海运仓大院在清朝时是粮仓,国民党时期是朝阳大学,中华人

"理论联系实际"是中医教育成败的关键,"临床疗效"是中医生命力的根本

民共和国成立后变成了干部进修学院。1957 年国务院把这块地批给北京中医学院办学。1956 年,北京中医学院最早的校舍在东四十条,一个四层的楼房。1957 年下半年,学院和附属医院同在海运仓现在这个大院建设。附属医院最早就一个临床门诊部,妇科主任于道济兼第一任院长。"文革"中(1971 年)有一段时间我们与中医研究院合并;"文革"后(1977 年)我们与中医研究院分开,附属医院还在东直门海运仓大院,学院搬到了现在的校址(指和平街校区)。其实学院现在这块地(和平街校区校址)原来是河北师范学院的。后来国务院下令让河北师范学院迁回石家庄,我们就搬进来了。

徐:哦,是这样。

王老:我谈谈业务问题。我到中医学院以后,响应国家的号召,把医疗卫生工作重点放到农村去,面向工农。为工人阶级服务,1956 年入学的第一批大学生,像王永炎、晁恩祥、王沛……他们,我带他们到门头沟矿区去实习。矿上的人还保护我们下矿井下去看看。看什么呢? 天气寒冷,矿井下面阴暗潮湿,不少矿工得了寒腿疼、气管炎,特别是硅肺,你们知不知道?

徐:硅肺啊! 知道。

王老:硅肺,像肺结核一样的病。我们带着学生到煤矿为工人服务,他们主要有关节炎、寒腿疼、硅肺。当时西医也不多,我们就用中医治疗。另外,我们还到八达岭去采药,有条件的话我都带学生们去采药、认药。

我们还面向农村,到农村去,到了河北省遵化市。那年(1976 年)唐山大地震,我正带学生在遵化市为当地老乡巡回医疗,差一些赶上唐山大地震。唐山大地震以后,遵化市接收了一万多伤员,遵化市医院里有西医开刀、截肢。我们就用中药、草药辅助治疗,中药活血化瘀、防止感染、预防流行病,发挥了很好的作用。当时天上下雨,地上余震,有个别人经不住考验,就慌了,最后爬窗跑了。

徐:不容易!

王老:我们坚持下来了。我还到过河南永城、河南商丘等地的农村,一次一次坚持下来,接受了不少的考验。我想,人贫穷应该有志,人穷志不穷。

徐:对。

王老:自信自强事能成。是不是?

徐:嗯。

王老:穷而弥坚,不怨天、不尤人,雄心壮志事竟成。人一生不可能不遇到问题,我想总要想尽办法克服它,战胜它。

徐:是的。

王老：过去的条件是不理想的，现在学生都是正规培养的了，从基础到临床，所以现在确实比过去条件好。

徐：我想向您请教如何进一步提高中医教育？

王老：中医基础理论知识首先要学好，基础里面也要学习西医的一部分知识，这样医学基础知识就全面了。现在的关键就是临床，中医的核心问题，就是临床问题。

打下扎实的理论基础以后，就要实践，到临床实践。实践成功与否的关键就是疗效，中医从古至今几千年，发展到现在，疗效是关键。如果你看病没有疗效，哪个病人还找你？医生要同情患者的痛苦，你不知道他的痛苦，你提高疗效的动力就没有了。

学生打好理论基础以后，要在临床上摸索如何保证疗效。这是中医教育成功与否的核心问题。顺便谈一下中医与西医的问题。西医认为中医东西看不见、摸不着，治好病有什么科学根据？实际上中医有自己的理论，用这套理论指导临床，用对了就能取得很好的疗效，甚至西医治不了的病，中医能治好。西医虽然看得见、摸得着，但有些临床问题解决不了，或者不如中医解决得好。所以，中医关键在疗效。当然，今天在临床上我们不排斥西医的检查，可以参考西医诊断，提高中医疗效。临床上，即使你不叫病人做西医检查，她也已经做完了，所以中医要有基本的西医基础知识。了解西医，但看病还是用中医方法，四诊八纲，虚实寒热，抓主症，辨证施治，君臣佐使，组方配伍。

徐：我到东直门医院做过调研，我觉得临床带教有很多问题，临床带教没有把中医思维，或者说很少把中医思维贯穿到临床治疗中。有些地方带教，中医理论的深度就不够，中医治疗的优势没有凸显出来。

王老：主要是师资问题。

徐：水平不够。

王老：对，学校给学生打下了理论基础，但不通过临床实践，不独立看病，不能说真正掌握中医了。过去我们都是手把手教，老师教好了，放手让学生自己干，等他能独立处理临床问题了，给我看到了疗效，我也就放心了。中医不实践是不行的。把理论与实践很好地结合起来，中医教育就成功了。但要解决这个问题，首先就是师资问题。

徐：您讲的师资力量是我最关心的，以后我们这些年轻的老师都要进一步接受理论培训、临床实践训练。我想做师资培训。

王老：师资要培训。不能不负责任。

徐：对！您讲得太对了！不能对学生不负责任，带教老师还需要具备敬业精神。

王老：中医要学以致用，理论不能脱离临床！人贵有志，学贵有恒。

徐：学以致用，要发奋立志、学之以勤、持之以恒。您讲的，要做好一件事儿，一辈子要坚守在一个地方好好做扎实。

王老：不能太浮了。病人的生命交付在你手里，不能草率。

徐：是！

王老：你重视中医问题，我非常高兴！他们年轻人是后起之秀，我几十年的临床心得，不能带走了。我现在一周还上二次门诊，不是为挣钱，年轻人还要靠我们带。看一个病，不仅仅就是阴阳问题、脏腑问题、气虚问题，这些问题还要联系社会问题，病人家庭因素、工作关系、情绪爱好等。当然，也不是说我每个人都能看得好，因为有的疾病已经得了很久、病情很复杂，但总体疗效很好。要提高疗效，需要踏实的心态，要勤学古训，古人的东西要说得出来；对待西医要取长补短。但是要自己有主见，师古不泥古，参西不离中。实际上我自己有我的思路，学以致用，中医就是中医，但是我使用中医不代表我反对西医，古人的、西医的，只要对临床有益，都拿来为我所用。

徐：嗯。

王老：中国在鸦片战争以前，自古以来只有中医；鸦片战争之后，西洋医学大量引进到中国，到现在有一百多年了。中国既有中医，又有西医，中医、西医都为人民健康服务，都有很大的贡献。所以，根据实际情况需要，我们要学习西医，不要盲目排斥。

中医独立存在是有根据的，要很好地按中医理论实践下去，很好地在临床上使用，疗效是很明确的，这很重要。所以，鸦片战争之前的中医，叫传统医学；鸦片战争之后，中、西医有汇通的倾向。现在叫国医。国医，体现了中医演变、发展的一个过程。病人希望解除痛苦，甚至把生命托付到你手里，所以疗效是第一位的。中、西医汇通，也是为了提高疗效出现的；传统中医学能不能被社会认可，关键还在于有没有疗效。

徐：我补充一句，前两天齐鲁大学医学院的教授来北中医查阅中医古籍，说他们在临床上做了一个观察：病人在手术以后，一般会有并发症，比如感染，他们发现身体内的很多官窍好像封闭上锁了，免疫系统没有发挥作用，他们就用针灸干预，针灸就像是拨动开关一样，一下子把官窍的锁打开了，之后病人的免疫系统立即发挥正常作用，这些并发症很快就消除了，病人的免疫力提高了，感染概率就降低了。他们有详细的统计数据。

王老：这是什么问题呢？主要是"治本"的问题。中医强调"治本"，"正气存内，邪不可干"，人体自我调节。我治妇科病，调理肝脾肾是根本，妇科病经、带、胎、产，多与冲任失调有关，但冲任隶属于肝肾，脾胃为后天之本，"得谷者昌，失谷者亡"，所以根本在于肝脾肾。妇科病各种各样，中医还是"治病必求其本"，妇科治本就是调理肝脾肾三脏。辨证要准确，阴阳、虚实、寒热、表里；用药要精准，要抓主症，方子不能庞杂，否则，药味太多，就杂乱无章了。妇科经典，比如《金匮要略》里面的妇人三篇、《景岳全书》的妇人规以及叶天士的《临证指南医案》都可以精读。

所以你刚才谈到的就是一个治本的问题。临床上，中医也可以帮你身体调整好了再开刀，有些人体质弱，开刀受不了，需要强壮身体才允许你开刀。西医讲调节内分泌、提高免疫力……中医就讲"治本"。

我不反对西医，西医的诊断在有些方面我还是赞成的。我学过一年西医，只学一点小皮毛，学了以后还是做中医。我在临床上参考了不少西医的化验、诊断，但是我临床时候都是开中药，没开过西药。

徐：我对中医是很坚信的，我为什么来中医界？小时候一个老中医救了我的命。我小时候得了肠伤寒病，我的邻居是一位老中医，用中药把我救活了。

我考大学的时候，数理化都很好，但相关的专业都没选，报考了植物学专业，希望研究药用植物。初中的时候到过江西庐山植物园，秦仁昌，一个著名的植物学者1934年创办的那个药用植物园，搞得很好。中药跟植物有关的，当时想我是被中药救活的，所以我就学了植物学。后来研究生到美国去留学，学的是免疫学，研究的是白血病；我的博士论文是关于白血病的，博士后也是在美国跟着世界闻名的血液学专家学习。我的博士后导师是从波兰移民美国的犹太人后裔，她曾经担任过美国血液学会会长、美国医师协会会长，她是在国际医学学术领域享有崇高地位的一位女性。她前几年去世了。我是她的闭门弟子，我1996年回国。

王老：我们还是同行，我们中西医合作就走到一块了。

徐：我就想用我的理念和所学的知识把中医发扬光大。北京中医药大学不仅要把中医传统的东西传承好，同时也要利用现代科技服务好中医的发展，推动中医的创新。

王老：你也是搞业务的？

徐：对，我是双肩挑的，既做行政，又搞学术。王老，我有个愿望，我想用现代免疫学知识阐述中医取得疗效的原理，以回答中医为什么用这个方、这个药能治好这个病。

王老：行政、业务两套都要管，你的任务是很重的。

徐：有广大老师支持我，我就有信心。我们学校很多年轻的学者都很优秀。

王老：邱浩同志坚持跟我抄方学习，这个同志还是一个真诚的。

徐：他是一个好的学者。

王老：他是真诚的，很虚心。工作也认真负责。

徐：对，古籍整理工作很认真。

王老：还有一个感觉，他真正相信中医的。

徐：对。

王老：他学中医，在咱们大学图书馆搞古籍整理，坚持跟我抄方多年。中医理论研究不能脱离临床实践，搞中医古籍整理也不能脱离临床。人贵有志，学贵有恒，学以致用，理论联系实际。这个方面他做得还是不错的，希望保持下去，继续发展，很有前途。

徐：他做学问有前途。

王老：所以做领导就是要发现人才、培养人才，循序渐进，引导学术风气，不搞名不副实，杜绝弄虚作假，渐渐壮大中医师资队伍。

徐：挺好！王老，今天您谈了几个重要问题，谈得很好！第一，谈了早年您自己的求医学医历史、成长的历史；第二，谈了您对我们共产党的感情，您怎么尝到了共产党的朴实、共产党的好，对今天走中国特色社会主义道路充满信心，您这个政治觉悟非常高！使我更加清晰：共产党执政的道理很简单，其实就是老百姓拥护，我很欣赏您的判断！第三，您回顾了咱们大学早年办学校的历史，包括师资来源、校址变更。其中谈了几点对我这个校长特别重要的问题：师资的培养，教材的建设，理论能否联系实际是中医教育成败的关键，临床疗效的优劣是中医生命力的根本，中西医怎么结合要以能否促进临床疗效来做原则……所以您说的这些都是学校现在面临的大问题。

王老：我就是随便乱谈了。

徐：不是，不是乱谈，这是您70多年从医的心得。这是很珍贵的历史回顾、经验教训，学校要保留下来。您知道我为什么元旦、新年的第一天来看您，因为我觉得你们这些老先生都是学校的宝贵财富，你们是中医学术活的载体，是新中国中医教育历程活的见证。看望您是我本人由衷的愿望、同时也代表学校对您的工作、做出的贡献充分肯定，更重要的是通过来看望您为学校立个新风，一定要尊敬老前辈，告诉广大教职工我们很重视老一辈。

您是大学的元老，今天元旦，衷心祝福您健康长寿！

王老：很感谢学校！感谢徐校长！新年第一天本来是法定的假日，你该休息的，还来看望我。令我很感动！我所知道的、我的真实想法都告诉你了。

徐：开年的第一天，得到您的指教很受益！应该谢谢您。

王老：我很高兴！我一生经过很多艰难困苦，但是我坚持下来了。我看到我们国家一天比一天强大，我很欣慰！看到中医药大学有你这样的校长，我看到了中医的希望，前景广阔，我很有信心！

徐：好！今天就到这里，您老人家好好休息。改天有机会我再来交流交流，请教请教，谈谈心。

王老：欢迎欢迎，欢迎再来。

二十、中医教育要先中后西，中主西随

——许润三

人物简介：许润三（1926 年 10 月 12 日— ），江苏省阜宁人。1944—1947 年师从苏北「兴化医派」名医崔省三（名希曾）学医。1956—1957 年在江苏省中医进修学校医科师资班学习。著名中医临床家，中医妇科学专家。第二届首都国医名师，第二届全国中医妇科名师，第三届国医大师。

时间：2013 年 8 月 17 日

地点：北京市朝阳区中日友好医院宿舍楼许润三老师寓所

中医教育要先中后西,中主西随

—— 许润三

徐:许老,您好! 我是北中医新来的校长,上任半年多了,在这半年多的时间里,通过了解学校历史和调研,我了解到北中医当年创立之初曾经大家云集,可谓群星灿烂。我看到很多像您这样的老先生为北中医做过很多贡献,我就希望能够一一拜望还健在的建院初期老前辈,得到你们的指点,履行好我的职责,再创北中医新的辉煌。我觉得我们要想做成一件事,一定是要追根溯源,了解历史才能更好地走向未来,古人说"慎终追远"嘛! 让大家知道北中医怎么创建的,了解那段不寻常的历史,知道知恩图报,懂得感恩前贤。感谢前辈,所以作为一个校长我必须首先做到。

我通过邱浩了解到,您是北中医建院初期的老先生,您为学校早期的建设做了很多贡献,立下过汗马功劳,北中医之所以有今天,就是因为有像您一样为北中医办学兢兢业业、勤勤恳恳付出汗水、贡献才华的老前辈们。当然了,已经有许多老先生不在了,像秦伯未、任应秋、刘渡舟、赵绍琴……包括近几年走的王绵之、印会河。我是北中医的校长,我要代表北中医表达对你们的感激之情。

听说您在中日友好医院工作,离开咱们大学了,但是中日医院和北中医是邻居,其实,中日医院就曾经是北中医的附属医院,创立之初,北中医就有很多人参与,您大概就是那个时候调离北中医到中日医院的。今天专访就是想听听您对学校发展有什么好的想法和期望,有批评的意见我也会虚心接受。希望您不吝赐教。

许老:1957 年卫生部中医司吕(炳奎)司长把我们从南京调过来的。

徐:吕炳奎司长是吧?

许老:对! 当时我们是第一批,来了 21 个人。

邱:我查学校档案,1957 年 8 月 5 日来北京中医学院报到的老师有:颜正华、杨甲三、汪幼人;1957 年 8 月 6 日报到的老师有:印会河、董建华、程莘农、王绵之、程允廉、程士德、严佐江、王警吾、濮秉铨、戈敬恒、施汉章、范广义、许润三、席与民、王子瑜、黄廷佐、刘弼臣;1957 年 9 月 11 日报到的老师有:王玉川。一共 21 人。

许老:我们来之前,北京中医学院 1956 年开办,据说当时只有 5 个正式教员:张志纯、方鸣谦、刘渡舟、栾志仁,体育教师夏汉三。我们来了以后,沿袭原有伤寒教研组,整合原有基础,组建了四个大教研组:金匮、温病、本草、方剂;三个小教研组:内经、诊断、针灸。这样就把教研组成立起来了,然后就编写教材,那时我们的教材都是自己编的。我当时在诊断教研组,后来调到东直门医院中医妇科临床带教。

徐:当时没有教材。

许老:刚开始教材都是自己编的。1959年国家开始编写全国统一教材,第一次我参加了。后来他们就不邀请我了,因为我强调中医教材的内容也要改革创新。

徐:嗯。

许老:所谓改革,就是我们把中医辨证的内容也定一点硬指标,西医说中医是软指标,听不见、看不见、摸不着,其实我们中医也可以定硬指标,是吧?

徐:对,是的。

许老:我就从编写教材的角度对他们讲,比如妇科的先兆子痫,西医三个指标:妊娠、高血压、蛋白尿,有两个就能确诊。我觉得中医也能定指标。

徐:是的。

许老:问题在于中医的辨证,所谓的证候,症状描述不分主次,都是推理性的。病历中的症状排列,倒数第一位是脉象、第二位是舌象,千篇一律。

我就想,教材中对辨证分型的描述也可以确定几个主症,把推理症状放在每个证候后面进行叙述,某些证候可以见到这个症状,或见到那个症状。我就举例子,比如说宫外孕子宫出血,大出血导致贫血,如果按照教材上讲的,症状应该是面色苍白,腿部浮肿,舌质淡;但仅仅看这些,那也可以是气虚。

我说这个病症应当主要以脉象去辨证。因为贫血的病人脉都快,脉象细数有力的,那就是血热证;细数无力的,就是气虚证。因为明代医家提出:"愈数则愈虚,愈虚则愈数。"越贫血,脉跳得越厉害,是不是啊?

徐:是。

许老:但是病历上总是这样写:大出血,血热证,面色苍白,腿部浮肿,舌质淡红,排在倒数第二位,脉象细数,排在倒数第一位。

徐:这个就没有主次,辨不出主症来了。

许老:就辨不出来了。如果只看病历描述,病人有浮肿,舌质淡……全是气虚证,这与血虚几乎没有区别。我说教材应当改写,像这些病,主症第一就是脉象,其他的兼症像舌象排在后面,不要总是按照固定的套路,脉象都是排在倒数第一。某种病症临床上哪个症状最突出,哪个主要,就把哪个排在前面。具体问题具体对待,是吧?

徐:是,是!

许老:这是我当时提出的第一个问题——证候主次排列先后问题。另一个问题就是,将一个证候的两三个主症设置为硬指标,有些软指标、推理性症状可以提出来放在后面叙述。

徐:是,您这个想法非常好,虽然我不是中医专家,但是听上去非常有道理。

许老:因为我想,中医院校培养临床医生,教材编写是为学生掌握临床服务的。中医临床要有开放的胸襟,所谓开放,比如诊断上可以兼容一些西医硬指标嘛。

徐:中医要有一个包容开放的态度。

许老:我觉得在有些证候里头可以适当用一点西医硬指标作为中医诊断的鉴别症状,不能用太多西医的东西,但适当地选用一点也可以。比如妊娠眩晕,我们编教材的人都知道写的是妊娠高血压。因为有几十种病可以出现眩晕的症状,眩晕的病机也很复杂,教材中写妊娠眩晕,学生怎么知道这个眩晕是妊娠高血压的先兆指征?我说编教材写"妊娠眩晕",可以重点突出三个主症,最后加上"血压偏高",学生看了之后就明白了。比如盆腔炎,教材中写的"妊娠腹痛",孕妇受了外伤也会出现腹痛,辨证罗列主症,最后加上"白细胞水平偏高",这样学生就清楚了。

徐:是啊!

许老:但是他们忌讳在中医教材中出现西医的内容。认为中医古书上没有的内容,不能编入教材中。

徐:教材也要与时俱进啊!《伤寒论》推动了中医学的发展,但《伤寒论》的很多东西《黄帝内经》也没有,不也是突破吗?后人要超过前人,不与时俱进,怎么超越前人呢?

许老:我认为中医过去没有的"证",现在有了我们也可以建,但他们说不能建。我说:"没有这个'证'不能瞎建,但现在有新的病种出现了这个'证',应该反映临床动态。"我提的意见还有一个是关于处方用药的问题,我当时的想法是把每个地方的经验方都收集在一起,经各地临床验证确实有效的,可以写入教材,不要按部就班老抄古人的。但是他们一直不同意,这个经验方拿出来那个不同意,那个经验方拿出来这个又不同意,这就叫文人相轻。讨论到最后没有结果,把古书上"张三""李四"的处方拿出来,最后大家都同意了。但编写教材的人,写这个处方的人,在临床上都不用这些处方,编在教材里教给学生有什么用?

徐:您讲得太对了!我在学生中调研,学生反映教科书上的有些方子在临床上用不上。

许老：用不上，就是说编写的教材内容和临床脱节。

徐：对。

许老：还有一个脱节，中医基础理论和中医临床脱节。

徐：这是我比较着急的。作为校长，我要考虑为社会培养合格的中医医生，能看病的，而不仅是会背书的；临床不会看病的中医不是我们要培养的。

许老：但是，当时我提这些意见大家都不同意……我说我怎么想的我就怎么说，我的想法都是从临床第一线得来的，留待后人评论。

徐：是的，历史自会检验。

许老："担当生前事，留待后人评。"让后人去评。

徐：是。

许老：然后第二次编写教材就不邀请我了。我就自己编写教材，那时带的学生是五年制的，"文革"期间还有三年制，我们的妇科教材都是自己编，把自己的经验方都写进去，教给学生。我主要说的是教材不能与临床脱节，课堂不能与临床脱节。不但临床课不能与临床脱节，基础课也不能与临床脱节。所以我对临床和教学也有自己的看法，中医基础课老师和临床课老师，应当每年有三分之一时间岗位对调。让基础课老师每年抽三分之一时间到临床上去；临床带教老师每年抽三分之一时间到学院专门备课讲课。

徐：这倒是个办法。

许老：这样教学相长，学院、医院，讲课老师、带教老师能弥补自身的不足，得到全面锻炼。就是由理论到实践，由实践到理论，这样呢，基础课和临床就不会太脱节。不过，这很难实现，一方面，学院老师有寒暑假，上医院就没有寒暑假了，他们感觉吃亏；另一方面，到临床上，特别是公费医疗的患者，药费报销、开病假条，单位都看西医诊断，中医病历不接受，当然学院老师也为难。

我最初也教过中医基础课，我原来是中医学徒出身，我的老师是兴化医派崔省三。清末苏北有两派：兴化赵海仙，淮阴张子平。崔老师是赵海仙的弟子。

邱：据余瀛鳌老师讲，晚清苏北名医还有一派：阜宁余奉仙。许老的老师崔省三先生，名希曾，取名源于《论语·学而篇》："曾子曰：吾日三省吾身。"许老原名许富之，少年时期得病被中医救活，立志学医，拜师崔省三先生后，根据《大学》里曾子的教导"富润屋，德润身"，取"润屋润身润德"之意，改医名"润三"。崔省三先生师从兴化名医赵海仙老，赵老名履鳌，他的祖父赵双湖，名术堂，著有《医学指归》，父亲赵小湖，名春普，"淮扬九仙"之一，均为晚清名医。许老的中医传承谱系，我帮老人家梳理了一下：赵术堂—赵春普—赵履鳌—崔希曾—许润三。

许老:小邱是我小同乡,搞医史文献,我的中医传承谱他帮我整理得对。——但是我懂得一点西医,为什么呢？50年代初,国家在贺诚、王斌当部长的时候让我们年轻的中医学一点西医,当时叫"中医科学化"。由于我过去是中医学徒出身,中医思维先入为主了,所以虽然我兼学了西医,但是没有被"改造"成西医;也正因为那时的培训,我对西医有了一个比较真实的了解。这样的话很好,用土话说就是"知己知彼,百战百胜"。

徐:您讲得太对了！咱们中医要有宽广的胸怀！我觉得如果中医故步自封,首先就不能适应现代临床的需求。

许老:是啊！我看病再疑难的病都用中医解决。但是西医什么病我也要知道它的来龙去脉。

徐:对！我前不久在成都和郭子光老先生聊天,他也觉得中医要发展需要懂得西医的知识。他主编过一本《中医现代治疗学》。他说现代的中医治疗,中医的证候要写清楚,西医的病名也要写清楚;要懂得现代医学是什么病,更要会使用中医的理论来辨证;要辨证、辨病相结合下诊断,再用中医方法去治疗。所以中医是要与时俱进的,与您讲的很相似。

许老:还有一个问题,在培养中医人才方面,像现在咱们大学的中医七年制,我主张课程设置先中后西。中医要先入为主,这一点很重要！我本来是中医,中医底子早就打扎实了,后来恰好赶上那个时代,我学了西医。我不排斥西医,但是临床看病还是用中医,所以,本质上我是中医。西医病名我也知道,解剖生理也了解。

徐:对。

许老:过去我们东直门医院有一个胡汉章,他是中医学院毕业,之后学习的西医。他看内科病从不开西药,就是中药。这就是先中后西,中医的理念牢固树立起来了,学习一些西医必要的知识,丰富自己的医疗眼界。所以我建议咱们大学中医上七年学,前五年学中医,后两年学西医,中医先入为主。前面的中医五年,上三年中医基础课,后两年上临床实习中医。中医临床操作基本掌握了,再学习、了解西医。这样"中主西随",可以引导学生衷中参西,西为中用,中医为主,西医为辅。

徐:中主西随,对,您这个观点很好！

许老:后来叫衷中参西,张锡纯的衷中参西;以中医为主,西医为辅,培养出来的学生就能适应当代临床的需求。所以教学模式必须以中医为主,而学好中医最关键的就是要知道辨证论治。

徐:对。

许老:首先要知道辨证,我就主张辨证与辨病相结合;但作为中医,首先要掌握辨证。所以那年中医学院校庆找我写几个字,我就给你们提了一两句,我说:"辨证论治乃中医之特色,丢掉了它,也就不能称其为真正的中医。"临床不辨证了,这就不是真正的中医。我觉得现在的中医,水平基本都差不多,临床不晓得如何辨证。

徐:我现在去调研,就是担心大学教育里面培养出的学生临床不懂得辨证,这是很麻烦的。

许老:所以"辨证论治乃中医特色",中医看病主要是靠辨证。过去我和西医教授在一起,他们和我抬杠。西医教授说:老许,你们中医怎么辨证啊?有什么科学根据啊?我说:我们的辨证有中医的科学理论,有实际的临床疗效。我们中医是"以人为本",症状就是"依据",病人外在的症状就是他内在病机在体表的反映,病人的不同感受就是机体受到六淫、七情的不同的影响而反映出的不同信号。不是像你们靠化验、X线诊断。我们是通过四诊分析得到的"依据",进而"辨别证候",认识病机,从而确立治则治法,进行处方配药。我们中医也讲"辨病",不是不讲,张仲景《伤寒论》也讲"辨六经病",太阳病多少条文,阳明病多少条文……中医不是不讲"辨病",但是我们主要是"辨证"。中医要是不辨证了,临床上就变成"对症治疗"了。

徐:对,不懂得辨证,方子开不出来。

许老:开不出来?对症治疗,也开得出来。

徐:开得出来,但就是治不了病!

许老:你说得太对了!现在大多数中医就是这样。我告诉你啊,我们中医学院某届毕业的有个学生,出诊看病,他一个方子开一百多味药。

徐:这是咱们学校毕业的?哪届毕业生?

许老:嗯,是我们某届毕业的,他没有学到什么东西。我就问他为什么一剂药开一百味啊?他说一个症状我用一个方子,一个病人二十个症状,我就用二十个方子,可不是要一百味药嘛!这就是"对症治疗",一个方子寒、热、补、泻都有,什么症状都治,一剂药一千多块钱。他姓某,人家就叫他"某一趟",看一趟就不看了。一剂药一千多块钱,七剂药一万块钱,吃了也没什么效果,回去连大锅都没法煮,疗效差,而且浪费药物资源。

徐:那剂药也会有很大的毒副作用。是药三分毒,病没治好,却会给人体带来危害。

许老:西医说我们"辨证"不科学,我说:中医是辩证唯物论,西医是机械唯物论,都要上升到辩证唯物论才行。我就对他们讲,也有一些教授听进去了。他们问中医的"证"有没有客观标准?我说只要是典型的"证",大家看法都会一样;不典型的"证",每个人的经验不同,辨证水平不同,就会得出不同的结论了。我觉得西医也是这样,这个病是典型的,就X线片来说,典型的X线片,大家诊断都是一致的;不典型的,每个人的经验不同,也有不同的观点。

徐:对,是一样的。而且西医也不都能精确地诊断疾病,很多病都不能做出精确的诊断,许多疾病西医是没有办法确诊的。

许老:是啊。每个人的师承不同、经验不同、水平不同,所以辨证得到的结论、论治的方法就不同。我说:西医看病就像吃大锅饭,全世界的人只要得同一种病都吃这一种规定剂量的药,吃一个大锅里的一份饭。中医是小灶,同病异治,同样的病,不同的人吃不同的药,不同的季节吃不同的药,不同的地域开的方子也不一样;而且也可以异病同治,不同的病,只要病机相同,主症相同,也可以吃相同的方子。他们觉得我说的也有道理。现在,我看西医也往中医这条路走,我们中医讲辨证,西医现在讲循证。

徐:现在西医也讲个体化医学了。最新的医学动向就是个体化,我两年前去美国作报告就是讲"个体化医学"。

许老:我们几千年的辨证论治就是个体化治疗。

徐:对啊,就是个体化医学!

许老:西医现在不是也在搞循证? 不也在搞个体化治疗? 这就对了,西医也在进化。

徐:他们也在与时俱进。我觉得我们中医人在坚守中医底线的同时,要有像西医一样与时俱进的精神,要有开放的思想。

许老:我的学术主张是:中医理论源《黄帝内经》《难经》,热病、杂病法仲景,温病宗吴瑭,博采各大医家之长,衷中参西,为我所用。我说我们中医也有"公检法",也讲究"稳准狠",中医宏观辨证,参考西医微观诊病,做到"知己知彼"不误诊,辨证稳妥,辨病准确,用药少而精,力宏效专,配伍遵循君臣佐使,先后主次分明。"治病必求其本""用药如用兵",中医治病也要讲究战略战术,分清诊治过程中主要矛盾(主证)、次要矛盾(兼证),进一步辨明主证矛盾哪些是主要方面,哪些是次要方面,从而正治或反治,整体调节,统筹治疗。

还有,我们那时候中医讲课,都是教授去讲。如果教授不讲,下面有讲师或者是副教授讲课,学生听完他们的课,教授要去做个专题报告,这才行。现在的教授都不讲课了,到校外去讲……

徐:您指出的问题我知道,我调研时也了解到这个情况。

许老:现在就是这个问题,教师的敬业精神要强化。

徐:是,事实就是这样。

许老:教授不讲课还叫什么教授? 可是现在谁来管?

徐：北中医很快实行教授一定要上岗讲课的制度。

许老：还有学生管理的问题！实习不能踏踏实实地跟诊学习。学生实习考勤、水平考核，缺乏严格把关。

徐：这个是非常不好的！

许老：所以教材问题，课程安排问题，教师敬业问题，教学管理问题……要办好中医学院还有很多问题呀！

徐：谢谢您今天和我讲这么多的事情。

许老：中医学院毕业的学生，好多都考上西医院校的研究生。你知道吧？

徐：我知道。

许老：说明现在学生西医学得比中医好，向往西医。所以我们一直在讨论西医课的比重要减下来！我就提出"先中后西"。七年制的班可以先用五年扎扎实实学中医，后两年学西医，中医先入为主，打好牢固的专业基础，再学习西医。中医没学好，又学西医，学生都糊涂了，最后学生只愿意学西医了。

徐：对，是的。

许老：现在的学生感觉中医是空的。课堂学习中医理论基础不牢固，临床实习基本操作也不过关，中医临床理论严重脱离实践，现在中医都西医化了。

徐：是啊，现在中医院大部分都被西化了，充其量就是中西医结合医院。现在怎么保持我们中医的本色，同时又能与时俱进，这是摆在我们面前的一个大问题——培养人才是首当其冲的大问题。

许老：现在好多做法都已经成为习惯了，想要全部纠正过来，难度很大。

徐：是啊，我也知道。凭我的能力，能做多少做多少。但是我第一要坚守中医的阵地；第二在政策范围内努力工作；第三尊重老师的意见、尊重专家的意见；第四要爱护好学生，把他们培养成才，成为一个合格的中医医生。

许老：七年制学生应该要好好培养。

徐：嗯，很好，行。许老，关于工作您还有什么要提醒我的，还有些什么好的意见，请都跟我讲，我愿意洗耳恭听，真的。

许老：我认为"一个好汉三个帮"，你一个人来做恐怕有些困难。

徐：困难总是有的，哪里的工作都有困难，这个我不在乎。虽然我年龄比您小，但是我一边做学术，一边做行政工作，也做了十几年了，我也遇到过一些困难，我觉得只要是为大众谋福利，大家认可的事情，哪怕是困难多一点，我也敢担当。

我作为校长今天来的目的,一是请教关于中医药当前的教育怎么搞,刚才您讲的那些观点我都会虚心学习。第二,我觉得对北中医的历史要有一个回顾。我觉得你们是对北中医作出了巨大贡献的人,所以学校早年的中医教育,包括教材的编写……很多事情你们是如何身体力行地把学校的教育工作从无到有做起来的,我想应该有个回顾,这是第二个事情。第三,我是觉得您为中医事业辛勤耕耘了这么多年,风风雨雨经验教训肯定经历、看到的很多了,所以有些经验教训值得让我去吸取、反思,提醒我在以后的工作中如何做得更好。我选择坚守一点,把中医事业做好,为中医事业培养合格的人才。因为我是个外行,所以现在我对中医教育、中医事业还把握不准。当我把握准时机的时候,我一定要理顺学校内部治理结构。

许老:内行也难领导内行。

徐:是啊。我现在正在不断地学习。通过向不同的人学习,尤其是最近向你们这些老先生请教,我对中医的问题也有了大致了解,包括教材怎么改,课程怎么设,我自己有一个初步打算。我是一个想干事的人。在别的单位也干过事,我在中山大学管理工科、医科科研。

许老:北京中医药大学比中山大学小多了。

徐:是,我只是想说我知道如何管理行政事务。我非常注重调查研究,曾经到北中医的几家附属医院调研过,也以普通患者身份去看过病,也向医院的科主任了解过情况。对于医生我知道怎么尊重他们,但是我也要了解一系列的相关情况。比如有哪些医生是专家,是什么水平的专家,擅长治疗什么疾病,疾病的治疗效果如何?

我现在最担心的就是能不能培养出好学生。北中医校长的第一要务,就是把学生培养成合格的中医。北中医的中医教育怎么做?这是我这次来拜访您的最主要目的,想听听您的意见。

许老:中医学现在的趋势是不搞细分科了,现在和过去一样,是要培养全科医生。

徐:您觉得这个提法对不对?

许老:对呀!我们过去在老家都是全科医生,内、外、妇、儿,针灸、火罐,什么都看,什么方法好用就用什么。到城市里面才有专科,实质上中医需要的还是全科。

徐:您觉得中医就应该培养全科医生,是吧?

许老:所以要把中医学好,培养出全科中医,掌握辨证是主要的。我记得"文革"时,北京安定医院有一个马主任,他是主任医师,我们一起去巡回医疗,每次他都带我一起去。他说:"我们西医就是两个眼,一个是影像X线,一个是化验显微镜,到农村我什么都没有,我两个眼都是瞎的,不会看病。你和我一块去,你去辨证,帮我一块儿看看病人。"西医就是这样,就是两只眼;中医呢,靠四诊,靠辨证,很方便,很灵活。

徐：这两只眼还借助仪器、设备。

许老：中医不用找仪器帮忙也能看病，是吧。

徐：是的，我觉得挺好的。

许老：过去我们提过，北京中医学院应该写一个更翔实的校史。

徐：我们正在准备做。许老，您有什么关于早年的北中医教学的教案，您觉得值得北中医留下纪念的，您就告诉我，我们征集起来，将来可以办校史展。另外，关于北中医早年的历史您觉得有哪些方面值得学校记录下来，有利于学校未来的发展，请您告诉我。

许老：我们提了好多次，没有人落实这件事。

徐：校史，我准备做，要把早年那些老先生如何来到北中医的，如何创办北中医的历史好好整理一下。我们现在正在收集一些档案资料，准备在新校区的博物馆里设一个校史展示室，展示与学校早期历史相关的文物、图片。我正在逐一拜访健在的参与过北中医建设的老人们，或者去拜访他们的后人，比如我们第一任教务长祝谌予教授的后人，东直门医院妇科老前辈王慎轩先生传人的家属我都去见了。

许老：王慎轩王老，1956年在南京江苏中医进修学校给我们上过课。王老1959年来京，在北京中医学院附属东直门医院妇科做过主任，我曾经跟他学习过一段时间。王老1965年提前退休回了苏州，文化大革命期间，我去苏州看望我大女儿，还一起到苏州老城"旧学前"王慎轩老家看望过他。

徐：对，我们都不应该忘记这些为北中医做过贡献的人，都要拜访到。听听他们的意见，他们的后人、传人的想法和要求。

许老：还有秦伯未。

徐：对，秦伯未。

邱：明天晚上徐校长采访秦伯未的传人堂侄女吴大真教授。

许老：秦老为中医做过不少杰出的贡献。秦老是中医界德高望重的老前辈，在北京中医学院附属东直门医院内科工作过，人很谦和，学问很大，临床水平很高。

徐：是。我有个很大的愿望，许老，您要是有时间，您把早年北中医的历史回忆出来，我给您安排专人录制下来。我准备组织个班子，写北京中医学院——北京中医药大学的创建、发展史。到时请您来回顾历史，做编写校史的顾问。

二十一、爱中医、爱学生，搞好中医教育需要奉献

——陈彤云

人物简介：陈彤云（1921年12月25日——　），女，回族，北京人。出身中医世家，自幼受其父温病学名医陈树人熏陶，接触中医。辅仁大学毕业。20世纪40年代师从公公哈锐川学习皮外科。50年代中期协助丈夫哈玉民筹建北京中医学院。60年代从学赵炳南先生。著名中医学家，中医皮外科专家。第三批、四批全国老中医药专家学术经验继承工作指导老师，第二届首都国医名师，第四届国医大师。

时间：2013年8月18日

地点：北京市东城区陈彤云老师寓所

爱中医、爱学生, 搞好中医教育需要奉献
—— 陈彤云

邱:陈老,您好,这是我们新来的徐校长。这是陈彤云陈老。

徐:陈老您好!

邱:陈老今年92周岁了。

徐:身体很健康啊。

陈老:您坐,您请坐。您好,您原来学什么专业?

徐:我学的是免疫学,原来在中山大学做副校长,主管医科、理科、工科科研。

陈老:您原来在广东,现在来北方生活习惯吗?

徐:这是一个挑战。

陈老:您老家是什么地方?

徐:我是江西人。1981年从江西考入中山大学本科读植物学。之后留学美国的伊利诺伊大学,攻读硕士、博士学位。

陈老:是在美国学的免疫学吗?

徐:对! 在美国学的免疫,博士论文研究的白血病。然后在加州大学圣地亚哥分校(UCSD)医学系继续读了博士后,导师是美国的著名的血液病医生和专家,是美国国家科学院和医学科学院院士,也是美国历史上医师协会的第一位女会长。

陈老:那您来到北中医就放弃业务了,很可惜啊。

徐:来到北中医,肯定要影响业务,因为中医不是我的专业。所以,现在还有一些学生、助手和学术研究工作留在中山大学,我只身一人来到北京。我来北中医也6个多月了。

来之后做了很多调研,了解目前学校状况,调研如何做好中医教育。我跟北中医的老师和学生说,我是一个外行人,外行人来了,就得从学生做起。

陈老:您真是外行啊?

徐:是外行,所以我就通过各种途径认真地去做调研,咨询老师、学生,走访实验室、课室、学生宿舍、饭堂,甚至一些老师的家里,拜访校内外的名医大师。在发现一些问

题的同时也发现了很多有价值的东西。北中医中医药教育办学历史在全国领先,早在1956年建校的初期,中央就把很多中医力量从各地汇聚过来,其中这有一段历史跟您及您的家里有关系。

我这个人喜欢历史,我认为中国之所以有今天,北中医之所以有今天,是历史的传承,薪火传承过来的。

作为一个新校长,我要对北中医的过去有一个了解,并把过去的历史做一个梳理。研究历史、梳理历史的目的,一是对古人、对前人的尊重,激励后人像前人一样地工作,敬业、爱校、爱教——学校的教育事业;二是立一个标杆和丰碑,让后人知道有哪些前人值得我们去尊敬,值得我们去记住,值得我们去学习。所以,我就有了一个愿望,利用暑假期间向众多的名医大师请教。所以就找到邱老师联系到了您。

陈老:您找我? 我对免疫可是非常外行啊。

徐:今天过来不是请教免疫,我是来请您谈谈中医药教育问题的。

陈老:那就请您听听北京中医学院创建的历史吧。

徐:好哇! 就是想了解您和您的家人对中医药教育的看法及中医教育事业做出的贡献。通过了解这一点呢,让我更好地知道我该怎么把北中医办好。所以您有什么就讲什么。今天来拜访您,目的就是想听您谈一谈北中医早期中医教育的情况,就您所知道的、所听到的、所见证的事情。另外,您对我这个后人,这个新的、外行校长领导北中医,有什么好的建议? 我这些话就作为抛砖引玉吧。

陈老:您抛砖,可引不出玉来。

徐:您这个太谦虚。

陈老:您今年多大年龄?

徐:刚刚50。

陈老:您真是办事业的年龄。就是把您的免疫研究耽误未免可惜! 您的专业日后可以跟中医结合。要想把北中医创新,能够攀登世界高峰,必须与各个边缘学科结合起来。单纯中医、单纯西医也不可以,中西医结合也做不到的。

徐:谢谢您这个意见。中医一定要跟现代科学知识有机结合。我做的是很前沿的免疫学,曾被邀请至美国做大会报告,讲过免疫基础上的个体化医学。

陈老:西医讲究的客观化,中医拿不出来,我说治好了,但是我拿不出来能够让大家理解的理论。因为西医的理论都是通过严谨的实验证明。大家对中医的理论不理解。

徐:这是中医一个最大的困境。也正是这一点,让我看到了我这个背景来北中医也是一个机遇。我是一个经过严格的、系统的现代科学、西方生命科学和基础医学教育的研究者；但是我从小就接触中医，从小就爱中医。当年考大学最早学的植物学专业，后来留学选择免疫学，是想着未来有一天，可能要做一点跟中医药有关的事，没想到这个机会真的来了。这也是冥冥之中的一个巧合吧。

陈老：这也是中医界的一个福音。

徐：不敢不敢。

邱：陈老的养生特别好，现在每周还在坚持门诊，还在带徒。陈老一家三代都从事中医，陈老的父亲陈树人先生是一位精通温病的老中医，陈老的儿子哈刚大夫继承家业，也做中医。陈老曾师从哈锐川哈老和赵炳南赵老，她的爱人哈玉民先生是著名中医外科专家。

哈先生是中华人民共和国成立初期北京中医学会的创始人之一、北京市中医进修学校的创建者之一，也是北京中医学院最早的、最主要的创始人之一。我查了相关档案：1950年3月2日，北京中医学会召开第一次筹委会，由赵树屏、孟昭威、李涛、潘兆鹏、于道济、哈玉民、马继兴等七人组成《学会章程》起草委员会，制订《北京中医学会会章草案》。1950年5月30日，北京中医学会在中山公园来今雨轩宣告成立，学会会址设在哈玉民诊所。6月3日召开第一次执行委员会，哈玉民当选为学会副主席兼社会服务组长。1950年8月，北京中医学会受中央人民政府卫生部的直接领导，组织了预防医学委员会，成立了预防医学学习班。哈玉民任北京预防医学委员会主任委员。预防医学进修班于1950年10月14日开学，北京市先后有700余名中医师参加了预防医学进修班的学习。当年大家的学习热情十分高涨，出于更好地为广大人民群众健康服务的需要，纷纷要求成立高级班。北京中医学会向上级反映了中医师们的要求，卫生部随即创办了直属"北京中医进修学校"，副校长孟昭威、教务长于道济，同时面向全国培训。但这需要脱产进修，北京市很多中医向往进修，可是白天都要出诊，不能脱产，只能参加业余班。北京市卫生局有鉴于此，遂下指示，命哈玉民等筹备北京市中医进修学校，采取业余培训，每晚7点至10点上课，学程一年。为了办好市属的中医进修学校，哈玉民将自己诊所停办。1951年9月15日，北京市中医进修学校成立，校长由北京市公共卫生局局长张文奇兼任，副校长为哈玉民，主管该校实际事务，任课老师由本市各大医院专家分别担任。如此办班，先后共结业了十一届。学习内容为全国卫生行政会议决定的课程，1954年之前的课程包括社会科学、基础医学、临床医学、中医学术研究等24种。1954年，贯彻中央卫生工作新精神，北京市中医进修学校的课程重新安排，70%以上为中医理论课，以学习中医经典为主。1956年3月，国务院批复同意高教部和卫生部共同制订的在全国成立四所中医学院的计划，指令"关于学院的筹办工作，应与地方上妥善协商"。4月，接中央高教部和卫生部文件，北京市公共卫生局正式委托北京市中医进修学校筹办北京中医学院。哈玉民先生接受上级任务，在陈老等协助下，从事筹备工作。在哈先生当年创办的北京市中医进修学校基础上，北京中医学院组建起来。当时中央指出的中医工作指导方针是"系统学习、全面掌握、整理提高"。您可以听听陈老回忆当年她们如何落实中央部署，筹备、创建北京中医学院时的亲身经历。

陈老：谈到创建北京中医学院一事，首先要讲哈玉民。他是北京中医学会、《北京中医杂志》的创建人之一，1950年8月以中医身份参加过第一届全国卫生工作会议。当时大会"团结中西医、预防为主、面向工农兵"的卫生方针使哈玉民兴奋至极，带给他高度的工作激情。他看到中国共产党对中医学术的尊重，这是他梦寐以求的理想啊！中华人民共和国建立前，中医处于自生自灭的状况中，与今日党对中医与西医共同的重视，真是天地之别。因此，党交给他的任务，他总是全心全意、忠心耿耿、努力工作，尽心尽力以求完满。

1954年，当毛主席的批示"中医药学是一个伟大的宝库，应当努力发掘，加以提高"传达下来，哈玉民一听到这个指示，激动得与在学校进修的同学们高举双手欢呼起来："毛主席万岁！"这一情景我记忆极为清楚，当时情景历历在目，仿佛就在昨天。

1956年4月，我们接到北京市公共卫生局转达的中央国务院同意高教部、卫生部的提议、要求我们配合完成筹建北京中医学院的指示。中医高等学校将要成立，要培养高级中医人才，哈玉民无比激动！无比兴奋！当即夜以继日地投入筹建工作。从新中国成立到他最后生命结束的十年，他对党的中医事业忠诚、认真、无私、忘我。这就是我对他的认识。

徐：您与哈先生都是新中国中医高等教育的先行者！

陈老：我搞中医教育，最初也是外行。我是老北京贝满中学毕业，在辅仁大学学经济学。1943年面临毕业的时候，也正是日本侵略中国最残酷的时候，根本没法找到合适的工作。因为我父亲是中医，有家传的渊源，婆家也是搞中医的，就回家正式改学中医了。我是这样转行的。

徐：您转行后很有成就啊。回想您早年协办中医进修学校，搞中医教育，应该很辛苦吧？

陈老：我觉得学中医是一件好事儿，所以不觉得苦和累。我之所以这么热爱中医，一方面由于我父亲当年医好过很多患者，这给一个十几岁的青年留下了美好的印象，中医能够让人起死回生。另一方面，我的公公哈锐川是华北一带很有名气的中医外科医生，疗效很好，家里诊所每天都门庭若市。这两家全是搞中医的，耳濡目染，就受到了很好的熏陶。

搞中医教育，首先要对中医有感情。中医教育工作者要自身了解中医，接触中医，同情患者,自己能够或者看到别的中医为患者排忧解难、救死扶伤,才能升起热爱中医的真挚感情。其次,要对学生有感情,要千方百计为学生的学业考虑,从人格上、生活上……引导学生、关爱学生。

我对我父亲很敬重,小时候寒暑假的时候,父亲看病,我就帮他写方子,一直到十七八岁。听我爸爸给徒弟讲课,讲《汤头歌诀》,讲《医学三字经》,他们背,我也背。徒弟还没背下来,我都可以背了,就这样入了中医门。1942年与哈玉民结婚,那时候,我们住处离诊所很近,前边看病,后边配药,就像作坊一样。大学课程不很紧,空闲时,我就在家里帮着配药,学着制作外贴药、外洗药、磨药粉、制药丸、调药膏,消毒外科手术器械。我有一点儿内科的基础,又有外科学习的条件,而且都是家里亲传,所以进步很快。后来,公公生病了,我就从做后勤工作转到了去前面诊所,帮助我的丈夫诊治患者。一边看病,一边学习《医宗金鉴》《外科正宗》等医书,就这样逐步熟练掌握了中医。1950年,有个机会参加北京市医师资格考试,取得了外科行医执照。

徐:中医执照。

陈老:对,我就可以正式行医了,自己独立看病了。哈锐川的诊所有很好的信誉,我就利用这间诊所锻炼临床技能。我先生上午看病,我下午看病。那时候没有抗生素,很多女性患者患乳腺炎找我看病,很方便。我就这样踏进中医的殿堂。

徐:从1943年左右学医,您这一路走下来,那就整整七十年了。

陈老:从那时算起七十年。我干这行,爱这行,既然搞了中医皮外科,我就爱这工作。

徐:我也是这样,既然来了中医界,我就爱中医事业,要把中医事业做好,至少先把中医教育事业做好。所以,今天来拜访您,也是来请教您,学习您个人的经历,听听您谈谈中医药教育,怎么培养合格的中医学生。

现在,经常有人批评说,我们培养出来的学生不够格。学生们跟老先生临床实习,老先生在临证教学时,发现学生的功底不扎实,从写出来的论文、病历等反映出来学生对中医理论掌握得不扎实、辨证论治的水平不够,老师带教非常辛苦。因此,我觉得目前的中医教育存在问题,所以前来请教,向您这样的老先生问计。你们在那样艰难的条件下,学得那么有成就。而我们现在的学生在五年、七年,甚至九年的教育里,我们都没有把大多数学生培养成合格的中医,那我们首先对不起政府交给我们的任务;其次对不起这些孩子们,家长慕名把孩子们送到北中医学习,我们却没有让大多数孩子们成才,我们愧对他们。所以,我作为一个校长,了解到这个情况以后,压力非常大,我认为肩上的担子很重。我要去请教,多方请教、问计各方人士,希望拿出一个好的方案,慢慢地改变这个状况。

今天想听听您的一些好的建议。这么多年来,您接触了许多跟您学徒、跟您学习的学生,根据您的观察,您觉得现在大学的中医教育存在一些什么问题?

陈老:这个问题,您让我慢慢想想。我还是把北中医创建的过程再给你详细讲讲。我是念过大学的人,在大学生活和学习过,一个现代大学的规模,在新中国成立前什么样我是熟悉的。

1956年4月,我们接到北京市卫生局的红头文件,要求北京市中医进修学校联络、筹备成立北京中医学院,而且当年就要招生入学,9月开学。从1955年开始,哈玉民就担任中医进修学校的校长,还有一个副校长沈玉峰,我是教务科教导主任,我们真是兴奋极了!刚才和您说了,我和哈玉民是从旧社会过来的中医,中华人民共和国刚刚成立不久,党和政府居然决定在首都北京办一所公立中医大学,中医人要有国家自己创办的大学了,这是一件多么让人兴奋的事情啊! 历史上从来没有过的呀!

徐:近代历史上,中医一直被打压着。

陈老:那时候我们30多岁,正是意气风发的年龄。国家委托我们创建北京中医学院,多少中医人,老一代、新一代,梦寐以求的理想将由我们手中得以实现,我们举手欢迎啊! 成天都是喜笑颜开,甚至做梦都在乐啊! 可是高兴归高兴,摆在面前的问题是怎样办中医大学? 从4月到9月开学,只有半年时间! 没有校舍,没有教材,没有教师,更没有教学计划。最早成立的四个中医学院:成都、上海、广州、北京,没有统一的教学计划,都得自己去设计和制订。

当时很难找到现成的具备大学规模的校址,沈玉峰每天外出找校址,跑遍了北门仓、南门仓、东城……跑遍了北京城,看了很多地方都没有合适的,最后只能暂时以东四十条北门仓27号北京市中医进修学校的一座四层楼作教学楼。没有大学教师,哈玉民着急啊! 虽然中医进修学校有一些老师,但绝大多数是各大医院辅导临床进修的大夫,没有成熟的、统一规格的教案、讲义,那不可能当大学的课上啊! 他牵头忙着聘请师资。首先聘请到刘渡舟,教《伤寒论》;聘到栾志仁,教《黄帝内经》;又聘到了张志纯,可以教《伤寒论》;聘请了方鸣谦,可以教《黄帝内经》(据北京中医药大学藏1956年档案暨北京中医学院1956年入学王世民教授藏《北京中医学院课程进展表(甲班)1956年10月8日》记载:当时开设有内经、伤寒、病理[教学大纲分别称内经选要、伤寒论、中医病理学]医史、哲学、体育课程;教学大纲记载当年陆续开设《神农本草经》《金匮要略》等课程。另据王世民教授回忆,栾志仁、张志纯先生合作教甲班;方鸣谦、刘渡舟先生合作教乙班)……起码开学这几门主要专业课能有老师了。体育老师从市属卫生学校调来夏汉三,辩证唯物主义哲学好像是邀请过市委陈轲,中国医学史哈玉民表示要亲自主讲,他说我必须讲医史,让学生接受爱国主义的教育,多讲一些祖国医学历代的成就,以巩固学生学习中医的信念。

教研组一开始什么都没有。没有现成教材就一边找资料一边编写,比如:以《内经知要》为蓝本,编写《内经选要》教材。拼拼凑凑,你准备《内经选要》,他准备《伤寒论》,他准备《中医病理学》,他准备《中国医学史》……到了7月,教材基本编写出来,我们这几个人就一块儿审查讲义。一个人念讲稿,大家一条一条提意见,以便丰富教材,使内容更加充实、更加准确。

7月招生,让我去,可是我根本不懂大学生录取的标准和方法。我就去"北医"(当时的北京医学院)找到教务长马旭教授,向他请教医科大学录取工作的经验。他就告诉我怎么制定标准,怎么审核材料,怎么选择录取对象。按照"北医"的条件,我们是这么样做的,你可以参考。第一批学生是我主管录取的,当时入学的学生,不仅分数高,而且绝大部分都是第一志愿,他们综合素质都很高。今天看来,历史验证了这一点。

徐:那时候有统一的考试吗?

陈老:是国家统一的高校入学考试。报考的都是向往中医的学生,我录取的基本都是第一志愿。

徐:那一批录取了多少学生?

陈老:本科班120人。不完全是高中生,还有调干、卫生学校毕业参加高考的。在职的调干,有20多人,报考学生有近100人。

徐:那第一批毕业的学生里面,现在还有多少是从事中医教育或者中医事业的?

陈老:很多啊!到大学主要从事中医教育的有张吉、聂惠民、刘燕池、翁维健、李士懋、田淑霄等人。到医院主要从事中医临床的有吕仁和、魏执真、祁宝玉、王沛、韩梅、钱英、王居易、黄敬彦、李岩、晁恩祥、王秀珍、钱文燕、许朼、哈孝廉等人。到研究院所主要从事中医研究工作的吴伯平、王世民、吕景山、张田仁等人。从事领导工作、科研工作的有王永炎、傅士垣、李庚韶、李书元、石国璧等人。他们都是1956年我亲手接进来的学生。

记得学生是满怀憧憬、高分被录取进来的。但进来后一看校舍就心凉了。我们只有原来中医进修学校2 000多平方米的校舍,没有更多的教室;宿舍很拥挤,只能把楼的第三层全部腾出来,让学生住;饭厅也很小;没有操场,我们只好向对面的61中借操场,上体育课要去61中。我还记得,9月3日开学典礼,热烈而隆重,是在学校旁边借的礼堂举办的。出席开学典礼的有当时北京市副市长王昆仑、卫生部部长助理郭子化、卫生部教育司司长季钟朴、中医研究院副院长薛和昉,以及北京中医学会、北京同仁医院的相关领导。我记得贺龙的夫人北京市委宣传部处长薛明、饶漱石夫人北京东城区委书记陆璀也来参会了。陈育鸣任北京中医学院副院长,汇报了中医学院筹备成立经过,特别指出是在中医进修学校基础上创建起来的;目前条件很艰苦,但新校舍的基本建设已经筹划。领导们表示由衷祝贺北京中医学院的成立,对今后的工作会大力支持,对全体同学的学习给予了勉励。最后通过了向毛主席的致敬电。就这样9月5日开学了。

当时条件太困难了！教材经常在修改，常常是在夜里印刷，第二天发给同学，同学拿到手里，油墨还没干透呢。内经是听大课，120人听大课，没有大教室，就在楼门大厅，每人一个小马扎——没椅子，每人发一个马扎坐那儿听课。记笔记就放在腿上写，艰苦得很。当时我们的口号是"发扬延安精神"。

徐：非常艰苦！

陈老：对！学生能够安下心来读书，我们才能放心！我们就在各方面安慰同学们，说这只是暂时的，咱们逐步会有校舍，会有更多的师资。目前是因为筹备时间短、仓促，条件不可能一下子完备，把底交给学生。同学们虽然是表面认可，心里却不高兴，有的同学心想：坐在这儿，还不如小学生，小学生起码听课还有个桌子和椅子呀！所以同学们心里并不满意。

但是没办法啊！9月5日正式上课了。很艰难。一开始教师队伍大概就这么几个人：刘渡舟（7月1日入职）、栾志仁（7月入职）、张志纯（8月入职）、方鸣谦（8月入职）、夏汉三（8月30日入职）……（后陈老补充回忆，并查证北京中医药大学藏1956年档案，得知当年先后聘请教师还有：马成甫[6月23日]、宋孝志[8月30日，辅导员]、马龙伯[9月10日]、熊献方[9月24日]、穆伯陶[10月11日]、钱达根[10月15日]、曲祖贻[11月9日]、陈慎吾[12月7日]、赵绍琴[12月28日调入，后离职，再调入]等人。此外，还陆续邀请过：朱颜、谢仲墨、章次公、耿鉴庭、宋向元、祝谌予、宗维新、谢海洲、单玉堂等师资[以上人员，有些后来陆续调入；有些一直没有调入，只是当时兼课]。聘请前清太医院御医瞿文楼担任中医学术顾问[9月2日]。刘毅东[7月17日]、李介鸣[9月27日]当科员，林崇庆[10月22日]任校医。另据王世民教授回忆：钱达根、朱颜、谢海洲老师讲授过《神农本草经》，陈慎吾老师讲授过《伤寒论》《金匮要略》，耿鉴庭老师讲授过《中国医学史》[陈邦贤老师作过几次医史学术报告，哈玉民校长一开始做过报告，后主要从事校务管理]）。第一学期（1956年下半年），先这么上课；第二学期（1957年上半年），继续聘请老师，扩大师资队伍。人事工作、党团工作也在逐步完善，11月，北京市委正式批准陈育鸣副院长兼任学院党支部书记，沈玉峰任副书记，校办公室调来了平凌霄当主任。年底（12月7日入职）教务科调来于道济。

我是读过大学的人，也觉得这不像是大学学校。同学有意见、发牢骚是正常的。陈院长每天坐在那里，不言不语，紧锁眉，无奈啊！

大概在1957年初，周总理召集北京所在各高等院校领导，听取各学校存在的问题和意见。陈育鸣副院长表示不参加，指示让哈玉民和我去参加。当周总理问起中医学院存在什么问题时，哈玉民把学校现有的师资、设备、校舍等现状以及同学们的意见，一一如实向总理汇报。总理问：学生会不会闹事？哈玉民说：不放心！正是由于总理听到了真实情况的汇报，及时指示卫生部徐运北副部长关注，所以不久中医学院的办学条件有了很大的改观。

缺乏师资问题被反映到卫生部,卫生部有人考虑南迁,如中医司吕炳奎司长提出将北京中医学院临时迁到南京开办。在卫生部中医司召开学生座谈会的时候,我也去了,有的学生反对,有的学生同意。最后中央决定:不要南迁,在北京一定要把中医学院办好。

1957年下半年,这是北京中医学院重要的转折点。当年,中医学院筹建过程,师资短缺是最核心困难。北京的名医善于看病,基本没有上课堂授课的经历。萧龙友、施今墨、瞿文楼等都是大名医,他们可以介绍临床经验、办学思路,但是年岁太大,不能上课。所以,我们只能到处寻找能讲中医课的老师。很多优秀的中医,习惯做临床工作,授课要写讲义备课,口才、板书还要好;况且要求突然停诊上讲台教课,这也是一个大转变,很多老师刚刚进入中医学院,一下子不太习惯。所以,理论、临床、口才、板书都好的中医师资,不是那么容易物色的。

为了增加北京中医学院师资力量,卫生部听取吕炳奎司长的意见,就把南京江苏省中医进修学校培养的师资调了一些过来。1957年下半年,像颜正华、杨甲三、汪幼人、印会河、程莘农、董建华、王绵之、王玉川、程士德、施汉章、许润三、王子瑜、刘弼臣等,暑假期间陆续报到,当年调来了二十多位师资;1958年从南京继续调来二十多位教师。这样,师资的问题算是基本解决了。1957年初到1962年,卫生部从全国各地为北京中医学院正式调入了不少优秀师资或顾问,比如:余无言、宋向元、祝谌予、任应秋、谢海洲、单玉堂(以上1957年)、袁鸿寿、胡希恕、焦树德、秦伯未、王慎轩(以上1958年)、刘寿山(1959年)、李重人(1962年)等(以上人名部分为陈老回忆,据北京中医药大学藏早期档案确认,同时按调入大致时间先后作了补充与排序。另据王世民教授回忆:1957年下半年,调来林凌老师教哲学;柯秀英老师教外语;魏我权[北京协和医学院毕业,"文革"后更名魏民]老师教病理学;从沈阳医学院[原名中国医科大学]调来:邱树华老师教人体解剖学、贾长恩老师教组织胚胎学、刘国隆老师教生理学等)。

1957年8月,在周总理的亲切关怀下,学院用基建指标换取当时属于人民大学的海运仓3号,即民国时期朝阳大学所在的校址。1958年2月,北京中医学院就搬到那儿去了。学生们看到师资充实了,校舍变大了,设备改善了,思想情绪也就逐渐稳定下来。到了1958年初,北京中医学院也就跟原来北京市中医进修学校逐渐脱节了。我们当时真是什么也不知道,北京中医学院再开会也不通知我们参加……就这样无声无息地,学校搬走了,学生搬走了,老师也都到海运仓去授课了。也没人跟我们打招呼,也没有人跟我们作任何交代。这是一段刻骨铭心,永远记忆的往事。

徐:什么交代也没有?

邱:《北京中医药大学校志》上有这么一段记载:"1957年8月27日,北京市高校党委决定北京中医学院和中医进修学校正式分开。……9月11日，卫生部任命黄开云为北京中医学院院长。26日，黄开云被选为院党总支书记。"我查了咱们大学藏档案材料，有一张《中共北京市委组织部介绍信》，上面从右到左竖着写有："中医学院总支，兹介绍黄开云同志去你处分配工作，请接洽是荷，此致敬礼。注：已经中央批准，去你院任院长。中共北京市委组织部。一九五七年十一月四日。市综干介字第01986号。"可知黄院长当年11月4日被中共北京市委组织部正式任命为北京中医学院党总支书记。另外，有一本"北京中医学院1956—1957年在职人员工资发放花名册"账簿记载："职别：院长。姓名：黄开云。性别：男。到院校日期：1957年9月1号。级别：10级。薪金：212.00。"其他详细情况，没有见到更多书面记载。

陈老：我们很尴尬啊，也很难过。我们对中医学院的学生，非常有感情！但就这样不声不响地搬走了，我们很难过啊！对中医学院的创建工作，我们没有功也有苦啊。当时哭笑不得呀！就是这么简单的一个过程，就像自己生的孩子无声地被别人领养了，连一句交代的话也没留下。这个是我们刻骨铭心的记忆。我们曾经费了九牛二虎的力量，最后就是这样不了了之的结果。当时市卫生局，或者学院的领导哪怕跟我们说一句话：你们过去的所有努力是值得肯定的！现在学院筹备工作结束，我们归属由中央直接领导了。我们搬迁新校舍办公了。衷心感谢进修学校所有的领导、老师的辛勤付出。但是，这样的话，一句我们都没能听到。新来的北京中医学院的院长我们也不认识。就这样，悄无声息地，中医学院连人带校，全部离开了。那以后，中医学院就和我们彻底没有任何关系了。

所以这是一段刻骨铭心，永远记忆的往事。

徐：那这段历史是1957年发生的吗？

陈老：是，1957年下半年。1958年初海运仓那边就全都整齐就绪了。大约70年代初（邱：1971年。）中医学院由海运仓又搬到河北师范学院的校址——和平街北口现在这块地方，规模越来越大了。中医学院学生越来越多，教学越办越好，我还是很高兴。

但是，当年师生离开我们的时候，确实是很伤心的。所以我说，要搞好中医教育，对学生没有感情，是不会办好的。

徐：今天来，其实我最想听到的就是您这段早期的故事。人要追寻自己的根源，我总算了解了您和您当年的同事奠定了北中医最初的根，真的不容易！我们为您和您当年同事的奉献骄傲！我代表学校向您表示由衷感谢！

陈老：太不容易了！想想掉眼泪呀！连白天带黑夜这样干了半年，迎来了按时开学。结果……就这样离开中医进修学校了。

徐：我可以理解您的心情。中医的大学教育，过去从没有人做过这么大的规模，所以你们做了一个最早的尝试。非常了不起!

陈老:谢谢!

徐:陈老啊,今天我来找寻这段历史,第一,表达我对您这段创业办学历史的尊重。第二,我代表北中医,对您过去为北中医的发展做出的工作表示肯定和赞赏。您和哈玉民先生,以及您的同事奠定了一个时代的开始,奠定了北中医的基础。不管别人怎么看,这个地基打得怎么样先不说,但这个地基的第一锹是你们铲下的。

所以,我想,陈老,像北中医早期的这些历史,如果您还有一些材料,能否提供给我们。我想在我校长任内编辑一下,重新梳理清楚北中医发展的历史。而您这段历史记忆对我们来说非常珍贵。哈玉民先生与您为创建北中医做出的贡献,这段历史是不可磨灭的!

陈老:现在还有人证明,像第一届学生晁恩祥、黄敬彦、王永炎、王沛、李岩、武维萍、翁维健、钱英、李书元、石国璧、刘燕池、李士懋……当时情景他们都亲身经历的。黄敬彦应该记得最清楚。

徐:所以,我想通过今天对您的拜访,真实还原一下当年的历史。如果您还有一些历史的材料,比如照片、课程表、成绩册之类的东西,如果可以的话,我是希望北中医能够收藏起来,作为历史的见证,包括您刚才讲的印刷的讲稿等等。

陈老:所有材料当年都是全的,但这么多年下来,尤其经历了"文革",我手头一点儿都没有了。开学准备、教学计划、学生档案、开学记录和其他资料,全部都交付于道济老大夫,作为北京中医学院的档案了。我们任何资料都没有留下,连开学的合影照片都没留下。我想筹备过程、开学的情况,您也许能在学校档案室里找得到。以上我就是凭脑子记忆的——那会儿大家拿着小马扎上课啊。我记得黄敬彦拿着100多张讲义,一人一张、一人一张,就这样发给同学们,真是油墨还没干。这个事情我记得清清楚楚……

徐:真不容易。

陈老:不容易。当初六年学制,他们是1962年毕业的。第一届真不容易啊,能够坚持下来,很不容易!我对当时被划成右派的同学,非常同情!他们只是对学校提意见,促进完善。本来就是办得不够好,同学提提意见,本来很正常;而且他们是正在接受教育阶段,怎么能就划为右派呢?师资、教材、校舍、设备、后勤都没准备好就开学——虽然提的意见尖锐一点,但并没提什么反党、反社会主义的特殊问题啊。我对学生被划为右派,不同意!因为我们的工作没做好,责任在我们,不能怨同学。

徐:提意见应该是很正常的一件事情。

陈老:但当时没有力量挽回那种局面……我跟第一届学生感情很深。

徐：所以说，北中医第一届其实招了120人，但有些人被错划右派，真正毕业的没有120人。

陈老：是的。

徐：我要去拜访一下这些同学。我觉得您回忆的这段历史啊，非常珍贵！

陈老：这段历史第一届的同学们都知道。

徐：这段历史，应该好好地挖掘一下，把它整理出来。这对北中医很重要。

陈老：当时中医学院从进修学校搬走，确实没有任何人向我们作任何通报。搬走以后，中医学院再也没有人从工作角度与我们联系，我也就再没有踏进过北京中医学院的大门。有点儿不好意思！

所以您今天来，我非常感动！我觉得沉睡了几十年的历史，怎么让徐校长今天能亲临舍下，找我谈话，回忆历史？我感到兴奋，高兴，我也非常感谢。今天看来，我们当年热情有余，还缺乏办中医大学的能力。经历了快六十年的风风雨雨，人生的酸甜苦辣尝遍了，悲欢离合全部经历了。感到要办好中医教育，首先要爱中医，其次要爱学生。这样，付出青春，也无悔恨；奉献热血，也觉值得。

徐：您讲得太好了！这是给我当好北中医校长最好的启示！

陈老：您今天来，我很意外。我想一定是邱浩老师做的工作。因为我从来没有想到过，北中医的校长居然会来我家，跟我谈我们当年办校的历史，还能承认我们曾经在创办中医大学过程中做的工作。我实在太激动了！

徐：是邱浩跟我谈到您这段历史，因为我不了解这段历史。他跟我一讲，我说我一定要来拜访您！邱浩没有劝我一定来，是我自己觉得一定要来，因为您做的一切值得我来。我说：这段历史对北中医来说是珍贵的历史，要重新梳理出来，重新呈现出来。您作为亲历这段历史的当事人，可惜哈先生不在了——感谢您过去为北中医做的努力，您为北中医奠基铲起了第一锹土。不管这一锹土，别人怎么评价，当时怎么说，但是这一锹土非常关键，这都是你们的贡献。

陈老：我代表哈玉民感谢您，他在天之灵也会感到安慰。

哈玉民是1960年走的，他为国家发展中医事业真正是赤胆忠心！

徐：历史会记住他的！我觉得历史、即使是沉睡的历史，应该也是公平的。只要一个人为这个社会做了贡献，像您这样，人们心里知道，历史终究是会记住的！

陈老：可惜这些人很多都不在了，当年的北京中医学院创办人就剩我了。

徐：是啊，我所了解的：刘渡舟刘老也不在了；当年的教务长祝谌予祝老也不在了……我再问一下，那个时候，招生的时候，政府对北京中医学院有没有委任状、委任函？让你们做什么？谁是领导？1956年的时候，应当是有一个委任状的。

陈老：就是一个红头文件：办北京中医学院，哪天开学。没有任何委任状。

徐：发到你们那里？

陈老：是啊。只是一个办中医学院，什么时候开课——只有这样的内容。

徐：没有委任院长、书记的委任状？

陈老：没有，包括教学计划什么都没有。我就到处去学啊，到市卫生学校，曾校长——给我介绍，连厕所的装备常识都告诉我了：一个马桶大家怎么用？多少人需要多少马桶。学生一百多人下课，没有厕所，学生怎么办啊？开学后遇到不少困难，我们就鼓励同学，我们目前艰苦，未来都会解决。

邱：陈老，徐校长有一个愿望，就是想通过搞好中医教育，培养一些人才——能够跟临床不脱节的合格的中医。今天来看望您，也想听听您跟您的父亲，或者跟着哈锐川哈老、赵炳南赵老的学习体会。请您谈谈您是怎么能学成的？怎么成为一个好的中医大夫？院校读书的中医学生怎么学才能够成才。

陈老：现在啊，到我们北京中医医院跟我实习的学生很多。不管是首医大的也好，北京中医药大学来的也好，还是广州来的也好，在学校，中医皮肤科的学时太少，同学们掌握的理论很少，到了临床都需要从头开始学。我认为教材中皮肤科的内容不该放在外科学中。外科学一共七十多学时，而皮肤科内容只占外科学教材的三分之一。皮肤科的病种不少，患者很多，应该单有一定的学时，而不应该附属在外科学中授课。这是一个教育计划的问题，请徐校长组织专家研究这个问题。

徐：好的，可以组织专家讨论解决。

陈老：关于中医成才问题，我主要从临床的角度谈谈。首先，学校要有临床带教师资雄厚的实习基地，临床带教医生必须具备辨证论治的理论基础、要有好的临床经验与感悟，这样才能当好实习学生的老师。其次，古人说："教之道，贵以专。"我当年跟哈锐川老大夫七年，这七年就跟他一个人学；后来跟赵炳南老师将近二十年，一直跟到赵老辞世，哈、赵二老都是清末北京南城外科名家丁三巴的徒弟，虽然他们的临床风格略有不同，但同属一个师门，诊治思路是一致的。我传承了京城"丁门"这一派——应该算"哈氏外科、赵氏皮科"传人吧，这么多年下来，治好过不少患者，对怎么掌握中医临床多少有一些体会。

学生没上过临床之前，实践经验是一张白纸，老师怎么教，他们怎么学。但是目前，临床见习在一个医院，实习在另外一个医院，将来工作又要到一个新的地方，所学诊治思路各自为政、相互不能衔接,学生短短几年内接受几种不同的学术思想,结果什么也学不精、学不透,什么也没掌握牢,临床面对患者往往会无所适从。中医学存在派别的问题。我们北京中医医院皮科是赵炳南这派的,临床用药重在化"湿邪",处理皮科病,主要都从"化湿"考虑,同学见习就被灌输这个思想。结果他到另外一个地方实习,又面临另一套思路。比如到广安门,他们是朱仁康大夫那一派的,临床用药是从"风邪"入手,什么皮肤病都从"祛风"考虑,他们"风药"用得特别多。临床风格不一样,治疗各有侧重,到一个地方就要从头学起,不能一以贯之,学生一下子很难真正掌握不同的治疗路数。所学的东西难以贯彻始终,之前学习的东西,时间久了不用就生疏了。所以,这对同学们的时间、精力是一个浪费!如果这个同学从见习、实习到工作能在固定一个地方,那学术思想是连贯统一的,这样临床基本功才会扎实,成长才会快。真正把一种学术思想牢牢掌握了,日后再允许到外单位进修,旁参博学,拓宽眼界。先专一门,这是一个节省时间、中医成才的措施。否则,所学理论难以指导临床实践。

徐:您这个讲得太好了!开始学临床,贵专一。

陈老:另外,我觉得,咱们学生的中文字写得太差了,往往还不如小学生,抄的处方我都没法认识。我觉得学校应该注重培养学生的文字书写,这是很重要的。

徐:练字,练毛笔字、钢笔字。

陈老:不一定非要毛笔,能写规规整整的楷书就好,写的病历、开的处方让人能认出来,这是最起码的。我觉得书写是"人的脸面",中医学院的同学们对这方面重视得不够。而且从书写病历也能看出来,很多学生中文不是很通顺;在传统文化、文学水平方面,同学们也应该提高。所以我建议,在学好中医理论的同时,学校要加强同学们传统文化素质的培养,比如医古文、古代哲学等的学习。

徐:所以说,这就是一个大问题。现在的教育,不像您那一代人,在小学就抓国学基本素质的培养。

陈老:是啊,我觉得写字、书法不应该在大学抓,而是应该在小学抓。

徐:写字,中小学就没抓好,胚子就已经有一些问题了,到了大学以后,很多东西都要培养。但我也发现我们有的学生自身素养高的,家传好的,家里儒家文化底蕴深的,功底培养得就好,字就写得很好。现在北中医九年制岐黄班的有些学生,楷书写得很漂亮,毛笔字写得很漂亮的也有不少。所以,现在学生素质是良莠不齐。

陈老:我觉得小学就要抓练字。我在小学的时候要拓字帖、写白格字,要临古人的字帖。我们小学那会儿,一个礼拜3堂课,练小字、写大字。

徐:中华民族好的传统,经过这一百多年的历史变迁,丢掉了不少,太可惜了!现在我们要重新找回来。

陈老:对！我觉得这个变化主要是在"文革"以后。"文革"破坏了很多优秀的文化传统，导致现在一些年轻人的文化素质、道德修养受到了影响。

徐：好的规矩、好的习惯没养成。

陈老：还有伦理道德……

徐：现在诚信都没有了！现代社会需要很多的耐心重塑道德教育。我每次教育我的学生都是在做人方面花费比较多的精力，甚至比我做学问花的精力还多。我们古人讲"一诺千金"。有的学生可以随便答应老师安排的事，随后就忘掉了，他不说他没做，而是找种种理由来搪塞，实际上他不想去做，不想去执行。这就是说话不算数，这种风气非常普遍，都是年轻人啊！所以哪里去找诚信啊？没有诚信的国家怎么能成为一个世界大国、强国？成不了的！

陈老：以前非常强调尊师重教。

徐：感觉现在尊师的也不多见了。作为校长，我感觉人格教育、医德教育很难。我现在也是想着能够在我的职权范围内把这个工作做好。

陈老：这个问题不完全在学校。也有一部分是家庭独生子女的问题。家里就是他一个孩子，都是"唯我独尊"。

徐：您老本身不也是独生子女吗？您不就早年受教育、后来成长得挺好的吗？

陈老：我从小在父亲督导下读过一些古文，像《孟子》《左传》《古文观止》等，这些都是教导修身做人第一。像《孟子》开篇：孟子见梁惠王。王曰："叟不远千里而来，亦将有以利吾国乎？"孟子对曰："王何必曰利？亦有仁义而已矣。王曰：何以利吾国？大夫曰：何以利吾家？士庶人曰：何以利吾身？上下交征利，而国危矣！"这些古文小时候背得烂熟于胸，现在我也记忆犹新。

徐：传统文化教育培养出来的人要诚信得多，有伦理道德，这是一个客观的事实。学校教育、社会教育，还要看家教，家教很重要。现在的父母家长，他们本身就需要再教育。现在孩子们的家长都是在"文革"中或之后长大的那一批人，他们带孩子可能就有问题。所以，国民素质的提高，短期很难办。

陈老：我觉得新的道德没树立，旧的道德又破坏了。我举一个例子，有一次在美国，我要找地铁，看见一个老先生在车站等车。我很恭敬，尊称他"老先生"，我说您能帮我到地铁口吗？他说可以，就陪着我走，一直送我到地铁口。我问他："您是否也坐地铁？"他告诉我："我等的公共汽车已经过去了。"我很后悔，他等的那辆车是很少的，我知道美国的公共汽车间隔时间很长，这辆车过去，下一辆不知要等多长时间才来。我很不好意思，对老先生说："耽误您了。实在对不起您！"老先生毫不在意地说："没关系！"他毫无怨言。就是这样的老先生，70多岁，素昧平生，热心帮我一个外国人，我不会忘记。我对这样的道德非常敬仰。

徐：我也给您讲一个故事，当年我去美国留学，感觉在美国女性很受尊重。我当时在伊利诺伊大学读博士，每次去图书馆看书，进出都是别人在前面帮忙开着门等你进去，特别是见到有女士一起进去时，更是让女士优先进门，这是在美国随处所见的。

陈老：就是我在美国看到很多的所谓新的道德观念。中国呢，新的还没有，而旧的又破坏了。所以上车总是乱挤，而且很少让座位。

徐：所以，很重要的一点，我在学校抓的，除了教学问题，还要抓医德问题。现在医德是有问题的。现在开方子，就想开得贵一点，剂量开得多一点，增加收入。医生的医德确实需要提升。

陈老：这需要慢慢来改变。

徐：我再请教您一个问题啊，我看您这么大年纪，92岁高龄，身体还这么健康，皮肤那么好，您有什么养生的秘诀，我们可以分享一点啊？请您讲讲养生有什么秘诀吧。

陈老：第一，心态很重要。我这人不攀比、不贪名、不贪利、不占便宜，一直这么默默无声地工作几十年。我这一辈子不攀比，心里踏实，挣多少花多少。当初哈玉民走了，那会儿我才三十八岁，三个小孩，那时怎么接受啊？一个家的一个最重要的劳动主力没了。当然，我当时是很难过，有点不知怎么办哪！不知怎么办，我又没有兄弟姊妹，家里是独生女，那么就是我一个人带着三个小孩……当然也慢慢过来了。我就去比呀，还有人不如我呢，比我还年轻，她也没有丈夫，带着孩子，经济情况比我差多了，那么人家不也过来了吗？那就向不如我的人去比，我别去比那个运气好的人——人家一家人多幸福、团圆、和谐呀，我不去想那个，我就想那些家庭有困难的，他们整天都为生活、温饱着急呢，我还不至于吃不上饭……所以我从来是向下比，不向上比；永远知足，不怨天尤人。我现在一直也是这样，不向上比，不向上攀，最要紧的是心态平衡。

徐：心态平衡。

陈老：这是很重要的。我在临床上用所学中医为患者排忧解难，尽量方便患者，患者病苦解除，这是我最快乐的！我秉承赵炳南老师教导"学术不保留，经验不带走"，对徒弟、对实习学生，一视同仁，只要肯学，我都耐心教，我掌握多少传授多少。所以，医患关系好、师生感情好，天天心情都好。

徐：您现在带了多少正式的传人？您的儿子哈刚也是跟您学的吧？

陈老：我目前一共带了二十多名徒弟。2008年北京市中医管理局为我成立了传承工作室。我热爱中医，1976年市卫生局有一个指示：老中医可以带子女，当时哈刚在市一中教数学，为了后继有人，我把他调出来跟我学的皮外科。后来他又在北京中医学院在职学习四年"成教"。

徐：您可谓"中医世家，代有传人"了。

陈老：我这个人是这样：重视亲情，但不局限于小家。不论谁有困难，只要我力所能及，我一准去帮忙，这是我做人的标准。谁有困难我能帮都去帮，包括动物我全管，流浪猫、流浪狗我全管，花点钱给它们买些吃的。不认识的人有困难、社会募捐、灾区的事儿……我都去支援。许嘉璐提出来建立"中华社会困难救济基金会"，我相信许嘉璐这个人，相信中间环节上不会有问题，我就马上参加。这是一对一面向农村困难老人的帮扶，我马上就办了对口支援。我在社会上看到谁有困难，我肯定要帮，这是我做人的标准。

第二，锻炼。我每天要走路，一天走3 000步，半小时，这是坚持的，就在这儿走。一趟25步，我来回是50步，四回就是100步，一分钟100步，30分钟3 000步，每天坚持。吃东西以素为主，吃点鱼，吃点鸡，少吃点肉，多吃菜，多吃水果。不多吃，不贪吃，好吃的也不多吃。很简单，粗茶淡饭全吃。

我睡觉很好，但是我只睡7个钟头。

第三，兴趣广泛。我的生活比较丰富，我喜欢的东西比较多。我喜欢体育，乒乓球、排球、游泳，我都喜欢。我们国家现在的体育项目，哪个是好的，哪个是差的，我全了解。

徐：谢谢陈老的分享，我们今天耽误您太多时间了。好了，我们告辞了。以后关于北中医这段早期历史，可能一些细节方面还需要来拜访您。

陈老：好的，欢迎您再来家里做客。

徐：您留步，多保重，再见。

陈老：再见。

二十二、中医疗效提高从感性的诊断开始，治疗手段从实际需要出发

——唐由之

人物简介：唐由之（1926 年 7 月 1 日—2022 年 7 月 28 日），浙江省杭州市人。1942 年拜上海中医眼科名医陆南山先生为师学医。1952—1957 年就读于北京医学院医疗系。在继承和发扬中医眼科金针拨障术和睫状体平部的手术切口研究方面成就突出，发明了白内障针拨套出术。为中国中医眼科的学科带头人。首届国医大师。

时间：2013 年 8 月 18 日

地点：北京市海淀区唐由之老师寓所

中医疗效提高从感性的诊断开始，治疗手段从实际需要出发

—— 唐由之

徐：唐老，您好，非常感谢您给予我宝贵时间，我是北中医新来的校长徐安龙。

唐老：你好，请坐。

徐：我原来在美国伊利诺伊大学留学，在那里拿的硕士、博士学位，然后在加州大学圣地亚哥分校读的博士后，学的都是免疫学。回来以后就在我的母校中山大学，从一个教授、系主任、院长然后做到副校长，分管医科、理科、工科的科研。做了五年副校长，然后教育部给了我一个机会，公选过来做北中医的校长。我从小对中医很热爱，因为小时候得了肠伤寒，我家乡县城的老中医，也是我们当地的一位名中医，给我开中药，救活了我。这以后中医一直在我心目中留有美好的记忆。1996年我在美国留学和工作10年后决定回国，当时留学生大多数往外走，而我自己回来。回来的道理很简单，就是想为国家做一些事情。我一直对中医很感兴趣，来北中医工作恰好给了我服务中医这个机会，且年龄刚刚过50，我想用下半辈子时间，用自己学的一些知识，为中医做一点贡献。这一路走来，我很庆幸自己能赢得北中医人的认可。来了以后我跟北中医的老师说，我是一个外行，来领导一群内行，我要做很深入的调研。所以来到学校大半年，从科室、饭堂、图书馆甚至宿舍，老师的家里、实验室、办公室……都做了访谈，既找学生访谈，也找教工访谈。例如，我每次去学生饭堂吃饭，尽量跟不同的人坐在对面，跟他们谈话，了解学校的情况。经过这样不同途径的了解，我觉得目前中医教育遇到了很多问题，尽管50多年的中医教育取得了长足的进步，比中华人民共和国成立前好很多，但是，距离党的要求和人民的期望，还有很大的差距，还存在着很多问题。

当年北中医建校之初，从全国各地会集了许多中医名家，过去的老先生有：秦伯未、董建华、刘渡舟、赵绍琴……这些老先生，现在都过世了。当然，颜正华、王玉川老师还在。这些老一辈的人觉得学中医，必须要有扎实的传统文化功底。由于传统文化功底打得比较好，建校之初的几批学生，中医功底都不错。到了改革开放初期，就明显感觉到后来培养出来的毕业生的中医功底有所下降，越到后面中医功底越薄弱，哪怕是学了七年、九年的中医学生，一旦到临床上，还是遇到很多问题不能用中医手段解决，这就表明学生培养过程中，中医理论和临床实践可能是脱离的。一个大学，我认为最重要的是

培养合格的人才,其次才是科学研究。对于医科大学,就是要培养合格的医生,中医药大学自然就是要培养合格的中医。同时,还要办好临床基地,那就是医院。基于这些想法,暑假期间我自己许了一个愿望:向中医界的老前辈当面请教,中医事业该怎么做?中医人才如何培养?这个暑假,我已经见了一些中医界的国医大师。有些不是国医大师的中医,只要他们的医德和医术在当地是被大家所认可的,我也去拜访。我想通过对您这一辈中医人的拜访,了解早期的师承教育。您这批专家也见证了学院教育的学生在身边学习的情况。我想了解,这么多年中医教育里面有什么问题,值得我们现在做出一些尝试改变。我觉得,中医教育最重要是要培养合格的中医生,能够用中医理论指导踏踏实实去看好病,这是最重要的。同时也希望中医教育培养的医生能够掌握现代医学和生命科学的基本知识。现在看病也不再像古人一样,现在患者来看病都带很多检查指标来,如果中医不懂现代医学知识的话,就很难看病。因为患者有选择权,他可以看西医,也可以看中医,所以咱们只有与时俱进,才能赢得患者的认可。

我请教了许多老先生,他们反映,现在学生们中医的功底是越来越薄了,大多数走出校门的中医毕业生单纯用中医看不了病。所以我很着急,我觉得教育部给了我这么重大的任务,我身上的担子很重,就想一定要来向您请教。我不是中医专家,但是不管怎样,我可以先把中医学生做好。我跟我们的老师说了,我先做好学生,然后再做好你们的"粉丝",接下来做好你们的支持者,我来支持你们的事业发展。所以,我现在还是做学生阶段,今天特来向您和师母请教。

唐老:你学得比我多多了。

徐:不,想听听你们的建议。因为我觉得中医经过风风雨雨这么多年,为什么没有消亡呢?就是因为我们有疗效。我们现在培养的人才不能看病,我们中医就更加被人诟病,是不是?如果我们回想中医的事业,从晚清到民国,经过中华人民共和国这么多年,再从改革开放初的衡阳会议到现在,经历了许多风风雨雨,不管怎样,中医还是被国家、老百姓认可,这其中的关键就是中医有疗效。

唐老:你对这方面的了解,所得的结论比我高深得多了。

徐:您过奖。我发现每个老先生都谈了不一样的观点,因为个人阅历不一样,接触的人不一样。有些老先生就坚守着、一定要四部经典,但是有些老先生觉得要与时俱进,要辨证,同时也得辨病,懂得借鉴现代医学的诊断方法来辅助,之后还是辨证论治来开药。中医事业发展到今天,不能固守着一个模式,中医事业是一个不断发展的事业。现在重要的是,给广大中医一个舞台,一个宽松的环境,把各自的学术造诣和临床实践做起来,然后让历史去评价,哪一种教育,哪一种人才培养模式,哪一种临证治疗方案是最佳,是与时俱进的。

唐老:你了解得很多了。

徐:从《黄帝内经》到《伤寒论》,是一个飞跃,这就是与时俱进,是那个年代的与时俱进。所以,我们要与时俱进地发展中医。但是这个度很难掌握,所以我就要多请教。

唐老:不敢。

徐:所以我想请教一下您和师母这一辈的老先生。比如说,我们中医的某些观点,是不是老先生们都很认可?咱们经历了这么多,至少有些东西是应该形成共识的。比如说,中医是实践医学,我们一定要理论不能脱离实际,教材一定要和临床相结合。现在的问题是,基础类的一些教材,和临床脱节比较严重。我怎么知道的呢?我先从学生那里了解到的,学生跟我讲:到临床之后,发现我们学的有些东西好像没什么用。后来带教老师也证明学生讲的是对的,我觉得这样的教材就应该改。是吧?

唐老:对。

徐:并且写教材的人应该从临床里面来。

唐老:对。

徐:所以我觉得作为校长,就应该解决这个临床大夫参与编写教材的问题。北中医有三个附属医院,不管怎么样,这么多年下来,还是积累了一批有中医底蕴的大夫,可以好好发挥他们在人才培养中的作用。我希望听到您这一辈人给我一些好的建议。我觉得,自己充满坚定地发展中医事业的决心。

唐老:好。

徐:同时我还在找寻以前的中医药发展历史。我想把当年建国初筹建中医药教育事业的那些老先生和对北中医做出直接或间接贡献的人都采访一下,也通过这个采访把历史上的教育材料收集起来,重构一下早期中医教育历史。

唐夫人:北中医教科书?

徐:北中医建院时期的老先生们是 20 世纪 50 年代末、60 年代初编写中医高等教育第一、二版教材的主力军。

唐夫人:北中医刚开始的时候没有教科书,理论课讲完了,快要上临床科室的时候,讲到眼科,没有老师,他(指唐老)从北医出来后不久就到中医科学院教中医眼科了。他过去是搞中医眼科的,不用讲稿,讲得特别好,后来讲示范课,好多老师都来观摩。

唐老:我不像你学得那么多,考虑的范围那么广。

徐:我是搞教育的,需要听取广泛的意见,所以讲得广了点。您想讲什么都可以的。

唐老:我从我的学医之路开始讲起吧。

徐:好的,讲一点您的故事也可以。

唐老:我学中医是拜师出身的,不是大学出身的。

徐:您那个年代没有大学?

唐夫人:他是 40 年代学的中医。

徐:那没有,那时候没有中医的大学。1956 年才有正规的中医大学。

唐夫人:你(指唐老)到 1952 年才开始考的北医嘛(唐老学习西医,是北京医科大学毕业)。他先跟我父亲陆南山学了五年中医,后来自己开业做五年中医临床,接着又到北医学了五年西医。

徐:您这个学习经历值得我们学习。

唐老:我跟你谈一谈我的学习过程,供你参考。要谈什么心得呢,我倒不敢说了。因为我开始就学中医,我的老师是上海有名的一位中医眼科大夫,叫陆南山。

徐:陆南山是上海名中医。

唐老:他学中医出身,自己又学过西医。所以我到他那里学徒的时候,先是站在老师的后面,他看病的时候,拿手电照眼睛。他是上海中医眼科当中最早用检眼镜、裂隙灯检查的大夫。

徐:很厉害。

唐老:那时候整个上海私人有检眼镜、裂隙灯的还是很少的,他就买了。

唐夫人:裂隙灯那个时候一般医院都买不起。

唐老:对,他就买了,他有检眼镜、裂隙灯。我作为学中医的人,一开始就接触到了西医。来一个病人,他就告诉我这是什么病,什么症状等。

徐:他给您讲中医的证吗?

唐老:对,西医的症也讲,中医的证也讲。但是开方子完全是中药。他教的容易理解,我很快就接受。中医、西医一开始就结合了。中医是什么病,相当于西医是什么病。这两个病有一些接近,也有一些重叠的,有的是一些西医为主的,也有专讲中医的。开始我就是跟着他这么学的。五年以后,我回老家开业,也是按照这个模式看病,所以我的病人很快就积累起来了。

徐:老师讲得很清楚。

唐老:是,他讲得清楚,我们写病例都很好写。我想,学医就应该先从感性的诊断开始。有时候病人来,还不知道这个病因学病理学,就知道这个病是什么病,感性认识了以后就开方用药,病人很容易积累起来。杭州的病人也是这么积累起来的,当时杭州的西医——40 年代有西医,都在公家医院。所以,我在自己家原来的店里面开了一个诊所,认识病种,研究疾病,病人来了以后很容易诊断,开了大概五年。

我跟你讲,学医就是这么学的。站在老师后面看着学了五年,这个学我感觉到不是太难,因为老师讲给你听这个病:中医叫什么病,西医叫什么病;中医的诊断是什么,西医的诊断是什么;用药是什么。我自己开业五年下来,独立临证觉得也不是很难,但是钻进去很难,什么是病因学、病理学,怎么研究等,这个就难了。五年以后北医招考了,它是要招收学过中医,有过开业经历的中医生,将来读了西医再研究中医。我想这样挺好的,中学西。虽然我的业务水平已经不错了,但我后来还是考上了北医,进一步学习。

唐夫人:我给你补充一点。他其实在学中医的时候,他就说——因为他的老师就是我的父亲,所以他就跟我说:将来一定要考大学。我说为什么?他说,因为我觉得这个中医是很棒的,好多病能看好,我一定要弄出个所以然来。它怎么治好的病,这些中药、草药怎么就把病治好了。他说要知其所以然。

徐:知其所以然。

唐夫人:知其所以然,所以一定要考大学。他在学徒的时候,晚上除了看中医那些古书以外,还到我们上海南京路那边的一个大楼里补习数理化,同时锻炼身体,每天晚上都去。因为什么?我父亲是一个比较开明的中医,其实他的中医古书也很多,他一直晚上看,在上面注上,这个古书上的什么证相当于现代的什么病,那个古书上的什么证相当于现代的什么病,那个时候就每天晚上写。他很早自学西医,是自个儿买的一本《梅氏眼科学》,自己学、自己看。那个时候中医是被人家看不起的,西医多现代化,西服革履多神气,中医被人认为是落伍的、老掉牙的东西了。所以他觉得,我作为中医要知道你西医是怎么回事,然后我就知道我哪儿比你好,我哪儿不如你;西医这个病治不好,我中医有办法……所以他非常喜欢用现代的东西来武装中医。我父亲早就查眼底看眼病了,因为仅凭望闻问切,眼底病是看不到的。

徐:那是看不到的。

唐夫人:看不见里头出血了没有,还是黄斑怎么样了?所以他很早就用检眼镜、裂隙灯了。记得我很小的时候,父亲就买了裂隙灯,他很自豪,西医院都没几个有的,我这台还是德国进口的。那个时候角膜病比较多,而且医疗条件也比现在差,人的寿命也短,等到眼底出了毛病,都觉得老了嘛,自然眼睛就花了,就不看了,不像现在稍微有一点视力问题就去看病。

徐:所以陆老先生真的是很开明,他是很有医学远见的一位老先生。中山大学的眼科虽然也是西医的眼科,但他们也讲过陆老先生的眼科观点。陆南山老先生眼科出名,大家都知道。

唐夫人:是吧?

徐：对，都知道，因为这是开了中西医结合的先河。所以我觉得，其实不管是西医还是中医，看好病人的病，他就是真正的医生。

唐夫人：对，他的疗效好，老百姓就需要。

徐：疗效好才是真正的好医生。

唐夫人：他一个人一天最多能看二百多个病人，少的也八九十、一百多。他经常说：实在看不了了，不行了，太累了！因为他的学生多呀，他带学生跟流水作业一样的，比方说你坐在对面抄方，他说这个病人是什么病证，脉案他也说，我那时候在楼上就能听见下面念脉案……

唐老：我们都要背下来。

徐：老先生要求你们很严格？

唐老：对。

唐夫人：念完了他们就把方子开出来。

唐老：最早用毛笔字开方子，后来用钢笔。

徐：您后来从北医毕业，您在北医读了几年？

唐夫人：五年，跟高中生一样，五年半吧。头半年补习数理化的。

徐：您那个时候北医是在哪个方位？

唐夫人：那个时候还在城内西什库，现在的北大医院住院部是他们上课的地方。我们药学系在蔡园，北大医院的门诊、食堂、医疗系、口腔系、药学系都在那里。

徐：所以那个时候读书条件挺艰难的。

唐老：对，不过我们也挺愉快的。

徐：这五年给您一个系统的西医教育，后来您又从事这么多年的临床，您觉得怎么样的知识结构对培养一个中医比较合理？您是两边都看到过的人。

唐老：中医的东西啊，概念模糊，它的"证"多。中医的证与西医的病有的能对得拢，有的对不拢。西医的病种多，中医的病种没有那么多，中医大概有几十个病吧。有的病中医按症状确定"证"，分得很清楚，西医分不清楚，中医症状表述很直接。总的来讲，中医看病的时候和西医看病的时候有些什么不一样呢？中医对证比较重视，对病不太重视。什么证都有症状关联，都有病因；西医对一个病认识比较完整，对于"证"没有中医这么细。中医好像对于"证"是比较能治愈的。

徐：您这么多年从事临床，您觉得治好一个病是从"证"治病？还是从"病"治病？

还是两者兼而有之?

唐老:两者都有。

徐:就是看病人的具体情况。所以这样的话您临床效果就很好,一直很有口碑。您中西医两边都能用,这个口碑就完全不一样了。

唐老:对。

唐夫人:等于说中医要辨证论治,号脉啊,问诊啊,辨清楚"证"再开方子。但是西医治疗是认识病。他眼科临床就是病证结合,证还得结合病。

唐老:对。

徐:这样的话您是看到了全貌的?

唐老:对,但是现在我看病好像脑子里面"证"与"病"的认识都有了。

徐:自然地融合在脑子里?

唐老:对。

徐:所以在您脑子里面中、西医就已经结合了。

唐老:对,在这里边也有证、也有病,把证和病都结合起来了。

徐:真正把西医和中医结合得很好地看病,以前很少有人示范过,对于我们搞现代中医教育的人来说,您这个例子是非常宝贵的。为什么一直想找到您请教,就是因为您两边都学过,同时您是有疗效的名医。因为最好的医生,就是从治疗病人的实践中得出经验来的医生,从成功的临床实践中总结出来的才是科学的。我去祝谌予祝老弟子开的诊所,祝老的儿子祝肇刚、徒弟薛钜夫都跟我讲,祝老教给他们的一句最重要的话:你的病人就是你最好的老师。

唐老:对。

徐:每一个病人都能教给你一个医学经验。

唐夫人:对,他和他的学生也是那么说的。

徐:您也认可?

唐夫人:对,他对学生,博士生也说:病人就是你的老师,你要对他好。

徐:您真是大家。

唐夫人:因为好多病是书上没有的,都是从病人身上学的,书上写得没那么详细,每一个人的病不能正好符合你书上写的那些症状。所以你还得灵活,每一个病人都是你的老师,他跟他的学生讲。

唐老:现在我们那边病人挺多的。

邱:陆师母,我想请教唐老,我也是从学生过来的,了解中医院校学生普遍的反映,多数学生感觉:在中医药院校中医学得不扎实,毕业以后不会看病,舌苔脉象……四诊看了,但是照搬课本上学的方剂、针灸……疗效出不来,还得摸索很长一段时间,才能中医入门;中医、西医还有医古文、外语等其他科目,都学了,知识面打开了,但一带而过,西医课程基本都应付考试了,毕业后很多人发现:西医学科,尤其是内科的一些病,研究的深度不如国际上的同行,远远落后。

唐老:对。

邱:所以很多前辈反映,中医院校毕业的学生,中医学了一个中专,西医也学了一个中专。昨天晚上我还在看关于您的临证经验介绍,我感觉您对于这两个思路,中医和西医……

徐:应用得都非常自然。

邱:很自然,它不打架。所以我想向您请教,我们在临床上,或者是跟学生交流的时候,怎么样在思维上首先把中医、西医这两个文化背景不同的医学体系做到互不干扰,同时二者有交集的部分,又能够很自然地做到相得益彰、相互补充,而不是看成水火丝毫不相容、绝对不可能有任何对话的。您在临床实践中是怎么看的?

唐老:因为接触病人并不生硬,天天接触临床,中西医很自然地来诊病。我看眼科,看到一个症状,西医眼科解剖、生理要比中医精细,就自然联想到西医眼科他是什么病,微观上具体是什么病,首先不要误诊,不要遗漏应该考虑的眼科具体问题。然后中医主要还是依据古人经验,书上怎么写的,大原则上就怎么辨证处方、怎么选药。再一个你讲得对,我脑子里中医西医并不是截然对立,不是没有任何关联的,不要主观上认定有隔碍,我在眼科临床中,辨病辨证治疗就是融合在一块的。中医宏观辨证,西医微观辨病,很自然的。

唐夫人:中医药大学学的西医课程,不就是学的基础吗? 病理、生理等。

徐:对,但是临床少。

唐夫人:那么病理、生理是应该要学一点基础的,将来做临床、搞科研的时候要懂一点。比如他(指唐老)就是跟我父亲学中医眼科,又到北京医学院继续学习了西医,对眼球的解剖、生理、病理等有了进一步认识,才发明了白内障针拨套出术。不懂眼球的解剖学构造、生理学功能,做手术心里就没底。

徐:那是。

唐夫人:但是搞临床的时候,中医药大学应该以中医为主,一定要懂得这个脉是什么证,经典里头怎么论述的,给学生讲明白。

唐老:这个脉并不是说拿出来什么病都知道,只是作为一个参考而已。

唐夫人:脉起到一个参考作用,患者的体质强弱、病邪表里、病性寒热、病势进退都要知道一点。中医药大学应该以中医为主,但是在临床上给他讲的时候西医要对照着融合进去,这样他就不会当成两件事情。

徐:是的,有的老先生讲,学医的人是要悟性高的,要有一些功底的,包括各方面的功底,特别是学中医的要有比较深的中国文化的功底。所以,为了把中医的优势拿出来,中医最好是用七年制培养,后面两年学西医,前五年纯粹学中医,头一年有一些中医理论课,同时先从针灸开始学,因为针灸可以让你首先看到直观疗效,坚定学中医的信心。

唐夫人:就直接对病人。

徐:对,唐老刚才讲当年陆老先生带学生就直接对病人,纯中医的话除了刚才您讲的眼科,其实针灸是最好的,扎针对路的话马上就体会到经络的循行,一些中医的基本理论通过学针灸、穴位一下子就学懂了。再一边上临床,一边学理论,到了五年的时候中医功底就很扎实了,再开始学西医。西医也不要只学基础,还要做临床。这样在学生的脑海里面中西医就会自然地结合。

唐夫人:对,让它们自然地结合起来。都是为更好地服务病人。

徐:您刚才介绍您的学生。我就想我们学校也有个老师,他本科是在湖北中医学院毕业,考了协和的硕士,之后考了北中医东直门医院血液肿瘤科的博士。他就跟我讲,他负责的肿瘤科临证的效果非常好,一个科一百张病床。他就是用纯粹中医理论指导肿瘤治疗,但是所有的中医、西医的病症诊断全看。就是跟您一样,在脑子里两种医学体系自然结合。比如说肺癌有三个病灶,这个片子上就清楚地展示出来了,肿瘤在哪个具体位置通过号脉号不出来,但是现代影像学检查能帮助我们清楚地找到。他治疗就坚持《黄帝内经》讲的"大毒治病,十去其六",就是不把全部肿瘤切除,而把一个最大的病灶通过介入治疗,用微创手术刀进去,打进去一个洞,从中心里面冻起来,把那个肿瘤细胞冻死;冻死以后还有两个小病灶,就留在那里,保持身体的反应能力,即免疫细胞能不断地被肿瘤细胞刺激,随后再用中药调理,看是什么证,寒证就用热(药)治,热证就用寒(药)治。就像南方的橘子移种到北方变成了枳,肿瘤细胞也会因为身体的内环境发生变化而改变。他说凭这个他就把许多肿瘤病人治好了,治愈率非常高。他是自己悟的,一边治病一边悟,在他的脑子里,中西医自然结合了。

唐夫人:他在什么医院?

徐:在北中医的东方医院。他看肿瘤就是中西医结合治疗肿瘤。所以今天唐老一席话让我加深了对中西医结合的认识。现在有一派人,非常固守中医、排斥西医,只要一谈跟西医结合他就觉得……

唐夫人：把中医消灭了。

徐：甚至觉得西医再讲得多一点，你就是中医的叛徒了，用这个大高帽子盖着你。我觉得这样对中医不好，中医难前进。

唐老：对，是难前进。

徐：这也是中医被别人诟病这么多年的原因之一。

唐老：对，就是这个样子，你说得对。

徐：您刚才一句话讲得很自然，就是：在我的脑海里自然就是这么看病的，就是这样。

唐老：就是。

唐夫人：中医什么证，西医什么病，他全在脑子里。

徐：所以我觉得中西医结合这个教育可以办，关键还是看我们怎么培养学生。个别老先生说，根本不能办中西医结合的专业。我就觉得，如果我们仅仅重复前人培养学生的方法，那现代中医可能永远超不过古代医家。

唐夫人：对，永远超不过去的。

徐：并且还有可能越来越差。因为你的临证经验总是从零开始，中医临床就是凭经验。虽然古典医书就那几本，但是你要通过临床悟出道理来才能活学活用。好的师傅，教你很多经验，你就上手快，你再去摸索，就会提高。今天，其实西医在看病的实践中已经积累了不少经验，你不去学习，只会模仿你的中医老师。这样长期下去，你学不到新招，自然你就超不过师傅。后人不能超过前人，长此以往，中医就会一代比一代衰落。刚才您讲的从医经历其实告诉我们中西医是可结合的。

唐老：是可以结合的。

唐夫人：而且结合实际上是对中医的发展。

徐：是，有的领域反而是帮助提高。临床上把症状改善了、把中医的"证"治好了，但是病人的病没有治愈，这样的中医治疗能力还是不够，需要提高。

唐老：我们医院里面，用中医辨证治疗，但是检查都是用西医现代化仪器，有的仪器比西医院还多。

唐夫人：我们跟同仁医院比也不差多少，一般的西医眼科根本没多少仪器。有先进仪器，眼科检查方便，而且治愈后，也有一个对照，一看，哎，不但感觉好了，而且客观检测结果也提示"病"确实治好了。有个证据在那儿，这样大家都认可。

邱:中国中医科学院眼科医院就是唐老创建的。

徐:我知道,您是开辟中医眼科的大家。

邱:唐老,您再回忆回忆当初在"文革"的时候,好像您下放以后,就给很多老百姓做金针拨障。

唐老:对、对。

邱:最后您锻炼出来高超的技艺,还给毛主席一只眼睛(左眼)白内障治好了。

唐夫人:他熟练了,这是他熟练的工作了。

邱:您能介绍一下这个金针拨障术吗?

唐老:我们做金针拨障,当时眼科界都反对,因为它容易发炎,这个内障晶体破了以后,囊皮破了以后,胚层它都是……

唐夫人:炎症诱因。

唐老:这个炎症怎么造成的呢? 不是外胚层,破的都是内胚层,内胚层眼底里面视网膜、睫状体都是很敏感的。

徐:细胞很多,血管很多。

唐老:血管很多,担心发炎。我发现,如果晶体不破的话,换一个位置,把晶体拨到虹膜后,掉到眼睛的哪个部位都不会引起发炎。

徐:就是临床摸索出来的?

唐夫人:也有自己对眼科医学生理机制的研究。

唐老:对! 那么西医——拳击一下,晶体脱位,脱到眼底之下,没有发炎,十几年来,我这里看这种病都没有发炎。那我就觉得只要晶体保证不破,内障晶体拨到虹膜后就可以了。

唐夫人:知道只要晶体不破,手术就没问题。

唐老:这是因为胚胎里面的胚层相同,就不过敏。要是晶体破了,内胚层到外面了,那视网膜都要改变;要是不破,外胚层就保留了。所以我当时操作的步骤,一定要保证它不破。(晶体)不破的话,掉在相当于钟盘"六点钟"的位置,睫状体和虹膜的周边用韧带挂了一根,晶体在这里。摇动的时候,头动的时候,玻璃体不是水一样的,它是胶质的,可以压住它了,它(指内障浑浊晶体)不会起来的。所以效果很好,这么一来我就广泛做这个手术了,所有的手术都做得很成功。比如柬埔寨某重要领导,他到国外去做手术……

唐夫人:西医手术他做不了,他就是头老在动,不停地左右摆动,一般速度每分钟60次,精神紧张时高达120多次,麻醉也不行。

唐老:我设计了一个装置,头部临时固定。

唐夫人:让他的头部动不了,即便颤动,也在一个很小的空间范围内,手术时手就可以贴在这个地方。

唐老:贴在这个地方,他的头动我的手也动。两个手里面拿器械,一个是固定眼球,另一个做切口;然后切好,一只手放掉,换一根针,在原来切口的地方再进去,他头动我手也随他动,跟着他眼球解剖的部位、与摆动幅度合拍。我针在里面动,动了以后把晶体连接韧带——"八点"到"四点"韧带都切断了,"四点"到"八点"韧带没有断。有的是保留得少一点,或者"七点",再过去一点。韧带有的离开了,有的保留得少,有的保留得多,压下去了以后,头怎么动晶体都不起来了。皮质的反应也没有,过敏性变态反应也没有。后来他又活了十九年过世的。我每年都观察他,他挺好的。

唐夫人:当初啊,他做这个白内障针拨术,就是因为看了中医古书,有金针拨障术记载,看了以后就一直在琢磨,这个技术淘汰了? 他当时说淘汰了有一定道理的——因为古代没有现代知识,手术的针大概是细细的一根针吧,又没有消毒,解剖知识都缺乏,所以成功的少,失败的多。也许做完了当时看见了,过一年、两年有可能又失明了,所以这个手术后来在中医眼科就不做了。但是,在北医的时候他就说:我现在又学了西医,掌握了眼球解剖各方面知识,消毒什么的都有,要把拨障针改进,把金针拨障术恢复。

唐老:真是改进。继承前人经验做的改进。

唐夫人:本来一根针很容易扎破晶状体囊,他改成一个扁平的刀片式的探针,不是那么尖,而是针头像一块板似的。那么眼球手术那个切口的地方怎么切呢? 拿镊子夹着一个刀片,刺一个小口,1.5~2毫米,之后把这个扁平的针头插进去。插进去以后把晶体的上面韧带割断,这边割一下,这边割一下,底下"六点钟"带着。因为手术针头是扁平的,一压,把这个晶体(内障翳膜)就压在底下,就挂在那儿了。挂在那儿患者眼睛就看见了,视网膜这个瞳孔就完全看见外面了。他改进这个手术的时候,就是因为读了北医,掌握了西医的知识,自己才有想法,把原来器械改进了。那个时候西医都说虽然手术器械改进了,但这个手术切口部位……

唐老:是危险区,睫状体平部不能做手术的。

唐夫人:是一个做手术的禁区。但是他说古时候的人没有说这里切口要发炎、要出血,他觉得这个肯定不是禁区。后来他就做动物实验,又做组织病理切片,觉得这个切口很好进行手术操作,切了以后,两边肌肉一收缩,这个口子就张着,很安全。而且一收缩,血管就收缩,不出血。

唐老:这个我同毕华德讲过的。

唐夫人:毕华德是眼科的第一号人物,元老。

唐老:元老,北医的元老。

唐夫人:协和医院的眼科是他首创的。

唐老:我和他讲,那样子做行不行?他一听:哎,这个你可以搞。

唐夫人:毕老挺支持他的。

唐老:他鼓励我,鼓励我搞。他说你一定要做病理切片!然后我做了病理切片。要拿眼球,到哪里去找?到北京附近敬老院,给患有白内障的老人做金针拨障术。敬老院的院长说:可以呀——这个老人等他过世以后,手术过的眼球可以拿了做医学研究。他说因为这些个老人基本都是没有儿女的,您尽可拿眼球去做医学研究。将来可以为更多患眼科病的患者带来光明。后来我取到眼球,尽快送到北医,病理研究。做了两个眼切片,证明毫无影响,这个做金针拨障术的眼球没有炎症反应,细胞等都正常。这么做了以后,西医方面才点头:这个手术好。

唐夫人:所以后来开鉴定会,那个时候是1966年"文革"前期,已经紧张了,"文革"还没开始,卫生部组织了中华人民共和国成立后第一个中医科研成果鉴定会。请的西医眼科专家李凤鸣、张晓楼、毛文书、郭秉宽……好多专家都来了。为什么卫生部要请这些西医专家来呢?他说中医手术请中医专家来,人家不认可的,中医当然说中医好了,说中医专家可以在旁边听,来参加也可以;但是主要让这些西医大专家点头,他们说你行就行了。西医眼科大专家来了以后看到汇报,果然他们都点头了,都说:哎呀,真不错。也指出一点缺点,以后继续要改进。

唐老:继续改进讲的都是小问题。最后郭秉宽,上海的眼科大夫——

唐夫人:他说怕你这个病理拿不出来。

唐老:我拿出来了,他们都认可了。他(指郭秉宽)说你跟我到上海去,做一批好的、成功的手术。我将来白内障患者都要请你来做,我不做西医的了。

唐夫人:广州中山医科大学的毛文书教授也说:将来我到广州去办一个学习班,你到我们广州来,来带这个学习班。她说完2个月以后"文革"就开始了,哪个班也不能办了。

那个时候他们给你提的意见我看了,那个鉴定书上好像就说这个意思:白内障晶体还得拿出来,搁在里头总归不放心。那个时候全面认可还没有到时机——白内障晶体搁在里头将来会不会出事?希望你下一步还是把它拿出来。所以后来他(指唐老)又搞了一个白内障针拨套出术。他说如果是年轻的病人,就把白内障晶体拿出来;如果是老年人,已经七十了、八十了,无所谓了,在里面一二十年没问题。

唐老:这个拿出来的部位也是睫状体平部。

唐夫人:针拨套出术就是把白内障晶体给弄碎了,夹出来,还从睫状体平部手术切口这个地方拿出来,就称"套出术"了。

徐:真是厉害。

唐夫人:但是"针拨术"给老年人做特好!他那个时候是医疗队"臭老九",去改造,正好,去办学习班吧,每年都上农村,做好多手术,带学生做,自己也做,所以越来越熟练了。

唐老:后来广西的韦国清请我去了。

唐夫人:韦国清对他特好。周总理怎么会知道他呢?是韦国清向总理汇报的,说他做这个白内障针拨手术在当地做得很好,影响不错,在广西就办了一个学习班。

邱:唐老,您那个手术针材质是什么呢?

唐夫人:钢,不锈钢。

邱:它头上扁的刀口多厚呢?

唐老:0.5 毫米,不是太薄的。刀头长呢,0.8~0.9 厘米,也就是这么长。

唐夫人:不能像刀片那么薄的。

徐:就是扁平的。

邱:刀口宽是 1.5 毫米?

唐夫人:宽要宽一点的……这里有个样品(前面为一根粗针,针头是扁的,后面为加粗的针柄,便于操作)。

徐:这个也是利用古代的一些知识,加上您的西医知识,结合在一起才能产生这个想法。要是完全听西医的,也不一定有这个手术;完全听中医的,您也不知道这个手术怎么放心地做。

唐老:对。

徐:所以我觉得您这个就是典型的中西医结合成功的例子。接着这个问题,我就想到了当时我去调研,就是刚才讲的我们东方医院的教授给我们讲了,他说中医有好多非常实用的外科技术都失传了。

唐老:对。

唐夫人:他两手都能做,他本事大着呢!左眼这么做,右眼这样。两手,我说你还真行!

唐老:我后来呢,左手做得多了,因为带的这些学生呢,都要右手做。

唐夫人:学生左手都不会做,完了就变成他左手做。

唐老:然后左眼需要左手这样。

徐:学生拿右手,您拿左手。

唐夫人:难度大的都是他自己做,难度小的带学生做。

唐老:这里呢,我有一个制好的针,就这个样子,像这个划桨一样。针的三厘米处我有个记号,眼球对侧长度一共是两个多一点厘米,我这个针进去,是两个多一点厘米。两个多厘米是最深的,一定不能看不见这个记号,那么针在里面,不会碰伤周围组织。这个针柄上的切面也是和这个针头平面是一样的(同一个平面,二者没有旋转角度,也是一种标志)。我针对内障一针进去以后,到里面,没这个针柄上的切面标志不知道扁平针头切割时旋转的角度;我有这个东西(针柄上的切面标志)就知道了(扁平针头旋转角度)。就拿着,这样子,所以就是这样操作……

徐:全是您自己设计的?

唐夫人:全是他自己设计的,他和工人师傅一块去做的,到苏州医疗器械厂去做的。

徐:现在这个技术是在全世界推广了没有?

唐老:没有。

唐夫人:现在不是又有了超声乳化……

唐老:超声乳化仪。

徐:您这个太需要技巧了。

唐夫人:他这个是挺要技巧的。他做得很精巧,就是说白内障晶体不破;如果把这个白内障晶体弄破了,就不行了。所以他后来都有案例总结出来。当年要给毛主席做手术,周总理让他们科里头把他病人的病例都调出来,别人做的,包括同仁医院西医做的手术也调出来对比。比如说,由他做手术的病人吧,术后恢复视力1.0、1.5的特多,0.6或者是0.8的都比较少,都是效果挺好的。但是其他大夫做的呢,可能好的少,或者是不好的多,疗效还是有,但是不是恢复得那么好。这就和技术有关系了。

徐:那是,临证手术关键在技术。

唐夫人:而且要轻手轻脚的,不能弄破一点。

徐:那是,那是。听到您这个我就想到了一个问题,包括我们有一些老师也跟我们讲到了,就是关于中医外科,古人记载了很多外科手术,比如华佗做过,但差不多都失传了。您觉得中医外科有没有发展的可能性?

唐老:有一些小的手术有可能的。

徐:有可能,大部分西医还是取代了。超不过西医,就没必要了,失传了也是历史的必然吧?

唐老:对。

徐:哪些小的手术可以由中医外科做?

唐老:骨折,小的骨折,一定要配合手法。手法可以复位,然后用夹板固定,再这样绑起来。

徐:绑起来。

唐老:小夹板,不开刀,不打石膏。小的骨折可以,大的骨折就有困难了。

邱:当时唐老给毛主席做手术的时候,一个是技术熟练,另外一个,我觉得唐老他有一个自信镇定的心态,作为一个大夫,唐老比较淡定。因为是在那个年代给毛主席眼睛做手术,毛主席那么高龄,万一做得不好……他的压力很大。

唐夫人:对,那时候如果弄不好……当年我们都为他担心。

徐:行,我们时间差不多了,谢谢,谢谢!非常感谢你们宝贵的时间。真的,我学到了很多,特别是中西医结合,应该是自然结合。

唐夫人:您说得太好了!有些人就是故步自封,自以为是,就是排斥西医。

徐:今天来您这里太重要了,有些人就讲:"中西医结合"这个东西不能提。

唐夫人:他们觉得这样是真正地保护中医,其实不是,中医也要发展的。不发展,永远停留在过去那时候,永远超不过老师的。

唐老:对。

徐:反正现在我觉得就是一定要对得起学生,对得起下一代。

唐老:对。

唐夫人:北京中医药大学将来会有好的发展的。

徐:对于北中医的工作,我第一是自己努力;第二我就是执着、坚持地做,不怕困难;第三就是发动、依靠更多的教师。

邱:徐校长,您跟唐老师合个影吧。

唐老:好,我们一起合影。

二十三、立足国学，走向科学；根植传统，服务临床

——李济仁、张舜华

人物简介：李济仁（1930 年 12 月—2021 年 3 月），原名李元善，安徽省歙县人。七岁入私塾随晚清秀才李近仁学儒。1941 年考入安徽歙县深渡简易师范。1943 年拜师当地名医汪润身先生学医。1946 年师从「张一帖」传人张根桂先生学医。安徽中医学院建院元老。著名中医学家，中医临床家，《黄帝内经》专家。首届国医大师。

张舜华（1934 年——　　），女，安徽歙县人。国家级非物质文化遗产「张一帖」世医第十四代传人，国医大师李济仁之妻。自幼有志医道，悉得其父张根桂先生所授祖传中医绝技。1950 年独立悬壶济世。1959 年在歙县中医进修学校学习。

时间：2013 年 8 月 21 日

地点：安徽省黄山市歙县李济仁、张舜华先生新宅

立足国学, 走向科学; 根植传统, 服务临床
—— 李济仁、张舜华

徐:李老,我就像到家了,等会儿我要转转这个有文化气息的古老乡村……我的家乡鄱阳挨着徽州的祁门,也属于徽州文化圈,有一条古道从我的家乡饶州通到徽州。

这个夏天我听到很多有关传承的话题,大多数人觉得我们对中医传承做得不够。郭子光、唐由之老先生谈了一些中医创新的话题。我有一次开会和张伯礼院士坐在一起交流,他也觉得传承不够。他说:我们应该将更多的精力放在中医传承上。很多人认为现在培养的年轻人不会看病,对古代文化的认同感也不强,认为只有先把传承做好,然后才能谈创新。但是我觉得做任何事情都不能偏废,不能矫枉过正。我想请您先说说您家的传承,再讲讲创新。

李老:好,就在这里聊天吧。家乡条件简陋一些。

徐:没问题,邱浩知道,再艰苦的地方我都去过。有位民间的老中医,在济南的千佛山附近山坡上盖了草坯房行医,我去找他请教,坐在他那儿的草坯房2个多小时,不停地流汗。这位老先生87岁了,灸疗做得非常好。老先生对中医事业很执着,让我很感动。

我也算是徽州文化圈的人,今天来到正宗的徽州中心,向两位老先生探询有关中医传承的问题,我觉得很亲切。我来北中医做校长半年多了,作为一个中医的外行,觉得压力很大。我请人给自己写了一幅字——"君子终日乾乾",提醒自己诚惶诚恐,天天告诫自己,要谨慎地做好自己的职责。到北中医以后,我做了很多调研,去课堂、食堂,我连学生的澡堂都去看过。去澡堂不是去调研,主要是为了解决学生生活上不便的问题;还有实验室,我校的逸夫科研楼我就去过二十多次,经常是早上去一趟,半夜再去一趟,看看有多少人做实验。有时在路上见到一些老先生,就停下来和他们聊聊天。三家附属医院我也都去了。东直门去得多一些,因为那儿是我们学校最早的中医院。我还曾经假扮病人去挂号看病,想去感受一下看病究竟有多难,看看我们的医生怎么看病、怎么开处方。

接下来我去找了一些我们北中医临床做得好的、有成就的中医,因为他们是科班出身的嘛,想通过他们的成长来探讨中医教育的问题。我也会去找了中青年骨干教师聊天,跟他们探讨学院教育和师承教育如何能配合好。了解之后,我发现了一些问题,当然不是说学院教育一无是处,而是发现很多人没有学到中医的精髓。我也和我们学校

中医五年制、七年制、九年制的学生谈,那些九年制的学生都是以能考上清华、北大的成绩进来的。我们北中医强调早临床、多临床、反复临床,九年制的学生第一年就去临床见习。但他们跟我说,他们去了临床只是天天抄方,老师都不给讲病例,做了半年下来,根本不能提升对中医的信心。还有,我们七年制的学生,到东直门医院实习,晚上接诊了一个发热的病人,他就开了个小方,抓了一剂药,给病人吃了。第二天一早,科主任知道情况后就批评他,说你怎么不上点滴,不上抗生素,出了事你怎么负得起责任?连科主任对中医都没信心。好在第二天一早去查房,病人说那个年轻大夫不错,开的方子我昨晚吃了后,今早上好了。搞得科主任很尴尬。后来我也和萧承悰、田德禄、武维屏、杜怀棠等十几个北中医早期培养的中医人聊过,他们都70多岁了。还有老一辈的,孔光一孔老,国医大师王玉川王老……他们都觉得现在中医的味道越来越淡了。我放假前许了一个愿,这个暑假要去拜访国医大师,以及民间临床做得好的老先生,哪怕没有什么头衔的、民间的,只要是有真才实学、医德医术好的名中医,我也都要去拜访。即便是年轻的中医,做得好的,我也向他去学习。我本来就是一个外行,中医的老师不会做,学生总做得来。我就从学生做起。所以,这个暑假我就拜访了很多人,最南边是邓铁涛邓老,沿着京广线往北走,又拜访了李今庸李老、李振华李老,往西走见了张学文张老、郭子光郭老,往东走,见了颜德馨颜老、朱良春朱老、周仲瑛周老、干祖望干老、孟景春孟老这些老先生。然后在济南拜望了张灿玾张老。还有北京的陆广莘、路志正、金世元、程莘农、贺普仁等这些前辈们。每位老先生讲的角度都不一样,他们每个人通过自己成为一代名医的经历,讲了一些教育人才的方法。我觉得北中医一定要改革!具体怎么改革还要好好想想,我现在主要是问计于老前辈。

所以我今天来,向两位老先生请教,想了解一下通过你们自己跟师,又在学校带学生、徒弟,包括带自己孩子的这些经历,你们怎么看待中医教育的问题?这些问题出在哪里?我们该如何去改变?中医的传承我真切感到做得很不够,我现在首先要做的就是传承。不久前我儿子跟着我一起走访了4天,他回到纽约后给我发短信说:爸爸,你做的事情是中医复兴的事业,中医要复兴,道路艰难,祝你成功!他今年才19岁,就这样鼓励我。所以,不管多远、多偏僻的路我都愿意来,更何况还有(张)其成,他是我们学校的栋梁。过一会儿我还要请教他关于学校的国学文化方面的事情,我还想下学期请您和钱老座谈国学,但我今天主要是来向两位老先生请教的。虽然北中医讲起来是首善之校,其实目前很多方面都还不够首善。包括几位外地的老先生,都反映北中医有些教授出来心高气傲,觉得自己来自北京了不起。其实真没必要,如果真有本事,在哪儿都能被认可为名医。比如您二老,也不在省城,也不在中医药大学,不也是国医大师嘛。所以说酒香不怕巷子深,如果是名医,踏破铁鞋病人都要找到你。所以我现在危机感很强,我想要遍访名医,并且还要不拘一格用人才,可以不问他的学位,不问他的学历,不问他的头衔,只要他有中医的真才实学,我都希望将他请到北中医来。也许这样的改革阻力很大,我会慢慢做到这一点。不过,我可以先把崇尚学术、敬业的氛围营造起来。我在北中医提倡"人心向学、传承创新"的办学理念,就是要改变北中医的学术风气。现在,风气已经慢慢有改变了。

李老:你给中医界带来了一股清风啊!

徐:不敢。我今天来,一个是向你们请教;另外,也想通过你们的经历,让我有改革的毅力和动力。之前我去参加一个评委会,其中有几个委员是中医的粉丝,很喜欢自学中医,对中医界比较了解,他们觉得我来北中医会压力很大。我当然感觉到压力大,但是我也不怕,老子说"大道至简",我就是以简单对复杂。我也会慢慢来做,逐步把北中医崇尚学术的氛围做起来。但这需要得到老前辈的指点。请您二老讲讲,讲自己的经历,怎么讲都好。

李老:听孩子们讲起你,我都非常激动,我们觉得你是现代的蔡元培啊!

徐:不敢当。

李老:我最佩服蔡元培。我希望你能海纳百川,敢于冲破一切阻碍,从各个方面发展中医。

徐:我就是这个意思。

李老:北中医要起到领导的作用。

徐:原来创校之初时有那么多名医都在北中医。

李老:北京中医药大学要基础扎实,学科领先,一定要做到这一点!只有做到这一点,才能起到示范作用。北京中医药大学曾经很辉煌的,但是现在有些学科也落后了。

徐:您讲得太对了!很多人都跟我说:"现在你们北中医有的学科没什么优势了。以前任应秋、王洪图教授在世的时候,内经专业没人敢和你们争,现在是大家敢了。"

李老:所以,我初步考虑一下:北中医要怎么发展? 这个可不是一般的改革。我来说说我的思路,就是继承传统、吸收创新的思路。

徐:您在皖南医学院,那么好的一个综合性西医院校,中医科能在西医里面站住脚,了不起。

李老:大学应该怎么办呢? 首先要办通才教育,传统和现代都要学。也就是传统的中医教育,系统的中医知识、有效的临床经验要全面继承。比如辨证、方剂、中药、汤头、针灸、推拿这些东西,都要会。但是传统中医教育的根基是要立足国学。

徐:所以我就想问问,学好先秦诸子——中国古代哲学等国学思想对学习中医是不是非常重要?

李老：一个是国学，另一个是科学。要立足国学，走向科学。

徐：立足国学，走向科学。太好了！这个是您的核心思想。

李老：是的。立足国学是继承中医的基础，国学的根基对我们学习中医来说非常重要。以前有句古话叫"秀才学医，笼中捉鸡"。这句话什么意思？就是说必须要学好国学，学好国学再去学中医就像"笼中捉鸡"，一抓一个准，说明了国学对学中医的重要性。学好国学以后，再学习现代科学，比如生物信息等前沿科技。吸收现代科学之长，创新提高。毛主席说：中国医药学是一个伟大的宝库，应当努力发掘，加以提高。必须加以提高，不提高不行！中医一定要懂得现代科学。比如说老中医看病，你一个套路我一个套路，但都能把病治好，这没什么奇怪。中医讲"七方十剂"，七方：大、小、缓、急、奇、偶、复；十剂：宣、通、补、泄、轻、重、滑、涩、燥、湿，各人有各人的风格，这也无妨。但是必须得有个规范。不用现代科学，拿什么来规范？否则公说公有理、婆说婆有理。中医要在继承的基础上发展。必须要发展！发展靠什么？靠现代科学。现代科学这些东西都很重要，中医一定要懂得现代的东西才行。

所以说中医药大学需要通才教育，大学必须要有通才教育，首先国学、科学知识都要掌握。在通才教育学两年之后的基础上再分班，因材施教再分班。而且必须要因才因智培养，比如，如果他就愿意搞基础研究或文献研究、不愿意学临床，硬逼着也没用；有人对中西医结合感兴趣，就让他去中西医结合班。中医药大学里，中医课程当然要占主要地位，但也要根据培养方向不同，中医课占不同的比例。可分几个不同的班，铁杆中医、传统中医的，中医课比重占多少？中西医结合的，中医课程占多少？一定要着重培养尖子生，尤其中医要进行科学研究，这更需要精英。比如对青蒿素治疟疾的研究，过去东晋葛洪把青蒿绞成汁治疗疟疾，但由于过去没有现代科技，没有提取出青蒿素来，所以不知道"青蒿疗疟"的治病机制。所以说中医一个继承、一个发展。你不懂现代科技，怎么超过古人呢？大家东一套西一套，你讲你有理，我讲我有理，国家要制定规范，要制定什么规范呢？搞了科学研究不就规范了吗？我的意见基本上是这些。

徐：是的，像有些方子，比如六味地黄丸、藿香正气水等现在都已经制成了成药。但是，即使用成药，也要有一个规范的标准，比如什么样的药可以不需要医生处方买了在家里吃。有些人动不动就吃六味地黄丸调理，这也是不对的。所以说，规范化对中医非常重要。

李老：另外，学中医，必须要背书。有一句古话讲，"药书不厌千回读，熟读深思理自知"。一定要读书，要背。中医里有许多宝贝啊！比如，明代汪机，我们新安医学的创建人物，培元派的代表，他主要用黄芪、人参固本培元。黄芪，它有双向调节作用，血压高，它能降压；血压低，它能升压。《本草备要》里讲得很清楚："黄芪甘温，生用固表，无汗能发，有汗能止。"这不是双向调节吗？这句话，不背，你就不知道古人千百年来总结的临床精要,就谈不上举一反三的创新。所以,中医一定要背,一定要下功夫。

张其成:现在我们中医药大学就缺这个,能背医书的人太少。背汤头,背药性,背经典……

徐:是啊,现在像过去那样背经典、背医书的太少了!你看我们校园里,大部分都是背英文单词的。这就是问题。

李老:我现在都还能背书,《本草备要》说丹参:"丹参补心,生血去瘀。气平而降,味苦色赤。入心与包络。破宿血,生新血。安生胎,堕死胎。调经脉,除烦热。功兼四物,为女科要药。"西医现在研究丹参活血化瘀,但我们中医早知道了,几百年、上千年临床上都是这么用。我讲给西医听,并把书背出来,请他们翻开书对照一下——和原书一样,西医看了都很惊讶,都很服气。

张其成:我父亲在西医院,如果没有疗效,没有扎实的功底,人家不服你。

李老:所以基本功一定要扎实。你们北京中医药大学的学生必须要中医基础扎实,一定要多背书。基础要扎扎实实。

徐:李老,我插句话。我想要采取一个措施,把中医该背的东西分级考试,就像英语考四六级一样的。考到几级就允许从北中医毕业,考到几级就能拿到相应的学位。虽然国家没那么要求,但学生至少要去考那些他们该背的东西。这个措施,如果你们认同,我慢慢地去做。我可以让人去设计,成立一个考试中心,北中医出一个《中医必背医籍》国家标准,中医的国标。

李老:北京中医药大学的学生基础一定要扎实,这个必须要明晰。北京中医药大学一定要立足国学,历代名老中医的国学基础都很扎实。没有国学基础,中医学不深。

徐:那些名老中医传统文化的造诣都很深,琴棋书画都很厉害。

李老:医易相通嘛。还有佛学、道学的东西对提升医学也都很重要。

徐:最近,佛医、道医的活动我也都参加了。佛家讲慈悲智慧,道家讲清静养生,历史上对中医都有促进。我觉得医学是没有什么宗教界限的。

李老:另外,每个地域有每个地域的文化特色。地理环境,气候特点,植物分布,民俗民风,人文氛围等都会对医学产生影响,这就涉及"地域医学"。

徐:您讲得很对!地域医学。我为什么要到处走?也是想多方感受、了解不同地域医学的特色。

李老:地域上,徽州府方圆不到100公里。但新安医学在历史上,书写过光辉灿烂的一页。明朝"四大名医"之一 ——汪机,就是徽州祁门的。清初"三大名医"之一,吴谦是徽州歙县的。明清全国汇编有十部大医书,新安就有三部:《古今医统大全》《医宗金鉴》《医述》。明清时期,从地区来讲新安医学是第一的。像汪机、孙一奎、程杏轩,都是全国著名的大医家。我二十年前写过《新安名医考》,当时学术界有过轰动,安徽到北京办展览的时候,就专门选了《新安名医考》,都送给了国务院的领导。其实,关于新安医学的很多东西都埋没了,我们就应该想办法把它发掘出来。

徐:李老,我这次访谈还做了一个事情,就是通过拜访各地的老先生,挖掘当地医学的特色,同时追溯北中医早期的历史。北中医早年办学时的很多老人,都快被忘掉了——像祝谌予、陈彤云。陈彤云陈老负责北中医第一届学生的招生,但是1957年之后北中医就跟她没有联系了。老太太92岁了,我见到她时说要还原北中医的这一段早期历史,让北中医人知道,我们是从哪里来的,当初是如何建校的,她非常感动。您挖掘本地医学,实际上也是传承。我认为这个特别重要。

李老:你做得好啊!《中庸》上说:"慎终追远,民德归厚矣。"历朝以来,我们这儿出了一百多位御医,给皇上看病。祁门县准备做"御医县"品牌。但祁门名医没有歙县多。

张其成:地域医学也是中医文化的一个反映。

徐:这也符合中医思想,中医讲天地人嘛,人与天地相应,一方水土养一方人,不同地区看病用的方子也不一样。您刚才讲的黄芪和党参,新安医学里就用得最多,是人与天地相参的思想体现。

张其成:我父亲还筹建了内经专业的第一批硕士点,1979年刚刚恢复研究生制度,全国内经学科一共7个硕士点,他们那儿就是一个——他所在的皖南医学院是当时西医的医学院里唯一有内经学科硕士点的。

徐:这不容易!最早争取硕士点很难的,当时全国也没几个硕士点。

张其成:《黄帝内经》我父亲基本上能背下来。所以他说要背书,一定要下功夫。

徐:这不得了!当时卫生部某位领导接见我的时候,对我说:安龙,你要学习《黄帝内经》……我现在就在学。背医书,发掘地域医学——这两个提议太棒了!

李老:《黄帝内经》是基础中的基础。学习中医基本理论,不学《黄帝内经》,怎么谈中医基本理论啊?我过去一本《黄帝内经》,走到哪翻到哪。《黄帝内经》里面有很多东西,包括怎么做人,强调医德等。现在的医生粗枝大叶,不负责任,看病连脉都不切了。但看病也不是仅凭脉象来诊断:"诊病不问其始,忧患饮食之失节,起居之过度,或伤于毒,不先言此,卒持寸口,何病能中?"另外,《黄帝内经》里面说了:"入国问俗,入家问讳,上堂问礼,临病人问所便。"比如,出国要问外国的习俗,这里面充满了智慧。关于医生的修养,《黄帝内经》里面说:"嗜欲不能劳其目,淫邪不能惑其心。"这是要求你做人和帮人家诊病时,内心要一尘不染,不能贪财好色。这些《黄帝内经》里的句子我都是脱口就出。所以如果你不背,没有基本功怎么行?《黄帝内经》的"背功"一定要掌握,我都是吃苦打下的基础。我同您讲，我是安徽中医学院的创始人之一。我主要是口音不行，上课讲出来的话人家听不懂。为此，我晚上不能睡啊！怎么能睡呢？你这老师不能当了，学生听不懂啊。我只能想办法克服，多写板书，脱稿讲课。你的口音学生听不懂，你再不能脱稿说出个一二三，哪个学生听你的课呢？所以授课脱稿你不累吗？背诵的东西要能信手拈来，备课你就要多下功夫。三个小时的《黄帝内经》课，我可以全部脱稿，讲到哪一段我就背哪一段。学生对照《黄帝内经》，一字不差。

张其成：我觉得你应该把背诵医书原文作为要求青年教师的基本功训练。

徐：其成，我和你有同感。我去调研岐黄国医班，学生们说，现在的老师很多都是照本宣科，讲得非常乏味。如果就是照本宣科，那我也会自学教材，无须来上课。老师要有亲身的学习经历，这样我们就听得进去了。所以老师应该读得比学生多，背得比学生熟，比学生站得高，得自己先把《黄帝内经》的教材消化了，再翻译讲述出来，深入浅出地讲出来，学生就愿意听了。

李老：所以我当老师的时候就用这个方法。我讲《黄帝内经》都脱稿的，把原文背出来，一个字不差。内经课时多，学生听多了也就慢慢听懂了。你没有基本功肯定不行！我汤头（《汤头歌诀》）、本草（《本草备要》）都背得滚瓜烂熟，全部都能脱口而出的。同时，我是搞临床的，授课还讲临床案例。我临床治病多，临证心得也多，古人说："熟读王叔和，不如临证多。"中医一定要临证，中医一定要重视临床。比如讲这个脉，你结合临床体会，讲脉诊就容易多了。当然，临床要与理论相结合，没有中医理论指导临床，不是高水平的中医。所以学生爱听我的课。当年《光明日报》还采访我，刊登了关于我授课的报道。

徐：刚才您讲临床和理论的结合，的确是这样，不做临床，教书都很难教。我们学生反映，讲课的老师如果没有临床经验，教的课就很枯燥。学生就说，讲《伤寒论》的人，如果没有亲身临床经历，讲得枯燥无味，一问三不知。因为你不知道《伤寒论》的条文更深刻的内涵，不知道方子具体怎么用嘛。所以临床太重要了！

李老：现在很多同学，临床实习最简单的问题不知道，一问就说老师没讲。没有临床，理论讲不透；没有理论，临床水平上不去。理论联系临床，理论指导临床。临床一定要和理论结合起来。

张其成：我父亲的古典文化也特别好，喜好诗词，擅长书法。我们小时候受父母二老的影响很大，他们背书，我们就和他们一起背。

徐：李老，张老，你们真是教子有方，一门七个教授啊！哪里去找！

张老：其成他业务好。

徐：他现在上《光明日报》，比他爸爸还多呢。青出于蓝而胜于蓝。我都读了他好多

《光明日报》上的文章。

张其成：哪里呀……我一直在想：北中医的特色在哪里？原来我们也讨论过这些问题。以前大家一提北中医，功底强，都非常崇拜，以前有任应秋、刘渡舟等，就觉得经典功底很厉害。但现在，这个特色没有了。

徐：我要把你们树立起来。你父亲刚才讲得非常好，我们要继承，我们要发展，要超过他们。从《神农本草经》到《本草纲目》，中药不就是丰富了、发展了吗？现在学校方面，学术的整合不够，没有亮出旗号，要不拘一格用人才。我觉得一个大学，要有规矩、尺度，但也要有为人才破例的勇气。"海纳百川，有容乃大；壁立千仞，无欲则刚。"做校长就要有这个气魄。

张其成：你提的"人心向学"说得太好了！我们都觉得是一下子一股清风袭来。但后面的阻力也会比较大。不过只要你有这个心，我们都支持你，坚决支持你！你这是为北中医好。

徐：张老，您有什么补充吗？

张其成：(代表张舜华老回应)我外公这一代只有我母亲一个女儿(有过一个儿子，不幸夭折)，当时有个家规，中医技艺传男不传女。到我母亲这一代，"张一帖"眼看就要中断了。结果我母亲坚持跟我外公学中医，掌握了全部技艺。外公就给我母亲开了个条件：要么你终身不嫁，要么你招上门女婿。所以我就说，是我父亲嫁给了我母亲。当时谈的条件是，第一个孩子得姓张，所以我就姓张。今天早上我们专门去祭拜我外公了，因为今天是中元节嘛。

徐：你父亲很大气。所以才有这样的成就。"人的心胸有多大，事业就有多大"，这句话我觉得是正确的。没有心胸，难以做成大事。

张其成：他的确很大气，胸怀很宽，科学、国学他都不排斥。

李老：我是低调做人，一直很低调的。我注重踏踏实实做事。

徐：谢谢您的赐教！中医教育改革就需要踏踏实实做事的精神。我说我这个人，不怕阻力，也不怕别人给我设置障碍，更不怕被人批评。一个人要想做一番事业，不被人批评是不可能的，但要尽量少让人批评，多请教大家，多沟通，以便达成共识。如果实在达不成共识的，就先搁置争议，把争议放在一边，先做。所以，我来到北中医，希望建立一个互相理解、互相支持、互相包容、互相欣赏的大学文化，让各个流派，各个门派都互相支持、互相欣赏。中医界要传承我们祖宗经典的、好的中医文化，不要继承坏的习惯，比如说"文人相轻"这种陋习。中医的各个门派都不一样，比如李老刚才讲的，不同的医生都看好了这个病，有些心胸不广的人，就会说我这个方法对，他那个不行，他那个门派如何如何……这就是"文人相轻"。另外，祝谌予老先生有段话讲得很好，他说每个病人都是你的老师,你要认真向病人学习,认真看好病。他还说,你还没看好的病例,就先不要讲出去,只有治好了,再讲给学生听。他就是这样的,他看完病并不马上讲给学生,而是等病人回来了,说吃了药已经好了,他才会把这个病例拿出来,告诉学生我为什么要开这个方子,我的证是怎么辨的,病因病机是什么。我觉得这很有道理,这是很负责任的老师。其实经典的基本道理大家都懂,《黄帝内经》就这一本,你也学我也学,但学的角度不一样,通过临证的经历悟出的道理也不一样。除此之外,不同区域的天气、气候不一样,易得的疾病也有所不同,在这个区域这种病多一点,在那个区域可能那种病多一些。广东的人多湿气重,而我们徽州这一带就不是这样;在东北,又是另一种情况,所以用的方法、用的药肯定也不一样。还有很多民间医生,不能说他们没水平,他们也是临床实践出来的,古人都是跟师学出来的嘛!学院派教育出来的好多人,瞧不起民间医生,不能高高在上,盛气凌人。所以,我还有一个大愿望,就是要架起一座民间中医通往学院的桥梁。只要是有本事的人,在民间做得好的,有医德、医术的,民间老百姓认可的,在当地很有威望的,我们就去拜访,就可以把他请到北中医来讲课。北中医建校初期,吕炳奎老先生就是这样,把老师们请到北中医来,江苏中医进修学校的师资当初都是从民间招募的。我觉得,北中医应该有这样的气魄。

李老:对。这样做很好!

徐:我们学校的国医堂现在正在扩建,我甚至可以请这些民间中医在国医堂试着坐诊三个月,如果他的临证效果好,三个月下来病人肯定很多。这样一来,这些民间中医既证明了自己的临床能力,又传播了他们的学术思想,而我们北中医的学生,也有机会学习各种流派的东西。

张其成:将来这就要成为北中医的校风,叫什么我都想好了,八个字:"人心向学,海纳百川",要倡导这个学风。我们都支持你。

徐:好!李老,我还想请教您一个问题,您从医这么多年,应该说,一个甲子都过去了。您发现中医哪些地方需要发展呢?举个例子来说,比如,我们通过调研发现有很多病案比较奇怪,中医把病人症状治好了,结果病也治好了,西医一检查指标全正常了,当初可能连医生自己都想不到能够治好。对于中医治疗机制的研究,该怎么去做?这是不是中医需要提高的地方?我想,中医要发展,就得开展中医科研,找出中医治病的道理。东直门医院在德国合作开了家中医院,叫魁茨汀医院。德国人把医院里22年来有效病例的处方用电脑做分析,发现用得最多的药是黄芪,其次是党参——这和新安医学用药特色很吻合。这说明什么呢?用现代的信息学手段,通过对22年的有效病例处方统计处理,就分析出来了哪个中药用得多?为什么用得多,什么情况下用?它的配伍规律是什么?德国人的方法值得研究。他们总结出来的规律可能和我们古人讲的是一样的道理。人家不需要动物实验,只研究了22年的病案。所以,这是不是中医理论、中医临床创新研究的突破口？还有中成药如何发展，如何找到突破口？你们二位有什么建议？

　　李老：中医需要找到突破口。必须在传承的基础上，要懂得新技术，这需要多学科交叉。

　　徐：画龙点睛啊！跟郭子光郭老的观点异曲同工。

　　李老：单独一个学科是没办法进行深入研究的，传统中医必须要结合现代科学理论，多学科交叉。北京中医药大学要想传承中医，要想发展中医，必须贴近临床，然后多学科交叉，进行研究。这是我学中医的体会。

　　徐：讲到我心坎里去了。李老，我想在北中医成立多学科交叉的研究机构或学院。研究临床有效的方子，为什么这个方子这么有效？比如研究君臣佐使，同病异治，异病同治。它的适应证是什么？某一类的患者适合用什么方子？两年前，我去美国作了一个报告，讲的是为什么每个人的免疫能力不一样，其实和中医上讲人的体质是不一样是同样的道理。那个科学会议的题目就叫"个体化医学"，我就讲，我们的祖先 2000 多年来一直践行个体化医学，西方现在才开始讲个体化医学。他们现在已经开始和我们中医理念慢慢接近了。比如西药的镇痛药阿司匹林，开始也是从草药里提取出来的。如果我们在座的 5 个人吃阿司匹林，达到镇痛疗效的剂量可能是不一样的。现在美国审批新药适应证的时候，也注意到个体的差异，即根据个人的遗传背景，来批准和指导用药剂量。这与我们中医有异曲同工之妙。所以，我认为中医的发展大有可为。中医是中华民族几千年来呵护中国人健康的法宝，习近平总书记最近在皇家墨尔本理工大学中医孔子学院讲话时说到：中医药学是中国古代科学的瑰宝，也是打开中华文明宝库的钥匙。他讲得太有道理了。中医这把钥匙的前沿就是多学科交叉。

　　好，我们再到别的地方看看。两位老先生讲累了，今天就到这儿，谢谢！

二十四、教学紧密结合临床，临床丰富完善理论

——颜正华

人物简介：颜正华（1920年2月—），江苏省丹阳市人。1934年师从当地名医戴雨三先生学医。1937年拜孟河名医邓星伯弟子杨博良先生为师学医。1955—1956年在江苏省中医进修学校学习。著名中医学家，中药学专家。首届国医大师。

时间：2013年8月30日

地点：北京市东城区颜正华老师寓所

教学紧密结合临床，临床丰富完善理论
—— 颜正华

徐：颜老，您好！今天来想向您请教一些问题。我来北中医上任有七个月了，就想了解、调查、研究学校的办学和人才培养的模式怎么建立，教材怎么编写，临床带教怎么做？因为我调研发现很多的问题，第一，现在教材学生们越来越读不懂，教材与临床实践越来越脱离。第二，课程里面纯中医的东西越来越少，很难培养学生用中医的思维去看病。第三，临床带教也很难，在医院里实习，不像过去的师带徒，老师一对一、手把手教，现在带教老师经常受西医的思想影响，学生们感觉不是在中医药大学学中医，好像是学西医，但西医又没有学好。我调研时学生向我反映了这些情况，这些问题一直困扰着我，所以我就许下一个心愿，一定要来拜访像您这样德高望重的老先生。您了解咱们学校，是学校的创校老人，您跟着学校走过这么多年，从1957年北中医建院之初一直到现在，看到了学校每一个历史阶段的变化。中医教育走到今天，有它自身的原因，当然也有社会的客观原因，也有经济学的问题，还有其他很多的问题。

但是作为一个新校长，我想对现状做出些改变。当然，我知道难度挺大，为此，我专门找过有关领导汇报，他也看到了这些问题，鼓励我大胆地做。他说北中医应该大胆地去改革，应该去引领中医药教育的人才培养，一定要培养出合格的中医学生来。这就是我今天来向您请教的几个问题，想请教一下办学、人才培养等。您在中药学领域中，治学、研究了这么长时间，并且一直都坚持上临床，我想向您请教：您主编的教材怎样与临床紧密结合？我觉得通过跟您聊，会获得一些智慧。对我这个外行领导来说，我要搞清楚理论密切联系临床这个中医核心的关键点，我才能更好地带着学校朝着正确的方向走。我就讲这些，听您的指教。

颜老：您客气，我想咱们中医药大学办了这么多年，在管理的问题上，要明确中医教学的最终目的主要是临床的问题。咱们中医长盛不衰，主要是靠临床疗效。所以中医药大学基础课必须要理论联系实际，理论结合临床；能够结合的都讲，结合比较少的，少讲或者不讲，我主张这样。必须要结合临床。咱们讲基础的老师一定要能临床看病，如果理论脱离实际，那整个中医事业就不好办了，是不是啊？中医理论绝对不能脱离实际，中医来自临床，最终服务临床。

徐：您刚才讲得太对了！岐黄国医班的学生就是这么说的，他们说那些没有临床功底的老师讲基础是空对空的,一问问题就答不出来。

颜老:他没有临床实践体会,基础越讲越脱离临床实际;越讲脱离实际越多,继承与发展都成空的了。

徐:我去跟四川的郭子光郭老请教时,他讲到编教材,说现在编的教材,很多都是没有临床经验的人编的,这样的教材肯定是脱离实际的。

颜老:对,脱离实际就不好了。

徐:好的,这一点我听清楚了,教中医的老师一定要上临床! 基础医学院的人也要多做临床,不能一天到晚搞基础理论。讲课的老师,要有培养医生的觉悟,必须要有临床经验。

颜老:我们基础课的老师也一定要上临床。

徐:其实我们办国医堂就是想给他们临床的机会,积累实践经验。但是国医堂的空间有限,一直就不能满足那么多老师的出诊需求。

颜老:咱们基础课的教改就是:理论与临床结合好的,要保留;与临床结合比较差的,理论讲太多了的,就有点脱离实际了,要删掉,以临床疗效为主。

徐:因为中医教育最根本还是培养能看病的医生。

颜老:对,我主张这样的。另外搞科研的话,也要结合临床。能够阐明临床疗效的,能够提高临床疗效的,这样的课题比较好,要支持。

徐:您这个想法跟我不谋而合。上个学期末,我列了一个专门做临床研究的项目,只支持临床大夫的,不是做动物实验的,是给临床一线大夫做科研的机会,给他们经费支持。先在学校的东直门医院,立了有9个项目,东方医院也有几项,加在一起大概有19个项目,都是临床研究。

颜老:理论结合临床挺重要的,中医如果不能看病,不能提高临床疗效的话,咱们就完了。中医就是依靠临床疗效,搞基础也好,搞科研也好,必须要结合临床,最终服务疗效。中西医结合的问题,我感觉到这个问题也是个难题,现在到医院去,涉及的实际问题很多。

徐:对。纯中医的东西太少,同学不能建立对中医的信心。

颜老:你不搞中西医结合也难办。

徐:我跟东直门医院院长聊天,他也说没有办法,有卫生经济学的问题,要生存。

颜老:所以咱们既要中西医结合,但是还要以中医为主。

徐:主导要有中医的思想。

颜老:对,要以中医为主。你说是中医,但临床全是西医那一套,变成西医了,这不是发展方向。你全搞成西医那样了,变成西医院了,也就不存在中医了,是不是? 但是过去讲究中医,强调中医,排斥西医,这样也不利于发展。从临床需求来看,中西医结合的路,我看还是必要的。但中西医结合不是唯一道路,咱们中医变成西医了,那也不好,所以这方面要掌握到恰如其分。

徐:必须把握好这个平衡。

颜老:对。中医搞成西医那样,不行。

徐:那就没根了,我们自己的根就没了。

颜老:要做得恰如其分也是比较难的,在实际工作中,要尽量朝恰如其分这方面努力。总的发展趋势,中西医结合的路是肯定的,过去不敢提中西医结合的问题。咱们中医药大学要以中医为主,搞西医的话,就是忘本,这样也不利于学校发展。

徐:同时要与时俱进,是不是啊?

颜老:对,中西医结合,临床还是需要的。但是不能脱离了中医,不能离开了中医,中医不能变成西医,那样就不好了。从临床需要出发,中医、中西医结合并存,为提高疗效服务,临床实践检验医学理论。我这个也是随便说说。

徐:您有什么观点,只管说,我就是想多听,多听了以后,在学校政策的制定上,我就会有一个宏观判断。所以我多听听您讲的话,更便于日后我判断准确。您有这么多年授课、编教材、临床带教的经验,您让我们这些后生学到很多很实际、很实用的东西。

颜老:教基础课的老师一定要上临床,不能理论脱离实际,只要不脱离临床实际,不全是讲空洞的理论,学生就受益,就欢迎,这很重要。要有临床经验的老师来上基础课,这样才好,理论一定结合实际。

徐:在拜访您之前,我在全国各地请教了很多的老先生,他们跟我讲的,与您的观点基本相似,一定要有临床经验的人来教书,才能培养真正合格的中医人才。

颜老:中医理论结合临床实际没错,必须要结合临床! 中医临床经验不够,没有临床疗效,你讲课、编书都长不了。

徐:是啊,中医这么多年风风雨雨,都还能坚守住,能够做到今天这个样子,就是因为有疗效。是不是啊?

颜老:是的。

徐:这就是我通过调研发现的,这就是一个根本。您觉得我讲得对不对?

颜老:对啊。

徐:还有一个教材的问题。您老在教材的编写方面非常有自己的独到之处,能介绍一下吗?

颜老:现在教材也是一个理论脱离实际的问题。不能脱离临床,教材理论要密切联系临床实际。

徐:太好了,这个很好。那我再请教颜老一个问题,您这么多年,又看病,又研究中药学,在中药学里面,您觉得现在的中药学的教材,存在什么问题?

颜老:这些年也没太注意。我主要研究中药药性、药性效用的问题,用药剂量的问题,在方子里面配伍的问题,这都是中药学的教材必须论述的根本问题。这些问题要中医自己研究,要综合历代本草、结合临床实际研究。仅仅在实验室研究成分,那就等于天然药物研究了,就是成分研究,药物化学研究,不是中药的研究。

徐:那样培养出的中医药学子就不会看病,也不知道处方用药配伍规律,辨别不了处方是否有用。

颜老:作为科研,更侧重成分、提取这些。中药学根本上来自临床经验,也是为临床服务的。所以中药学理论,首先要有药性理论。

徐:颜老,您是中药学的学术泰斗,至今您还坚持看病。我了解到您对药性理论和用药剂量都把握得非常到位,所以您看病就能看得很好,是吧?

颜老:我一直强调药性理论这个问题,中药不能离开药性理论。药性理论是千百年从临床实践中总结出来的。离开了药性理论,只搞化学成分不行,指导不了中医临床。中药学院有药理、药剂专业,学科建设是可以的。中药学院在本科人才培养方面,首先必须要讲药性理论,不讲药性理论,这个药你怎么知道临床上做什么用呢?必须要强调药性理论的问题,这样中药理论就不脱离临床。

徐:您是新中国中药学的奠基人之一,也是咱们学校中药学科的带头人,除了讲药性理论之外,在办学方面,在专业设置方面,或者是在中药学未来发展方向方面,您考虑应该更加关注什么问题?就是关于中药学科的科研,学科建设,教材编写方面,我们应该关注什么问题?

颜老:必须要重视中医药理论的统一性,要提高中药的疗效。

徐:怎么样从中药的研究里面提高中药的疗效?

颜老:不能理论脱离实际,理论要结合实际。你搞中药学,你要做药性理论研究,不能脱离中药的临床实际运用。你如果是搞药物化学,那样就脱离中药学研究的核心了。要以中药的药性理论为主,不能脱离中药的药物性能、临床功效理论。提高中药的疗效,不能脱离中药的主治功效理论,不能脱离中医、中药的统一性。当然,咱们也不排斥查明化学成分,但是要是认为只有化学成分才能说清楚,研究药性理论统统研究到化学成分那里去了,等于慢慢变成西医药物化学了,那样也不行。我们中药学院就是要在中医理论里面搞,有利于提高中药的疗效。

徐:我在调研中有一些老师跟我讲药性,说药性的研究里面,不同剂量中药的药性也有不同。我就是想问,药性量化的研究是不是中药学值得研究的方向? 这个我不懂。因为在探讨未来中药的研究方向时,有很多人跟我提到这个药物剂量问题,所以我要请教一下。

颜老:药性的量化,始终值得研究。他们怎么说的中药药性的量化呢?

徐:比如说这个是苦味药,寒凉药,这个寒寒到什么程度,药性发挥什么作用? 因为寒性的药有很多种,哪个寒是更加寒? 这是他们跟我讲的,我不懂。药物寒的程度有深浅,他们希望量化,便于以后开处方掌握剂量。我觉得是不是可以有这么一个客观标准。比如说有好几种药都是寒的,寒性程度不一样,有没有可能量化? 他们跟我提这个问题。我想要请教真正的中药学大家,因为我怕我外行答错,所以中药药性的量化这事我要请教一下颜老。

颜老:中药定性不容易,定量的话更加难。苦寒药,比如一般来说,黄芩清上焦热、黄连清中焦热、黄柏清下焦热,你硬要定性差别有多大,很难说。临床大夫心里最有数,但是你硬把它定量、标准化,就难了。咱们中医临床用黄芩、黄连,功效不一样啊,是不是? 黄连清热力量大,但是它到底能大到什么程度,比黄芩大多少程度? 黄芩、黄连的寒到底差多少? 这就说不清楚了。这个定量客观化目前定不下来,这个定量很难的。

徐:说不清楚,很难做到啊。

颜老:是的。

徐:他们有的做这个课题做了好多年,都找不出答案。

颜老:咱们中药的理论,黄连清热的力量强,黄连苦寒直折,下行清心清胃;黄芩苦寒,主要清肺、清大肠,当然也清胃,但黄芩清热的作用比不上黄连。咱们中药定性的话是比较难,定量就更难了。

徐:定量就更难了。因为寒性会有个度,客观的量多少,黄芩、黄连差多少的度?

颜老:黄芩、黄连寒性究竟差多少,客观定量那就比较难了。咱们传统的观点,总结出药物归经,作用部位不一样。比如黄柏与黄芩、黄连又不一样,黄柏主要清下焦肾、膀胱之热。咱们药效性质上可以这样讲,但是不能确定度量地讲它们之间寒性有多大差距,确定度量这就比较难了。中医的理论,往往定量这个问题有点难。

徐:定性可以是吗?

颜老:定性可以。

徐:目前定量是根据个人的掌握,在临床上临证中把握一个度,根据自己的经验、根据病人状态的不一样来把握的。但是每个人对中药药性功效的体会不同,个人经验差距很大,怎么客观定量呢? 如果定量标准在人身上不可能做实验,用小鼠做也很难模仿相当于人的用量比例,那么,可以说中药药性定量这个问题目前是一个无解的题目。您刚才的分析很中肯,帮我解决了这个问题,这也是困扰我很长时间的一个问题。

颜老:搞中药的话,还是要强调药性理论。

徐:药性理论是吗?

颜老:对。

徐:中药炮制,在咱们学校值得不值得开展研究? 中药炮制,是不是就是一个技术活呢?

颜老:要结合临床的需求。临床疗效更好地取得,需要中药炮制。

徐:结合临床需求,中药炮制应该在咱们中药学院的教育中体现出来是不是?

颜老:对。

徐:我认为炮制不到位,药性就不能更好发挥出来,药效就打折扣,相应的疗效就出不来,是不是?

颜老:是。

徐:所以中药炮制也是一个值得继承研究的方向。

颜老:一定要有一个标准。

徐:要有炮制的标准。

颜老:对。炮制不结合临床,抵消了药性,反而降低了疗效,那就是不必要的炮制了。所以炮制的标准从临床需要来制定。

徐:您讲得太对了。

颜老:所以说我反复强调的一个是临床,必须强调临床;一个就是要丰富完善理论,理论继承、发展,都要结合实际,结合临床。

徐:对! 您今天让我带回家最重要的观点就是:理论一定要联系实际,教学一定要结合临床,中药要以药性理论为主,药性理论来自临床、为临床服务,临床经验不断丰富、完善中医理论。

颜老:结合临床的教学效果就好。理论全部要和临床结合起来,尽量结合。科学研究不能随意定标准,要从实际出发。

徐:很好,很好！我今天就问这些问题。我把名片留下来,放在这里,您有什么想法,关于学校的事随时可以和我联系。

颜老:行。

徐:我也是刚刚来半年多,咱们学校的事也挺多,中医教育有太多的问题,需要大家帮我。

颜老:一步一步来,不着急。

徐:很难急了,急也没用。

颜老:中医药大学好多问题解决不了。

徐:是。

颜老:中西医课程的比例问题,也没有解决。就是中医和西医的教学比例,究竟应该是一个怎样的比例。

徐:八比二、三比七、四比六都有。现在有一个好消息,教育部可能很快要给我们下放权力,就是英语和计算机的课大大减少是可以的,多出课时可以增加我们中医的课,这是一个好消息。这次我去教育部开会要争取确定这个,这个很好,这就增加了中医的分量。我们应该多上一点中国的古文课、国学课,因为这是学好中医的基础。中医理论的基础,就是国学,古文、先秦诸子哲学等。

颜老:减少英语、计算机课,这个很好啊！可以增加中医理论教学。

徐:对,这是一个方向。您认同了,我就更有信心往前走了。中西医(课程)比例这是一个长期争论的问题,一直没有解决。这个问题需要探索,不争论,就是对比不同的实验班,不管中西医课程比例多少,先教中医,先把中医的思想树立好,中医的基础打扎实再教西医,这样基本上就不会偏离中医太多。先中后西,先把中医的概念清晰化、固定好,朱良春朱老说先要走正轨道,不要"出轨",中医的基础打扎实后再学现代医学,即使怎么中西医结合,那样都没事儿,不会动摇中医的根本。近代以来,有一些临床很棒的老先生也是先学中医,然后是西医用多少技术都改变不了他中医这个根本。所以,用教学实践来证实:是不是一定要先中后西的中医教育,即使比例多少差一点点,也不会太偏中医的根本？

颜老:应该是先中后西。

徐:对,我也觉得是这样。还有人向我建议,中医教育不仅要先中后西,就是中医本身教学,也要先教针灸,再教其他理论,针灸更容易实践,疗效立竿见影,容易让学生增强信心,对中医临床的信心。因为针灸的临床疗效是最容易够感觉到的,同时对经络的理论也最早能够感受得到。您看有没有道理?

颜老:我也赞成这个次序。

徐:您也赞成啊? 太好了!

颜老:对。

徐:今天您讲的这些话,更加增强了我的信心,中医教育人才培养,需要改革。

颜老:你的想法是对的,我都赞成。

徐:谢谢,谢谢您的支持! 对于您这些老先生、老前辈给我指明方向,我深表致敬! 我这个人不怕担当,如果认准了方向,我敢做,我不怕别人说。因为我觉得我来中医界,我就要担起中医教育培养合格人才这个事。

颜老:很好! 祝福你在中医药大学工作取得成功。

二十五、道地药材，国家统筹、规划种植；尊古炮制，口传心授、实际操作

——高殿荣

人物简介：高殿荣（1925 年 6 月 12 日——2021 年 12 月 4 日），北京市人。出身中药世家，其祖父、父亲均从事中药行当。幼承庭训，14 岁在北京同达堂药店学徒。1941—1942 年在北京「四大名医」之一汪逢春先生创办的北京中药讲习所第三班学习。传统中药炮制学专家。

时间：2013 年 9 月 1 日

地点：北京市丰台区高殿荣老师寓所

道地药材，国家统筹、规划种植；尊古炮制，口传心授、实际操作
—— 高殿荣

徐：高老师，我来请教您有关传统中药方面的问题，希望得到您的指导。

高老：谢谢您对我的厚爱。

徐：我过来是向您学习的。应该谢谢您！

高老：徐校长太谦虚了。

徐：应该的。高老，我就先把来意给您讲一讲，我是一个中医外行，原来在中山大学本科学的是植物学专业，本科毕业去美国留学学的是免疫学，博士论文是研究白血病。回国后在母校中山大学生命科学学院生物化学系从事免疫学研究，然后从系主任、院长做到副校长，分管过医科、理科、工科的科研。我从小就对中医药特别感兴趣，从童年时代到现在，有好几次重病都是被中医治好的，所以对中医药特别有感情。去年年底教育部公开选拔北中医的校长，我就有了这么一个机会来参与中医界的校长竞聘。通过各种程序的严格考察，还有北中医老师们的认可，最后教育部任命我为北京中医药大学的校长。现在由我一个外行人来领导内行，我诚惶诚恐。

高老：您太客气了。

徐：真的，真的是。来了以后，我觉得用毛主席的说法，叫"没有调查研究就没有发言权"，所以我就在校内做广泛的调研，教室、科室、实验室、宿舍、饭堂……什么地方我都走，见到学生、老师、教工等我就去找他们聊天、咨询。我在学校也召开过几个座谈会，有老教授，有中青年老师，有临床业务骨干、学科带头人，有研究生、本科生，有留学生，各种人都有。放暑假之前，我就说这个暑期要去拜访一下学校之外、社会上的中医界老前辈，拜访那些在中医药领域非常有造诣的，做得非常有成就的，或者在业内被专家称道、群众口碑皆好的一些名老中医、中药大家，比如像您这样在同仁堂老药号工作过的药行老前辈。对我来说，就想了解为什么……

高老：不敢当，不敢当。

徐：不、不，真的，我就想问问这个中医药发展目前的问题在哪里？怎么解决？就是

想了解您对我们北中医有什么要求、建议,我们需要培养什么样的学生,才能对中医药事业有用——咱们不能闭门造车,是吧?要面对社会培养人才,当然,首先我们要培养能看病的人才,还要培养社会需要的各种中医药人才,是吧?所以,除了我们学校,我还到北京、到全国各地去拜访国医大师、中医名家,以及民间老中医、老药工,只要医德医术都好、专业做得一流的人我都想去拜访一下,向他们请教。今天来您这里,主要是想向您请教有关中药方面的问题。

中药方面我也请教过颜正华颜老,他是我们学校中药学学科的创始人之一,也是我国中药学的创始人之一。

高老:对,颜老人非常厚道。他今年九十多了,又懂中药,又懂中医。我们不是同事,算同行。90年代后期昌平开了一个和同仁堂挂靠的旅游药店,请颜老一个礼拜去一次,我一个月去五次。每回送颜老的时候,我们一辆车回城里,晚上开到学院里面去,有时候他老伴接,有时候他孙子接,都是这样的。

徐:颜老今年九十四了,身体还很健康。您高寿呢?

高老:虚岁八十九。

徐:了不起!

高老:我十四岁做中药学徒,药行干了有七十年多年了。

徐:在中药店里工作了这么多年!我想请教您一个很重要的问题,就是这个中药性能,药的质量问题,今天与过去比变化大不大?那些农药残留物我们就不说它了,因为那是工业化革命带来的。就药材本身的药性现在有没有变化?我到一些中医那里去看他们开处方,原来《伤寒论》里面经典的方子,古医书上那些老的方子都有一定的剂量,但是他们说,现在用药剂量都要比古代增加一点,因为现在药材性能都不如以前了。以前用几钱、几分就有效;现在换算成克,加倍才有效,否则的话没效。是这样吗?所以我想问:是不是咱们种植有问题?还是产地有问题?还是炮制有问题?还是饮片生产工艺上有问题?还是其他什么环节有问题造成药性的降低?光培养好的中医大夫能开好处方,没有好的中药,想要好的疗效也难啊!

高老:对对对!

徐:中医大夫的水平反而被劣质药拉低了,是吧?本来能治好病的方子,因为药材不道地,质量有问题,或者饮片炮制有问题,药材性能不好,治不好病。所以药材质量是中医药事业发展的一个大的门槛,是必须过的一个坎。所以我就跟邱老师说,你帮我联系,我要去拜访中药方面的专家。之前见了金世元金老,他就跟我讲哪里有什么道地药材,现在为了创收都改种别的了。他还跟我讲了很多,包括中药的鉴别、炮制、制剂、调剂等方面。我又跟邱老师讲,我想拜访一个在中药老字号,长期在第一线干活的,有家传或师承很好的药行老前辈。他就推荐了您。他说,高老从小跟家里学认药,14岁当中药学徒,在同仁堂干了几十年,德高望重,药行第一线的实战水平,炮制手艺太好了!

高老:不敢当。

邱:高老师家传五代搞中药。他祖父(高煜文)、父亲(高明)就干这一行。现在儿子(高跃)、孙女(高思妍)也搞中药。

徐:哦,是啊,您这个太厉害了!我说一定要来见见您,您对我们中药学院的人才培养太有示范意义了。现在中药学院快要变成"药物化学学院"了,一上来就是把中药有效成分提取、分析,发一些文章,我说这不是我们中医药大学中药学院应该有的主要研究方向,这是药学院,或者是天然药物学院的研究方向。前几天我对中药学院的院长说:中药学院要按照中医的理念、中药的原理去培养中药的人才。如果咱们中药学院的人走出去,药材的道地性不知道如何鉴别,种植、采摘也不知道,在哪里种、怎么种、什么时候收,炮制、制剂、调剂也不知道怎么做,以为炮制加工、成药制剂、抓药配方就是工人干的活儿,好像我们北中医是培养"阳春白雪"中药人才的地方,这些"下里巴人"的活儿不要干。我说这些状况、观念都不对!这不是中药学院的培养方向,我们要统筹整个中医药事业发展的需求,全过程、各领域都要培养人才,并且是培养最好的人才。中医、中药都培养出社会需要的最佳人才,北中医才是引领中医药界的首善之校。

但是,现在北中医一些传统中药方面的工作都落后于别人,例如中药炮制技术的操作培训我们根本就没有,企业做得到我们做不到。高老您说咱们怎么办?为此我就很着急,我今天是真诚地来向您请教。我就讲这些。

高老:您来了我很高兴。为什么呢?我高兴在什么地方呢?因为有学术领导重视中药了。像您这个走访,说一句现在时兴的话,您是与时俱进,是走群众路线,这是在做实际调查。您这些对中药的想法,现在来说也是罕见的。

徐:是吗?我不知道。我认为这是做了一件普通的、本分的事。

高老:是罕见的。您对中药这种想法是罕见的。为什么呢?现在都以经济效益为主了。我过去常说,我们搞中药的人,经营中药的人就把中医给害了……

徐:哎,您这话讲得太到位了!

高老:比如说,前些日子曝光的安徽亳州出产饮片的问题,净图经济效益了,把道德忘了。"修合无人见,存性有天知。"这两句话是中华人民共和国成立前药房老字号都奉行的,为了药号牌匾的几个字,树立自己的信誉,都照着做的。我再跟您说说,我举一个例子,咱们北京城啊,在中华人民共和国成立前有两个儿科的医生,东城区是周慕新,西城区是赵心波,这两个大夫专门看小孩的病。赵心波呢,在西四牌楼北边路东头开诊,西四牌楼北边路西头有一个怀德堂药店,就为了他做了一种儿科的药叫"定抽化风锭",用的是活蝎子来制药。这药主治小儿急热惊风,痰涎壅盛,神志不宁,咳嗽发热。用活蝎子40个、桔梗3钱、黄连3钱、蝉蜕5钱、甘草3钱、防风5钱、羌活5钱、大黄5钱、僵蚕5钱、法半夏5钱、麻黄5分。先将药料串碎,再将活蝎子用烧酒渍,放在碾子上串碎,用药末将活蝎子搜净,取下晒干。再进行粉碎,研细粉过箩和匀。每细粉10两兑:朱砂粉5两、牛黄1钱5分、麝香1钱5分、冰片5钱。以上合匀研细,炼蜜为丸,每丸重5分,满金衣九开,蜡皮封固,包棉纸。这药镇惊化痰的作用特别好。您瞧人家这个制药工作做得多好!怀德堂老板姓何……

人家老字号就为了这个"定抽化风锭"专门配了活蝎子做中成药。怀德堂何家用这一个品种,就养活好多人,并且自己还能够得到点余利,得点经济效益。举这么一个例子,就是告诉你中药的配制既有学问,又讲德行。

现在我再跟您说说刚才您提这意见,我也考虑不是一天了。我跟您说啊,三个环节,药品质量重点是在三个环节。

第一个环节是种植、采挖。下种季节、种植的时间长短与药效都有关系。采挖的季节、收集的季节与药的质量也有关系。我给您举一个例子,孔伯华老先生开的都是霜桑叶。

徐:打霜的桑叶。

高老:用霜降以后打过霜的桑叶。我说得不对,您可以给我纠正。

徐:不、不,您说得对,比我经验丰富。

高老:为什么要开"霜桑叶"? 因为经霜一打以后,这桑叶就有点寒性了,按照二十四节气来说深秋霜降嘛,霜降北方就见冰碴了,天气肃降,霜打的桑叶平肝逆、降肺气效果更好。这是第一,说桑叶。

第二,说薄荷。都知道薄荷里面含薄荷油、薄荷脑,薄荷脑我们又管它叫薄荷冰。这薄荷呢,它是唇形科的植物,是在小暑、大暑节气前后,开花开三轮至五轮的时候,这时候采。我给您拿一个标本看,它的叶是对生的,夹这对叶开一圈小花;夹上边这对叶,又开一圈小花;夹再上边这对叶,再开一圈小花……长一对叶,开这么一圈小花,这叫花开"一轮"。几点钟采? 午正未初采——中午12点至下午2点的时候采,阳光最足的时候采。阳光足的时候,直晒的时候,叶里面精油的含量最高。

徐:代谢最旺盛。

高老:对了! 光合作用最强的时候采,您一摸那叶是黏的,这就是说采集的季节跟时间都很重要。

第三,说金银花。金银花是在农历五月麦子收割的时候采;但是采的时候必须是晴天,阴天不采,雨天不采。金银花用的是花蕾,不用花朵,不能开,含苞的时候采,采完了以后必须当天阴干。

第四,说槐花。国槐的花,北京市街道普遍种的这个国槐。要在中伏、三伏的时候采槐花;如果初伏的时候采就是槐米;处暑以后,花期过了,渐渐就结槐角了。这个就是说同一种植物,不同的季节采,就是不同的药材。槐花如果是花蕾的时候采,叫槐米;开花的时候采,叫槐花;结荚的时候采,叫槐角。就因为季节和时间的因素,三种药形态变化了,功效也不一样了。槐米凉血泻火,清肝明目;槐花凉血解毒,治肠风下血;槐角凉血止血,治痔疮带血,对内痔效果最好。

这是说采集的季节和时间。

再简单说种植的时间。凡是根茎类的药材,像黄连是长五年至七年采挖,人参呢,是五年以上出土,五年以下也可以出土,但是它没长到一定的时间,效力就低。这是采集的季节跟种植的时间,这是第一关。

第二关是商业——这个按现在说是物流。物流这一阶段呢,最主要的是储存。储存最主要,药太干了也不行,它要含一定的水分;太湿了容易霉变。"文革"前我们国家有中国药材公司,中国药材公司是经济实体,当时为了战备,储存了好多的优质中药材。我给您举其中两味药的例子,在怀柔水库上游丘陵地带,中国药材公司设了一个保密库,这个库里面存的都是"浙八味"中的杭白芍和白术——浙江出的八味道地药材,这个仓库存放的都是这两种药。我到里面一看,哎呀,我可开了眼界了!我学徒的时候都没见过这么好的杭白芍,这直径啊,两头直径都有这么多,得有一厘米多,长短一样,一捆一捆地码着。那个白术呢,我们行话叫"峰贡王",就是说这白术啊是极品,到这程度就成了王了,那个白术……

徐:那真漂亮啊!

高老:哎哟,又漂亮又好。真正的道地药材,真正的浙江产的杭白芍和白术。现在的白术有湖南产的,有安徽产的,有河南产的。

徐:那您怎么区分这些不同产地的药材呢?

高老:这个您听我跟您说,白术以浙江产的为道地药材,新昌、嵊县、磐安、东阳、天台为主产地,仙居、缙云、永康、安吉、蘅县、武义、宁海、奉化也有产。——现在其他省也都引种了。这个杭白芍,切出片来以后,它不是白色的,它是有点粉,粉白色。

徐:像年轻姑娘的肤色一样,粉里透白。

高老:唉,对! 这个杭白芍是粉白色的。并且片也大,有这个大拇指直径这么大。

徐:差不多一个多厘米呢。

高老:这是说这个流通阶段啊,关键在储存,防止变质。那保密库是给国家战备准备的。我到那库里面去的时候是夏天,外边 36(摄氏)度,里面 20 多(摄氏)度,但是没有空调。我跟您说啊,"文革"前没有空调,为什么那库房里那么凉呢? 因为咱们这个墙都是 24 墙,一个砖尺寸长 24 厘米,保密库的墙比 24 墙要厚一倍。

徐:哦,那就厉害了,所以隔热很好嘛。

高老:墙厚,而且门窗都是封闭的。要是不进去人都是全封闭的,跟外边就隔绝,热气进不到里面。这是我跟您说的第二关——物流中最重要的储存关。

第三关,是饮片炮制加工。

我先给您介绍产地加工。先说这大黄吧,有北大黄,有南大黄。北大黄主要包括西宁大黄、铨水大黄。西宁大黄主产于青海同仁、同德等地。凉州、河州、岷县大黄等也属西宁大黄一类。其中凉州大黄又名凉黄、狗头大黄,产于甘肃武威、永登等地。铨水大黄主产于甘肃铨水、西礼等地。文县、清水、庄浪大黄等也属铨水大黄一类,产于甘肃文县、成县、清水等地。南大黄又名四川大黄、马蹄大黄,主要包括雅黄、南川大黄等。主产于四川阿坝、甘孜藏族自治州,凉山彝族自治州及雅安、南川等地。此外,陕西、湖北、贵州、云南、西藏等地亦产。

我给您介绍这"西宁半",西宁地区产的一种大黄,这个大黄断面有两个烧饼这么大,中心多是空的,就像枯芩一样。它刨出来以后啊,要用刀把它切成两半,所以叫"西宁半"。为什么切呢? 一个为了干得快,另一个便于搬运。一般是牧牛童刨的药,一边牧牛,一边刨药材。刨出来这大黄以后,整个地中间给它一刀,切成两半,就用这牛毛捻成了绳,用一弯针给大黄穿过去,完了就挂在这牛角上,为了风干得快。然后呢,再一边牧牛,一边挖药。为了不让药材发霉,那一挂一挂绳子穿的大黄拿回去以后,就挂在阴凉地方,通风地方风干。还有这"蛋吉",也属西宁大黄,块头小,比较致密,切开断面纹路很好看,称"锦纹"。那么一段一段切断,修治大约有鸭蛋那么大,因此叫"蛋吉"。这是在产地就加工。

徐:哦。

高老:我再给您说黄芪。黄芪主产区在山西大同地区,大同地区是浑源县和应县主产,这两个县土地都是沙质的。这黄芪啊,咱们道地的黄芪就是大同地区产的,叫绵芪。为什么叫绵芪? 您的手要攥它的时候,不是硬的,是软的。行话叫"皮松肉紧",黄芪里面特别坚硬,外边这个皮呢,这一部分有空隙,很松,皮松肉紧。大同地区出的这个绵芪,根没有分支,或者说少分支,就跟这个似的,长长地一直下去长在地里面,没有分支。那年我到大同地区去,我看着他们加工,给定了十几吨黄芪出口,那时候还没有市场经济,20世纪80年代初,经香港出口东南亚。香港和东南亚那边不叫它黄芪,叫它北芪,北方的北。为什么叫北芪呢?就因为这个黄芪产在咱们这长城雁门关的北边,就是山西雁门关北边,雁北地区。这是绵芪。我们这个行业的人又给它起个名叫箭芪。

徐:为什么呢?

高老:射箭的箭杆多长啊,绵芪一根一根也切这么长;前边细,后边粗,就像那箭杆,所以叫箭芪。加工成这样的绵芪,也叫箭芪。

徐:也叫北芪。

高老:出口香港、东南亚也叫北芪。后来包装时,产地又给它加工,十根八根的捆在一块儿,前边这头这儿跟这炮弹头一样,中间是尖的,周边逐渐短一点,整个的它不能尖啊,药工给它镟了。

徐:就像那个箭囊一样,一匦箭扎在一起的。

高老:对,扎在一起的。这叫什么呢?给它起一个商品名叫炮台芪。这是药材包装经销的行话、术语,炮弹似的,叫炮台芪,挺形象的。总而言之,就是说即使是这产地的道地药材,产地的加工也有质量问题存在,如果加工得不适当,质量就不保证,或大打折扣。首先是这个产地加工。

其次讲切制,切药。根茎的药都要用药刀切。您看见过这个药刀没有?

徐:看过,我们学校中医药博物馆有。

高老:博物馆有。这药刀切,按照刀具形式切制药材,可分为斜片、顶头片;按照药材的形状的大、小、粗、细,可切成段、节片、块片。另外呢,饮片的形态花样可多了:薄片、厚片、银圆片、蝴蝶片、如意片、柳叶片、马蹄片、骨牌片、盘香片、鱼子片、纽襻片、丝、立方丁、寸分节、团卷等,都有固定规格,统一规格,要保证切得匀整。

干的药材在切之前要先泡软,内外浸润一致以后再切。我们有两句行话,第一句:"少泡多闷。"少泡,那个白术这么老大,不能一下子泡透了,但是给它泡了,泡五成、六成。那还有这五成、四成怎么办?闷,把它就搁在坛子里面、缸里面,在容器里面,盖上盖,闷透了。怎么闷呢?

徐:捂着。

高老:捂着它。一天或隔天不断地要翻一下,底下跟上边要倒一下。一个防止长毛,一个倒一下以后呢,湿度不够的话把盖着的这个布再把它弄湿了,弄湿了再给它盖上,让没闷透的白术吸收这布里面的水分。吸收了,内外湿度一致以后,才能切呢,不能够泡一下子就切。

徐：先浸润透，再切成一样的薄片。

高老：对了！ 现在呢……咱们不说现在啊，现在我好久没看见过了，亳州我也好久没去参观了——我建议您将来到亳州各个药厂去参观参观。

还有一句话，我补充刚才说的："大小分开，粗细分开，长短分开。"比如说甘草、黄芪，浸泡之前，长的和短的要分开，粗的和细的要分开。为什么呢？ 因为它不能够一块儿泡，一块儿泡呢，比如说泡三个小时，那细的就都泡透了，再泡，按现在来说水溶性有效成分都流失了；但是那粗的呢，还没泡透，芯还干的呢。那怎么办呢？ 所以要事先捡择分开。

另外，还有一句话："叼川芎，咬泽泻，穿大黄。"过去我学徒时候，老师傅用前牙叼川芎、后牙咬泽泻、锥子扎大黄，主要判断这药材内芯闷没闷透。

徐：哦，是这样。

高老：刚才我们说的是饮片切制，现在再说饮片炒制。炒制我是亲手干得最多的，十几岁就学炒制。一年两次——春天一次，秋天一次。春天什么时候呢？ 在农历四月份炒制，秋天在农历九月份炒制。炒制这药的时候呢，就是师傅带徒弟，师兄带师弟，口传心授。一不听话，挨批评、挨骂、挨打，耳掴子是常挨的，就是这样。

我跟您这么说，将来您考察的时候，到各个医院的药房也好，各个药店也好，您考察蜜炙药，比如蜜炙枇杷叶，你抓它的时候，应该感到不粘手。夏天三伏天的时候，空气里面湿度有百分之八十、九十，抓蜜炙枇杷叶的时候不能粘手，就跟吃拔丝山药和冬天吃冰糖葫芦一样。

徐：一抓粘着手，就不合格了。

高老：对，不能粘手。

徐：哦，不能粘手。

高老：炙枇杷叶不能粘手，不能够三个、五个在一块黏着，得一片一片的单摆浮搁，这叫技术。关键就是在蜜炼的时候，要炼得筋道，这是做好一个蜜炙药基本条件。这蜜炙药就是技术活，炙枇杷叶、炙麻黄、炙紫菀、炙黄芪、炙甘草、炙桑白皮，这几样的炙法都是用蜜，炼蜜，炼完了以后再稀释，稀释完了以后，用这蜜水浸这个药材，让它充分吸收。今天浸透了，明天再炒，不是浸了当时就炒。这个目的是什么呢？ 就是让它吸收均匀了，不至于黏在一块儿，夏天多潮，不能吸潮后黏在一块儿。这是蜜汁浸，这是说炒制中的蜜炙。

再说这个姜汁炙。姜汁炙，生姜煮水，用姜汁浸透了药材再炒，像姜黄连、姜竹茹、姜厚朴，都是这么炒制。过去我们都是前店后厂，药铺都是前面柜台拿药，后面作坊切制、炒制饮片、打粉,大药铺后面还能制作成药:丸、散、膏、丹、霜、露、油等。过去,姜竹茹都是现炙,现在我不知道,现在如果竹茹用姜水炙,在批发、零售期间,这个姜汁恐怕就流失了,按现代术语来说,有效成分就散失了。那时候呢,中医大夫开了姜竹茹,下边写三钱,按现在说大约 10 克,后边现煮姜水,炒制完了以后,单用蜡纸包着,那时候没有塑料袋,用蜡纸保证药味不挥发。

徐:打蜡的纸。

高老:纸上弄一层蜡。

徐:不渗水的,我知道,我还记得小时候有这个。

高老:对,使蜡纸给包着。这是现炙,包括姜黄连,都是现炙的。姜厚朴也是现炙。

徐:为什么要用姜水泡呢?

高老:用姜水,因为姜是既和中止呕,又温中散寒。竹茹是治心烦的,心烦上逆,用了姜汁炙的竹茹以后,中气就和顺了,就不会心烦欲呕了。姜还是温中散寒的,温中以后寒气就散了。过去姜黄连是现炙,姜厚朴也是现炙。现在陈大启陈大夫,一般开厚朴,开完了以后后边是鲜姜三片同煮——不知道饮片制得怎么样,他为了保证这个药的质量,只能这样开药。

徐:他让熬药时放姜片一起煮,保证他预期的温热性能。

高老:对,现在都是……饮片炮制状况他也知道。

徐:他没办法,药房制不了,现在也没那个水平做这个姜汁制是吧?

高老:现在的厚朴呢,即便用姜炙了,在物流期间,姜的有效成分也就挥发了。

徐:高老,我听您这么说,如果目前连同仁堂都达不到遵照传统,按这么多工序做炮制,我们要是搞一个真正落实"道地药材,尊古炮制"的中药场地,比如国医堂药房之类的,严格按照您讲的这么一整套的炮制规程去做,第一达到教育学生、锻炼培养学生的目的,第二又给社会上传承中药传统炮制工艺做了示范,大家就很容易感受到了中药炮制的重要性,我觉得这个传承得接下去,您觉得怎样?

高老:哎哟,徐校长,太好了! 我双手赞成! 按咱们现在的话来讲就是双轨制,是不是? 比方您那个药店就是大生产来的、由药厂来的,邱老师这药店就是按传统这样做的……

徐:那临床应用效果应该完全不一样。

高老:就是这样做,比比看,看看效果有什么差异。就像在 SARS 的时候,小汤山医院和地坛医院用中药治 SARS。

徐:效果就是不一样。

高老:啊！中医中药治SARS以后,很快治好了,还没有副作用。吴副总理就对中医中药很信任。

徐:对,充满了信心。

高老:您的想法很好,我在90年代就有过这个想法。但是那时我的老同事就跟我说:老高,你这想法是很好,但是物价局、卫生局要找你碴儿,药监局也要找你碴儿。你后边没有后台,你能顶得住吗？我说我顶不住,我没有后台,我顶不住。我这想法只能是个愿望,实际达不到。

徐:北中医应该把这项工作当作学生传承中药炮制工艺的示范场地建设,来承担这个责任。

高老:对,您可以做个试验田。

徐:对,做个试验田。

高老:您可以做试验田试一试。

徐:我还要做什么？做中药博物馆,做传统炮制体验馆,作为一个文化旅游项目,让大家感受到真正的中医在哪里？我可以选个地方做,我一边炮制还一边卖这个中药呢,中医调理、养生保健,就用我们自己炮制的中药。

高老:徐校长您这想法太好了！徐校长,我不知道,中医药管理局有这个想法没有？能不能够倾听没有职称的这些人、这些老药工的呼声,听听他们的意见。

徐:老先生的手艺快成绝活了！中医药管理局应该及时应对这个呼声！

高老:说到这儿呢,我跟您说的是炙药方面,再说煅药。这煅药呢,有明煅,有焖煅。凡是焖煅的药都是体轻的药。比如灯心炭、丝瓜络炭、血余炭、棕榈炭,这都是焖煅。要说焖煅,那怎么就知道它里边煅透了没有呢？这是一个锅,上边再扣一个锅,扣的这个锅这个直径一定要比下面这个要小,扣在这正合适,上面锅沿在下面锅沿里面,这一圈对口锅沿要给它封上啊,那时候封泥土。

徐:哦,就像我们老家腌咸菜一样的,我妈腌咸菜就这样,把咸菜坛口封死,就这么闷。

高老:这样的话呢,上边这锅再压着一块大石头,怕它呀……

徐:爆出来。因为煅药要蒸发,它有气体。

高老:跟高压锅似的,上边这锅上搁一个纸条,把这个纸条啊,报纸条也好,其他什么纸条也好,阴湿了粘在这锅上,底下就烧火。纸条原来是白的,什么时候纸条发黄了,火就可以停了。但是当时不能起锅,不能开盖,得等自然凉了,今天煅了,明天再揭这锅。而且装药的时候呢,不能装得太满,里面留着空间。

徐:留有气体,锅里的药材吸收空腔里的氧气,再燃一会,就煅透了。

高老:对,留出空间,得有气体存在。这是焖煅。

这明煅呢,过去我们用的是砂轱辘,隔着硫,火里面含着硫啊。把实心的药,比如龙骨、牡蛎,各种贝壳、动物骨骼这类的东西,串碎了以后,用砂轱辘来煅这些药,这是明煅。现在呢,是用反射炉煅,就是把药搁这炉里面,炉外边烧火烤,同时烧火用风吹,把火苗吹到炉膛里去,这可能也能避免硫氧化的问题。这个是明煅。

徐:烧的是什么东西?是煤?还是什么?

高老:煤啊。

徐:煤燃烧产生二氧化硫。

高老:现在为了解决空气污染问题,咱们不知道使什么了。

再说蒸制。蒸是把药蒸熟,像黄精、何首乌、熟军、熟地,都是要蒸制。一个突出的例子就是熟地。熟地应该带着汁,带着黏液,因为是用黄酒蒸的,用黄酒蒸出锅以后带黏液。按照过去说呢,每天有人拿着方子来要抓熟地,熟地原来蒸的时候是整个蒸,调剂的时候,不能给整个的,就得事先把蒸好的熟地给它片了,片了以后搁一个坛子里面。这里面有一个问题,如果熟地要含着水分,夏天就长毛;如果没有水分,就光是那个黄酒,夏天就不长毛。

徐:那夏天长毛的好,还是不长毛的好啊?

高老:不长毛。

徐:不长毛就是对的。

高老:不应该长毛,不应该有水分嘛。黄酒蒸完都是带黏液就说明蒸到位了,然后搁这坛子里边就不长毛,蒸到位了,熟地饮片搁多少年也不长毛。我有三句话常跟儿子、徒弟提过:饮片要薄;制剂、丸药面子要细;新出锅的大熟地一定是带着黏液。现在的熟地都干的,不滋润。

徐:所以说怎么有好的疗效呢?

高老:就是啊!都是干的。具体现在它怎么制的我不知道。据说,怎么省事怎么来。刚才您那个想法可以做试验田。

徐:对,我就做一个学生的试验田嘛!把它做成一个传统炮制体验馆,同时也像博物馆一样开放,让老百姓体验中医药文化,它是怎么样的博大精深,它需要什么道地药材,炮制有怎么样复杂的工序——不是说像别人想象得那么简单,就是一般工人的活也不是那么简单的东西。

高老:您有需要的时候,我给您帮忙,有技术上过不了关的时候我去给您授艺、把关。

徐:我来请您做总策划。您把您同事、老药工都请来,一起有志于一道做这个事的人都请来。我是有这个想法,我觉得这事值得做。

高老:我大力支持您!

徐:因为咱们这些年轻人啊,都不知道中国传统的东西在哪里,没有感受,怎么传承得到精髓?有时候只是在纸上读一读,连想都想不到是怎么个样子。您要不这么跟我讲,我也不知道。我年龄比起现在的年轻人还是长一点,所以我觉得这个问题必须抓紧继承,否则,我们祖宗的好东西全丢啦!

高老:您的想法跟我不谋而合,但是我没有这条件。

徐:没事,如果条件成熟的话,我们出场地、出财力、人力,您就出出想法就可以了。就是说您从思维上、从设计上、从文字材料上、从技术上指导,就可以了。

高老:唉,对。我跟您这么说,凡是大夫,中医大夫开的每一味药的脚注,都是对我们炮制的要求。他写的枳实麸子炒,我们预备点麸子拌炒;他写着黄芩黄酒炒,我们就预备点绍兴的黄酒拌炒;他说元胡醋炙,我们就预备点米醋炙;他说厚朴姜炙,我们再预备点生姜,姜汁炙。现在有条件了,我们用一个电磁炉,用一个铁勺,就能解决这些个问题啊。

我跟您说,我80年代在厦门待的时候,人家那药店就做得很好,可不是炒作卖药,就是货真价实,服务周到。那时候没有电磁炉,就是这样一个电炉子,搁在柜台上,顾客买了整支的西洋参,当时给切。怎么切呢? 就是把炉子插上电,把铁勺搁在炉子上头,把西洋参就搁在这个铁勺里头,上边扣一个碗,一会儿热了,就冒热气,就是里面透了。当时给切,您瞧着我在柜台上给您切,这没有假。买了整支的,当时就给切了。

徐:多好!

高老:我跟您说,这个是老百姓的普遍心理。现在您要买西洋参片,您别买大片的,大片的里面就有国产的白干参。

徐:哦,就是掺假。

高老:嗯,掺的,掺在里面。因为国产的参便宜,西洋参现在得七八百,市场的批发价平均为七八百元一千克。

徐:我每次去美国都会带一点西洋参回来,我觉得这是个好东西,在国外买就不会假。

高老:是,不会假。要是拿到同仁堂切去,崇文门和大栅栏同仁堂都能切,但是(西洋参放置)时间长了就不给切了,干了切不了,就是这样。

所以现在老百姓的心理,就需要高明的中医,配上道地的中药、炮制到家的中药。大夫开了酒黄芩、酒白芍、酒川芎、酒当归以后,这都得现炒,都得用黄酒,绍兴黄酒现炒制。这样的话才能够起显著作用,保证药效。否则,就刚才您说的,过去用三钱,10克就解决问题,现在得用 20 克、30 克,剂量大了,药味数也多了,实际上浪费药。

徐:对。

高老:可是呢,现在还有问题:大夫也知道炮制是一方面,但药材本身的质量也是一方面,用少了药力不够。中药过去是野生的,现在是家种的,拿甘草来说,我学徒的时候,粉甘草都这么粗,就是长的年头多,还没外皮,把皮都去了叫粉甘草。后来就是皮草,带着外皮的甘草。现在用的都是种植的甘草,野生的不让挖了。80 年代我在深圳的时候,由香港走,往日本、往韩国出口甘草膏,那是甘草熬成的膏,作为调料用。

徐:我跟您讲,我曾经买过这么粗的甘草,弯弯的很长的,里面黄黄的,一看那个样子,那是真好。

高老:那是好甘草。

徐:是吧,那个甘草我现在还留着。

高老:那您留着,您留着。留着将来做标本,讲课的时候给学生示范。

徐:他们真的没有见过这么好的甘草,现在甘草都细细的,像我手指头这么粗就不错了,我那个甘草这么粗。

高老:现在这甘草切成片以后啊,跟生黄芪一样,外行分别不出来。它是种植的,种植的生长时间短。有的虽然长得粗,但不知道使了化肥没有。

"道地药材,尊古炮制。"有一块试验田,您这想法太好了!学生将来实习的时候,在您这试验田里实习。现在您就搜集点好的中药标本,像刚才说的甘草。

徐:是真正的标本,道地的甘草。

高老:您多搜集点这个,有个参照对比,将来您得这样做。所以说这个传统的东西,我说去粗取精,去伪存真,有的传统的东西不见得今天适合,有的传统的东西,将来能延续。

徐:因为我不是这个行业出身,哪些传统的东西在现在适不适合?哪些东西是值得保留的？能不能举几个例子给我听听。我这个外行听一下可能就会知道一些，有个直观感受。

高老：拿这个大生产来说吧——我没有到现在的饮片厂参观过，我也不能够胡说八道。我只能说比如这个传统炮制要求"长短分开、大小分开、粗细分开"不能丢。

徐：这个是有道理的，我听上去有道理。这个要保留的。

高老：如果不这样，不分大小一块儿浸泡，大的、粗的还没泡透，那小的、细的水溶性有效成分是不是时间一长就流失了？

徐：那肯定啊。

高老：我再给您举个例子，现在市面上卖一种生黄芪片，它不是切的啊。我们过去是切的斜片，现在药商是用了三根五根细黄芪并在一块，把它砸扁了，砸扁了以后把它片成片，就拿它当正宗的大黄芪片卖，价格很贵。您一看这片挺大的，上当了。

徐：为什么呢？

高老：您听着，它就是要形式、没有内容啊。您琢磨琢磨，要把它泡透了以后才能砸扁，它要泡，黄芪有没有水溶性的成分，再一砸出不出浆？

徐：肯定要出啊，有效成分就丢了。

高老：对了！一出浆以后呢，这片多大都打折扣。我曾经上过这当啊，大夫给我开的生黄芪，药房抓的这黄芪片，回家自己煮，煮完了以后那片就找不着了，都分开了。

徐：砸成一大片的嘛。

高老：都分开了，它是砸在一块儿的啊。我给您举这个例子就是说，药商为了利润，给这些做法戴上一个官帽子，所谓"优质饮片"，实际坑人。

徐：这就害人了，误导了消费者。

高老：将来您可以调查，调查完了以后您再发表意见、做改革计划。如果您没有真凭实据，说话不硬气，非得有这真凭实据。生黄芪片作假，我是有真凭实据的，我自己煮的汤药，这么宽的黄芪片，煮完药就找不到了。所以说呢，现在的优质饮片到底优不优质，您可以到大栅栏同仁堂门市部参观参观，调查调查。

徐：好、好。

高老：做做调查，没有调查就没有发言权。这种所谓的"优质饮片"——我就跟他们讲，我不要形式，我要内容，我要道地药材。

徐：我不要包装。

高老:我不要包装,不要形式,我首要内容。内容保证了以后,再弄包装。咱们实事求是,不能够就摆个花架子,咱们搞点实实在在的东西。

我给您拿我这保存的标本啊,您看看,您给我提点意见。

徐:好,我学习学习。今天在高老这里长见识。

(高老进屋拿中药标本)

高老:您来看看,这是薄荷。来,邱老师。

邱:谢谢,谢谢。

徐:这是薄荷,哦,叶片几对几对的。您说要用那叶片长到五到七对的,是吧?

高老:对!花,它那是花。您看到这花了吗?

徐:我学植物学我就知道,这个叫对生植物,对子叶,一对一对的叶片,然后这个花蕾挨着叶柄围着茎长,每一段一层花,就代表一个生理代谢的周期。

高老:对、对、对。

徐:这个特明显。这个也是啊,1、2、3、4、5、6、7,到这里七层,你看。

高老:这个是中午的时候采的,是最好。

邱:中午阳光足。

徐:这个是什么?

高老:生黄芪。您看外边这个是松的,这叫皮松,里面这芯呢,是硬的。所谓的"皮松肉紧"。

徐:这个是补气的是吧? 健脾?

邱:补气托疮,固表止汗。炙黄芪补中气、健脾土的作用更强。

高老:这是甘草。

徐:哦,我那个甘草比这个粗多了。酒盅这么粗,黄黄的,折开一看,哇,真黄啊! 这个是什么?

赵长远:枯芩吧。

高老:哎,行。先让邱老师看看。

徐:黄芩?

赵长远:黄芩酒炙的话,它就专门引药入肺经了,就走上边了。

邱:酒能载药性上行。

高老:下面是枯芩,上边是条芩。同样一根黄芩,但是上边长的细的实心的这部位叫条芩,入大肠经。下面粗的有空洞的这部位就叫枯芩,入这个肺经。

徐:哦,这个真不一样啊。

高老:条芩又名子芩,李时珍说:"子芩乃新根,多内实,即今所谓条芩。"肺与大肠相表里,但反而治大肠用上,治肺用下,为什么呢? 您看这根吸收水分从下往上走,同时它又是干枯空洞的,这部位轻,对应肺为清虚之脏,可以通调水道。所以枯芩中空质虚偏泻肺火,清上焦热。子芩坚实质重偏泻大肠火,清下焦湿热,秋凉时候得的痢疾,可以用条芩清热泻火、解毒止利。这就是传统中药"同气相求,取象比类"的运用。

赵长远:肺火下移大肠造成肠风下血之类的,枯芩效果可能会更直接。枯芩清肺火——肺泡是空的嘛。所以同样是一根黄芩,生长形态不同,对应人体入的脏腑是不一样的。

徐:哦,是这个意思。传统中药学问多大啊!

高老:没告诉您嘛,麻黄根止汗,麻黄发汗,蜜炙了以后就止咳。同一棵植物,不同的部位,药物作用都不一样。炮制以后,就更有差异了。

徐:哎呀,真是。我最近见了一个搞中医的人,他说葛根药用很普遍,但是葛根花现在没什么人用。

高老:葛花也是一味药,葛花解醒,治什么呢? 喝酒喝多了,酒醉。过去有一个中成药叫葛花解醒丸,这个就治喝酒喝多了,醉了以后吃这药。

邱:最早叫葛花解醒汤,载于元代李东垣《脾胃论》。

徐:这是一个好药,看来对肝脏分解酒精功能有作用。

高老:葛花解醒丸现在没有了,没人配制了。为什么不配制了呢? 因为利润小。

徐:种葛根的人呢,也就不收葛花了,不管了,因为钱卖得少是吗?

高老:就是啊,钱卖得少。现在我们同仁堂有一个愈风宁心片,治高血压,血脂高。主要成分是葛根提取物。

徐:葛根种在哪里是道地的?

高老:葛根哪,过去我们用本地的,就是怀柔、密云、平谷、延庆,这葛根纤维多,叫北葛根。

徐:北葛根,这个好。

高老：广西产的呢，叫这个什么……

徐：南葛根。

高老：南葛根，又叫粉葛根。这葛根呢，它含的有效成分是黄酮，黄酮有软化血管、降脂的作用。所以我们用葛根提炼了以后，做出这个中成药叫愈风宁心片，治血压高、项强、颈动脉粥样硬化等。

徐：朱良春朱老啊，他喜欢做一个粥，叫黄芪粥。

邱：应该是黄芪。

徐：黄芪是吧？益中气，是吧？所以他经常是吃这个东西。我们用黄芪泡水不是也很好吗？当茶喝，长期饮用。

高老：过去我们有黄芪膏，把黄芪熬成膏，黄芪膏、党参膏，这都有膏。

徐：把它做成膏，就长期吃，做一个保健品。

高老：对，做保健品用。这个到香港、深圳、广州，当地人夏天都有煲汤搁黄芪的习惯，为什么呢？生黄芪补气固表，固表是让毛孔收缩少出汗，既防止汗出过多伤津液，又防止气虚吹空调感冒。

徐：熟黄芪呢？

高老：熟黄芪，就是炙黄芪，是健中，走中。

徐：就是中焦这一块。

高老：炙黄芪走中补气。这生黄芪呢，它还能够排脓。要不说这个制法很有关系，蒸炒炙煅，搁辅料都有一定的比例。将来您搞这个试验田的时候，我都能够把这个逐一告诉学生们。

徐：那您得帮我做指导。

高老：我都贡献出来。

徐：那太好了！

高老：为的是让您落实这传承。

徐：对，我们就是要做好传承。现在我这个校长，虽然是外行，是个归国的留学生，在美国待了10年，但是我对咱们中国的文化有极大的认同。我就说咱们中医本身博大精深，有自己的理论体系，有良好的临床疗效，我们要做到把西方的东西为我所用，不是我们跟着他在后面走，是吧？就像您刚才说的电磁炉，我们就不一定要用古代的烧炭嘛，有些东西我们能用电磁炉解决的就替代过去效率低的。但是呢，精髓的部分，包括您讲的"少泡多闷"，泡的时候"大小分开，粗细分开，长短分开"，因为它直接关系到有效成分的流失，这些口诀就要保存下来，我们就要原汁原味地传承下去。所以我就觉得目前在中医药事业里面最大的问题就是传承不够，祖宗的宝贝留存得太少了！所以我想第一件事先把传承做好了，然后再做创新。否则现在再不抢救啊，这些老先生啊……

高老：就走了，带走了。

徐：带走了。我告诉您啊，您看我这次去拜望国医大师，您看2009年虽然是评了30个，但是现在只剩下20来个人，再有三五年，又要走一些人。

高老：越来越少。

徐：是吧。

高老：甭说30年，像我们这八十多岁、九十多岁的，再待10年就不错了！这是自然规律啊，不可抗拒啊！

徐：那是啊，所以我就有一个计划，一定要拜访到你们这些老先生，你们宝贵的学术财富、临床经验、中药技术，我就希望以北中医为载体，尽一切可能把它传承下来。很多老先生因为我这个愿望受感动了，把他们好的东西捐给我们了，说你们北中医就好好留着，你是全国最高的中医学府，你就好好保留着，以后我的子孙后代们都能看得到，是不是啊？

高老：对！

徐：对，我觉得这个传承太重要了！否则的话，对不起我们的祖先。

高老：徐校长，您这想法太好了！我们啊，一个人来到社会一定要为社会办一点好事。

徐：留下一点什么好的东西在人间。

（高老儿子打开名贵中药标本）

高跃（高老儿子）：这儿有点麝香和牛黄，还有点广角粉。您看看。

徐：这是什么呢？

高老：这是麝香，是鹿科动物雄性麝的香囊中腺体分泌物干燥后而成的。有开窍醒神、辟秽散瘀、通络活血的功能。麝香走窜的力量特别强，孕妇不能沾一点，用了容易坠胎。主治中风、痰厥、惊痫、中恶烦闷、心腹暴痛、跌打损伤、痈疽肿毒。冠心病病人心绞痛发作时，或昏厥休克时，服用以麝香为主要成分的苏合香丸，病情可以得到缓解。治疗疮毒时，药中适量加点麝香，药效特别明显。这麝香里面有"当门子"，个儿特别大。

麝的香囊里面鲜品的时候是黑褐色稠厚的软膏,干了结的这黑色小圆块,俗称当门子。以仁黑、粉末棕黄(俗称黑子黄香)、香气浓烈、富油性者为佳。现在你找不到这么大的当门子,这都是在 80 年代备下的。

邱老师,你搁那白纸上拍照。我给你拿出来吧,没关系,那干到一定程度不会挥发的。

高跃:麝香啊,储存最关键的就是防止挥发,必须干燥密闭保存。

徐:哇,真香。这么多,现在麝香好贵啊!

高老:这个当门子是最贵的。这是所谓的"银皮儿",就是当门子里面内层那层皮。这是银皮儿,都能入药。

徐:我也照一张。不然日后我记不清楚。

高跃:这个中药世家里得有点真东西啊。

邱:高老家他儿子、孙女都干这中药这行的。

徐:是吗? 好、好、好!

高老:我孙女也在同仁堂。

徐:哦,是不是也在咱们北中医读书了?

高跃:在宋家庄那的同仁堂职工医药学校[中国北京同仁堂(集团)有限责任公司职工中等专业学校]读过。

徐:哦,是吗?

高跃:在沈阳药科大学中药学院也学过。

徐:是吧,您看这样,她还想不想继续读什么学位,继续深造?

高老:她就是有真才实学,但是没有职称。

徐:这个来补一些。

高老:将来在您学校补习。

徐:补习一些东西。我们正在做这个东西,我今天出来路上就跟我们马上分管教学的副校长通电话,我就告诉他,我说中医教育不要只是看高考读大学这个教育。我们民间中医还有很多社会需求,希望继续读书,要拿到继续教育的证书。教育是个永恒的问题,不是说我今天大学毕业了我就不再进大学培训深造了,不再学习了,没有,要长期学习下去,大学要提供学习的平台。像我这个年纪,我也在继续学习东西啊,比如中医就是我不懂的,也需要在大学学习理论。因为您中药世家,五代了,您真得再往下传。家里什么人要是需要学校方面提供便利学习或者培训,您就告诉我。

高老:您今年多大?

徐:50,刚刚50。生日刚刚过了一个月左右。

高老:那祝福您的愿望能早日实现!

高跃:邱老师您照完了麝香以后,您照牛黄,还有牛黄呢。徐校长照完了吗?

徐:我照完了。

高跃:卖麝香的他不给你亮开,不让你这么看,这一跑,容易挥发。现在一克都是在500块钱以上,刚才这个当门子一克都得在800块以上,还得说有熟人才给你拿这个。

邱:天然牛黄也不容易见到,今天真是开眼了。

高跃:这两个牛黄各有特征的:这个方的是用手加工了的,用手捏过的。牛胆结石,刚一取出来的时候一点一点捏成这方形的。

高老:鲜的时候,一出来的时候是软和的,顺胆汁里拿出来是软和的。

高跃:刚拿出来有点发白,然后呢给它一点一点捏成形,就不滚了。牛黄染甲,你稍微摸一会,这手指头就是黄的。这个圆的是属于自然的,没捏形。这两个你分别单照,再照它的断面。牛黄体轻,质酥脆,易分层剥落,断面金黄色,可见细密的同心层纹,有的夹有白心。

徐:这个是牛黄?

高跃:这个牛黄外表黑亮黑亮的一层叫"乌衣",带"金乌衣"的。就是亮晶晶,它不是发黄嘛。

高老:这牛黄是真品。您用指头粘一点牛黄放在舌尖,就有那么一股凉气扩散到舌心至舌根,味道先微苦而后甘甜,没有任何腥膻杂味。

要用手试呢,以手摸、擦、捏进行鉴别,一般经验是三个"三分"。第一,牛黄上手轻三分。因为它质地疏松,比一般同体积的物品要轻些。第二,遇水摩擦黄三分。传统鉴别牛黄,用少许牛黄加水磨在指甲上,指甲变黄,这叫"挂甲"或"透甲""染甲"。第三,手捏牛黄碎三分。它的硬度不高,很容易就给捏碎了。

高跃:现在市场上很少能见到这种整个的,都是碎的,人工培育的比较多。要不然就是"管黄",牛胆管内结石,都给弄碎了的,那都在10多万一千克;这种整个的牛黄进价都在30多万。

徐:这不得了!

高老:这也是老的,现在你再找着这么好的,少了。牛黄又叫"丑宝",有清心退热、豁痰开窍、凉肝息风、止痉解毒的作用。用于热病神昏,中风痰迷,惊痫抽搐,癫痫发狂,咽喉肿痛,口舌生疮,痈肿疔疮等,效果非常好。

高跃:我估计你们这个可能见得少一点,给你们打开倒一点看看。

徐:这是什么东西啊?

高老:广角粉,非洲产黑犀或白犀的角打的粉。广角,又称兕角、柱角或天马角。过去大部分由广州进口,又是"广运通"进口商经营,故习惯称广角。广角可以雕刻工艺品,也可做药用,但药效不及亚洲犀角。

高跃:亚洲犀角打的粉比这个颜色还深,发灰。

高老:亚洲犀角又称暹罗角,暹罗角粉发黑灰色,镑片有芦花色芝麻点。广角镑片没有芝麻点。

徐:现在的非洲犀角粉应该买得到吧?在非洲有吗?现在。

高跃:很少有渠道,为了治病,也能少量进口一点。因为保护濒危野生动物,国家控制嘛。

高老:现在市场上有,那也是咱们华人在非洲的时候把它镑成片了,由国外进来。

高跃:现在咱们可以搞点这个非洲的广角粉备用。买现在的安宫牛黄丸,用耳挖勺挖一勺至两勺广角粉,给补充药源,控制病情就行了。广角粉配现在的安宫牛黄丸效果就好。过去一克广角粉配三丸安宫牛黄丸,一丸是 0.333 克广角粉,是这么一个比例。一克才多少,你想象一下,这个一丸安宫牛黄丸就配这么一点的广角粉。

徐:哦,一克这个粉配三丸安宫牛黄丸。

高跃:对,这是过去的比例。

徐:哦,过去的比例。因为现在的安宫牛黄丸没犀角粉了。

高跃:你们拿手指头稍微点一下,搁舌头根感觉一下。刚才牛黄你有感觉,先苦后甜的。这个你慢慢品一下,你吃完一段时间脑袋这地方感觉特别舒服,就是百会这块,它管事。

高老:高跃在同仁堂细料部待了十多年,不管是犀角也好,羚羊角也好,牛黄也好,都见得多。那会儿麝香都是几千克、几千克进货。

高跃:那时候咱们同仁堂药也多,光牛黄就 1 500 千克。就是这个麝香,也有三个大冰柜。

徐:现在你们这儿还有吗?

高跃：现在少了。

徐：据说要董事长签字才能拿到一点点。

高跃：对。

邱：这还有点，倒进去吧。

高跃：不用，您尝一尝，就是为了让你们感受一下。

高老：您尝一尝，徐校长您感受一下。传统中药强调眼看、鼻嗅、口尝、手摸。

高跃：这个绝对是有效，尤其夏天吃完了，强心、散热，效果立竿见影。

徐：这个犀角有什么功能啊？

高跃：能解除心热啊！热扰心营，心中烦乱，用上就舒服。

徐：哦，解心热。

高老：犀角功能有凉血清热，解毒定惊。治热入血分引起的惊狂、烦躁、谵妄、斑疹、发黄、吐血、衄血、下血、痈疽、肿毒等。过去啊，有皇上、西太后的时候，他们夏天都是用这个。那时候没有空调，也没有电扇，天热了怎么办呢？就由泰国、柬埔寨进贡犀牛角。犀牛角做成什么样呢？做成比这个圈稍微小一点，这边是平的，这边是鼓起来的、凸起来的。皇上、西太后什么的，伏天的时候，他们就一个胳肢窝夹这么一个，清内火，除心热，旁边就用宫女给扇着扇子。还有人把犀角做成酒杯，喝酒的时候，那时候没有啤酒，喝白酒的时候，搁犀角杯里面喝白酒。因为犀角是寒性的，里面倒上酒就缓解酒的燥烈之性，倒上药就解除药的热毒。

这个酒呢咱们现在不是讲究十年陈酿、二十年陈酿嘛，我们同仁堂造虎骨酒的时候，白酒买来以后，都是先倒缸里面。这缸四分之三埋在地下，地面上露着这四分之一，扣上盖经夏。您知道这缸里面如果要是有液体的话，一到夏天，天热的时候缸外面您能摸得着小水珠。经过夏天以后，这个酒的燥烈之性就去了。

徐：对、对，凉凉的。

高老：夏天阳气浮在半空中，这酒缸埋在地里面，就让这酒吸收地阴之气，就为去这燥烈之性，然后呢……

徐：再把虎骨放进去。

高老：再放虎骨，再放其他的药料，再浸泡。浸泡完了以后上甑，我们管它叫甑，搁这甑里面蒸。这个甑上面是密封的，把这个药料虎骨和这药酒，都放在里面，外面是一个锅，水齐到甑这地方，就煮。必须得封住，要不封住这酒就飞了，因为一加热了以后，煮完了以后，酒就都往空气里面飞出去了。必须得封着煮，煮完了以后把这药料包拿出来——那药料不是散着泡在酒里面的,而是搁这个消毒的纱布里面包着的。然后把酒过滤,过滤以后再放入我们同仁堂这个再造丸。

徐:什么再造丸?

高跃:一种中成药。

高老:中成药"再造丸",祛风化痰,活血通络的;还放一个大灵砂丹,舒筋活血的。这样才能够制成这个虎骨酒。

徐:哦,是这么制的药酒,不是泡一下虎骨头就可以喝的,不是这个意思。

高老:虎骨酒有壮筋骨、强腰肾、祛风寒湿、活络止痛的功能。主治肾虚骨弱、风寒痹痛、四肢拘挛、少腹冷痛、肩臂疼痛、腰脚软弱无力等症。

过去同仁堂制这酒,光选药就得二百多种,遵循"品味虽贵必不敢减物力"。常见的有当归、甘草、黄芪、防风、川芎等;不常见的有山羊血、自然铜、蕲蛇肉、补骨脂等;还有多种昂贵的细料,如人参、牛黄、麝香、犀角、鹿茸、冬虫夏草等。选用药材,历来十分挑剔,产地不合,不是上等货一概不用。比如要用内蒙古库伦的黄芪,西宁的大黄,杭州的白芍,湖北罗田的茯苓。至于虎骨,采购时首选买整架的,退而求其次也必须是整块的,碎骨绝对不买,为的是防止混入其他兽骨。

同仁堂讲究"炮制虽繁必不敢减人工"。给虎骨酒配料,防风要去须去叉,连翘要去梗去芯,麻黄要去根去节,鹿茸要用酒、火烧掉绒毛,人参、玄参要削掉芦头,鳖甲、龟甲和虎骨上的筋肉更要剔除净尽,而且鳖甲、龟甲还得经过伏雨冲洗,秋露沾淋。要用醋炒青皮、乳香、香附,用酒炒威灵仙、何首乌,用香油炸虎胫骨,火候都要恰到好处。

虎骨酒制作要经过几十道工序,使所泡药材有效成分,尽可能浸透而出,而其他不溶杂质尽量去掉。所以我们这个虎骨酒不是当时制当时出的,光用的酒就得存在地下经过一夏天。

徐:过一夏天。

高老:对,得经过夏天,然后再制。

徐:把那个燥性去掉。

高老:让它吸收地阴之气去掉燥烈之性。

徐:嗯,不容易啊!那现在同仁堂都没有虎骨酒了?那是用什么做?豹骨、狗骨?

高跃:现在是这样的,现在的虎骨酒叫壮骨酒。虎骨酒不做了,有一段时间就叫护骨酒,为了叫这名——谐音嘛。现在就叫壮骨酒了,虎骨肯定没有了,但是有豹骨替代。

徐:要是能恢复了真正的"虎骨酒"……

高老:可是现在问题是,刚才我说了……

徐:国家管控。

高老:对了,国家政策不支持。

徐:但是它能够治病,能够把人的病给治好了。很可惜啊。不能让大家体验什么是真正的传统。现在传统原汁原味的品牌几乎找不到啊。

高老:哎呀,传统的东西啊,如果现在再不抢救,一点一点就流失了。

徐:所以高老啊,今天呢我来了以后学了很多东西,真的。刚才您讲的那一整套关于传统中药古法炮制,一系列的东西,我想看看能不能在北京的昌平、怀柔、延庆,做出一个试验点,搞传统中医药体验,我们可以每个星期请一位老先生到那里帮忙看个病;药房呢,就按您讲的,专门进道地药材,按大夫处方的脚注,药房自己炮制加工,按传统方法自己制作丸、散、膏、丹、药酒之类的;还可以加上药膳、食疗、针灸、按摩、药浴、导引养生……做一个全方位体验传统中医的基地。我想这个如果能实施是特别好的,您这一套理论和经验就有用武之地了。

高老:可以搞这么一个试验田。

徐:以后我们的学生就有学习传统中医药的地方。

高老:搞一个试验田。我不是以营利为目的,我是教学用的。

徐:对啊。

高老:中医教学传统要和现代相结合。好的传统我们要传承下去,去粗取精,去伪存真;新的东西确实是好的,我们也吸收,也接受。您这想法很好!不谋而合啊!

徐:真的!可以用叶帅讲的话,就是"老夫喜作黄昏颂,满目青山夕照明",您可以发挥余热啊。

高老:只要身体可以,我就愿意支持,愿意支持您。只要还健康,我就愿意支持您。

徐:我看您身体蛮硬朗的,挺好的。真看不出来您快九十岁了!思维这么敏捷,传统中药炮制每一个步骤讲得这么细致,逻辑性这么强。一味药、一味药讲得出神入化,我这个外行都听入迷了。

高老:我跟您说,我对中药特别感兴趣,14岁就开始跟它打交道,一直到现在也没断。我家里祖父是搞生药的,我父亲在同仁堂做饮片,打小我就在那学徒。中华人民共和国成立前我在同达堂干中药行,后来公私合营,再后来都归公了。我一直在同仁堂做中药行,退休后药房有返聘的、有请我去讲课的。现在我跟好多年轻的朋友,像赵先生、邱老师这样的人,我就喜欢跟他们一块儿研究,特别是赵先生,常来我这。因为他打破砂锅问到底,隔几周就上安国,为一个药房进药,实地考察,实地认药,对药材产地、炮制加工、饮片优劣、市场行情,了解很多。传统中药不能脱离实践,需要实地考察,动手钻研。

赵长远:跟师傅差不多十年了,把我快培养成职业中药师了。

徐:好啊!

赵长远:我是咱们学校成教学院本科毕业的。今年准备考研究生,但是读研究生非要考我英语,我英语不行。

徐:我看看能否争取用医古文替代英语?

赵长远:太好了!

徐:英语考试对优秀中医人才的一票否决确实阻碍了中医药人才的成长。培养传统型中医药人才不能搞英语限制;对外交流型的人才要强化英语,强化专业术语、传统文化术语的外文翻译。这两个培养方向不一样,课程、考试就应该不一样。

赵长远:我想报考什么专业呢? 我就想学这个药用植物,掌握药用植物的科属、性状、栽培等。

徐:道地药材,药用植物。

赵长远:我现在药用植物学的理论基本上都学了,就差到生长环境一味药、一味药辨认。

徐:你都会了啊,那好啊!

赵长远:高老师教了我很多。

高老:他跟我八年了,从 2005 年就跟我学。

徐:那好啊,您学得差不多了,您就可以一起帮我们建这个试验田嘛。您就来,老先生再指导,您一边做老师,一边做学生嘛。

赵长远:还得跟师傅学习的。

徐:师傅要指导,总策划师傅做。

赵长远:我给师傅打下手。

徐:打下手,到我们这来,通过做试验田这件事能进一步得到提高——如果我要是能把这个事做出来。大学服务社会是我们的职能,这毕竟是个公益事业嘛,我想争取政府的支持。

赵长远:我跟师傅最大的体会是:中医要想取得好的疗效,那就必须有好的中药作保障。再好的处方，没有好药也显不出威力。尤其是道地药材、传统炮制，特别重要。金世元金老也讲了嘛："药为医用，医靠药治。"医要靠药治病，士兵手里面武器不行了，怎么打胜仗？最关键的是要保证药的质量，落实药的炮制。

徐：对！我们北中医办学的宗旨，就是广纳天下之人才。别人说我是海归派，我说不是海归派——我是海纳派，海纳百川啊！无论什么样的人，我不问出身，不问学历，不问什么资历，就问真才实学，我就问真本事。

高老：嗯，太对了！

徐：怎么把著名的教授、学者，延揽在自己的门下——北中医的旗下，这个就是要有胸怀，要海纳百川。要能把每个人的长处用起来，为学校办学所用。

高老：好，您做点实实在在的东西，给后人留下咱们国粹的原貌，中医中药是咱们的国粹啊！几千年来我们中华民族的繁衍昌盛不就指着中医中药嘛！西医西药没来的时候——还不发达的时候，北京四大名医，萧龙友、孔伯华、施今墨、汪逢春……北京的外科医生赵炳南、哈锐川……刚才我跟您说儿科中医赵心波、周慕新……咱北京的老百姓过去看病都找他们。

我也可以说是汪逢春先生培养的学生，因为我是他主办的"北京中药讲习所"民国三十年度(1941)的学生，我是他那民国三十一年度(1942)第三四班毕业的。当年安干青老给我们讲《中医病理学》、仉即吾老讲《中医诊断学》、瞿文楼老讲《中医处方学》、杨叔澄老讲《中国药物学》和《中国制药学大纲》，老先生们都很有学问，《黄帝内经》《伤寒论》张口就背……所以呢，我在那个时候多少也学点中医；我们的同学，好多同学后来都走入了医界。

徐：您还留在中药界里面。

高老：我们有几个同学也还是搞中药。

邱：高老啊，您药行里的师兄李茂如先生的子女想请您给李老题个字，将来放到他百岁诞辰纪念册里，以纪念、表彰李老对中医、中药做出的学术贡献。药行这一块呢，金世元金老已经题了字。药行里，金老跟李茂如先生都是早年间汪逢春先生主办的"北京中药讲习所"您的校友，他们比您老早一期[李茂如、金世元老是"北京中药讲习所"民国三十年度(1941)一二班毕业生]，你们是老同行。

徐：都是汪逢春"北京中药讲习所"读出来的。同一师门啊！

高老：哎呀，我这字拿不出去。

邱：没事没事，他子女就是为了纪念，他们不想找名人、领导题词，就是期望真正的药行里的老前辈、中医界和她们父亲相关的老先生题个字，对她们的父亲做个缅怀。

高老：那好，那好！

徐：高老，还有一件事，我觉得现在北京中药老字号似乎只有同仁堂名号叫得响，如果北中医跟咱们这些药行的老前辈请教，是不是能够协助国家把一些老字号的药店，像您开始讲的怀德堂、同达堂、西鹤年堂、永安堂，把它们各自的传统、各有的特色恢复呢？这些老招牌能不能做得跟同仁堂一样大？互相之间良性竞争，共同走向世界，打开国际市场！

高老：老招牌，好些呢！过去啊……我跟您说，我不是厚古薄今，过去叫民族资本家也好，今天叫民营企业家也好，都会为了自己的牌匾，以诚信为本，"道地药材，尊古炮制"，"炮制之术精益求精"——按现在说，就凭诚信经营、勤俭管理，养活好多人就业，就能够得到经济效益。过去老北京好多有名的百年老药店呢！刚才这个怀德堂只是其中之一。

徐：对啊！邱浩，你不是说还有一个更老的，比同仁堂还老的那个药铺是哪个？

邱：鹤年堂。据说是元末明初回族诗人、著名回汉医学家、养生大家丁鹤年在北京创办了鹤年堂医馆兼中药铺，这是北京流传至今最早的中药店招牌。传世的"鹤年堂"牌匾三个字是明朝嘉靖年间严嵩写的。明代抗倭英雄戚继光也亲笔为鹤年堂写过"调元气""养太和"这两句养生精髓的牌匾。据说当年鹤年堂专门为戚继光抗击倭寇赶制过一大批"白鹤保命丹"，成功救治了成千上万的抗倭勇士性命。戚继光在抗倭得胜还朝时，又写下了"撷披赤箭青芝品，制式灵枢玉版篇"，称赞鹤年堂药材精良道地、炮制经典可靠。明朝名臣杨椒山也专门题写过楹联"欲求养性延年物，须向兼收并蓄家"，盛赞鹤年堂药材丰富齐全。

高老：鹤年堂明朝永乐年间就有了，同仁堂是浙江宁波府慈水镇人乐显扬在清代康熙八年创办的。过去有个说法："丸散膏丹同仁堂，汤剂饮片鹤年堂。"鹤年堂在中华人民共和国成立前是刘一峰刘家经营，以汤药饮片炮制排北京第一。"陈皮一条线，半夏不见边，枳壳赛纽襻，木通飞上天，川芎似蝴蝶，泽泻如银元，麻黄鱼子样，槟榔一百零八片。"这是说这鹤年堂炮制的功多么细。同仁堂一直是乐家经营，清朝时候为宫里面置办药材，到各地置办御用的道地药材，还严格按照古法制作成药，其中有虎骨酒、安宫牛黄丸、乌鸡白凤丸、国公酒、参茸卫生丸、苏合香丸、再造丸、紫雪散、活络丹、女金丹等几百种成药。像"乌鸡白凤丸"就进贡给西太后服用。所以过去同仁堂以经营人参、鹿茸及成药制作排北京第一。

同仁堂乐家第十三代最后一任经理叫乐松生。乐松生有个叔叔叫乐达仁，在天津开过一个达仁堂——乐家有个规矩：凡在乐家老铺之外开的药店，必须另起字号，不能叫同仁堂。像济南的宏济堂、青岛的宏仁堂，都是乐家开的。那时候孔伯华孔老的方子一般就在北京的达仁堂、宏仁堂药店抓。达仁堂呢，药店在大栅栏，在前门外杨梅竹斜街专门搞一个药圃,种着鲜药:鲜藿香、鲜佩兰、鲜石斛、鲜生地……就是给孔伯华孔老开鲜药准备的;现在孔伯华孔老的后人呢,在展览路那儿开"孔医堂",仍然延续下来这个传统,预备这些鲜药。宏仁堂呢,药店也在大栅栏,楠木的药斗、楠木的栏柜,非常讲究;刀房、斗房、丸药房在什锦花园。

另外,汪逢春汪老的方子一般在西鹤年堂、同济堂抓;施今墨施老的方子不太有固定药店;萧龙友萧老方子我见得少。

邱:我陪徐校长到上海去看望颜德馨颜老,恰好他给一位首长调整处方,开的有鲜药,问北京市哪儿能抓到……

徐:找不到,很难找,最后多方努力把它找到了。

高老:"孔医堂"那儿备有鲜药。陈大启陈老介绍我过去给"孔医堂"药房做指导的,我一个月去一次。我和陈老是50年代认识的朋友,一直没有间断联系。"孔医堂"那儿中药房有什么问题,他们事先准备好了,之后我到那儿去给他们说一说。

徐:这个太好了!您看看还有什么是值得我要去了解的,我想再听听。

高老:我想您做得就很好,深入基层,深入实际,先做调查研究再有发言权。刚才我说的优质饮片这问题,您将来可以作为学生就到同仁堂那去看一看。您百忙当中抽闲,您先做调查,做充分调查以后,有些事您再拍板。反正在这中药鉴别方面、制药方面,是金老比我……

徐:比您熟一点,他跑的地方多,接触得多。

高老:因为他在这个卫生学校……

徐:他经常跑饮片生产基地,大的制药厂。

高老:我是炮制这方面呢,从小亲手做过。金老呢,也是在炮制、制药,由学徒这么一点点实干出来的。他后来在北京市中药学校的时候,就带着学生去实地调查研究,中药鉴别这方面特别在行!目前来说,作为搞传统中药的人员呢,能全面掌握的很少了。

徐:所以你们要带徒弟,因为你们的经验是第一手的,这个对学生来说很珍贵!

高老:像金老和我这样能全面掌握传统中药的人越来越少了!他得既认得原料,又认得饮片;既知道产地,又懂得炮制;既知道药物功能主治,又会成药配制加工。现在找这种人难了,因为现在分工特细了,现在我们同仁堂的师傅们,他是各搞一摊,是不全面的。所以说要培养全面的传统中药人才,这个传统的一整套的东西不能丢!

徐:完整地传承,那是绝对不能丢!

高老:不能丢,传统的东西不能丢!希望您把这个事业给真正做起来。

徐：那这个事业还要靠您、靠金老、靠老前辈们来支持。今天来呢，一个是看望您，第二向您学习知识，第三呢……

高老：不敢当，学习不敢当，咱们共同研究，共同探讨作为一个人来说呢，活到老学到老，像我们这样的，新的东西也应该知道一点。像化学、物理的东西对我们来说是陌生的，我们也不排斥它。关键是别把传统的给全部替代了。

徐：现代的知识我们有很多人懂，但是我们需要传承的东西几乎没有人懂，越来越少人懂。所以我就说第三呢，我想请我们新的中药学院院长也专程过来跟您谈一谈，看看这个课程怎么设置？教材怎么编写？怎么培养全面的传统中药人才。就是不需要您老亲自一个字、一个字写，我们可以派年轻的老师跟着您学，根据您的讲述，按照您的指导，来编写这个教材。

同时，您老的儿子、徒弟，都可以参与编写。我们对人才的认同，不是只看他有什么教授、博导头衔，我们不一定看这些东西的。我一定要跟这个人去谈，要看他是不是有真才实学，用他这个才华。

所以我想，一定要争取办好刚才跟您讲的那个教学示范基地。我觉得中药制作的各种工艺，炮制过程中的体验，不仅可以教给学生，还可以展示给老百姓，我们把它叫作"传统医药教学示范与体验基地"。这样的话呢，平时就做教学，节假日的时候就让老百姓来感受一下中国文化，是吧？那不正好一举两得了吗？是吧？实实在在感受，这样就把中医药的文化深入中国的老百姓心中，那中国人就不会数典忘祖了。现在很多人都是言必称西方，动不动就是美国最好，这样怎么建立起来民族的自信心？

高老：是，美国是有好的东西，但是中国也有好的东西。

徐：我们就是要把中国好的东西挖掘出来，并且能让老百姓切实尝到甜头，切身感受到我们的优势。

高老：就是啊！我们中国的东西不能用美国的标准来衡量。

徐：我们要敢于制定自己的标准啊！您讲得太对了！您这个讲得太对了！

高老：就是啊，中国的传统的东西用美国现代的标准来衡量，那哪儿行啊？我们中国的文化源远流长，传承下来五千年了。

徐：关键问题是他那个标准不是唯一正确的。我们五千年来有自己的标准。他们有他们的标准，咱们有咱们的标准，这两个标准代表着两种不同的文化体系、思维体系。这两种体系有些方面是相通的，但是它们的哲学观念、思维方式是不同的，这就导致了它们在医学、药学的具体认知方式、治疗方法大不一样。就是说，我们不能用他的标准来解释，不等于我们没有效啊！我们中医中药没有效，怎么繁衍下来这么多人？几千年来中国老百姓的医疗健康靠什么得到的保障？中医中药为中华民族的繁衍昌盛做出了巨大的贡献啊！

高老：过去我们就是靠中医中药治病救人。

徐：就是靠中医中药！所以我们的历史检验了几千年，证明中医中药有效！怎么用西医的标准作为评判中医的唯一标准呢？所以我觉得，对于中医中药我们必须要有民族的自信心。除了自信心，我现在还担心，我们国人对于中医药的研究不够，最终成果被那些对于中医药有真正认知的外国人超过。他们就可能先于我们挖掘出中医药的智慧，那我们就要到西方去取经哪！高老，我最担心的是这个！所以我有强烈的紧迫感，要赶快把自己民族的医药做起来！我们要自己建立中医药的国际标准和治疗规范，拿出中医药治病救人的科学道理来，为中医药学建立世界都能理解和欣赏的学术体系，这样我们这个古代科学的瑰宝才能真正在世界的舞台上绽放异彩。我昨天在学校里面讲话，讲北中医未来的发展，我说我们要敢于建立自己的标准，敢于确立中医考试的规范，敢于定出中医科研规范化的指标，不要等着西方人给我们制定。

高老：中医中药是我国起源的啊！我们中国人必须领先！

徐：我们打破头也要抢在外国人前面，这样才能对得起祖先，对得起后人！

高老：您这个想法很好，是强国之路！中医中药为咱们中华民族的繁衍做出了巨大贡献，咱们后人不能把老祖宗好的东西丢了啊！哎呀，您讲得好！

徐：今天在您这里我们把这个中医中药传承的事谈得相对比较透彻了，希望"传统医药教学示范与体验基地"的总体设计将来能得到您的帮助。我回去会找一些年轻的老师，中药学院热爱传统中药的人，跟着您来学习，来传承。还有赵先生一起来做。

高老：还有邱老师。

徐：因为他热爱中医古籍，还做中医流派研究，可以一起来做，这样中医传承才完整。

邱：您请高老的儿子高跃也一块儿合作干。

高老：他叫高跃，从事中药行业也有30多年了。

徐：来，您一定要参加，与我们一起。中药世家嘛，一起来做！

我要建立一个保证长久运行的制度，制定中药饮片炮制程序、技术规范，做出教材来。有技术规范，有实验基地，有体验基地，这样中药的传承才有制度的保障。我想要做此事就一定要设计好能使这个事情做得长久的体制和机制，就是换了校长以后，这个中药传承的事情都能做下去。

高老：对，我们一定要长远考虑，干点实实在在的事业。

邱：有些古法炮制技术啊……

赵长远：我们传统中药古法炮制、古方制药有些具体环节属于国家机密。

徐：我们对做传承人要有特殊政策，要和国家签保密协议，就是保证不能把核心技术流传出去。同时这个人评职称不要用发文章多少要求他，就是制定达到传承要求的考核指标保证他晋级，什么工资待遇、住房待遇……都与此挂钩，保证他安心继承，潜心钻研。

高老：中药炮制是离不开实践的。搞中药，炮制重点在实践。比如说蜜炙，炙这个药材，怎么就能达到——比方甘草蜜炙不抱团，不黏在一块儿，抓药的时候还是一咀一咀的。现在是按蜜的浓度、百分含量制表来说明，过去我们就看炒制的火候，关键问题就是这个火候怎么掌握。中药炮制不实际操作掌握不了。

高跃：炮制技术能不能传承，不是书本上的，是实际操作上的，关键就在这火候，很重要。

徐：所以我们有这个教学体验基地，我们就能提供实践的场地、实践需要的各种条件。一边教学，一边体验。炮制教学重实践，实践了，做成合格饮片还可以卖嘛……这个就是自己能养活自己的一个基地，是吧？国家投一个启动资金就可以了，选一个地方盖房子，把路铺起来……

邱：不光做饮片，还可以熬膏方，制作蜜丸、水丸、丹药，熬制外用的膏药。原来听高老师讲课，这外用的膏药，熬嫩了贴上不固定，人一活动就沿着皮肤到处跑，跑得满身都膏药泥；熬老了粘不上身。熬制外用膏药，这个火候要掌握得恰到好处，高老说熬到滴水成珠就撤火，这就不老不嫩。

高老：外科膏药内病外治，我跟您说：膏药治百病，治大病。像一般这胳膊骨折过，贴膏药治疗最直接了，药物直接由皮肤吸收，对患处筋膜骨骼直接调治、滋养。可现在谁还熬制这膏药？

徐：这个制膏药的技术我们确实得把它传下来。

赵长远：熬膏药那大铜锅我都准备好了，这么大的铜锅，在家里特占地儿，但熬膏药还得指着它使。

徐：留好，将来在我们那个"教学体验基地"派上用场。

高跃：一起来做吧，因为个人的力量太有限了！

徐：北中医就应该给大家搭这个台子。我们是个教学基地，为社会培养人才，也为人才展示才华、锻炼提高搭建平台。《论语》上讲："己欲立而立人，己欲达而达人。"想要自己发展必先帮助别人，是吧？北中医要发展，就要先为社会人才提供舞台。

我心目中人才的多样化就好像森林的多样化，因为我本科是在生物学系学习的，我就知道，这个世界的美丽就在于生物多样性，有了生物的多样性我们的生态就平衡，物种之间有食物链，互相地支撑着，保持着生态平衡。这些年为什么自然灾害这么频繁？就是我们不懂得古人说的"敬天"，不知道尊重大自然，所以造成了很多自然灾害。如果热爱大自然，不随便去破坏它，有了生物多样性它就好多啦！你看那个森林，如果林子种单一的马尾松，就很容易被马尾松毛虫吃光，为什么？它没有生态平衡，它不是生物依赖、多样制约的。如果你让各种生物自然生长，恢复原始的生态，有自然平衡，这个虫子就有天敌，生物之间互相克制，它的生物链就趋于平衡了、和谐了，社会也一样。现在认识到这个道理的人太少了！

我来北中医办学，就是要搞学术生态的"和谐平衡"。我们任用不同的人，我也不问你头衔，我也不问你流派，关键问题：对做中药的来说，你能识别道地药材，能够亲自炮制，亲自制药，你能提供治好病的优质药——你别跟我吹，这个我看实践，高老讲：搞中药关键在实践。对医生来说就是你能看好病，颜德馨老讲：疗效是检验中医水平的唯一标准。看不好病，不管讲多少理论对培养社会需要的临床型的中医人才也没说服力，是吧？授课讲教材你应该讲得清清楚楚的，是的，理论上讲得清清楚楚是必须的；但是，对北中医来说，这还不够，我们需要理论功底扎实同时又能够看好病的人。中医学理论就是从临床实践来的，一切都是为临床实践服务的，是不是啊？所以这个真才实学是最重要的。

还有，我们在进行学术讨论时，你讲什么观点，他讲什么观点，大家都可以讨论，可以争鸣。比如说，《黄帝内经》的一句话，你认为应该怎么理解，别人提出另外的理解，这些都可以提出来，供学术探讨，供临床检验。关键是有益的学术争论。对于历史上有些经典的注解，不要因为是什么名家、名人讲的，我们就不能超过他。即使是公认约定俗成的见解讲的，我们也可以反驳它，提出自己的观点。如果我们没这个魄力，我们怎么能超越古人，创新发展中医药事业？

高老：就是啊！

徐：前人创造了辉煌的成就，是，我们是要尊重他。他那个时代，他做出来那样的成绩，可能"前无古人"，但是不能"后无来者"啊！否则，我们这个民族怎么前进呢？所以我现在常跟学生讲，在学术眼光上要有魄力，要有挑战权威的勇气。现在学中医的学生好像都怕这个，讲到权威就不敢挑战。当然，讲到创新也不能胡来，对古人全盘否定。这两个倾向都不利于中医，所以要"传承创新"，金世元金老讲"在继承的基础上创新"。

我们要完善自己的医学体系,既要传承前人的东西,还要丰富它,不断创新。告诉世界,我们中国人的东西有自己一套完备的、系统的体系,不是你们讲的我们不科学。

邱:我们能治好病,我们有中国传统文化孕育的千百年来在无数次临床实践中形成的中医自己的理论指导,有千百年来无数知名不知名的老药工在实践中总结、完善的中药自己的技术支撑。

高老:徐校长,您与我不谋而合啊!北中医有您做掌门人,将来咱们中医中药的发展,一定好!

徐:我们来联手一起做这个事,为中医中药的传承发展努力。这个太重要了!如果我们不抓住现在这个大好时机,抢救中医药这个国宝,就对不起我们的先人!对不起像您这样还坚守的,88岁高龄的老前辈!您讲起中药来还充满着激情,想一想看,这是什么?就是祖宗的传承嘛,绵延几千年中药的这个传承!

其实我们的古人,神农尝百草,也是冒了很大的风险,很多有毒的药,他不顾生命危险去尝药性,就是为了给后人留下切身体验!是吧?那我们现在做的事情,也是为了我们的后人。我特别欣赏刚才高老讲:人来到这个世上走一趟,要留下点什么东西给人间。这就是说,不管您留什么,哪怕是留一棵树在那里,后人看到这棵树也是值得纪念的。一棵树、一本书、一句话,只要对社会有益,这都是有意义的,是吧?

高老:太对了!您对咱们中医中药会有很大的贡献!

高跃:中医、中药再没有人来做传承的事情,就真的快断了!

赵长远:就今天看,中国的中医、中药有希望了!

徐:你们过奖了。我们一块来做。

高跃:什么叫传承啊?这就是叫传承,祖祖辈辈的传承。

徐:是,赶快抢救!赶快抢救!

邱:高老师也懂医,他能给家人亲属、周围街坊看病,人家都尊称他"高大夫"。医药兼通的老前辈都是国宝啊!

徐:颜正华颜老、金世元金老不都是中医、中药都行啊!要这样才是高手,医药兼通,国宝啊!

邱:高老师,您老一定注意身体,您身体第一,我们继续多向您学习。

高老:好,好,好哇!

徐：谢谢！高老，今天听了您的教导非常受益，我真的非常高兴！您讲的东西太好了！今天谈得也很开心！

来，您站在中间，我们合个影，就告辞了。

高老：谢谢，谢谢！我也非常高兴！百忙之中徐校长来不容易，一起合个影。

二十六、与时俱进，中西医结合是中医现代化的一部分

——吴咸中

人物简介：吴咸中（1925 年 8 月 28 日——　　），满族，辽宁省新民县人。幼承家教，祖父为晚清秀才、私塾教师，父亲为县立中学教员、县教育所所长。1943 年毕业于新民县国立高等学校。1943—1948 年于满州医科大学学西医。1959—1961 年在天津市第二届西医离职学习中医班学习。著名中西医结合临床学家，中西医结合急腹症治疗专家。中国工程院院士，首届国医大师。

时间：2013 年 9 月 13 日

地点：天津市天津中西医结合医院国医大师吴咸中工作室

与时俱进，中西医结合是中医现代化的一部分
—— 吴咸中

吴老：您一直在北京吗？

徐：没有。我的经历比较简单，原来大学是中山大学本科毕业。

吴老：广东的？

徐：嗯，广东的。人是江西人，1981年考上了中山大学。然后去了美国留学，学的是免疫学，研究的是白血病。

吴老：哦。

徐：在中山大学学的是植物学专业，跟药用植物有关的植物学。到了美国学的免疫学，在伊利诺伊大学读的硕士和博士。之后做博士后，是在加州大学圣地亚哥分校医学系，就是钱学森的侄子钱永健（Roger Tsien）所在的那个学校。博士后出站后，曾经在美国圣地亚哥的联合制药公司工作，搞药物开发。1996年回国，我算是改革开放后，留学回国工作比较早的一批。1996年回来就在中山大学生命科学学院生物化学系工作，从一般的教授做起，先后担任系主任、院长、副校长。去年年底，教育部公开选拔北京中医药大学校长，我就参加了这个公选。被三位专家推荐，他们是上海中医药大学校长陈凯先院士，上海药物所所长丁健院士，中国药科大学校长吴晓明教授。教育部通过公开选拔、民主测评、考察之后，就任命我做了这个北中医校长。我是今年1月27日上任的。

吴老，您看我的经历就知道，我不是搞中医出身，中药也谈不上，做了一点跟中药有关的研究，我是纯粹做生命科学研究的，主要是免疫相关的基础研究。我今天来是这么一个想法，主要是想请教一下中医药教育的问题，包括中西医结合等等，北中医是中医药大学中唯一直属教育部的院校，是唯一的国家"211"工程建设的中医药院校，最近也进了"985"的特色平台。所以这些问题想听听您作为一个老前辈的看法，希望给我一些指导。

吴老：好的。你先谈谈你的看法。

徐：暑假前，我想把健在的国医大师都拜访一下，请教你们这一辈德高望重的老先生。我在北京见过路志正、陆广莘、唐由之、贺普仁、金世元等，我也去见了广州的邓铁涛、上海的颜德馨、南通的朱良春、南京的周仲瑛他们。同时，我也到学生中做一些调研，

包括我们刚刚毕业的学生,以及在读的学生,他们都感觉到咱们中医教育课程设置等方面有问题。比如说,学生们普遍反映:学完以后,出去自己不能独立看病。中医临床带教老师很少能用纯正的中医临床技能教学生,而代之以越来越多西医的诊疗。这样说不是说西医不好,而是咱们是中医药大学,培养的人才首先是懂中医的大夫,至少我们要培养出懂得用中医的看病思路,熟练掌握辨证的本领,懂得理法方药等这些技能的大夫;当然,根据现代临床需要,我们也要学生懂得基本的西医理论,了解西医科学的发展,具备一定西医的操作技能。但是,现在大家觉得中医带教这一点做得不是很好,乃至我们针灸、推拿带教也存在很多问题。再有,基础教学方面,咱纯中医的课程减了不少,有一些经典科目课时太少。而英语和计算机占很多课时。

吴老:要六级。

徐:要六级。相反,我们中医很关键的医古文课反而不被重视,只作为考查课、不用考试。所以我自己发了一个愿望,就是想拜访像您这样的国医大师,请教这些问题到底出在哪里?然后怎么改?我愿意为这个改革做一些努力。我也许会碰到一些钉子,但是为了中医事业我不怕!今年暑假前,我见了一些国医大师之后,就去教育部跟相关领导沟通过,领导鼓励我要搞好中医药的特色教育,教育部支持我们中医药教育改革。

所以我一直在想,怎么样去围绕中医人才的特色培养,建立我们的课程体系。我为这个在张灿玾张老家里讨论了一天半,把我们学校的课程表带去给他看。他也给我提了很多意见,比如课程的顺序问题:第一,首先要给学生补好国学经典课程,什么经典呢?就是我们现在的学生,虽然考上北中医,分数挺高的,但是他们中国的国学,比如说古文、历史、中国先秦诸子的哲学思想等基础很差,没有这个基础,他们很难理解中医的思维,所以这个国学经典要补上。第二个就是中医的理论要早一点跟他们讲,先入为主,同时让他们早点接触中医临床,树立信心;后面课程才讲一些西医知识、现代科技。这样学生相对来说能够摆正中医的主导地位,这个我觉得很有道理。为此,我想再请教一些其他大师,看看大家是不是普遍认同;如果像您也认可这个,几个大师都认可,那么我觉得作为一个校长,愿意排除各种阻力,按这个课程设计思路进行改革,减少一些与中医学习没有什么关联的课程。这是第一个方面。

第二个方面,临床带教的老师要有过硬的中医临床诊治本领。比如我到我们附属东直门医院调研,发现一些看病看得很好,中医水平高的大夫带教,学生反映比较好;有一些中医水平差的,学生就反映问题比较多。有一次我们开座谈会,妇科老专家萧承悰,她是萧龙友先生的孙女,肖老就讲:"校长,你可能不知道,我现在临床带的都是孙子辈的学生,我的学生他们自己没时间带学生了,所以由我来带。如果我累得受不了,我就不能带了。那怎么办?不是误人子弟吗?好在我现在身体还可以。"这就说明一个问题,就是临床带教时间投入不够;第二,现在年轻人也是喜欢跟着老医生,有部分中年大夫,他可能中医掌握得不是很精，临床没有像肖老那样的疗效，这样的带教，学生觉得学不了什么东西，所以跟诊的学生不积极。这个就反映了一个问题，临床带教需要过硬的中医临床诊治水平的师资。

再一个，咱们怎么样在临床中凸显中医的特色，这也是一个问题。学生对我说：在医院临床实习，见到发热的病人，首先被要求先按西医的化验清单做一遍检查，然后再打点滴，最后才开中医的方子，煎药服用。这个事情让我觉得很郁闷。暴露出现在的中医院，中医的成分越来越少！中医要是照这样发展下去，就会无声无息地灭掉。大家都很担忧。我反复在问：中医院该怎么办？那么，像您是在中西医结合的医院，您是怎么样坚守中医的？

另外，我访谈了北中医的第一任教务长、著名中医专家祝谌予教授的儿子与弟子。他们告诉我：祝谌予教授是北中医早年办学，由周恩来总理亲选的教务长，后来调到协和医院当中医科主任。祝老能够在国内最好的西医院立住脚，就是因为有良好的中医临床疗效。中医疗效是我们临床带教的根本，没有中医本事，硬件条件再好的中医院也坚守不住中医这个阵地啊。所以中医特色，要有本事才能坚守得住啊！像祝老就是凭过硬的中医本事在协和坚守中医的。他的儿子和弟子讲：每一次协和新换一任院长，要启动减少中医科病床的时候，祝老打报告就要求增加十张病床，为什么？因为中医有疗效，患者更加需要中医，中医有价值。这说明祝老医术就是这么高，他能看好病，所以他打报告底气足。

我觉得从这个角度来看，其实关键问题还是我们培养出像您这样的大师级的医生，但是，现在能够懂得中医看病的人太少。所以，中医在和西医竞争中国医疗服务的主战场的时候，我们中医是节节败退，很多病也不敢看了。李振华李老谈到了关于急性病、热病、传染病的时候就说，当年（注：20世纪50年代）他们在河北看乙型流脑的时候，不也是中医治好的吗？那个时候农村还没有西医，没有什么抗病毒药，不也治好了吗？现在快二十年没有见过传染病，大家都不来中医院看了。

什么原因？好像我们中医不懂得看传染病、看急症，那没有西医之前我们中医看什么病？怎么看好的？我觉得李老讲到问题所在，就是中医越来越被西医挤到墙角去的感觉。所以，作为一个中医药大学的校长，我觉得我的担子很重，我就是想在我们自己的附属医院里面，把中医特色、优势越来越彰显出来。但是怎么样彰显？怎么样做？我很困惑，因为我毕竟本身不是医生，是搞免疫学研究的。

我今天讲了这么多，就是想向您这样的国医大师请教，给我指点迷津，让我好好学习，把中医教育工作抓好。

吴老：你在中医药大学工作，挺困难的。因为面临着互相矛盾的观点和问题一定很多。

徐:您讲得太对了,这是我面临的一个大问题。

吴老:如何解决中医药的问题,中医或者中医院更愿意听一些"中医现代化"的提法,不愿意听"中西医结合"。其实中西医结合就是中医现代化的一种形式。

徐:您讲得很客观。

吴老:因为我们这一代人学中医的时候,我们所处的时代,用中医治病的方法,就跟我们老师的传统的办法不一样。比如我临床,我首先诊断清楚是西医什么病,轻重程度,机体反应状态。在这个基础上,再利用中医来辨证。为了便于区分,先辨病,在辨病的基础上来辨证,用八纲辨证,辨阴阳表里虚实寒热,或者是病因病机辨证,看是中医什么证。病因、病机辨证,对于现代临床应用更有价值,比如说:是气滞还是血瘀,还是阳明腑实,还是脾虚泄泻?在辨病基础上辨证,二者要结合起来。我在临床上一般都是,先确定患者得的什么病,再根据病人的情况,按照西医的分类分期,它是属于什么病哪一期?按照中医的分类呢,就要辨证分型。这样就可以把中医跟西医有效地结合在一起。这是我主张学习中医、应用中医的一个办法。

关于研究中医,第一,就是先肯定疗效。我临床上治疗最有效的是阑尾炎,我一共治愈了几百例,按照中医怎么样辨证分型,按照现代医学怎样分期,各型、各期对应用什么治疗方案,疗效怎么样,都弄清楚了。其他一些像溃疡变穿孔、胆道感染、胰腺炎,基本都是这样的治疗思路。

如果不辨病就辨证,很容易出问题。在这一点,许多老中医赞成,愿意跟我合作。跟我合作的,有一些名老中医;但是也有一些不赞成。国家中医药管理局就明确指出:中西医结合要先辨证,比如说是一个胆囊炎,你还得只写一个"胁痛";不写这个"胁痛",这个病例就算不合格。但是我说,你只给一个"胁痛"的中医诊断,没给出西医诊断,没有什么太大的临床意义;因为你说"胁痛",可以有十种、八种病,临床上你究竟是哪一种病?你得的"胁痛",究竟采取什么治疗才是最佳治疗方案?

所以我们一些正式医科大学毕业的,在医院正式做过临床大夫,当主任医师,也从事过助教、讲师、副教授、教授,这么走过来的,我们都一直坚持辨证和辨病相结合。研究的过程,是先肯定疗效。

第二是探索规律。规律呢,一个只是说单纯这个病发展变化的规律;一个是用了药以后、见效以后,人体怎么变化的规律。

第三是改革剂型。搞一个比较稳定的药物,比如说方剂组成,煎煮方法,或者制成颗粒剂;如果是再成熟一些的,就制成片剂。最后研究机制。

这个过程是从一个病治疗有效或无效,到治愈好坏摸索出规律,再到研究出剂型,便于稳定疗效。我今天开的方子,你在我们医院拿药也许是道地药;明天我到另外一个地方开药,换一家药店拿药,也许那个药产地、炮制不是特别好,可能效果就不一样。生产出这个固定剂型,药源固定,就便于稳定疗效。

研究的途径抓什么呢?中医理论很多,方脉治疗概括起来叫理法方药。首先讲究"理",是中医理论,从《黄帝内经》讲起,从《伤寒论》讲起。伤寒,就是寒邪所引起的热病。其实像阳明证、阳明腑实证,少阳证、大柴胡汤证,都是有热象,或壮热,或寒热往来,是这样的。

关于这个药的研究,我先说简单点的,我们研究药,也研究多了——多少种药啊!要是算上《中国药典》以外的药,估计得有上千种。每味药的成分都是成百上千,甚至更多。如果配伍后,研究方剂的成分,更不得了,排列组合就更不得了,无数的。我们总结出研究的途径,抓法求理。

徐:抓法求理。

吴老:对!我就抓通里攻下、清热解毒、活血化瘀、理气开郁,或者利湿清热、清热利湿;虚证是补气养血等。抓"法","法"是空的,都讲的是理论;我抓能代表"法"的方剂或者药组进行研究。这样,不但易于阐明"方""药"的作用机制,也便于向上推论"理"的实质。因此"法"是一个重要环节,起着承上启下的关键作用。比如说大承气汤,这个是从古至今一直公认的通里攻下的代表,阳明腑实证用大承气汤,轻一点呢用小承气汤,还有是腹胀不厉害、主要是大便难的,用调胃承气汤,那么后来又给它加了一些药,桃核承气汤之类,形成了承气汤系列方剂。研究"通里攻下"法,就抓能代表这个法的承气汤系列方剂的药组来研究。因为单纯研究"方"不行,单纯研究药也不行,要在"法"的统率下研究"药组"里面的有效成分。像你能搞药物分析,那一个大黄能分析出上百种成分。

徐:甚至有上千种成分都有可能,那就难搞了。

吴老:分析再多的话,可能它就无效了。因为中药是多种成分相辅相成发挥的综合作用,要光拿出大黄的成分,或者很末梢,或者"孙子辈"的成分,很可能一点"通里攻下"的功效都没有。抓"法",研究代表"法"的方剂,研究方剂中关键药物能体现"法"的功效的核心成分。头一个阶段呢,研究能够代表一个治则的方剂的饮片制剂;饮片制剂能得到证实呢,再研究提取。我们研究大黄,现在知道大黄里面主要是蒽醌类的成分,有五种"通里攻下"功效的成分,蒽醌类就可以代表了。厚朴呢,主要就是厚朴酚。枳壳呢,是新福林(去氧肾上腺素)。芒硝呢,很简单了,主要成分就是化学药物十水合硫酸钠,化学式:$Na_2SO_4 \cdot 10H_2O$。第一步,方剂中每味药的有效成分搞清楚了;第二步,再研究有效组分,我想到这儿就差不太多了。

徐:再细的话就丢掉疗效了。

吴老:再细的话就钻到迷魂阵里出不来了。这些年我们临床常用的治则都研究了。如疏肝理气法统帅的方剂,多半是止痛,或者是解除肌肉痉挛,再有影响胃肠道,调节胃肠道蠕动。所以我们这个路子就是说首先是肯定疗效,找寻规律,确定剂型,最后研究机制。这个就得一部分、一部分这样做。我和我的学生们做了这么多年,快六十年了,已经半个世纪多了,我徒弟都已经三代了,都是这么做的。我相信你这么做,从一个角度,两个角度,三个角度……这个路线都能得到证实了,那么就可以在更广泛的范围里面,开展中医中药的研究。最后,也许证明,中药真正有效的不是几千种,也不是几百种,可能会更少一些。或者说你先把这些最经典的、药味少的方剂研究好了以后,你再研究个别的。就像治疗疟疾的青蒿,发现一味药,也有作用一样。发现一味药,那也是一个方向。

徐:那是。

吴老:从实际讲,我临床大概就是这么个方向。我们中西医结合外科在学校里也是重点学科,我的实验室也不错,带研究生,都是这样走过来的。所以看起来,不要把中医太神秘化了,你说它不科学也不行,它还是科学的,但是不要把它看得太神秘了。现在看法不同,有人觉得中医学是一个庞然大物。中医的书也很多,但是真正能够得到证实的,究竟有多少? 这是一个问题。

徐:是的,是的,中医书是汗牛充栋,方子成千上万,像民间用的方子更是无奇不有。

吴老:但是真正能大规模地被临床证明的有多少? 就算是很多都有效,也要从一部分开始认识,认识事物总是要从局部到整体再到系统。你不能一下子……提起中医的古典著作也不能把它看得太神秘了。比如说《黄帝内经》《伤寒论》……最古老的《神农本草经》也是经过历代修订、补充,一直到《本草纲目》,现在还在不断完善。真正的四部经典著作,《黄帝内经》《伤寒论》《金匮要略》《神农本草经》,原始的文字也就几万字。

徐:是的。

吴老:后来的著作多半是对这些经典原始文字的发挥、解释,或者是围绕这些问题有不同的争论。中医真正有大进步的,还是从《黄帝内经》那时候开始,就是汉到唐这个阶段,这是第一个高峰时期。第二个高峰时期,我认为是金元四家,金元四家打破了传统的理论说法,它各有所长,寒凉派、通下派、补土派、养阴派等。所以金元四家把医学发展了,把这传统的庞然大物分解了,把大概几万字左右的东西分成几个门类……

徐:像庖丁解牛一样。

吴老:对,每个门类对传统的理论说法进行了丰富、完善、质疑、订正,深化了理论认识,提高了临床疗效。再有发展,第三个高峰就是明末开始、清代兴盛的温病学说。

徐:叶天士、吴鞠通他们。

吴老:对。温病讲通里攻下法就和伤寒讲得不一样,它是把温病分成几种病名,哪种病什么时候用通里攻下,用什么方,调整什么药。像温病好几本书,《温热论》《温病条辨》《时病论》《温热经纬》等,对临床都有指导,相对于《伤寒论》有创见,这就是一个发展。明清以来杂病也有很大进步。

徐:杂病也有进步。

吴老:对。比如现在普通的胃疼、不孕等,不属于温病,也不属于伤寒,是内科、妇科的杂病。晚清、民国以来中医的发展多半都是杂病比较多,唐宗海、张锡纯,他们汇通中西,对杂病都有些新认识。所以,把中医说得太神秘,还让我们后人学习一千年前、两千年前的东西,把那些东西当为珍宝、奉为圣旨,有点太泥古了。世界上科学找不到一个,甭说一千年的东西,五百年前,一百年前,甚至是十年前的东西,当前还研究。比如你这个专业,恐怕拿30年前的东西研究都已经落后了。

徐:免疫学的东西5年前的研究就可能已经落后了。

吴老:现代医学就是有股创新的劲儿,我们没有学来。我们应该学来。

徐:这是我今天想和您重点请教的问题。

吴老:如果光一味崇古、泥古不化,这样讲不行,不利于中医发展。一个既要肯定经典有宝可取,又不能把古人过分夸大。既要认真地继承,又不能泥古。再让我们的后人去研究千年前、百年以前的东西,放的时间太多,就没有精力创新发展了。

前年出版社邀请我们八九个人,把我们"六五""七五"期间承担的研究做个总结,现在已经出了几本书,我给你看看。

徐:好。

吴老:这些书都是一个系列:中药名方现代研究与应用丛书,都是"六五""七五"攻关项目。这本《承气汤类现代研究与应用》是我和我的学生们一起做的,这个研究是比较系统的。第一篇第一章是"中医下法概述",回顾了中医下法的形成和发展,把从东汉时期、隋唐时期、宋金元时期、明清时期到近现代,"中医下法"作了总结性研究。第二章"承气汤类方的形成与发展",通过历史上"下法"的回顾、总结,专门研究承气汤的形成和发展,特别对它的发展作了介绍,它也像有儿子、孙子、重孙子一样,有一个类方的系列。比如说《伤寒论》有大承气汤、小承气汤、调胃承气汤,金代刘完素《宣明论方》在此基础上创立了三一承气汤,后来清代吴鞠通《温病条辨》又进行发挥,变化出宣白承气汤、导赤承气汤、护胃承气汤、承气合小陷胸汤、加减桃仁承气汤、牛黄承气汤、增液承气汤、新加黄龙汤等,我们又发展成为清胰承气汤,还有清胰建中汤……都发展了。第三章是"近代中医方剂学的发展"。第二篇就是"实验研究",从单方化学研究、药理学研究,一直到制剂研究。研究到什么程度呢?研究到他吃了这些药以后,胃肠道有什么反应?药物对胃肠道的整个作用是什么?药物怎么通过胃肠道黏膜屏障?对胃肠道黏膜的通透性有什么影响？

徐：您做得很细致深入！

吴老：第三篇是"现代临床应用"。像大柴胡汤及其衍生方、大黄牡丹汤及其衍生方等，越到基层用得越多。

这本书整理完了以后我就很高兴，我说我们毕竟做了一件事。这样的研究，就是通过一个法——围绕"下法"一个主线，能看到我们是怎么和现代的方法结合在一起认识中医，怎么研究中医，怎么运用中医。不与现代科学研究方法结合，还是用急下存阴、釜底抽薪这些比较抽象的概念不行。所以我讲了这么多，这条线就是选择合适的、一定范围的疾病，不是一个病，可以几种病，因为不同病有的有相同的病理生理机制，不同的病在不同的阶段有时也有相同的病理生理机制，求同存异，异中求同，找到共同的治则方法，在治法指导下找到一个最有效的方药，这样发展，我看就找到中医、西医的共同语言了。

徐：对，您这么一解释别人就看得懂了。

吴老：但是他如果不懂现在的化学、药理，那他就很可能受到了限制。不过他至少应该承认，这个成分是从大黄里提取出来的，这个东西是泻下有效的，而不是其他东西起的作用。像活血化瘀药研发也是走的这个路子。你要看它对症，对冠心病有什么用。现在对活血化瘀研究的范围也挺广的，比通里攻下还广，也证明了一些东西。所以我觉得需要加强中西医结合，相信祖国医学是个伟大的宝库，应当找出一个正确的研究途径，我可以这么做，别人也可以模仿这个方法，大家都可以做成功，这样就可以了。所以我讲这段，就是要用科学的方法来治疗疾病，用科学的方法来研究药物有效成分，研究它的作用机制。一直研究，可以很深很深。

徐：您讲的话提示一个问题：我们在强调经典的同时，不能矫枉过正，忽视现代科技在中医药现代化中的作用，不可替代的作用。

吴老：是的。我现在还在研究高科技改良方药剂型这个东西，现在成功的已经有大承气汤颗粒，大承气和其他药的组成片，巴黄片——巴豆和大黄结合片等药。这些都可以在临床上应用。有便于应用的药物，这个治法，这个药物，才容易推广开，才能够普及。假设都去开方子，开方子又容易出现各种各样的差异，疗效就很难保证。

徐：这个方子取决于开方子人的水平，有时候开不好。

吴老：不仅如此。回过头来再看大承气汤原始是什么样？四味药。四味药用四种计量方法，大黄论两，厚朴用尺，枳实论个，芒硝用合，很难固定的。特别是一块树皮，我这么些也算是一尺，你那么些也算一尺。果实的个头有大有小。用容器，你盛的和我盛的不一样。除了大黄在古代的重量还稍微标准一点，但也涉及古今度量衡换算。你说这四味药,四种量度,是很难固定的。

徐:自然就很难重复。

吴老:这个很难有可重复性。古人有效的方药,这是中医应该传承的;但是科学性水平比较低,剂量、剂型、作用机制需要科学研究。我们就是这么一步一步走下来,再走向未来,这就是继承和发扬的关系。

徐:您给我拨开了迷雾。坚守中医的经典,同时重视现代科学的研究。

吴老:我的一个研究生现在到大连医科大学去工作了,他已经研究到了大黄里面的某种成分对于肠道肌肉的作用,这种成分是通过怎么样的路线突破肠黏膜屏障进去的。

徐:这个做得很仔细,已经做到分子药理水平了。

吴老:到了分子水平了。这一大段说明什么呢? 就说明研究的思路要规范,不能急于求成,也不能随便夸大或者是缩小。关于中医,我是同意中医可以有"中医科学化",但这和中西医结合有点区别。区别在哪儿? 中西医结合主要是西医学了中医以后,既利用现代医学的研究成果,也利用古代中医的精华,把二者结合起来。我认为中西医结合,应该把现代医学、高科技的最新成果和中医的精华有机地结合起来。要是用的方法不是现代的先进的方法,研究的中医问题又不是一个中医的真正精华,到最后不会有什么好的结果的。所以,一定要先对中医有一定的认识,学习好中医。这一点年青学者需要重视。学习中医也不是很难,但是要真下功夫研究几年的,把中医最基本的、最核心的问题搞清楚。

徐:把核心问题搞清楚。

吴老:核心问题在经典中,各家学说有发挥,但要临床验之有效。否则云山雾罩的,什么东西都有。所以中医愿意听说"中医现代化",不愿意搞中西医结合。说中西医结合是消灭中医,是结合一点,消灭一点,全部结合全部消灭,这个是一个有代表性的观点。

徐:我也听说了。

吴老:而且比较强调这个观点的,还是原来中医司老司长吕炳奎。他原来是最主张中西医结合,我们搞中西医结合都和他的积极推动有关系。

徐:后来他是极力反对。

吴老:对,他后来极力反对。你要说吕老反对一点道理没有,也不能这么说。其实从哲学上看,事物总是发展的、变化的,没有一成不变,新事物的产生源于旧事物,新事物对旧事物有一个"扬弃"。但是新事物成了形了,那也就等于旧的事物发生质变了;有一个矛盾没解决是那样,解决矛盾后旧矛盾就不存在了。所以西医像我们这些人,学习中医后，做中西医结合工作，只能说把中医发扬了，把它提到了现代科技的水平，使它更加适合现代社会的需要了。比如刚才讲的"通里攻下"法的研究，就是对中医的"扬弃"，而不能说我把大承气汤消灭了。

再有，一部分中医对于崔月犁提出来，要中医搞好自己的业务，要提高疗效等，存在认识误区。崔部长讲的是正面话，但是衡阳会议后得到另外一个相反的结果，就是中医就得中医自己搞，不能让西医搞，让西医一搞，就把好东西拿走了，中医队伍就不纯粹了。所以现在就有一部分人反对中西医结合，主张中医；把中医现代化和中西医结合对立起来。所以这部分人，应该做他的工作。

徐：是的，我也发现存在这个问题。"中医现代化"主要是中医背景的学者提出来，"中西医结合"主要是西学中背景的学者提得多些。

吴老：不管提法有什么不同，中医必须面对今天的疾病谱，临床的诸多问题，不可回避西医的竞争、现代科学的研究手段。治疗疟疾的药，提炼来提炼去，都是物质纯度的变化，越变化效果越好。到后来变化多不胜数，所以这方面最高成就属于谁，很长时间国际上争论不休，谁也得不了奖。后来人家就问是谁最先发现青蒿素的，谁最先搞分离的。最后认定是搞中西药结合的屠呦呦，她得了"拉斯克医学奖"，这就是解放思想。

徐："西学中"也能做出举世瞩目的成就，观念要解放，不然她也不会得生物医学那么有分量的奖项，那个奖预示着诺贝尔奖的可能性（注：正如当时预测，屠呦呦教授因该成果，于2015年获得诺贝尔生理学或医学奖，成为我国本土第一个诺贝尔科学奖项获得者）。

吴老：所以，得做工作。一个校长得做，一个是中医，得认真学。中医需要更新了，不能再重复千年、百年以前的了。西方是经过两个世纪的，14世纪中期至16世纪末的文艺复兴，又经过五次科学技术革命，人家已经把原始的传统医学变成了今天的现代医学。西医在鸦片战争以后才逐渐广泛进入中国，开始有人接受。但是很长时期，西医处于只由传教士掌握的阶段，跟现在我们办大学完全不一样，规模、效果都不一样。所以，晚清到中华人民共和国成立初，一定范围内，我们对西医的了解总体上讲比较局限、滞后。中华人民共和国成立后办了中医学院，但对如何学习西医也缺乏一个明确的方针。

徐：是，这是我们比较纠结的地方，中医学校怎么办？

吴老：怎么办？我在中西医结合学会当会长那段时间，我们曾经对中西医结合教育做过多次研究，后来河北医学院又示范过，中西医结合教学，为农村培养医生，效果还是不错的。要解决中医的继承、发扬问题，不是一种方法，应该针对不同的情况，采取不同的教育。

徐：对，应该不是一种方法。

吴老:应该大量培养能用中、西医两种方法来治病的,能到基层工作的医务人员,应该培养大量的先中后西也好、先西后中也好,就是要培养这样的中、西医兼通的人。这样的医务工作人员,虽然是实践者,说不定条件具备时也可能出现一些能够真正地出科研成果的人。

徐:是的。

吴老:还有呢,研究中医古典文献应当成立一个班,学习几年,甚至比临床班再多点课时也可以,就让他们专门研究经典著作,本着实事求是的精神。

徐:这个建议也很好,专门研究古典医籍文献,就把中医传统弄清楚。

吴老:对。

徐:光是《黄帝内经》的版本就很多。

吴老:这样针对不同的情况,各有侧重,采取不同的教育。主要培养的是应用型人才,西医的分量不能太少。因为中医解剖学,我说没有什么可继承的,跟现代解剖学已经相差太远了,《黄帝内经》里面胃有多少容积,那些已经过时了,现在都是从分子水平认识一个器官了。西医生理、生化,特别是病理都应该学。中医缺乏病理学的观念,这往往是治病容易发生误诊的一个很根本的原因。

徐:有时候听说中医能够治好证,但是病治不好,病理指标还在。

吴老:对,我是外科大夫,来一个病人,病情很重的病人,我先要把他的有关检测材料收集齐,在最短的时间内,脑子里面形成一个假想,这个病在一个什么部位,是什么性质?是炎症?肿瘤?还是功能障碍?还是吃了什么药中毒?我要根据检测推想,我一个一个地把那些不可能的都排除。等治疗后,观察疗效,最后还是落实到一个病理形态上的变化,或者是反映病理的功能有没有改观。

所以,现代社会,临床需要我们培养中西医兼通的人才。

徐:就像章次公说的"发皇古义,融会新知"。

吴老:完全可以。因为从我学习中医的过程来说,也是经过启蒙阶段,然后是系统学习,再就是结合从事的专业、研究的课题,深入钻研。经过这三个阶段,可以基本上把中医的精华学来——当然你要像那些老先生那么熟悉,见什么病背哪一段,那不容易——但是能把中医的基本原则、基本方法搞清楚。实际临床用药也不一定用三百种、五百种药,老先生他们自己也说,常用的药就是几十种,顶多不多于八十种。培养中西医结合人才,掌握中医的精华,这个是第一步。不管怎么讲,没有学懂中医,也就谈不上与西医结合。所以首先还是把中医学的基础真正掌握了。

第二步掌握西医学的基础,就是解剖、生理、生化、病理。用药就涉及药理,简化一点,不一定一讲就是几百种药,临床最基本的常用药讲得细一些,能够把这个药的主要成分,化学结构,药理作用,临床效益……讲清楚。同时结合中药四气五味、归经功效、配伍忌宜,组成一个教材。你看看,可以搞这个试点,这就是培养应用型人才,当然,必须是中西医课程并重。

徐:对,我们有一个七年制的班。

吴老:七年制的这个班可以。他将来能不能成才,不但取决于中医方法,主要还是在于西医的方法上。搞文献研究的,应当在整理中有保留,有发展,有扬弃。

中医教育就是大体上形成这么两种:一种是应用型的中西医结合人才;另一种是中医古典文献研究。现在的中医要是一点西医也不懂,你简直是……你好多病认不清啊!

徐:是的,刚刚开学典礼,学生问我的问题也是讲怎么看待中医、中西医结合。我就说:现在病人找你看病跟古代不一样了,病人拿一大堆检验报告给你看,你讲不出现代科技手段检测的病来,病人不能信服。所以一定要把西医的病讲清楚。

吴老:记得我小的时候中医给老人号脉,然后能看的就看了,他能开方子就开;不能开方子,拎起拐棍就走了,就和你说:"这个病太重,我看不了。"现在就不行了,你到医院后,给人检查完了,和家属说:"这病我看不了",肯定不行!这是医疗服务啊,即使治不了病,能不能改善啊?你至少要有诊断啊。最起码得给患者、家属前因后果交代清楚。所以将来要大量培养应用型人才。中西医的课程都要有,在实践中再不断地提高。

比如拿《伤寒论》来说,里面的"厥阴证"究竟是什么病很难弄清楚,有的说是胆道蛔虫病。太阳、阳明、少阳经病,太阴病还可以说明白,少阴、厥阴病就不好跟现代的医学对上口了。要实事求是,对不上口就是对不上口。因为对不上口,所以不知道哪个病是属于厥阴的;试着对上也很勉强,给的方子也不一定有效。

再有,从现代诊断来说,有些病用中医的六经辨证辨不出来的,因为主症不那么突出;但西医一化验,结果出来了,是病毒、衣原体什么的,临床这个事就可以很快解决,直接对病因治疗就可以用了。至于症状治疗,完全可以用中医。在 SARS 期间,对于临床上有症状但找不着病因的,或者西医目前没有特效针对性药物时,就可以发挥中医辨证治疗的优势,中医对证治疗的能力特别强,辨证准确,用大一点的剂量,见效很快,还真的管用。

所以中医教育至少分我说的这两种。那些老先生们,他说我当"铁杆中医",只要你是认真说的,那你就当铁杆。中医的办法还是在治病,能够给病人服务,也不要过度强迫他必须懂多少西医,该尊敬他还得尊敬他。我估计像我们这些国医大师,各种类型、各种观点的都会有。

徐:是的。吴老,这次开学典礼上一个学生问了我一个问题,问的是非常尖锐的问题。他说中医和中西医结合,校长您怎么看待这个问题? 您怎么来办学? 我基本上采取了唐由之唐老的话。我们不争论中医和中西医结合谁对谁错,首先在北京中医药大学,要让同学们学到纯正的、正宗的中医;同时,不管我们的古典医学多么优秀,中医总要发展,我们不能排斥西医,也支持利用现代高科技研究中医,也鼓励中西医结合的探索。《神农本草经》里面当年收的中药只有365种,到了明代《本草纲目》就有1 892种,其实很多中草药就来自西域,胡椒、胡麻、胡荽等带"胡"字的、洋金花等带"洋"字的,还有《海药本草》,很多都是从国外传来的。从这个角度来看,"兼容并蓄""为我所用",古代中医就有这个传统。今天,中医所处的时代与过去不可同日而语了,怎么面对当代临床的诉求? 我们要与时俱进地看待中医、中药的发展。至于叫中医现代化,还是中西医结合,我们不争论这个问题。我们赞赏老师坚守中医,可以坚守他研究领域的经典,也支持中医与西医有机结合的研究思路,鼓励利用现代高科技手段研究、开发中医。总之,最好的检验标准就是临床效果,到病人身上去检验。

吴老:进一步呢,有了临床效果以后,要用科学的东西去解释。

徐:我说我们不争论,不争论谁对谁错,也不争哪个最后会解决……

吴老:我们的市场很大,学术领域很宽,愿意在中医古典医籍里面能探索点东西,我们也欢迎。

徐:也值得钦佩。

吴老:但是大量的临床医生还是希望,应该中西医两法并用,实践中需要中西医结合。总的来说,现在看来,西学中比较容易,中学西比较难,我带了这么多学生,只有两三个中医成才了,也能开方,也能上台做手术。剩下多数还是高深的中医、高深的西医理论差一点。

毛主席1954年想挑一些优秀的青年中医学习西医,到了1955年就变了,他说:看来还是需要西医学习中医。"西学中"是毛主席提出来的。所以1958年10月11号叫"1011批示",他在给杨尚昆的信中写道"今后举办西医离职学习中医的学习班",过不了几年以后我们就会有多少名"中西结合的高级医生,其中可能出几个高明的理论家",信的末尾写道"中国医药学是一个伟大的宝库,应当努力发掘,加以提高"。

毛主席擅长研究的是文化,中国的文化跟西方的文化怎么结合,古代的文化跟现代的文化怎么结合。音乐方面给他的启发比较大,那边拉小提琴,你配合点民乐,中西方艺术精华荟萃,水乳交融,也没有听说把音乐艺术搞乱了。比如,小提琴曲《梁祝》,就是中西音乐合璧的典范。所以医学上毛主席是提倡走"中西医结合"之路。在基层的卫生院里面,需要中医、西医两手都熟练掌握的大夫。到了大医院里,中医开方子的也不少,但是主要还是要有具备现代医学的基础,会利用现代手段做检查,能把病弄清楚,再选择最佳方法进行治疗的临床医生。这条路是科学的,是在不断地前进的。不掌握现代检查手段,还光靠四诊合参不行。古人在他那个时代,四诊哪一样都很精通,诊断的时候还需要合参,什么情况下是证脉相应,什么情况下取脉不从证,什么情况下从证不取脉,里面也有好多辩证法。为什么我们今天的四诊不能和现代检测手段结合,相互参照诊断病情?关键看你临床上会不会用,多一种方法确定病情,有什么不好?西医有时候见效快,方便,你掌握了对患者有什么不好?

所以,中医教育至少存在两种模式。像个别有成就的,也可以让他独立发展。

徐:对,我校的王琦,搞体质学说的,我们就支持他独立发展。

吴老:我就很佩服他,我在图书馆里,就推荐买他的书。

徐:是啊,您对他搞的中医很认可。

吴老:像现代医学搞PI制一样,让他独立发展。但你给他办成一百人的班也不大可能,也没必要。他有很多独到的中医方法,体质学说他有见解,男科病他有方法,这样博学多才的人,还要鼓励。中医里面这样的人要鼓励。

徐:是的。我作为大学校长就是要让各种学派、各家学术思想百花齐放,我们不能被某一个观点左右。

吴老:这就是"北大"的精神,要像当年"北大"一样搞。

徐:兼容并蓄。

吴老:像你的免疫学研究完全可以让一两个中医参加,免疫学很明显可以与中医虚证对口研究,是气虚啊?是血虚啊?肝血虚啊?肾阴虚啊?这是中医脏腑辨证的说法,要用现代科学的东西解释中医。

徐:您这个建议非常好!我正好想问您下一个问题,从您的书以及您刚才给我描述的中医发展,中医历史上有这么多高峰。到了现在,借助于现代科技,怎么样推动中医出现下一个高峰?您是研究大、小承气汤成功的,您从研究中看到,中医的研究方向里面,哪里可能会再出现一个高峰?还是中西医结合会是一个高峰?还是中医本身的发展自然会到达下一个高峰?您觉得有没有?在哪个领域或哪条途径?

吴老:你像在胃肠道疾病的治疗里面,在心脑血管疾病的治疗里面,中西医结合都有突破性成果,在妇产科更不用说了。我老伴故去了,她是搞中西医结合妇产科的,从小姑娘治起,一直治到老年人。从小时候开始,经、带、胎、产,一直到老,都需要中医,中医调整都很好。

徐:您刚才讲的主要是药这一块,大、小承气汤之类的,都是药物方面,承气汤的四种药物,有效成分、制剂到药理分子研究……那我们在中医理论上是不是可能有突破?

比如厥阴病找不到西医对应的病,但中医里面有同病异治、异病同治这些理论,有没有别的对应机制,突破中医理论上的东西?

吴老:这个目前很难系统。像脏腑学说里面肺与大肠相表里,这个事很容易做。

徐:您说怎么做?

吴老:因为肠不好,脾胃功能不好,首先受损害的是肺,所以临床上多器官功能衰竭,其实肺往往是主要的致命因素。因为他不管毒素也好,过多的细胞因子也好,都要进入肺,"肺朝百脉"嘛,"肺为娇脏",都损伤了肺。我今年有一个千人计划,现在也正在报,就是研究各种疾病对肺的损伤问题。

徐:您觉得"肺与大肠相表里"是可以在中医理论上有重大突破的?

吴老:对。你要提出一个系统的理论,完全是科学的,那就是很难的。

徐:就中医现在来说,是比较困难的?! 您有没有看到在哪个研究里面有系统的突破?

吴老:这个我还不敢说。你说个别的科研成果能上升到理论的还是有。

徐:您觉得吴以岭院士的络病学说怎么样?

吴老:络病学说我目前还处在继续观察阶段。

徐:这个"络"字跟血液微循环的关系又是怎么样?

吴老:他那是中医的一个设想,就说比动静脉管、比淋巴管更微细的东西是络。这个络,中医理论上说致病机制可能有,但是现代科学实践验证很难说。

徐:没找到物质上的存在?

吴老:像经络一样,很多证从现象上可能证明有这种东西。但实际上,谁也没有看到实体,除了神经、血管、淋巴管以外,经络你找不到……也许是一种功能性的单位,也有可能是一种不具有独立解剖形态但具备独立功能的非实体系统,但挺难证实。

徐:我再请教一下,您做的关于承气汤的研究里面,您做的各种各样的剂型,现代科技怎么帮您提高现有的治疗效果? 比如古代的大承气汤有四个核心的药物,因为古代技术方法的粗糙,显示疗效的相对恒定性、药物的质量可控性差,通过您的研究,第一把可控性做好了,第二把药物的普遍性的应用也扩大了。您从这个方面得到了什么启发? 有什么感受? 就是这样的思路研究,让后人……

吴老:就是想办法先找到它的有效成分,就是在能够确定的成分里边找到有效的那几种。可能是含量最大,含量多的,它的作用可能也是主要的。这个里面就得有西医药理学的研究。

徐:要有多学科的交叉,来帮助解释这个承气汤的治疗机制——从最原始的状态,到历代加减演变,一直到现代的制剂构方、化学药理,而且每一个剂型的改变都是对治疗效果的提高,是不是这样?

吴老:对。

徐:您在临床上也观察到疗效,给老百姓服用剂量更加准确、便利,不像以前变化因素多样、不稳定的……

吴老:对。

徐:这就是一个进步,是一个巨大的进步。

吴老:这就是一个代表。大承气汤就是一个古代的有效方,从这一个方子,就可以一叶知秋,能够看到我们研究的路线是对的,可以想象类似的研究,这种成果是会很多的。肾病里面也发现了一些特效药物,心脑血管病也有,都可以参照我们这个路子去研究。所以中医理论,中药作用的分类,方剂作用的分类,大体上还是可信的,但是要说得很准确,还需要实验室手段定量研究。

徐:我调研的时候跟专家学者也讨论过,有一些药物的药性很难准确定量的,比如寒热的药性,哪个药是寒,寒多少,多少标准是凉?哪个药是热,热多少,什么标准就是温?还是有很多精确性不好定量的。

吴老:所以抓法求理,以"法"为突破口,先把方剂的整体作用弄清楚,疗效搞清楚。

徐:疗效先搞清楚。

吴老:设定一个指标。病人吃药后有表现,能给你一些看得见的东西。比如吃了大承气汤,腹胀消了,也排气了,身体其他的各方面都会变好。现在有静脉营养的便利,但是现在更加强调经肠营养,食品经过肠道和直接进入静脉可能还不一样。我们研究服用大承气汤对肠的影响,我们认为:第一,促进肠道运动,这是最容易确定的。第二,改善肠道血液循环。第三,影响肠内的菌群,益生菌和病原菌的变化。还有对肠屏障,比如黏膜屏障以及免疫屏障也都有作用。所以研究分了三个阶段:第一个阶段是胃肠阶段,注意大承气汤对胃肠的影响。第二个阶段是对腹腔的影响,大便排除后,不仅对肠,对腹腔脏器的血液循环都有帮助。第三个阶段是关注对全身的影响。经过三个阶段观察,找到了五个作用,大承气汤对肠的运动、血液循环、菌群的调整、黏膜屏障、免疫屏障五个方面都有影响。

徐:您这个做得很好,非常科学,把大承气汤治病机制搞清楚了。

吴老:一步一步地,由浅入深地研究。肠道的推进作用是最好做的研究,就灌进药去,看它促进肠道推动的力怎么样。改进肠道的血液循环的研究也容易做,看血流量,有简单的方法,有最精密的方法。然后就是对肠道菌群的影响。

徐:您是在动物上做的是吗? 在人体上做没做过呢?

吴老:人体上有的能做,有的不能做。这个基本上都能证实。

徐:您讲的"方药作用肠道"的工作,我讲讲我自己的研究,也与肠有关。我是做免疫系统的演化研究的,我原来美国读博士期间,是研究白血病的,博士后期间是研究红血细胞病的,主要是围绕哺乳动物和人的免疫。我回国后转为研究低等生物的免疫。我想通过研究低等生物的免疫来阐述免疫系统的演化,以此理解咱们人复杂的免疫系统是怎么进化来的。我从演化生物学入手,像达尔文研究物种起源一样,研究免疫系统的演化。我去年因此获得了国家自然科学奖二等奖,这个奖最主要的贡献有几点,其中一个与肠胃有关,即免疫器官是从消化道演化而来的,就像中医说的"脾胃为后天之本"。所有的无脊椎动物,低等生物没有胸腺,没有脾脏,也没有骨髓,连骨头都没有,它的免疫器官在哪里? 全部在类似肠胃的消化道上。所以免疫器官的起源,来自于消化道。

吴老:肠不仅是消化器官,还是免疫器官。

徐:对! 这个是我研究成果中最重要的一个观点。因此获得了国家自然科学奖二等奖。还有一个是通过改变肠道菌群,能够调节机体整体免疫能力。这就解释了为什么中医调理脾胃就能提高人体免疫力;古代中医与现代生物学道理是相近的,有异曲同工之效。第三个是免疫系统的演化,不是只有由简单到复杂,由低等到高等这样发展,也可能是复杂到简单,即简化。是什么意思呢? 因为人的免疫分成两种,一个是天然免疫,就是与生俱来的免疫;另一个是适应性免疫,就是后天可以改变的,比如抗体、T细胞。后天免疫,是慢慢地从简单到复杂。但是天然免疫是可以从复杂到简单的。当生物由低等进化到高等的人时,人体内适应性免疫变得最强大,所以天然免疫的复杂度就自然下降了。而天然免疫是抗肿瘤的最重要的免疫,天然免疫下降了,人得肿瘤的概率比其他低等生物多。基于这一点,就可以解释为什么低等生物不得肿瘤,鲨鱼从来不得肿瘤,因为低等生物天然免疫很强大。所以说天然免疫是人类保护自己抵抗疾病最快的一道防线,也是最前沿的一道防线。

反过来讲,这给我们很大的启发,人治病不要总是去调整后天(特异性)免疫,比如提高抗体的能力,而应该同时提高人的应激的、快速的天然(先天)免疫。比如说发热,可以用细菌刺激方法治疗,这有点像中医的以毒攻毒,就拿细菌刺激,促使人体自身免疫力提高,这就是激发天然免疫的治疗。加强天然免疫,也许可以把细菌杀死,甚至把肿瘤杀死。所以中医调脾胃很大程度上就是把肠道菌群调整了,菌群调了,多样性有了,这样人的天然免疫力受到的刺激就多了,天然免疫的能力自然就强了,循环到全身就会增强各个脏器的免疫。这是我从免疫进化的角度而想到的免疫调节策略,虽然还没有得到最终证实,但是这是一个与中医临床有结合潜力的观点。我说这些就是想表达:免疫学是可以很好地与中医学结合的,我这个研究能很好地支持您探讨中医药治病救人的科学道理的。

吴老:太可以了!临床上离不开免疫。治肿瘤也是,比如扶正、祛邪,你完全可以利用你的专业特长来研究现代医学里面的某些问题,以及揭示中医的实质,促进中西医的结合。

徐:结合中医一些有临床价值的东西开展研究。

吴老:免疫非常重要!

徐:免疫是我的专业,从免疫分子基因、神经免疫、免疫和神经的关系,到为什么在压力之下、免疫力下降……我都可以探讨与中医的结合。

吴老:重视免疫的人就对我说:你的外科手术做肠肿瘤的切除,越扩大清扫的范围,患者免疫功能损伤越大。淋巴腺一切除,免疫功能也损伤一大块,究竟是得多还是失多,这就两说了。

徐:是。不仅大肠,从免疫进化的角度看,肝脏都是一个免疫器官。

吴老:人能够生存,新陈代谢能够不断地进行——因为有损害机体的因素与保护机体的免疫因素,两者之间保持着平衡,就能维持健康。要是免疫功能一旦破坏,干什么都不灵。

徐:其实人体自身可以抵抗很多疾病。比如流感来了,受到细菌、病毒感染,不是每个人都得感冒,有人能抵抗,有人不能抵抗,免疫力好的人就不会得这个病。这就是我们说的"正气存内,邪不可干",即使有邪气在,正气足了也无所谓。所以"提高免疫力",这是现代医学的说法,我考虑用中医的哪种方法可以兼顾人体的免疫功能,结合现代高科技研究,或许可以做出一些中医的重要治病机制出来。

吴老:可以利用你的专业来研究,包括肿瘤的问题。

徐:我现在到了北中医,要建立一个新的自己的研究方向,那就是中医免疫方向。

吴老:你可以搞个试验田,你自己做点工作。

徐:谢谢吴老给我的鼓励。另外,中医说心与小肠互为表里,您怎么看?

吴老:这个不好说,肺与大肠可以。五行学说啊,先有一个定论的套,脏腑关联按五行学说往里面装,有的合理,有的不大合理。比如木克土,生气后别扭了,消化功能就不好了。脏腑关联套用五行,有的能说得通,有的说不通。60年代有一次比较大的辩论:什么是中医的基础?什么是中医理论最基础的东西?有人认为是阴阳五行学说;有多数人认为是脏腑学说,阴阳五行学说只是一个说理的方法,当时也没有别的说理工

大音希声 与名老中医对话

466

具了。

徐:阴阳五行学说和脏腑学说都是古人的说理方法。

吴老:讲相辅相成,相克相生,这是对的。事物都是对立的统一,相互关联,相互制约的。那时候古人缺乏自然科学的知识,他就利用"文"这方面的意思来讲,再有就是利用哲学的东西来弥补很多不足。所以《黄帝内经》不仅是医学上的一本大著作,其中还有不少文学的、哲学的东西。

徐:天地哲理,人生哲学,养生之道。您觉得中医养生哲学有道理吗?

吴老:对古人来讲,精神养生是对的;但是我们还得考虑怎样和现代科学结合。我看免疫研究大有可为。

徐:谢谢!谢谢!

吴老:你现在面临的矛盾挺多,要抓住主要矛盾,特殊问题特殊解决。让真正有才华的中医有他自己施展能力的时候,但是大量的还是要培养适合于现代社会需要的中医,要不然中医将来的就业都很成问题。

徐:到医院不懂得看病,没有临床疗效怎么行呢?

吴老:现在综合性三甲医院就一个中医科,能容纳多少人?所以很多是需要下到基层的。到基层,那治疗常见病就更需要中、西医都拿手了。

徐:吴老,今天差不多快一个半小时了,我们就聊到这里吧。非常感谢您的指教!我们合一下影,就告退了,不耽误您太多时间。

吴老:咱们就是互相交流交流,沟通一下想法。

邱:吴老,陈立夫先生送您的这幅字我能拍一下吗?

吴老:可以。"中医者,视人如一小宇宙,以阴阳五行之调整,以治其病者也;西医者,视人如一机器,以自然科学之道,以治其病者也。二者合,则医学全。"这是陈立夫先生九十六岁时写给我的。

徐:这个讲得好!对,吴老,邱浩中医、国学基础都很好,很多老先生都很欣赏他。他在中医的传承方面,做了很多的工作。

吴老:好好努力!

邱:是的!谢谢!

吴老:你别和老先生辩论,取他们所长,也别惹他们生气。

徐:我从来不辩论,我只请教和听。

吴老:反正老中医受到文化、社会的影响,有的局限性也挺大的。首届国医大师里面,我是唯一的西学中。不要管别人的评论,今天说这个不行,明天说那个不行,到底谁行?

徐:我觉得谁行要病人检验,要社会检验,要历史检验,这是最重要的。

吴老:你要做大事业,心胸要宽,看得远一点,慢慢地做。经过多年后我们能处理好中、西医的关系,能证实现代的先进理论、技术和中医精华相结合,这就是为世界做出的贡献。毛主席提出"古为今用,洋为中用",学术上的不同学派,需要"百花齐放,百家争鸣",中医也需要"推陈出新"。

徐:太好了! 吴老,您讲的都是很有道理的。吴老思维很清晰,对当代科技前沿的掌握十分到位,研究承气汤按部就班,脉络非常缜密,很多中年人都赶不上。

吴老:过奖了。我之前也经常去你们学校,做学术鉴定,那时我在国务院学科评议组任职,支持了许多你们学校的事。

徐:谢谢! 您留步,我希望以后有机会再来向您汇报我的进展。

吴老:好的,欢迎。

二十七、借鉴辨病，充实辨证；学好哲学，深化辩证思维能力

——张 琪

人物简介：张琪（1922 年 12 月—2019 年 11 月 13 日），河北省乐亭县人。自幼随祖父张文兰学儒、学医。1938 年于黑龙江省哈尔滨市天育堂学中医。1942 年毕业于哈尔滨汉医讲习所，正式行医。黑龙江省祖国医药研究所（1985 年更名为黑龙江省中医研究院）创建者之一。著名中医学家，中医内科学专家。首届国医大师。

时间：2013 年 9 月 14 日

地点：黑龙江省哈尔滨市张琪老师寓所

借鉴辨病，充实辨证；学好哲学，深化辩证思维能力

—— 张　琪

徐：张老，您好！我是去年年底通过教育部公开选拔并于今年1月来到北中医当校长的。原来在中山大学读的本科，公费去美国留学学习免疫学，研究的是白血病的免疫遗传，然后又研究了红细胞疾病，在美国待了十年，回来以后就在母校中山大学从一个普通的教授做到了副校长。

当然一看这个经历您就知道我是个中医外行，但是，对中医事业非常热爱，上任后我花了很多精力去调研、了解，先在北中医的各个附属医院、学院、教研室甚至到课堂去问老师、问学生，现在中医药教育存在着什么样的问题？就是说中医人才的培养，在课程设置、基础教学、临床带教等培养环节，到底有什么问题？早临床、多临床、反复临床，怎么能落到实处，不只是停留在一个口号，而是真正让学生能做到。还有学校课程教材的建设，到底是按照现在国家中医药管理局、卫生行政部门指定的教材，还是应该由专家们在一起编写一套真正对临床有指导意义的教材？

我也组织过很多座谈会，有青年学者，有学科带头人，有科研做得好的，有教学做得好的，也有一批老医生，包括咱们王玉川王老、颜正华颜老、孔光一孔老以及萧承悰、田德禄、杜怀棠、吕仁和……。交流以后他们提出了很多问题，所以我就许下一个愿望，我要拜访全国的、所有健在的国医大师，向他们请教。因为他们的经历，哪怕跟我讲讲他们自己的成长经历，也是对我有指导价值的。从大医是怎么成长的经历，我也能大概知道怎么去培养北中医的学生。

第一，我觉得作为一个大学校长，最重要的是培养好学生，培养出真正能用中医来看病的学生，而不是夸夸其谈的，背几个英语单词的学生，不是！所以说，我们要能临证，能解除疾病痛苦的学生。

第二，如果可以的话，学生还能有科研的思维，在传承古人经典的同时再创新。用哪个方法，哪种方药，哪种制剂，怎么做得更好呢？我觉得新时代中医学子得有这么一个思路。但是所有这些科学研究，都要围绕着临床，围绕着中医的临床，不是跟着西医的路跑，那样没意义。

第三，我们得走出国门，把中医带到世界上去，让大家都知道，咱们的中医多么好。我觉得我们北中医应该做这样的事，因为它毕竟是唯一的、教育部直属的中医药大学，我们不仅有"211"，还有"985"平台的建设投入，还有这么多老先生奠定了这么好的基础。我通过调研也知道，当年创立北中医的时候，可谓是群星灿烂，现在可没有了，很多大家都走了，是吧？所以作为校长，我很紧迫，很有压力，总是在自问：我们北中医现在要什么？要建立崇尚学术的大学氛围，重新引导现在的中医大家来到北中医，创造北中医当年那种群星灿烂的辉煌。

所以我来做的第一件事，就提了四个字：人心向学。向的学是什么学？学生和学者。心里要装着这两个"学"，没有这两个"学"办什么大学？正是这样，把大家的精气神拢在一起。但是我考虑自己是外行，所以就不断地请教像您这样的国医大师，听听您本人的成长历程。从您这么多年执教、带徒弟、带学生的经验，您觉得中医药教育到底该怎么做才好？

因为中医现在是学院教育，大课堂授课，许多老师讲授各门功课，优点是学习系统，知识面宽；以前师带徒，就跟一个师傅学，老师手把手教，出徒就会看病，就能谋生。所以，现在的学院教育怎么把师承教育揉进去，把这两者做得相得益彰，这是我作为中医药大学校长，在苦苦思索的一个问题。所以今天来，想先请教中医教育方面的问题；如果有时间的话，我们再聊一聊学科发展，听听您在肾病治疗与研究方面的成就介绍。

张老：徐校长从首都北京到哈尔滨，特别是到寒舍，让寒舍蓬荜生辉，感到非常荣幸。特别是徐校长这种虚心，向我们这些老朽请教。

徐：您谦虚了，您是国宝！

张老：徐校长为国家培养中医人才尽心尽力，具备习近平主席讲的求真务实这种精神，我觉得非常好，非常敬佩。

请教我可真是令我感动。我今年都91岁了，你方才说颜老、王老，我们过去常在一块儿开会、研讨。关于中医工作过去大家也提过一些建议，甚至给中央都写过信。中医药大学办了有几十年，应该说是有成绩的，编了教材，培养了一些人才，确实也是不错的。这个新兴的中医我们非常羡慕，既对中医有较好的理论基础，临床上又能用中医、中药治疗一些疑难病或者常见病、多发病，这样的人才还是有的。

目前，中医工作的关键问题我看还是教育问题，因为将来中医发展需要大量人才。有一年，当时我是全国人大代表，卫生部把我们这些全国政协委员、全国人大代表召集起来，崔月犁部长给我们讲了一下，说中医工作关键是在于培养人才。目前条件还不太好，中医工作还是不行，还是薄弱；但是这个将来能补救，我们国家经济好转了以后，这问题能解决。眼下中医工作核心问题还是人才问题。刚才我说的培养了一些不错的人才,确实目前都在重要岗位上,有的当领导,有的在学术方面从事科研、教学,有的在临床是医疗骨干。但是相对来说,人才还是太少、太少!

徐:对。

张老:目前就是这样,许多学生学的中医知识实在太少了!

徐:是。就是课程设置里面的中医基础知识学得也不扎实。

张老:一问都不知道,说不上来。就拿方药说,一问方药,这是治病的东西,简单的方药都说不上来。治疗病人,方歌也不熟,方药也不会用,那怎么治病啊? 这是一个大问题。国家确实在抓中医教育工作,之前办了一个优秀中医临床人才研修班,我在哈尔滨给他们讲了两次课,今年又讲了一次。办完了以后看,确实有点效果。现在关键是在中青年这部分中医,因为日常工作主要都是这部分人来做。他们也感到中医临床不行,经验不足。没别的办法,所以上我这儿来请教,我出门诊的时候他们就跟着学习。还有从长春中医药大学过来的学生,因为长春离哈尔滨近,快车两个钟头就到了,先来这住一宿,我出诊的时候他们就跟着,然后跟完诊就回去。还有大庆过来的学生,他们也感到中医临床不够。

徐:这是一个大问题。

张老:根本是提高中医临床疗效。

徐:对,不通过临床实证积累,怎么提高治疗的效果?

张老:当前最主要的问题就是要抓中医临床。再看西医,从基础到临床,都很过硬。国家说中西医并重,"并重"那不是光靠国家提出来,得有技术,在技术、学术上要上得去,才能与人家并重。

徐:你得拿出硬东西来。

张老:对,换句话说,得有真本事,能治好病人,这是主要的,"并重"才真有分量。我现在一周还出着三次门诊呢。他们跟着学,我就给他们讲,讲的就是中医的方法。这个病人是什么病,从哪个地方判断的? 首先四诊,中医讲究四诊,望、闻、问、切,辨好证。然后又结合了西医诊断,现在这病人都是经西医看过的;西医诊断什么病,这个也作为我们中医辨证论治的参考。实际上是辨证与辨病相结合,这样就更全面了;借鉴西医辨病,真是提高中医辨证论治了。

徐:其实是帮助中医治病更加精准。

张老:这样的确疗效好,我就是指出这个路子。上海中医药大学的校长前年在我们这开会……

徐:陈凯先校长。

张老:对,陈校长。我说将来发展还得有这种中西医结合方法,中医自身的技术得提高;不提高,会点中医、会点西医这不行。中医基础好,再通晓现代医学,用现代医学补充中医辨证,眼界就宽了,视野就广了,那疗效就更好了。

徐:您高瞻远瞩。您看您对现代医学的看法,就是与时俱进的,真是难得。

张老:我素来觉得这是咱们中国的特点,博采众长,张仲景的话叫"博采众方"。外国没有中医,没有中药,我们是把现代的西医,比如说现代的科学诊断与中医辨证结合起来,临床上这很有好处。要发展尖端医学,要真正地拿出让人认可的东西,就诊断而言、认识一个病种而言,必须中西医结合。因为中医是古老的东西,现在的东西,比如化验单、B超、核磁、CT……一点不懂,那是不行了,这个时代不一样了。实事求是地讲,现在有些病中医也是治不了的,用西医就能解决了。学习现代医学,为我所用,我觉得这很重要。归到正题,当然首先是中医基础学扎实,临床基本功过硬。用中国哲学"和而不同""有容乃大"的思想看待西医;首先学好中医,"君子务本本立而道生",抓这个根本点,把握中医理论和临床特色,能解决临床上疑难病、多发病——这就是文化和中医的关系。

徐:对,这个文化的底蕴应该深一点。别看现在学生都考上了大学,文化功底却比不上你们老一辈。你们从小学过四书五经,文化的底子打得很牢,他们现在没有。经典读不懂,这是我们老师教书遇到的现实问题。

张老:传统文化跟中医有很深的渊源。中医的源头是《黄帝内经》,都是古文写的,你古文不通,看不懂,体会就不深,所以《医古文》必须得攻读。

但是有一个问题,医毕竟是医,它不是文科,古代的医生,比如说张仲景是医中之圣,他那个时代要写《伤寒论》,必须得用古代语言写,他那时候没现代语言啊!他是用古代语言写的,但是核心是讲医。现在有这么个倾向,不知道徐校长看出没有,就是文化论得太多,临床实用的东西越来越少。

徐:我们学校也有些老先生跟我讲了,讲文化太多了,中医的医学根本反而丢了。你把中医全部文化化了,医学的实质反而被喧宾夺主了。

张老:对,论文化论得过多,医就被掩盖了。

徐:对,这样下去的话中医就是个文化形式而已,而不是真正能治病的医学。

张老:真正的医学精华没写出来,这是个误区呀!

徐:是误区,容易把人带入一个误区,后果是什么呢?就是导致别人批评我们中医玄学,因为全是文化的嘛!批评中医是玄学,没有道理、没有科学依据,帽子就上来了。所以这个我们自己也要小心,虽然讲中医是中华文化的核心部分之一,但是它还是以临床为基础,既有文化的一面,又有科学的一面,是中国古人认知天地阴阳的医学科学。

张老:对,论文在杂志上发表了,但是内容空洞;写这个文章的人文笔很好,但是医学的精华没写出来,医学的实质内涵没有。所以我觉得这是一个目前应该注意的倾向,这样容易让学医的人望而生畏。我看这叫纸上谈兵,这个不行,是误区,应该纠正。

现在核心要点是提高中医水平、强化中医内容。我的看法,还是突出理法方药,方药学得多一点好。但是,不是孤立的方药,讲方药的主治,哪味药治什么病,它的药性本身有什么特点,把这个讲出来,这样受欢迎,学生能提高。现在跟我学的都是高年资学生,都是四五十岁左右的主任医师,我跟他们讲:你把这方药的来源、方药的主治、方药的适应证、方药的辨证要点,在什么情况下用这个方子,这个方子怎么变化——不是死守这个方子,病情怎么发展的、怎么变化的,这些个要学好了,能大大地提高临证疗效。所以功夫主要下在方药上头,因为这样可以看出这个医生的本领来,现在老百姓的要求就是你能看好我的病。

徐:能看好我的病就可以;你给我讲出一大堆道理我也听不懂,病还在我身上,是吧。

张老:对。

徐:没有实际临床效果也没用啊,空谈。

张老:你提的这个文化和中医,应该是文化为中医服务,学文化目的是学好中医。主次摆正,学医的路子就顺了。我看目前学生中医文化底子都浅,过去我们有医古文这个课,不知道现在情况。

徐:医古文,对,我们北中医到现在还有。

张老:北京师资雄厚,比如钱超尘教授,我跟他接触过,他是北师大毕业的,文学底子是很深的。医古文要充实一下,这对学生学习中医特别有好处。医古文都是医学书上摘录下来的精华部分,既能辅助提高中医水平,又能锻炼写论文、写医案的文学水平,这个应该是很好的。

再有就是我强调的实用的东西,关键是方药辨证。中医怎么看病?比如说中医的诊断,望诊都望什么?望舌,舌质、舌体、舌色、舌苔、舌下系带。望色,脸面的颜色、光泽、质地。望神,神态、表情、华彩、气质。望形,高矮、胖瘦、老少、男女,上身下身比例,左右是否协调、对称,颈项长短,毛发润泽干枯,等等;一般说体形肥胖的人脾虚痰湿盛,多数都有现在说的高脂血症、高血压,体质干瘦的人多数是阴亏血少,虚火易动。望形、望神、望色、望舌,像我们就比较熟练一些,一望便对患者证候有一个基本判断,因为做了多少年医生了,我临床七十年了,所以这方面呢,经验积累了不少。辨证准确,药性熟,配伍精良,方药辨证到位,疗效自然好。我的看法是,中医课程实用的东西要多偏重一些,比如内经、伤寒、金匮、温病，中基、中诊、中药、方剂，内、外、妇、儿各科；不实用的东西尽量减少或不要。中医文献也要搞，但这本书是什么来源的，有哪些版本，哪一个版本好，那是搞文献的专家专门做的。目前急需的是培养大量临床人才。因为中医药大学培养能看病的中医大夫是最重要的。文化不能喧宾夺主，大学的课程安排时间有限，这个也要学、那个也要学，中医课程自然就少了，核心内容就要被挤掉了。就是说中医本身的东西学得少，文化学得再多，也不是合格的中医。

徐：对，我跟其他老先生谈，他们都反映培养目的、培养方向的问题。我也看了我们的教学大纲，还拿着这个教学大纲去拜访、请教张灿玾张老。我跟他访谈了一天半，商讨哪些课要减少，哪些课要增加。他跟您提的一模一样，说在现代的教学大纲里面，中医核心的东西太少。

张老：对！核心是方药，这是一个。再有一个就是教师队伍。

徐：教师本人的素质应该提高。

张老：过去大家都说得挺好，但是真正能把中医理论用在实践上的教师太少了！理论联系实际，这得有个过程，授课老师必须得亲自上临床，才能把书本上写的给学生讲明白。我们当初学的时候，理论没有现在这么系统，知识没有这么完备，基本上都是老师在那看病，我们在旁边给老师抄方。抄方之后，有的问题老师就给讲一讲，我们就自然而然都学会看病了。现在我也是用这种方法带学生，博士生也是这么带。病人来了以后，先用中医四诊诊断，四诊合参以后再问问现代西医检查，哪个医院给诊断的，是什么病，再参看一下。然后就给他们讲一讲，这个病中医叫什么病，西医叫什么病；中医辨证是什么，应该用什么方加减。有的症状很典型，比如说肝阳上亢的病人脸就红，头胀，眼睛有时候红，口干舌燥，脉弦数，这是典型的肝阳上亢；有的不典型，就是头胀、头昏，舌红、舌干，脉不数，但从这几方面，我们也可以诊断是肝阳上亢，也可以按肝阳上亢治，用平肝潜阳的方药。要按辩证法说，现象反映本质，但是有的全面反映本质，有的部分反映本质，张仲景《伤寒论》说："但见一证便是，不必悉具。"咱们的书叫抓主症，只要有这一个主要症状，就能断定是这个病，不必悉具。人的体质千差万别，有的人得病反应非常明显，有的不明显、只是反映一部分。所以我就赞成学点辩证法。

徐：其实来之前，我在看您的介绍，里面讲您对毛主席的《矛盾论》《实践论》很熟悉，提倡用辩证法的观点深化中医临床思辨能力。这很重要，中医其实很大程度上是合乎朴实的唯物主义的。我认为，咱们的先人在人和自然的斗争中，掌握了协调天地人关系的规律，把人当作小宇宙来看，用五行理论，金、木、水、火、土来比拟人体各脏腑之间的关系，这就是最朴素的唯物主义。

张老：脏腑相关，你要给学生讲五行的时候，你干干巴巴地讲，学生听不透彻，他认为你弄玄学。实际上脏腑相关要结合临床来讲，比如说肝属于木，心属于火，木生火，火要得木就更旺了,叫木火刑金,因此我们治肺病,肺结核、肺部感染,往往是一方面要疏肝气,一方面要清火,这个肺结核、肺部感染就能治愈了。结合临床解释这个五行就有意义了,如果光讲这么一个五行理论,就没啥医学价值了。我治好一个女性病患,全身臃肿,坐都坐不了,方药用通利三焦方法,现在全身非常舒畅。《黄帝内经》上说"上焦如雾,中焦如沤,下焦如渎",雾就是下雾的雾,沤就是水积了叫沤,渎是决渎之官的渎,指水道。她全身都臃肿,提示周身三焦壅塞,你疏通三焦,水道一开,病人水肿就消了,疏通三焦以后,"水精四布、五经并行",人体精微物质循归常道,不再流失,尿蛋白自然也就减少了。

徐:所以咱们的古书,中医经典就是给我们这些理论指导,是吧?几千年来,我们就是根据这个指导临床,取得疗效。

张老:刚才跟徐校长提这个,就是希望中医的精华,能传递给学生,学生学习中医就有信心了。我遇到过一个教授,也是从国外回来的,七十几岁了,得了肺部感染,高热,校医的诊断是肺结核,因为他过去得过结核。结果抗结核药用了一段时间没效,就送到结核医院去了;结核医院会诊说这不是结核,是肺部感染,应该用抗感染的药;转到医科大学的第一附属医院治疗,诊断是肺部感染,用抗感染的药。但是用了药热不退,一直吃了二十几天,后来没办法了用激素,把气管切开,这个人才算救过来。

救过来以后,肺部感染的病灶不小,危险没除去,不知道什么时候感染了还是有危险。西医是没办法了,病人家属和他本人都说,找找中医吧,后来找我给他看。我看了一下,舌质是红的,没有舌苔,干红干红的,热是都退了,但是人一点精神没有,连话都不愿意说——阴亏,肺阴亏,就是肺本身的功能、抵抗力没有了。用滋阴养肺的药,吃上药就觉得有精神,有力气了。连续吃二十多天的药,后来医大附院检查,说感染灶吸收了三分之二;又继续治了一个多月,最后检查,全吸收了。这就是中医说的正和邪,肺本身的功能即正气不足了,炎症就消不掉。你不能单纯用药消炎退热,还要补足正气,实际上用药攻邪是一方面,扶正又是一方面,治什么病都一样,人身体要有抵抗力,攻邪与扶正两者要结合。所以中医本身是科学的东西。但是你用古代那些中医理论给现代人讲,讲不透,讲不透人家就听不懂。

徐:昨天我去见吴咸中吴老,吴老也是跟我说,你这个现代免疫学,可以在我们中医大有作为。您刚才讲的这个病案,我就可以用免疫学很现代的手段,把肺的免疫力测出来;用了您的药以后能把他肺的免疫力恢复到什么程度也可以测得出来。这样我们就可以有足够的现代科学证据,证明您的方子开出去,就是能提高免疫力,虽然不像西医打丙种球蛋白、胸腺肽——那也是提高免疫力的,但是您的方药的确能起到这个作用。

这个事例就证明,中医和西医是可以科学结合的,我们的未来是有希望的。我认为,现代免疫学会有很大的作用。西医在实践上可以帮助中医提高临证效果,可以追查病人的疗效、病情的改善，就是不仅仅依赖病人的主观感受，还有实质的检验指标可以佐证。这种结合可能在分子水平上，依据那些数据的结果，更加精准地指导用药。

张老：是，中西医结合，咱们国家的医学就能有突破。一方面中医要继承、要发展，一方面还得有高明的西医。

徐：高明的西医和高明的中医结合，这是高水平的结合，是一加一大于二的结合。

张老：高明的西医，有经验的中医结合起来。不互相排斥，都互相尊重，互相尊重对方的医学之长，这样才是客观的、全面的医学。要有高明的西医学习中医。西医水平不高，也理解不了中医的高明。你看刚才我一提这个中医治疗案例，你从免疫学上不但能够接受，而且看到了医学的未来。就是说明必须要高明的西医，才能把中医的精华发挥出来。我说中医是科学，所以钱老、钱学森老……

徐：钱学森老对中医真是有独到的见解。

张老：我听他讲过两次，他讲的东西，我觉得挺好的。他说西医啊，是微观，微观到一定时候，就发展不了了；中医是宏观，是整体观，这个整体观是最有价值的。对人身疾病治疗，对人体生命健康保护是有价值的。当然钱老不是搞医学的，但是他提倡辩证法，他的思维，我觉得非常好。完全纯中医，这个也不行，像邓铁涛、颜德馨，这些人都不排斥西医，都觉得中西医各有所长。肿瘤我一般不治，我说这个我不能治，中药没有一种药能够把肿瘤抑制住的；抑制不住肿瘤细胞，这个肿瘤它是发展的，等着发展到一定程度就不能手术了，就救不了了。我说你先手术吧，手术完了以后再给你开一些增强免疫力的药帮助机体恢复元气。这样的中药有好多，比如说人参、黄芪、熟地黄、何首乌等。

徐校长一定能把这个中医药大学搞好，因为你没有中西医偏见。当然一个中医药大学要办好，师承这个问题很重要。我们都是师承过来的，师承教育有什么好处呢？病人身上就看着了。这还有一个病例：再生障碍性贫血，这是难治的病。

徐：对，这个是很难治的，我是搞血液病的，我知道。

张老：这个病人是大庆的，中医、西医都治了，在北京治过，都是大医院，也看了名中医，但到时候不输血就不行。后来找我看，我翻了一下在北京用的这些药，西药我不懂，中药阿胶、鹿茸什么的都用了，补肾的药都用了。人家用完了药，没有效果，也是咱们作为参考的重要资料。这些药都没有效，你也就别再那么用了。再生障碍性贫血这个病人，我摸着他的脉，中医叫芤脉，芤脉如捻葱叶，里面是空的，血太少了。我给他用的黄芪建中汤加减，用了一两多黄芪，50克，芍药用的是白芍，30克，用了一些桂枝，加了些西洋参，20克。这方也叫参芪建中汤，参芪建中汤不是《金匮要略》里的，是《外台秘要》上的。

徐：您这个是博采众家之长，厉害。

张老：此外还加了一些补肾的药。这个人原来是15天就得输血，结果来了三次，血色素(血红蛋白)就能到 63g /L，第二次来时隔了很长时间也没输血。前天又来复诊，这回是 80 天了，两个月又 20 天，我说你恢复挺好的，稳定了这么长时间没有输血，能够挺住，不简单。我是中西医都信，我说你治完了这段时间再输点血，刺激刺激，然后这个血色素还要往上升，中药一直别停。这说明中西医结合对攻克重病顽疾有好处的。

徐：是一个法宝。

张老：是。像这样的例子，我从医 70 年了，见到的不少。特别是脑出血，现在一脑出血就实行手术，过去没有手术，脑出血没有办法止血。我试着治，按照中医的方式，中风入腑入脏。入腑还能治，入脏就不能治了，入腑我治好了五六例。

现在一得了这种病，就手术去了，没有机会用中药了。况且我们单位又不收治这种病，因为我们单位是搞肾病的专科医院。我就说各有所长，如果能中西医结合搞，将来医学是有发展的。

徐：是整个医学要发展。

张老：对，整个医学。说到传承，这个非常重要，国家中医药管理局早就重视了，要求名老中医都带徒弟，各个省都办。我们都办了四期了，一开始头两期还挺好的，确实培养了一些人才，因为老师有经验，徒弟再认真去学，他就一定能学好，没有问题。后两期，老中医少了，真正的像我这样 90 岁以上的人，几乎都不能出诊了。当然中年中医也有好的。但是学术的东西就是这样的，中医是从业时间越长越好。所以我是主张首抓临床，大学入学最好就是上临床，早日上临床。

徐：对，早临床，早点上临床，师承在这个阶段上就可以发挥优势了。各个学校、医院内都有一些好老师，就请一些有经验的老师带，也可以从校外、院外请一些兼职的老师，给带一带。所以师承方式是好的，学生课堂学了医学知识，临证由老师一带，将来自己再努力摸索，从理论到实践，中医就完全掌握了。当然，要成为真正的中医大家，最终还得自己努力。在独立应诊中，要去悟这个医学道理，要钻研。

张老：要自己钻研。徐校长安排下能办好。

徐：我在努力，我将采取您刚才讲的师承方式。我调研的时候也发现，早几期师承的，还是不错。但现在师承越来越开始流于形式，现在拜师的活动搞得很隆重，但问题是真正跟着师傅跟诊学习的人比较少。特别是那些指定名额师承的人，又想用老师的名——名医的名，又没有时间跟着老师去临床，几年时间下来，对所拜老中医学术思想、临床经验的掌握，甚至还不如进修大夫跟了几个月的掌握得多，因为他根本没有时间随师傅跟诊。

这里跟您汇报一下，我前天在北中医启动了一个我们自己的名医工程，就是说名医一定要按临床水平选拔。北中医的名医工程不是由行政来操控，来评价，不是这样的。

我是说,这个名医一定是要我们北中医的一批有经验的老中医来评价,他是不是真实的名医。具体是,要被评大夫去讲他是怎么看病的,要去审核他看病的一些记录,考察他病人的口碑,要这样去综合评价。

北中医的名医工程计划,还有中青年名医这个层次,即要考评出谁是未来有可能成为名医的苗子?中年、青年,这两拨人中怎么选出未来的名医?我觉得应该请真正有水平的老中医,在临床上像您这样长期积累丰富经验的,懂得判断一个人是不是有真实临证水平的老中医来把关。作为中青年中医骨干,你讲出来的东西,理法方药,是不是能讲得头头是道,你看这个病、你辨这个证,你是怎么辨的这个证?你立的什么法?你怎么开的方?你讲得出来,引经据典有道理,依据充分,方药到位,甚至还有点创新,体现病证结合治疗……那应该说这个人临床有水平、经验足,值得培养。学校计划拿出一笔经费,支持培养这样的人才。

昨天我拜访吴咸中吴老时,吴老讲了一个问题:要培养一个名医,很大一部分在于什么呢?我理解是要有悟性、理论基础和技能功底,以及临床多年的磨练。我觉得作为校长,应该给他们创造一个好的学术土壤,让他们成长为名医大树。

您谈到西医,我们也要找高明的西医来讨论医学问题,以此建立好的学术氛围,围绕治病救人进行医学辩论。今年新学期开学的时候,有的学生就问:"中医和西医结合,校长怎么看?这两个是不是矛盾,水火不容?"说真的,我特别喜欢您刚才讲的"中西医结合对攻克重病顽疾有好处"。中西医结合能不能搞?怎么搞?有没有前途?我们应该将这些争论的问题,去接受临床的检验,在病人身上去检验。如果有的医生有这个结合能力,中医基础扎实、功底深厚、经验丰富,并且他能跟高明的西医切磋,或自己能掌握西医的治疗技术和方法,从而通过中、西医相互结合,提高了治病疗效,我们为什么不能支持他开辟一个新的医学天地,这样的"中西医结合"就应该鼓励。当然,那些坚守传统中医,用号脉和方药治好病,和那些用单纯西医药物和方法治好病的医生,也应该一样鼓励支持。当今疾病的多样性、复杂性、不确定性,需要医学人士对呵护生命和攻克医学难题要怀有敬畏之心,不要妄自尊大。各种医学应该搁置争议,携手共克难题。当然,中医也不能说就能包治所有的病,西医同样也不能。

所以我觉得中医、西医两者都有不足,两者都要有宽广的胸怀、谦虚的态度、好学的精神。我们希望通过这个名医工程,让年轻学者朝着更高的水平迈进。我们希望,中医师承不能就那样简简单单地拜个老师、走个形式,你不但要达到师傅的水平,还得要在师承的基础上有所超越。古代的大医都是在前人基础上有所开拓、有所创新。保障我们中华民族健康、繁衍几千年的中医学术绵延发展到今天,总是一个医学高峰、又一个医学高峰地相继出现而延绵的。这些医学高峰是怎么出现的?就是由医学带头人的出现而促成的。历史上这些大医们,像扁鹊、张仲景、陶弘景、孙思邈、金元四大家、叶天士……他们每个人都是对前人有所总结,并在他自己的临证中不断提高医学认识,从而取得超越前人的成就,推动医学走向时代高峰。

《本草纲目》记载了1892种药,就比《神农本草经》365种多出不少个药出来。很多中药名带有"胡"(胡黄连、胡荽)、或"洋"(洋金花)等,这都是从西域、从外国引进来的,不照样列入我们的本草书吗?中药吸收域外药材而丰富了;中医的辨证方法,历代也在不断完善,也在丰富。例如,随着时代的发展,越来越多流行病、传染病出现,于是在《伤寒论》的基础上,温病学派开创出有别于"六经辨证"的"卫气营血辨证""三焦辨证"的治疗体系。我认为,我们要敢于去做创新,特别是北中医,要有自己的名医培养计划,要去为名医的成长创造土壤,让他们在自由的医学学术空间里面,去探索,去开拓。这个前提就是要他们围绕着临床难题来探索医学的发展,要多临床,从临床中去探索,探索出有效的治疗方案,准确的诊断方法,有用的评估标准。例如,为什么我们不可以制定出中医思维、中医标准的统计模式呢?我觉得这些东西都是可以进一步摸索的,医学有很多问题等待我们去解决,因此我们的医学发展有很大的提高空间。我们要有宽广的胸怀,包容的心态,给大家创造宽松的环境去探索医学奥秘。我觉得北中医应该做这件事,这样名家才能跟我们合作。不管是中医的名家,西医的名家,都愿意跟我们来合作。

张老:北京中医药大学要是办好了,带动全国啊!

徐:谢谢您的厚爱。

张老:因为你是龙头。我的看法,各个中医药大学都应该结合目前中央提出的改革,创新改革,认真总结一下:各个大学都办了几十年了,培养了多少人?培养的学生怎么样,有多少个是成材的?有多少个不合格?因为大学就像一个工厂,工厂是出产品的,大学是出人才的,所以应该认真总结一下不足的地方,要改革弊端,把培养合格人才的数量提高上来。现在来看,中医药大学有成功的地方,也有失败的地方。现在培养出的学生,有一些连药味功效都说不上来。这样哪能行呢?怎么能治好病呢?这不行!所以应当及时总结,好好反思。

邱:张老,您能回忆一下您当年学医的情况吗?

张老:我是河北人,唐山的,和岳美中岳老是老乡。我学中医的时候,正赶上日本侵华;后来到东北,东北当时是日本的殖民地,是满洲国。

邱:您家乐亭与岳老家滦县是挨着的两个县。

张老:对。乐亭原来是属于他们那边的——后来独立出来了——就是滦州的南部,靠海,我们那儿是靠海。我们县里是出了不少革命家,像李大钊。

徐:对,李大钊是你们县的。

张老:李大钊就是乐亭县的,他的儿子李葆华出生在乐亭,活了97岁。我也出生在乐亭，家里祖父张文兰一辈子教书行医，又是医，又是儒，所以我的儒学也是跟我祖父学的。

徐：您医学、儒学功底都很深厚。

张老：四书五经，《大学》《论语》《孟子》《中庸》，四书我都背过；以后是五经，《诗经》《书经》《易经》《礼记》《春秋》。我是《诗经》学完了，《易经》没有来得及学。实际上这个《易经》是讲发展变化的，现在什么都要往《易经》上套，我说其实都是违背了《易经》，事物应该是发展的，医学也没有一成不变的。我总觉得中医是要发展的，就要满足现代病人的需求。因为中医毕竟不是文学，需要现代科技诊断得明白，你得接近病人，你得给病人一讲，他就能听懂，那才是好的医学。你给学生讲也是一样，如果你用古语讲经典，学生听不懂，而且有些讲的东西今天临床上也不一定实用，学生就不能坚定学中医的信心。所以应该认识到现在必须中医现代化，2003年颁布的《中华人民共和国中医药条例》上有这一条，中医药现代化。

当然，这个现代化不是让中医西医化，中医还是中医。中医讲"阴平阳秘，精神乃治"，阴阳失调，或是阴虚阳亢，或是阳虚阴盛，都是偏颇，一偏颇了就是病态。我们用药是纠正偏，比如说阳亢，就得滋阴，滋阴潜阳，使阴阳相平，病就好了。要是阳虚了，就得温阳，温阳以后，使阴阳平衡就好了。像《伤寒论》上真武汤、四逆汤，都是温阳的药，当然使用的时候有差别，需要"观其脉证，知犯何逆，随证治之"。真武汤温阳且利湿，治心衰、肾衰导致的浮肿效果好；四逆汤回阳救逆，主要治疗脱阳危证，我救过几个快不行的人：一个小孩吐水泻下，脱水了，阳气将绝，用四逆汤，鼻饲，从鼻子灌下去救活的。现在这个病症治不着了，因为现在的急症都上医院了。

徐：都上西医院去了。

张老：旧社会医院很少，而且没有钱的人进不了医院，都找中医看病。中医就用点实际上很管用又很便宜的药，你看四逆汤，三味药，干姜、附子、炙甘草，就那么三味，但是治疗对证，效果相当好！所以中医要深挖，要把精华挖出来，要扩大、发展，古人也是一代一代地发展，不是张仲景就到头了。比如说金元四大家各有特长，李东垣发明补脾胃升阳的理论，在张仲景那里就没有，可能有人说没有展开。现在经方派就不让你加减《伤寒论》的方子，就是原方照搬，说是经方不能动。有一个出版社跟我商量，你把经方治疗的方案都集中起来，我们给你出版《经方治验集》。我说恐怕我没有那么大能耐，光用经方、不加减，不用其他时方、验方……医学得发展，什么病不可能只照着书本上那么用。

徐：您这个讲得太对了！

张老：对，张仲景要是生在现在，不会光写《伤寒论》了。他当时是吸收各家——《伤寒论·自序》上说："……撰用《素问》《九卷》《八十一难》《阴阳大论》《胎胪药录》，并

《平脉辨证》……"他吸收了各家之长，"勤求古训，博采众方"。"勤求古训"，学古人的东西，不要忘记自己是中医；"博采众方"，任何事物都在发展，西医、高科技的东西，只要对临床有益，都要学。

徐：您是怎么学中医、怎么学成的呢？

张老：我是跟祖父学的医，我的曾祖父和祖父都是乐亭当地的名中医。我 5 岁丧母，从小在祖父母身边长大，6 岁的时候祖父每晚就在油灯下教我背医书，要背《汤头歌诀》《药性歌赋》《濒湖脉诀》等，当时背诵要求很严格，现在还有用处。祖父诊病，我就在旁边看他望诊、切脉，听他问病人病情，大一点后就跟着他抄方。抄着抄着，背的东西全用上了。少年时还读过《黄帝内经》《伤寒论》《金匮要略》《温病条辨》等。我原来学医的时候，河北家乡没有一家中医学校。后来日本侵华，不让带徒，日本那时候不让中医带徒，带徒是违法的，学徒出身不给行医执照。日本那时候就是文盲政策，司法裁制，不让触犯。1938 年只身上东北找，长春没有中医学校，后来在哈尔滨天育堂药店当学徒，白天抓药，夜里爬起来对着医书琢磨白天记下的坐堂大夫的处方。哈尔滨冬天冷，别的学徒攒些钱买毛毯盖，我攒钱都买了医书，结果手脚生满冻疮。1941 年，哈尔滨成立了汉医讲习所和汉医院，我经过口试、笔试进入汉医讲习所学习。当时加入汉医讲习所要求必须有五年学习汉医的经验才有资格参加入学考试。汉医讲习所的授课内容，中医方面主要是三本书：《医宗金鉴》《温病条辨》《本草备要》。《医宗金鉴》内容全面、综合，所以北方省份学中医大多用这部书，这部书当时主要用作内科杂病教材，《温病条辨》主要用作外感病教材，《本草备要》用作中药学教材。那时候都是请哈尔滨的名中医来讲课，除此之外还请了当时"满洲帝国医科大学"的教授讲生理、病理、防疫、细菌学等课程。1942 年 6 月，我在哈尔滨汉医讲习所毕业，之后在天育堂设的钟麟诊所行医。1948 年，松江省卫生考试，我考取第二名，获得了中医师证书。

所以你要真心想学中医，一定能学成！谁也消灭不了。

徐：您讲得太对了！真心热爱中医，就能学成。

张老：歌诀是中医学习的一种捷径。《汤头歌诀》《长沙方歌括》，这些要滚瓜烂熟，张口就来，临床上才能得心应手。《长沙方歌括》是张仲景的方子，福建长乐人陈修园编的。《汤头歌诀》是吸收清朝以前各家的方子，安徽休宁人汪昂编的，清朝康熙以后的方子就没有了。以后有人补了方子，又新出了《新编汤头歌诀》，南通朱良春《汤头歌诀详解》就补过几个方。

徐：是的，那本书朱老送给我了，我拜访他的时候，送了我一本最新版。

张老：朱老对发展中医很有热情，为人很好，临床经验很丰富，而且他对现代医学也很尊重。他的老师章次公先生写过《湿温证治》，湿温就是清代温病学兴起才有的治疗。

所以中医是发展的,是随着时代的发展、新病症的不断出现,吸取各种营养来壮大自己而不断完善的。

徐:对,中医要不断地发展。

张老:中医之所以没有被消灭,几千年一直传下来,老百姓还继续在用着,就是因为中医本身是有效的,同时历代都有传人,历代都有名家。另外就是医学和人民健康密切相关,人民有病就得找医生啊。中医能看好病,人民拥护你,所以一直没有被消灭。

徐:中医跟生命息息相关,关键就在于会用中医治病的好大夫。

邱:张老,您从40年代就一直在哈尔滨行医吗?

张老:是啊,我来哈尔滨行医,都70多年了。

邱:那当时在日本控制下,哈尔滨怎么允许中医行医的?

张老:伪满时期的康德八年,也就是1940年,哈尔滨发生"虎列拉"——霍乱大流行,当时死了好多人——日本人医疗条件好却死了不少,而中国人条件差却没死多少,因为中国人生病,日本人也不管,中国人都偷着吃中药——那时候我就治了不少,我自己开的方子是白通加猪胆汁汤。当时屠宰场每天都杀猪,我就把猪胆要了。配白通加猪胆汁汤,那个药患者吃了霍乱就好了,快不行的人都救活过来了。后来日本人发现,得了霍乱以后中国人很少死亡;再调查发现,中国人都偷偷用了中药,于是日本人开始认识到中医的有效性。他们对"汉医汉药"的政策就有了变化,在长春,当时叫新京,成立了汉医大学,在哈尔滨成立了汉医讲习所和汉医院。这就允许中医行医了。

邱:《伤寒论》的方用对了疗效真好! 能治瘟疫霍乱——我请教您一下中医治疗淋证——蛋白尿。

张老:蛋白尿,我们就是从整体出发,哪个药直接治蛋白尿的? 没有! 因为蛋白尿都是免疫复合物沉着在肾小球上,由于肾小球滤过膜受到炎症、免疫、代谢等因素损伤后,滤过膜孔径增大、断裂或静电屏障作用减弱,血浆蛋白特别是蛋白滤出,超出近端肾小管的吸收能力,出现蛋白尿。你说中药,哪个能治肾小球上的复合物? 没有。整体上论治,都是虚实夹杂,肾气失约,精微流失。凡是蛋白尿患者都是没有力量,没有力量是一个主要的症状;再有一个就是腰酸背痛,浮肿。这种病不是单纯肾的问题,脾肾不足,肺肾两虚,该活血的活血,该解毒的解毒,临床要辨证调理。根本治疗都是补肾益气的方法,我主要用参芪地黄汤加减。我有一本治疗肾病的书可以送你。

邱:感谢张老师! 谢谢您!

徐:我们今天就谈到这里,让张老休息。

张老女儿:您刚来北京中医药大学就对这些老先生们的中医教育理念这么重视,有所研究,很值得敬佩。爸,咱们将来要出的关于谈中医药教育的书,可以送给徐校长。

徐:谢谢！每一位老先生谈完了以后,我都觉得很有收获,因为大家是站在各自不同的角度看中医问题。我现在准备搞多种多样的实验班,包括岐黄师承班、请民间的高人来院校做临床特聘专家带学生……以及咱们院校内怎么把教材编好、把课程合理化,这是我一直都在探索的,希望能培育出更多的合格中医接班人。

张老:培养合格的中医接班人,很好！

徐:我对中医事业是充满了信心。我想着把像您这样中医大家的思想,这一生中的学术精华,临床的、理论的、治学的、教育的、修养的、养生的,一个一个完整记录下来,然后根据学校的发展实际,慢慢贯彻落实,水到渠成。中医改革发展不可能太快,但也不能龟步前行。我虽然专业是学西方科学的,但我以前也读过不少古典名著,正在读《黄帝内经》,自信对传统文化是有悟性的;现在有您这样老前辈的指点,我一定要用中国文化的方法来调理中医教育,不搞喊口号式的东西,就是一步一步地走,一个一个地落实。

不好意思,让您讲了一个上午。北中医有什么新的进展,我会再跟您报告的。

张老:好。

（照相合影）

徐:您留步,谢谢张老。您这些学生都是受您影响——我就说医术和医德是交相辉映的,大医者都是有大德之人,没有大德的人,承载这个大医是很难的,我见了所有的大医都是这样,德术双馨。所以我觉得您影响了弟子,您看在中医界我是一个初来乍到的人,他们对我都很厚爱。谢谢,再见。

张老:慢走。有事来电话,再见。

借鉴辨病,充实辨证；学好哲学,深化辨证思维能力

二十八、大医必有大德，大德方成大医，民族医亦如是

——苏荣扎布

人物简介：苏荣扎布（1929 年 12 月—2015 年 8 月 20 日），蒙古族，出生于内蒙古锡林郭勒盟镶黄旗。1943—1949 年，先后拜拉木扎布和巴瓦二位喇嘛蒙医为师，学习蒙文和藏文，攻读蒙医、藏医经典，实践蒙医临床技能。1957 年在内蒙古卫生厅主办的蒙医高级培训班学习。著名蒙医理论家、临床家，蒙医现代教育家。首届国医大师。

时间：2013 年 9 月 14 日

地点：内蒙古自治区呼和浩特市苏荣扎布老师寓所

大医必有大德,大德方成大医,民族医亦如是
—— 苏荣扎布

徐:苏老,您好,我来自北京中医药大学,今年一月教育部公选过来做校长已经半年多了,我认为培养合格的中医学人才,除了中医药本身外,还有我们的民族医药。自从担任北中医的校长以来,一直想请教民族医药的发展问题。主要有三个方面:第一,民族医药的人才如何培养。第二,民族医药事业的传承问题,如何把民族医药传承下去。第三,在前人的基础上如何发展民族医药,如何创新,如何将民族医药推向世界。

苏老:我的普通话不好。

徐:没关系。

苏老:我就蒙医的发展简单地谈谈我的看法,我尽量使用普通话。

徐:好的。

苏老:蒙医在改革开放以后得到恢复,近些年发展比较快。蒙医历史悠久,七世纪时,蒙医在蒙古族民间医药基础上逐步形成,理论上主要是寒热理论,寒病热治,热病寒治。

徐:蒙医有很久的历史了。

苏老:当时蒙医以灸疗为主。

徐:灸疗。

苏老:中医的经典著作《黄帝内经》里面有相关论述。

邱:《素问·异法方宜论》记载:"北方者,天地所闭藏之域也。其地高陵居,风寒冰冽,其民乐野处而乳食。藏寒生满病,其治宜灸焫。故灸焫者,亦从北方来。"

苏老:蒙古族是北方民族,信仰萨满教,就是信拜天地和崇奉自己的父母。天是阳,地是阴;父是阳,母是阴。当时萨满教的民间疗法多以唱歌、说诗的形式来传承、传播。

徐:还可以用歌声来调理人的情志,就像现在的音乐疗法一样。

苏老:对。到16世纪末17世纪时,萨满教没落了,蒙古族整体信奉佛教。

徐:藏传佛教。

苏老：是的。特别是13世纪的时候，蒙古人创制了自己的文字，藏传佛教风靡蒙古族。

徐：当时元世祖忽必烈统治了整个中原大地。

苏老：当时蒙古的经济、政治向各个方面发展。

徐：向全世界发展。当时的大元帝国的统治势力到了世界的各个角落。

苏老：对，当时蒙古有很多国家和民族的医学著作。17—19世纪，蒙古的科学家翻译了很多书籍。藏医、印度医、汉医都是那时候翻译的。那时的蒙医很发达，当时的蒙医在翻译医书的时候，将其他国家或民族的医药理论融入到蒙医中，将民间蒙医的经验进一步总结完善，提升到理论水平。这个时期，中医的阴阳五行也引入蒙医。现在蒙医的理论概括地说就是以阴阳为基础的整体观理论。之后蒙医的理论越来越充实，一是五行、五元学说，二是人的三根七素，这之间相互联系，又相互克制。

徐：和中医的脏象学说相似。

苏老：对，这方面的内容是比较多的。简单地说，蒙医的理论就是寒热理论，即以阴阳为基础的理论，发展到现在的整体观理论。蒙医的诊断、治疗原则、治疗方法，都遵循整体观。我至今行医已经64年了，现在我还坚持出诊，一周三个半天。

徐：一周三个半天，真厉害啊！

苏老：我自己有一个小门诊，一个是国际蒙医，星期三出诊。我现在带有四个学生：传统医学的师承教育带两个，另两个学生是博士后。他是一个（指时任内蒙古医科大学副校长），他是博士毕业以后，今年开始跟我学习，现在是博士后。我一个礼拜有三个半天出诊，其中两个半天是他们去，跟我一起去看病。想继承蒙医就要和我一起出诊看病，多实践，学习我是如何诊治疾病，如何运用蒙医理论的，在实践方面一定要严格要求。我有几个学生已经毕业了，包括博士，我对博士的要求尤其严格。博士生一个星期来我这里一次，今天上午到我这里，我给他们上课。

徐：人才教育方面，您有什么好的建议呢？

苏老：我比较支持师带徒。培养蒙医，甚至民族医也是，有两种选择，一是学院教育，一是学徒。

徐：采用师承教育，就是师傅带徒弟。

苏老：在蒙医传承方面，师带徒是有效的。我没有接受过学院教育，我做学徒，和师傅学了六年。过去的政策支持师带徒，做学徒五年的话，待遇比学院教育培养出来的医生待遇高。但是现在政策发生了变化，不承认学徒，只认文凭。

徐：现在社会承认文凭，学徒没有文凭，这是教育里面存在的问题。

苏老:在做好学院教育同时,要把师带徒的教育做好。

徐:现在国家政策方面跟不上是吗?

苏老:对。

徐:比如说做学徒五年,没有考上大学,拿不到毕业证书,就没有考取执业医师的资格。

苏老:对。

徐:苏老,最近我正在考虑一些办法,希望得到教育部的特殊政策支持。这项改革的关键点就是对师带徒学习的人进行特殊的考试,中医有中医的考试,蒙医有蒙医的考试,考完之后,合格者补发学校的毕业证,并授予他们相应的学位。您看这个方法怎么样?

苏老:这个挺好的。过去中医的传承也是采用师带徒的模式,现在的许多知名老中医都是学徒出身。现在推行学院教育,孩子们都要接受中医院校的正规教育才能毕业行医。咱们国家50年代就开始试行学院教育,蒙医是1958年以后开始招收本科生。在传统医药——不管是中医还是蒙医等民族医人才培养方面,我比较支持师带徒,这是我的看法。

徐:那么在蒙医的传承发展过程中有没有什么问题? 例如我们如何更好地完成古籍、验方的整理,或者您在蒙医的传承方面是否有更好的想法。我在针对中医的发展做调研的时候,拜访过一些国医大师,他们认为现在国家政策很好,但是在具体实施的时候存在许多问题,那么在蒙医的发展过程中是否也存在这种现象?

苏老:你的第二个问题就是民族医药继承的问题。现在、特别是近期,领导很重视民族医学的传承问题。在国家的扶持下,内蒙古发展迅速,现在内蒙古也建立几所高等院校,包括内蒙古医科大学,还有各盟市专科班,在这方面国家做得不错。内蒙古是1947年解放的,中华人民共和国成立以后国家出版了不少蒙文书籍。在我国,蒙古、藏族等少数民族的人口少,而且懂得本民族医学的人也越来越少。汉族是我国人口最多的民族,汉语是我国通行的语言,因此想要更好地传承民族医,首先要将民族医的经典著作翻译成汉语,使民族医的经典著作得到普及。这样更有利于蒙医的继承和发展。

徐:刚才在来的路上,我和内蒙古医科大学的校长谈到了蒙药的发展问题,我们在内地看不到蒙药。我想我们能不能以藏药的发展模式,来发展蒙药,然后借助蒙药在内地发展蒙医。藏药在内地发展得不错,例如奇正药业就做得很好。

苏老:藏药主要是上海人在做。1989年我去西藏学习了3个月,就看到上海人来西藏配药。但是当时蒙医还没有传播出去。我认为现在有名的高等院校,或中医院校应该重视民族医,开设民族医专业,然后研究民族医药。我已经从事蒙医临床 60 多年了,在心血管疾病、消化系统疾病、风湿病和妇科疾病方面的疗效不错,很值得研究。我也在做蒙药的开发研究,现在已经 3 年了。

内蒙古医科大学副校长:我们一直都有这样一个愿望,苏老用的蒙药在临床上效果这么好,为什么不能将蒙药制成成品,推向市场,促进蒙医药的发展。

徐:我觉得这是传承蒙医的好办法。推动蒙医发展,还是要依靠科研,使其产业化。如果能把您几十年积累的好的、有疗效的方子或者治疗方法整理出来加以研究,在全国普及,让十三亿人口享受蒙药带来的健康,那您就是大活佛了。

苏老:这对全中国人民都有好处。国家对蒙医现在很重视,内蒙古有六个老师包括国际蒙医院院长曾经到联合国、美国做过演讲,这扩大了蒙医的影响,加快了蒙医发展的步伐。

徐:这也是传承很重要的一个方面,让蒙医走出国门,走向世界。

苏老:不宣传,人们是不会知道蒙医的。40 年前,我带老伴到上海去看病,在上海待了 3 个月,发现上海人对内蒙古、新疆分不清,很陌生,就更不用说了解蒙医了。当时对蒙医的宣传力度不够。现在是全国都知道内蒙古和蒙医,但是想进一步发展蒙医,除了加强蒙医的理论发展和临床疗效外,还要加强宣传力度。

徐:制蒙药的药厂一定要跟上,医药产业走向市场对发展民族医药,促进传承,推动创新,将民族医药推向世界很重要。我的第三个问题也有答案了。苏老,我听明白了:理论、临床、科研、产业,这是做好继承、推动创新的四个重要的方面。我们两所学校之间的关系很好,我这次来您这儿也是想加强咱们两校合作,把蒙药做起来。

内蒙古医科大学副校长:苏老,徐校长可以直接向国家有关部门反映情况,这样国家就会考虑出台一些政策——出台哪些政策能够有利于我们整个民族医药的发展。徐校长是想做这件事情,来听听您的意见,看看我们发展民族医药还有哪些方面需要国家政策的支持。徐校长,前一段时间我给苏老师汇报过情况,苏老也同意合作 2011 计划相关的协同创新。

徐:太好了! 苏老,我再向您请教一个问题,民族医之间的问题。您从事蒙医这么多年,认为在蒙医、藏医、维吾尔医之间是否还存在一些联系?您认为哪些是民族医的共性?哪些是各民族医学本民族的特色,更具民族医药的特点?国家政策可能也会有不同的支持。

苏老:咱们的少数民族医各有各的特点。维吾尔医对治疗白癜风有自己的特色;咱们藏医也很不错,我认为藏医的主要特色在于治疗肝病、消化系统疾病。当然,我了解得很少。蒙医的特色是擅治传统的四种病,这和蒙古族的历史有关系。当时成吉思汗统治蒙古族,扩张战争不断,加之蒙古族是游牧民族,由于生活环境、生活方式、饮食习惯等,造成心血管疾病、风湿病、外伤、消化系统疾病这四种病比较常见。现在临床也还是这四种病多。

我们内蒙古专门有一个正骨医院,传统正骨是蒙医的一大特色,效果确实立竿见影,不服不行。1981年有一个内蒙古医院的外科主任,他是西医,不相信蒙医。当时蒙医学会到通辽去开会,散会后他们想请蒙医到他们医院参观一下。我们就去了,到那之后准备了三个骨折患者,都是不同部位的粉碎性骨折,让我们看,想考验一下蒙医的水平。当时正骨医院有两个医生一男一女,他们和几个护士,对一个股骨骨折患者,半小时就复位了。又来两个患者,完全都用手法,很快给病人正骨复位了。X光显示复位很到位。

徐:复位了,那是很厉害!

苏老:用传统的夹板固定,都是手法复位,很快。自那以后,他就相信蒙医了,觉得蒙医确实很好。现在这个西医大夫都八十多岁了。消化系统疾病、心血管疾病、风湿病,蒙医的治疗效果都很好。对这些疾病蒙医有很多治疗办法,同一种病可以用这种方法治疗,也可以用那种方法。而且都是用传统的治法,像我——现在我们内蒙古医科大学老师们用的也都是继承下来的东西,都是蒙医传统方法,效果非常好。我认为各民族医之间应加强联系,怎么联系?我认为可以通过交流会的方式进行,可以汇报各自治疗特色的治疗方法、临床心得,也可以进一步理论交流,取长补短,总结经验教训。总之,各民族医要加强联系,学术相互推动。这是我的想法。

徐:您提到的正是我们国家在学术界普遍存在的问题,我们中国缺乏西方辩论、争鸣的宽松学术风气。不仅民族医药之间缺乏交流,中医也存在这种问题,各学派缺乏交流,你做你的,他做他的,没有交流就很难在学术上达成共识。在学术界普遍存在的问题就是闭门造车,没有交流,民族医药各自的特色及优点彼此很难学到,原来模糊的认识也辨不明白。这是我们国家在学术方面的一个大问题。我们各个民族差不多都有这个特点,就是在科学真理的辩论方面远不及西方国家。西方国家从古希腊开始就有辩论传统,藏传佛教受印度影响也有一个辩经的传统。我认为这种方法很好,通过辩论,越辩越明白,才能得到真理。您讲的交流,某种意义上是大家讨论,讨论了就有了一个舞台,能共同地把学术讲清楚:你站在蒙医的角度讲这个病,他站在藏医的角度讲这个病,我站在中医的角度讲这个病……一看,原来这个结论大家是殊途同归,或者是方法各有所长,我们彼此学习。所以这样的话,中国的医药会越做越好。只有通过交流,中国的传统医学才能大踏步前进。兼容并包,我认为这是未来民族医药发展的一个重要努力方向。您认为我总结得对不对?我把您的意思听出来了。

苏老：对。我普通话不太好。你总结得很好！

内蒙古医科大学副校长：苏老热爱蒙医，对我们学校也特别关心。学校蒙医的内科教科书，一直都使用苏老编的，几年前再版了一次。苏老觉得还有不足的地方，有需要改进的地方，重新校正后又再版，《蒙医内科学》已经第三版了。

徐：太好了！您为蒙医的发展留下了宝贵的财富。

苏老：1984年我到通辽当民族医学院的院长，那时我做了三项工作：第一，提议成立蒙医学院。咱们原来的民族医学院，西医比重最大，也有中医，但是蒙医是最薄弱的。内蒙古自治区主席——布赫，他后来是全国人大常委会副委员长，到民族医学院视察。那时我任副院长，学院的书记、院长、代理院长，他们分别描述了学校状况，但是他们汇报的情况不真实。他们让我也说说我的看法，我就说我不干了，我要到锡林郭勒牧区去当医生。他们说为什么？我说我有意见，首先我们这个民族医学院西医占主导，刚才书记、院长将有关民族医情况都汇报了，咱们国家各民族医学院都有民族医，那蒙医到底属于哪个民族呢？内蒙古的民族医学院应该什么占主导？应该培养什么人才？

徐：肯定是蒙医啊。

苏老：布赫主席说是蒙医。我说不是，刚才领导们说得不真实。在民族医学院教授蒙医的老师不到十位，还经常两个月、三个月不上课。所以我就不干了。之后布赫主席的秘书告诉我：苏老师，你的意见很好啊！主席头脑里已经挂号了。果然，不到半年时间，国务院下达民族医改革文件，同意我们的民族医学院改为内蒙古蒙医学院，当时卫生部崔月犁部长表示祝贺，乌兰夫副委员长为学校题词。任命我为内蒙蒙医学院正院长。之后学校常委召开研讨会，学院要做三个转变，即：思想上转变，政治上转变，组织上转变。之后包括资金在内的各个方面都得到了改善。我们到各地请蒙医大夫来担任授课教师。这件事完成得很顺利，就这样蒙医发展越来越好。

第二，编写蒙医统一教材。蒙医学院教师有了，资金有了，但没有统一的教材。后经校常委会研究决定学院统编教材，任命我为总主编。二十多门课统编教材，有101人、11个单位参加了编写。

徐：哦，浩大的工程。

苏老：全自治区的蒙医名医大夫都参加了统编教材编写。这是第二个工作。

第三，为蒙医名医伊喜巴拉珠尔（1704—1788）做塑像。伊喜巴拉珠尔是乾隆时代蒙医，过去内蒙古基本没有他的塑像，现在多了。当时正值伊喜巴拉珠尔去世二百周年，我向教育厅、布赫主席提出请求，给他雕一个塑像做纪念。他们说半身像可以，但是没有资金。我建议用募捐的形式筹集资金，后来布赫主席笑了，说行嘛，可以试一试，但募捐不到资金就做一个半身像。我回校后，经校常委研究，决定先向厅局级单位募捐。我就把伊喜巴拉珠尔生平简介印好发出去。第一天内蒙古财政厅和民委捐款 3 万元,当时 3 万块钱是很值钱的。45 天之后,捐款总额是 11 万元,11 万元做全身雕像足够了。后来其中七万元做伊喜巴拉珠尔纪念雕像,剩下的钱,我们作为了科研基金。

徐:喔,就是这一尊塑像?

苏老:不。这一尊是 2004 年纪念伊喜巴拉珠尔诞辰三百周年时建的。

内蒙古医科大学副校长:就是在我们内蒙古医科大学,苏老自己建立了一个基金,目前 20 万块钱了,全部做成"内蒙古杰出人才培养奖励基金"。

苏老:在刚刚设立培养基金的时候,我每年捐 5 000 元。今年去学校又捐了 5 000 元,这次我捐款的时候可有意思了。开会的时候我献了哈达,献上写着"苏荣扎布五千"的捐款。然后校领导、老师们就纷纷捐款,他们在座的都捐了,最少的出 3 000 元。一下午,捐款十几万元。现在我们学校有基金 20 万元。

内蒙古医科大学副校长:这是教育基金,主要用于捐助蒙古族学生。

徐:太对了! 应该这么做。

内蒙古医科大学副校长:苏老还有一个基金,就是中小学……

苏老:退休以后,我开一个小门诊,我的药比国际蒙医院的药便宜一点,虽然便宜,也有收入。我还有退休金,孩子们都有工资,因此我自己也有一些积蓄。我在老家建了很多希望小学,还捐建了当地博物馆。

徐:这个小学是你老家的吗?

苏老:对,是我老家的,可多了。

徐:您是大爱无边啊!

内蒙古医科大学副校长:咱们国家最早建希望小学,是 90 年代的时候。当时苏老师就在老家捐建了一个希望小学,就是为蒙古族上不起学的孩子建的。他先后为家乡捐款,支持文化建设,超过 100 万元。

徐:所以大医者必有大德,确实有道理。大德才能成大医,没有大德成不了大医。这是我的名片,你们记得把账号给我,我回去就把钱打给老先生,我觉得这个太有感召力了!

内蒙古医科大学副校长:苏老师,给赠徐校长的书题个字吧。

苏老:蒙文写。

徐:好的。

内蒙古医科大学副校长:当年我们学校 1956 年筹备成立的时候,当时的自治区主席乌兰夫就想到了蒙医传承。1958年开始招生,把当时的老蒙医从各地集中到呼和浩特,就开始编写教材。

徐:乌兰夫还是蛮有远见的,这是历史性的贡献。

内蒙古医科大学副校长:对,他是很有远见的,历史性的贡献。苏老那个时期就为蒙医教育做了不少实际工作,他是我们学校建校时期的元老。

徐:苏老是我们蒙医传承发展的历史见证,当之无愧的"国宝"。

苏老:我的眼睛做过青光眼、白内障的手术后,写得不是太好。这一本赠给尊敬的徐安龙先生……这一本赠给邱浩先生。苏荣扎布。2013年9月14日。

徐、邱:谢谢!谢谢!

徐:太晚了,我们合个影吧。苏老,以后您有什么需要或好的建议你就和我联系,我的电话、名片您都有。我对民族医药事业有一种感情,我愿意为促进民族医药事业发展多做一点事,希望继续得到您的支持。今天我已经学到很多,非常感谢您提的建议!您保重!

二十九、中医本色之传承，中华传统文化底蕴是保障

——张绍重

人物简介：张绍重(1930年11月——)，字千里，号增荟。祖籍河北衡水，乾隆年间迁居奉天铁岭。生于北京。甘肃中医药大学研究馆员，甘肃省文史研究馆馆员。北京四大名医萧龙友、汪逢春弟子，汪逢春义子。其父张鼎铭为清光绪二十三年丁酉科拔贡，北洋政府浙江省代理省长、最后一任京兆尹，中华人民共和国成立初中央文史研究馆员。

时间：2014年11月1日

地点：甘肃省兰州市甘肃中医学院家属院张绍重先生寓所

中医本色之传承,中华传统文化底蕴是保障

—— 张绍重

张老:听说徐校长是江西人?

徐:对,我是江西人。

张老:我刚才跟邱浩说,我父亲跟江西还有关系。我父亲是光绪丁酉科(清光绪二十三年,1897)拔贡,戊戌年(清光绪二十四年,1898)朝考奉天府(盛京将军辖区)二等第一名,当时一等就一个人,因此他是奉天府排名第二。清朝乾隆后的规矩是逢"酉"年每十二年选一次拔贡,过去我听老辈有这么一说:名次一、三、五单数的做七品小京官,二、四、六双数的外放知县,级别一样。萧龙友先生是四川省选拔第一名,第二年朝考没中式,在国子监学习一段儿,分到镶蓝旗做汉官教习。我父亲跟他同年,朝考以后就分到江西。

徐:在江西哪个地方呢?

张老:分发到江西省,一开始都是做"候补知县",哪儿有缺补哪儿。听老爷子说,做过上饶、新喻、南丰三个县的县太爷。

徐:我家就是饶州府下的鄱阳县,鄱阳湖边上那个江西最大的县,现在近160万人口。

张老:那非常大了。

徐:鄱阳湖是因为我的家乡鄱阳镇而得名嘛,先有鄱阳镇再有鄱阳湖之名。

张老:鄱阳县属饶州府辖。

徐:我们那里历史上出过一些人物,颜真卿在我们那里做过督学使,范仲淹在那里做过饶州府知府。陶侃就是我们县的,他是陶渊明的曾祖父,陶侃的母亲,陶母是中国历史上四大贤母之一。

张老:陶侃运甓。

徐:对! 运甓磨练自己的意志。还有陶母"教子惜阴""截发易肴""送子三土""退鲊责儿"的故事也在民间广为流传。

张老:很有名的贤母。

徐：我们那里有著名的饶屯古道，江西饶州府经徽州婺源到安徽屯溪，饶屯古道上出了很多大儒。包括宋代的二程一朱，程颐、程颢、朱熹，都是出生在那条古道上。我母亲就姓程。我的家乡就是饶屯古道的起点，屯溪是终点。那天我到徽州歙县见李济仁李老的时候，我跟他讲我是一个外行，我是美国留学回国来执掌北中医，觉得诚惶诚恐，不知道做不做得好。他说你来中医界就对了，饶屯古道上自古是出大医的地方，新安医学派的很多人出在这条古道上。

张老：新安医学派是有名的。

徐：所以我来了北中医以后，一直多方问计中医教育出路。正好这次来兰州在甘肃中医学院开会，邱浩说起您老，我说一定要来拜访。

在上午的会上我就讲了我们人才教育的问题，就是没有培养出足够多的能够真正用中医看病的新生力量，这是一大问题。我们中医人要拿起勇气来解决这个问题。其中一个棘手的问题就是，现在教学体制里面有许多既得利益者，舍不得把自己的课程砍掉，总觉得自己的课最重要，而不考虑是否有利于学生的成长。我说我们该还中医于本原的，我们要毫不迟疑干这件事情，挤掉课程的水分，剔除重复性教学内容。另外，应该提倡讲经典、早上临床，让学生尽早接触原典、感受中医的疗效。大幅度缩减那些对中医无用的公共课、基础课。同时，对于任课老师的质量要严格把关，把那些讲课空对空的老师逐步淘汰掉，让真正有临床经验的老师来上中医的课。这样，多出的时间，让学生真正做到"多临床、早临床、反复临床"。

张老：中医根植于中华传统文化。另外，有句俗话说："熟读王叔和，不如临证多。"

徐：您讲得太对了！我设想新生入学第一年就开设中医课。首先要求同学们背经典，练好童子功，就从《黄帝内经》《伤寒论》开始讲，开始背，把经典基础打牢。而且更重要的一点是让他们尽早接触临床，动手做。例如，教他们针灸、推拿，先把这个学了，把三百多个穴位搞清楚，把经络走向、奇经八脉先搞清楚，尝试着扎针，逐步体会针刺、推拿手法的临床效果，这样在尽早见证临床疗效时建立起中医的信心。

张老：这是掌握起来最简捷、疗效立竿见影的东西。我在会宁县基层医院干过，尝到不少甜头。

徐：快速建立临床疗效的信心。

张老：尤其是咱们现在有时候下乡医疗，你不能在那儿常住，调方抓药不方便，老百姓最喜欢针灸、推拿、拔火罐。

徐：多好，简、便、验、廉。

张老：简、便、验、廉。中医的优势就在这里。

徐：一边教针灸、推拿，一边教一点最基础的经典，这样就能快速给学生中医空白的脑袋装好第一套"软件"。因为现在的学生，从中学来时头脑中对中医是一片空白，必须给他"灌输"好这第一年的"底色"，这样才能把这个"早临床"落实，争取用两年的时间夯实这个基础。一边教一边背，四部经典学了，中医临床也感觉了，这样的话，中医的位置——朱良春朱老讲的——"就坐对了"。

张老：坐对了。

徐：这样他就不会坐歪是吧。不要你这里讲中医基础理论，那里给他讲解剖学，过两天又给他讲病理学……搞得他不知道要学什么。你这里给他讲西医解剖的脾，那里讲中医气化的脾，这个"脾"到底是哪个脾？这里讲解剖的心，那里讲中医的心，中医"心主神明"，跟西医那个解剖学心脏是不一样的。学生究竟听谁的？

张老：两回事。无所适从。

徐：两回事，总不能让刚入门的学生自己去琢磨"中西医理论结合"！所以第一是教学要改革。第二是学术研究怎么做？我觉得中医的学术研究应该是围绕中医自身的核心理论，诠释它，阐述它，发展它。中医就是随着时代的演变而不断发展到今天的，从《黄帝内经》到《伤寒论》，到后世的金元四大家、明清医派，每一个时代都有每一个时代要解决的医学问题。一代一代不同的医家都会用他们的切身体会来诠释我们中医的经典，每个时代医学都在发展。温病怎么出现的？温病学说的出现也是因为时代发展了，人口多了、交通频繁了，气候也变化了，新的传染病层出不穷地出现，临床需求来了，所以温病学说自然而然地产生了。时代发展到今天，一定会有适应这个时代的医学理论出现，比如说古代没有手机，而现在有个病叫手机病，造成划手机的这个手腕筋骨痛，由于长期看手机造成许多新的眼底相关疾病等。

张老：手机病、电脑病都是新玩意。

徐：现在这些病全出来了，这些疾病古代没有，你就要去研究。所以第二个问题，就是古代的中医理论怎么去适应今天的临床需求？科学研究、学术研究怎么做？我觉得首先要把我们祖先的东西用现代语言讲明白。有些人读一百遍《黄帝内经》都不明白，似是而非，或者以讹传讹地注解，这怎么能让现在的中医学子传承好中医事业？怎么能让普通老百姓非常信服地接受中医？中医的学术研究要把古代的版本、训诂搞清楚；科学研究就是要把内在机制揭示出来，说明其治病救人的道理。否则的话……

张老：弄得学生是——

徐：一头雾水。

张老：不少学了很多年的、号称"中医大家"的人，都对中医经典的很多论述还莫名其妙，别说学生了。

徐：是呀！就是他背下来了那些经典，他也不一定搞得清楚说的什么。我拜访我们学校临床好的医生，我问他们：你们临床好的原因是什么呢？尽管他们的回答各有差别，但是有一条是他们的共识：掌握好经典是关键。拜访中，我们东直门医院的李忠大夫，给我举了一个中医经典真是有用的例子。当时上学的时候是听王洪图教授讲《黄帝内经》，他讲了一个看男科病的案例，王教授说不要只考虑肾脏、膀胱、前列腺，说要从肝论治。为什么从肝论治？《灵枢·经脉第十》云："厥阴者肝脉也，肝者筋之合也，筋者聚于阴器。"这个男科病案王教授从肝论治，临床疗效奇佳。王教授说为什么我觉得《黄帝内经》有道理呢？因为古人讲这个东西不是瞎说的，经典的理论是基于不知多少代的临床实践凝炼出来的。他自己在治肿瘤的时候，往往从厥阴证考虑，用乌梅丸加减治疗，效果就极好！他认为厥阴证根据描述应该是阴转阳过程中气机不畅通了，这个杂病就出来了；癌症就像厥阴证，阴不能转阳，癌细胞不能发育转化为正常细胞；所以厥阴证一出现他就用乌梅丸，疗效特别好。

张老：他是用活了。

徐：用活了，所以学术研究做的就应该是这种事，研究是为了解决临床问题的。

张老：中医古训"古方今病不相能也"，时移世易，没有一成不变的，用现在的话说都是与时俱进的。

徐：要与时俱进。毕竟时代变化了，今天病人讲的病情有很多都是现代的诊断，我们得用现代的科学语言来阐述中医为什么有效，中医为什么能治病，利用现代科学帮助中医提高、完善自己的诊断。比如说我现在做的一个科学研究，即脾虚证的系统生物学研究，我怎么做呢？我用所有可能用到的现代系统生物学研究方法，来阐发脾虚证致病机制。中医脾虚不是指解剖的脾脏，还涉及解剖的胃、胰腺，还包括肝脏、胆囊等消化道的组织器官。

张老：见肝之病，知肝传脾。

徐：对！脾虚证还跟情绪有关，肝气郁结，肝木克脾土。按照这个思维逻辑，西医的消化系统都应该属于脾胃、中焦。古代没有那么多技术手段，只能从功能的思考上，给脾胃一个概念界定。今天，如果我们懂得利用世界最先进的科技手段，研究出脾虚证的临床诊断技术指标，通过对脾胃、中焦这一套系统追踪观察，观察哪个器官出现了什么问题、发生了什么改变？从还没有得病之前的脾虚（即现在的亚健康状态），到后来临床病变的脾虚，最后不断地恶化到肿瘤，把这个过程每个阶段脾胃、中焦的病程变化指标都收集起来，比较研究，自然就会逐步找到脾虚证从未病到已病的变化规律，治未病也就有了更加确切的抓手了。如果我们能够把这些微观的指标与中医的望闻问切结合起来，治未病就会更加精准了。例如，我们可以将病理片子作为一个供临床参考的微观指标，与望闻问切的整体宏观指标结合。当然，更微观的指标也可以结合。例如血象，血里细胞基因的变化,包括免疫细胞的改变,都可以分阶段记录下来,作为判断病势预后、辅助辨证论治的参考。因为脾是后天之本,脾虚证很多症状提示它跟免疫力有关,我们就可以利用高科技手段探测脾虚证患者体内产生免疫力的地方有哪些微小的指标发生了变化,我们做得越精细、越微观,我们就越会知道脾虚证病人原来的体质状况,包括经过治疗是变好还是变坏,最终得出哪些微观指标是判断脾虚证病情变化最主要的标志,我们来做一个脾虚证的病程变化的"航标灯",这样未来年轻人学医不要再完全按照过去的方法自己去摸索。病人吃了你开的方子,就去做检查,你参照我们研究制定的参考范围表,就可以告诉病人某个指标好转了,就可以作为一项参考给病人调方,那么你就比病人还要准确、客观、提前捕捉到病程变化的信息。你的方子究竟有没有效,客观上疗效是否有进展? 这些问题都可以客观地回答。中医做这种科研就是对的,就是在帮助中医。我今天只是举例,来说明中医的学术研究做什么、可以怎么做。

第三,附属医院中医怎么样在临床上坚守自己的阵地? 我到咱们学校的附属医院去调研,发现医院在坚守中医这个主阵地方面做得不够,中医院严重被西医的各种方式方法包围,甚至主动放弃以中医为主的治疗方法。就拿发烧这个常见病的治疗来说吧,本来中医开个小方就可以治好的,非得做各种各样的检查,并且动不动就打抗生素,体温可能会短时下降,但不一定能根治,反而给病人留下了很多其他的隐患。其实,中医不是不能治急病,不是不能治大病,只是医生自己没有信心、没有本事治这个病。

张老:没有钻进去。

徐:没有钻进去。所以这医、教、研的三个方面都面临危机,我就说这是个大问题,需要逐步扭转。

张老:动不动打吊针,那不是个事! 从前汪逢春先生治疗湿温发热,当时的西医束手无策,汪先生一两剂中药就退热;萧龙友先生诊治疑难病的疗效,连德国的医学博士狄博尔都称赞不已。

徐:所以我跟他们说,你们这样做,只会把自己中医的能力越来越削弱,你见到西医就退,西医就说你没本事。你就会逐渐退出临床的主战场。

张老:我有一个师兄叫秦厚生……

邱:汪逢春先生的弟子,参编过汪先生的《泊庐医案》。

张老:对。他是北京市中医院搞肿瘤的,早去世了,他的儿子前两年也去世了。他儿子当年对我说:他现在去看中医,都要看看大夫桌子上放不放血压计,放了就觉得不合适,他就认为你中医水平不高。我说你也不能那么绝对。他说中医就得从望闻问切入手。不是中医自己的东西不行,是你不知道,或者没掌握。

徐：是学得不精。比如说号脉，我就亲身接触过一些民间中医大家，真有本事的大夫上来把手一搭，将我的病情讲得清清楚楚，就像X光扫过一样的。但是有些没本事的，怎么号脉也讲不出什么来。现在有这种号脉能力的人越来越少。看来要把这个脉法传下去，也面临很多问题。

张老：不是老祖宗的东西不行，是他没学进去。当年萧龙友先生诊断袁世凯为尿毒症需静养、孙中山为肝癌不治之症、梁启超肾脏无恙不当切除，四诊合参，脉诊确实发挥了很大作用。记得萧先生在重刻清代周学霆《三指禅》序中谈到过："此编以男女异尺而别阴阳，显合《周易》乾坤咸恒之义，所以古人有以卦喻脉者。所喻者何？纯阳脉则为乾之象，纯阴脉则为坤之象。他如芤脉中空，有离中虚之象焉；革脉浮大，中候、沉候皆不见，有艮覆碗之象焉；牢脉沉大，浮候、中候皆不见，有震仰盂之象焉；又有中候独见，浮、沉皆不见者，其象若坎中满，则搏土之象，为败脉矣；又有浮候不见，而中候、沉候并见者，其象若兑上缺，则鱼游、虾戏之形，亦败脉也；又有中候、浮候皆见，而沉候不见者，其象若巽下断，则阴阳两尽，为绝脉矣。"关键看会不会用。

徐：我就跟他们说：我来到中医界，发现有一个最大的问题，就是传承面临断档。所以当务之急是发掘继承，首要的是把祖先的东西，中医最宝贵的东西，原原本本地保留下来，完完整整告诉我们的后人。至于怎么创新，要后人根据需要再来做，这个可以从实际出发慢慢研究。如果连古代的那些原著解释得都不是原汁原味的，四大经典都理解不透，怎么去创新呢？

张老：现在很多东西都很难说。比如说药，过去那个野生药……

徐：这又涉及另外一个话题，中药是一系列问题。

张老：野生药——我小的时候走到药铺门口还没进去，老远就闻到了中药味。现在你走到药铺门口，有时候就是进去都闻不到这个药味。

徐：这个药材的道地性到底在哪里？

张老：对，道地性在哪儿？

徐：所以中药也是一个大问题。

张老：现在咱们提倡不了当年萧先生说的"司岁备物"，阴年采阴药，阳年采阳药，没有那么大本事，也没有那么多资源。但是你规规矩矩做也很好。

徐：搞传统中药也面临后继乏人。咱们北京中医药大学中药学院一大批研究天然药物的，把当归拿来提取出来一个一个单体，然后看它的药理作用，当然这也是中药学应该研究的一个部分。但是传统中药炮制基本没什么人做。我说道地药材是搞好中药最关键的一个环节，不仅是种植要道地，同时炮制也要讲究。

张老：炮制应该讲究，不讲究也有问题。当年汪逢春先生用药，都标上炮制方法，比如：杭白芍（真伽南香同炒或同酒炒），肥玉竹（米炒），黑芝麻（桑叶或经霜桑叶同炒），鲜金斛（加苏子同打或同炒或苏子霜同炒）等。过去老中医用药，炮制极其讲究，方法丰富极了。

徐：中医中药是唇齿相依，好的医生没有好的药，他的水平显不出来，疗效不到位。所以道地药材、传统炮制这个问题也是中医面临的一个很大的瓶颈。我在想中医药规范化是否能在这里规范化，可以搞药材道地性的规范化种植，追踪药性的主要成分，利用现代科技手段可以从土壤里面一直追踪到病人的体内，微细变化都可以追踪得出来。

张老：所谓道地药材主要还是一个土壤、水质、气候的问题。

徐：是的，主要是这个问题，水土以及阳光的照射长短、季节的变化、空气干湿度等问题。最重要的是土壤，因为道地的"地"就是土。

张老：中草药就是生在土里的，同一个地方，有时候隔一道沟、隔一垄岗，同一科属的药材道地性都不一样。同样一个专区，邻县可能就不产这种药材；同样一个县，出了这一圈地，种的同样品种的药材，刨出来个头、颜色、香味、药力可能都不一样。"橘过江而为枳"，就是这个意思。

徐：是的，金世元金老就举过这方面的例子。他说甘肃定西专区岷县产当归，但只有岷县梅川区、西寨区几个地方产的当归是道地药材；还有广东茂名地区化州产化橘红，但只有化州赖家园产的最道地。

张老：中药采摘也讲究季节时令。过去汪先生跟艾步蟾艾老学医，苏派风格，擅用鲜药，鲜花、鲜叶、鲜根。鲜药采摘往往根据植物生长特性分早、中、晚采，都不一样，极其讲究。然后就是炮制问题，为什么炒酸枣仁能安眠，生酸枣仁能治嗜睡呢？为什么生地黄凉血，熟地黄温肾填精呢？就是炮制问题，你不去讲究这个"尊法炮制"就是不行！

徐：所以中医、中药都面临严峻的传承问题。

张老：传统的东西基本都面临这个传承问题，现在国家也逐步意识到了，比方抓古籍方面的保护。我们俩（指邱浩）搞的都是这一行。国家从2007年开始古籍普查、登记保护。老实说，有点晚了。

徐：是晚了！但是不管怎么样，亡羊补牢嘛！

张老：我刚才跟他（指邱浩）说的，1964年我去遵义搞"四清"，1965年回京，中国书店办了一个善本书的展销。1962年我代表中医研究院参与编写《全国中药成药处方集》，正好是拿了几百块钱的稿费，我参观书展的时候，就把这个稿费投进去了。一共买了三部书：一部明经厂本的《医要集览》，这么厚的六本，蓝绫子护面，上下包角，开本大，白绵纸,字大清晰,行格疏朗,赏心悦目,品相相当好。另外一部学术价值大的就是明杨继洲《针灸大成》的稿本,有杨继洲自己的批注;我跟现在的《针灸大成》比了一下,里头有不一样的地方,这个稿本你现在找不到的。还有一部善本书……"文革"时候全被烧掉了。

徐:全都烧掉了?

张老:"文革"的时候烧掉了。

徐:无法挽回的损失!

张老:我刚才和邱浩说:甘肃文史馆要搞"馆员文库",我就玩了咱们这一行,写了一个《善本图籍经眼录》(后交付邱浩协助整理,联系国家图书馆出版社出版,称《善本医籍经眼录》),分成了宋元篇、明代篇、清代篇、域外篇。有文字说明,配了不少古籍书影。

这个《宋元篇》哪——我见得比较多,十三四岁就往傅增湘先生家里面跑。傅先生是四川江安县人,和萧先生是四川同乡。因为萧先生的父亲(注:名端澍,字雨根,号水卿,著有《师竹友兰斋诗稿》)与傅先生同为清光绪十四年(1888)顺天府秋闱戊子科举人,因此萧先生管傅先生叫"年丈",所以我叫傅先生"太年丈"。我十三四岁到十五六岁期间常往傅先生家里跑,他家里面的宋元古籍我全看了,有些时候就随便记一点什么、抄一点什么。这些就是从我十几岁记录玩意里面没被烧光的,整理出来这么点东西。

徐:太珍贵了!

张老:傅先生家在西城区石老娘胡同,他家的花园称"藏园",当年西鹤年堂经理刘一峰先生赠送傅老一对小鹿,傅老曾赋《七绝》四首致谢。现今我只记得傅老的两首半诗:

一首:手拓荒园半亩宽,松荫石径任盘桓。明知尺地难羁束,为避虞机幸少安。

二首:食苹绮岁列宾宴,云路飞腾五十绖。得汝似为他日瑞,秋风重咏鹿鸣篇。

再一首只记得一联:乞得斑龙呼小友,清泉幽草伴闲身。

另外一首半,一点也记不起来了。

徐:不错!不错!很有世外桃源的意境。

邱:傅增湘先生的书后来是捐到北京图书馆?

张老:嗯,全捐了。1949 年傅先生去世以后,他儿子傅忠谟我们叫"世叔",50 年代全给捐了。他说捐的时候对北京图书馆说:书我全部捐了。要是日后活不下去的时候,我还有什么东西,你们收购点就行了。

徐:最近我到了国外,在俄罗斯圣彼得堡的东方艺术研究院发现有五种版本的《本草纲目》。最早的是《本草纲目》的第二版,清初江西版。

张老:明万历金陵版是第一版。

徐:金陵版是第一版。他们那是江西版,还有后面的几版,一共是五种,每一种都是完整的。

张老:中医科学院(指中国中医科学院)有一部金陵版,那部金陵版是1981年我跟薛清录收集来的。薛清录和我是50年代末60年代初的同事,那时候整天在一块,我们叫她薛大姐,她说你比我大还叫我大姐。后来响应毛主席"六二六"指示"把医疗卫生工作的重点放到农村去",70年我到甘肃会宁县,本来说到那里是搞科研,结果到会宁县无科研可搞,老老实实给人家干了十年的临床。耿鉴庭和我是老朋友,倡议要成立中医古籍出版社,给我写封信你来帮我跑一跑,因为王冶秋我们都挺熟的,1981年我就回去了,跟老耿跑了跑这个。回去了,那天薛清录说有一部金陵版《本草纲目》你看看,我赶紧就跑去鉴定了——咱们中医科学院当时还没有金陵版——这次收集到了。我忘了是谁有一部彩色的本草,忘了是谁让我们去看,当时还是我跟老耿我们俩去看的。那是内府的东西,彩色的药物图,书品那么大。最后那部东西落在谁手里头了不知道。

邱:是《食物本草》吗?

张老:不是。记不得了……赵燏黄赵药农先生也作古了,他女儿——我那个小师妹原来在中医研究院(现中国中医科学院)中药所做实验员。现在恐怕也退休了,她手里有《履巉岩本草》。

徐:所以今天过来,也想跟张老请教一下中医古籍的整理传承工作。现在需要您老:第一给我们指明一些方向,第二您告诉我们该做哪些具体工作。因为我不是这个专业的,邱老师也会给我一点建议,如果您再给我们一些建议的话,我们就按照这个思路进一步实施。

张老:古籍的收购可遇不可求。现在北京很多拍卖公司经常有一些好书上市,这要看机缘……邱浩他们在做近代中医学派的梳理工作,将一些老中医未发表的医案、医话、医论整理出来,或者多年未刊的医书点校再版,这也很有意义。邱浩拜到我门下,就是他帮着陈彤云大姐整理北中医建院时候的史料,前年(2012)彤云大姐介绍他认识我的。

他(指邱浩)这次给我带了一些力老的资料。因为我母亲与汪逢春汪先生是同乡,我小时候有病都请汪先生看,五岁就拜了汪先生作义父。汪先生的两个老师,一个启蒙老师是苏州吴中名医艾步蟾艾老,一个是到了北京以后拜的力轩举力老。

你(指邱浩)把那本书拿来给徐校长看看。我手里力老的东西只有这么一点了。

徐:力老?

邱：这是增莽老师（张绍重老师字千里，号增莽）收藏的力轩举先生医案及抄录的书。力先生名力钧，字轩举，号医隐，福建省福州市永泰县人。黄帝臣子力牧的后人。生于清咸丰六年丙辰（1856）四月二十八日，恰逢传说中药王爷圣诞。力先生为晚清著名医学家、学者、藏书家和教育家。据力钧研究学者中国医学科学院图书馆王宗欣先生提供资料可知：力钧是一位典型的"儒医"，不仅中医临证技艺高超，在《黄帝内经》《难经》《伤寒论》及本草研究、中西医学汇通、医史研究、医书访求、医籍考佚、经学及史学研究、兴办教育诸方面均有造诣。我带给增莽老师的资料上记载力先生的主要著述有：膏肓考、皿虫为蛊说、阳物阴时解、和缓考、《诗经》药物考、《尔雅》药物考、《伤寒论》问答等。经查考，力老还有以下著作：《铜人图》正误、历代医官沿革考、福建药物考、庚寅医案、警医录、《内经》《难经》今释、《伤寒论》辑本、辛丑医案、《难经经释》补注、病榻杂记、槟城医话、释温、释瘟、乙代医籍存佚考、崇陵病案、王公大臣治验录、历代钟鼎款识考异、《文选》读、《毛诗》释例、郑学类求、巫来由方言、新加坡故、满剌加考古、柔佛小志、吉隆游记、槟榔屿志略、南游杂录、槟城故事录、槟城异闻录、槟城佳话录、槟城医话等。力轩举先生是北京四大名医汪逢春先生在北京拜的老师，他曾与陆润庠[同治十三年（1874）甲戌科状元]一起进宫给西太后、光绪皇帝请脉调理。

张老：主要是给光绪皇帝看病，附带给慈禧看病，《崇陵病案》上有记载。你把这个书给徐校长介绍一下。

邱：这是增莽老师收藏的《芹漈医学》，力先生的部分稿本。《芹漈医学》应该有好多种，力先生的稿本首都图书馆、中国中医科学院图书馆都有。力先生于民国十四年（1925）去世后，他的藏书大部分于民国二十四年（1935）经私立北平协和医学院中文部著名医史专家李涛教授与力老儿子力舒东先生联系，以半购半赠方式被北京协和医学院图书馆收藏，后来李涛先生陆续又收集了不少力先生藏书。

这三册稿本是早年散落民间，被汪逢春先生收藏过的。第一册封面题《庚寅医案》，翻开第一页题作《芹漈医案》，是力先生清光绪十六年庚寅——即 1890 年的医案记录。第二册《芹漈验方钞》，是他抄录的临床各科一些单验方。第三册《眼科验方辑本》，是力先生从历代的医书，如《肘后备急方》《太平圣惠方》《圣济总录》《仁斋直指方》《卫生家宝方》《普济方》《本草纲目》……里面摘录的一些眼科专用效验方。

徐：喔，这个字写得真漂亮！

邱：这三册书合装一个蓝布函套。书函题签《芹漈医案》，是汪逢春先生亲笔写的。题签右侧副签是增莽老师为表示纪念加的："此签乃泊庐夫子遗墨，可不宝诸。"

这一册《庚寅医案》最后有绍重老师购书三年后追记的跋语，说明了收藏此书的缘起。您看先生的这个小楷，中锋圆润，笔力遒劲，工整隽秀，赏心悦目，真是"晋唐"的法度。

徐：我中午在甘肃中医学院敦煌医学博物馆已经看到张老师的字了。那里有很多您的墨宝。

张老老伴：他五岁就在他父亲指导下习字了。

徐：童子功，不得了！

邱："《芹溧医学》三册，乃（空格）泊庐夫子故物也。重侍学玄斋时尝获见之。辛卯（1951）春，以五千金得于京师琉璃厂书肆，如获至宝。细审签题，犹是先师遗迹，墨沈尤新。追忆执经受业时，恍如昨日，而夫子归道山于兹五载矣！今瞻遗墨，不知涕泗之何从。甲午（1954）暮春之初静坐展玩偶识。"首押"铁岭"朱文长方章，尾钤"张""绍重"两枚朱文正方小印。

徐：您说这个泊庐夫子就是……

张老：汪逢春汪先生。他那个书房里还有一块匾，叫"玄珠青简之斋"。

徐：我听说过《赤水玄珠》。怎么讲？

邱：这是《庄子》里面的典故。《庄子·天地篇》说："黄帝游乎赤水之北，登乎昆仑之丘而南望，还归，遗其玄珠。使知索之而不得，使离朱索之而不得，使吃诟索之而不得也。乃使象罔，象罔得之。黄帝曰：异哉！象罔乃可以得之乎？"无巧智、无视听、无营求，虚心淡漠无为，方能契合大道，参悟医理玄妙。《素问·上古天真论》上讲："恬淡虚无，真气从之。精神内守，病安从来？"所以汪先生每天打坐习静。"青简"代称古书，表明体道参玄之余，他爱好读书。

张老：是这么讲。这函书是1951年春，我在琉璃厂一个旧书店花五千元买的。

徐：五千元？

张老：旧币，现在五毛钱。

邱：书函题签是汪先生亲笔，您当时真是"如获至宝"啊！

张老：就是啊！汪先生1949年辞世，这段跋语是甲午年——1954年我追忆写的，（当时）距1949年已然五年了。

徐：今年也是甲午年，正好是六十年周年，您这个字都写六十年了！

张老：我这个字都写六十年了。

邱：今年正好也是汪逢春汪先生诞辰一百三十周年。汪先生生于清光绪十年甲申、1884年。

张老:对,清光绪十年(1884)甲申五月二十日生人。汪先生原名凤椿,又名朝甲,于北京悬壶时取字逢春,与凤椿谐音,寓药到病除、枯木逢春之意,后以字行世。

徐:有没有搞一个什么活动,我们可以帮您一起来策划一下。

张老:不搞了,提起来伤心!存下来的资料太少了……从前汪先生每天门诊的医案大约有这么(一人)高两堆,他每天清晨五点就起床,回忆前一天看的疑难病,整理病案、追记日记,稿本将近百册。保存在"泊庐"他大儿子汪绍楹手中的亲笔资料,"文革"的时候全给毁了。临证底簿谁拿去整理呢?我们有一个师哥叫岳龙璞,这个人是光绪末四川总督锡良的孙子。"文革"期间是"狗崽子",生生地被打死了,把东西都给他烧了。所以汪先生的资料流传下来很少。现在我手里面只有民国三十年(1941)出版的线装铅印本《泊庐医案》,还有我当年(1948)跟他抄方时他临床上给病人开的丸散膏方留的底方(《丸散膏方底簿》),就是患者吃汤药治疗一段时间后,不适合继续服汤药,或病情改善需要缓缓收功,改用丸、散、膏方便于巩固治疗;有些患者请求调理身体,固本培元,也给开适用的丸、散、膏方。我手里这一册是刘明言、岳龙璞跟诊抄的,刘明言是北京复泰堂参茸庄东家刘镜秋的儿子。这个就是汪先生临去世那一年,我们给他整理的医案,这部分正好分给我整理,所以在我手里面留下了。我和中医古籍出版社的刘晖桢整理过《中国百年百名中医临床家丛书——汪逢春卷》,对汪先生的生平学术做过一些介绍。

邱:这本书我读了。我们对汪先生生平事迹、医学造诣……通过这部书能有一个比较清晰的了解。

张老:因为汪先生去世早,己丑年的七月二十七日,就是1949年9月19日就去世了。他的亲传弟子大多不在了,因为"文革",再传弟子也不多。所以现在知道他的人少。

张老老伴:佛堂里面打坐,坐化了,虚岁66。

张老:我那个《汪逢春小传》上面写了……

邱:我看到了。弟子们一早敲门敲不开,里面门插上了……

张老:哎,谢子衡从窗户跳进去的。比那个红凳子稍微矮一点的木头墩,就是打坐的那个禅凳,他就在上面打坐。打坐,就这么就走了。

邱:嗯。

张老:那天早上七点钟啊,我从家里到他那,和平门外西河沿一九一号。到他那个书房,就是所谓"玄珠青简之斋"的那个书房。书房是两明一暗,暗间是个佛堂;明间中间是一个书桌,后面有一个过去所谓的香妃塌,这边都是书架子,我们爷俩就在那儿聊天。因为他和我母亲是同乡,经常出诊回来没事,到我们家,跟我父亲喝上点绍兴酒,用他自己的话"搓搓小麻雀"(苏州方音。汪老诊病唱方,都是醇正的苏州方音)——所以他跟我很随便。那天讲了一点儿家长里短,讲到八点钟,他说:"我做功课去了。你随便在外面转转。他们来了叫我。"那天周一,正好是休息,干什么叫学生们都来呢?用现在话来说就是病案讨论,上一周有几个重病人,诊断、治疗上有什么感悟、认识,大家来说说,老先生给讲讲,交流两三个钟头。九点钟师兄弟们来了,就叫门,里面给插住了。打电话给挂号的任桂华,说:"你来看看,六爷在里面,门插上了叫不开。"他那个书房四边都是空的,在院当中间。任桂华转到后窗看了说:"他坐在那儿怎么不动啊?"结果谢子衡从后窗户跳进去,开门以后,大家发现已经坐化了。

邱:真是,不经历不知道,人必须实践后才能感受深刻,"生命只在一呼一吸之间",光是看书体会不了那么深刻。

徐:张老啊,像您老能到今天,可真是很不容易了!

张老:熬过"文革"就不错了。

(沉默)

徐:这封信是写谁的?

张老:这是我的一个师哥朱格一,北京的一个大夫,我请他到首都图书馆帮我去查《崇陵病案》原稿,里面有力钧给光绪、慈禧诊治的脉案。他看了以后1956年初给我写了一封信回来。

徐:这上面写着有汪逢春先生、赵树屏先生……

张老:这是说《崇陵病案》有汪先生序和树屏的引言。其实首都图书馆这个本少一个序,还应当有萧先生的一个序,我刚才给邱浩看了。

徐:哦。"一、序,汪逢春先生。二、引言,赵树屏先生。"

邱:赵树屏先生是萧龙友萧老的学生,中华人民共和国成立之初做过中医司副司长,他父亲赵云卿曾是清宫太医。赵树屏先生算增荐老师的师兄。

张老:对。

徐:"吾敬德宗……"(念朱格一写给张老的信)这是谁呢?

张老:德宗就是光绪啊。"三、德宗景皇帝暑热夹积方案。四、德宗景皇帝血虚气弱肝胃并郁方案。五、附录一,慈禧皇太后感寒化热方案。六、附录二,记事。七、附录三,禀牍。八、附录四,王公大臣治验录。序及引言不录,录一二病案。"(他)抄了两个病案给我。"直到九月",这是朱格一的话了,"直到九月也是四五味药,病重药轻,太医院与轩老复意见相左,轩老即辞去。《记事》栏内有与唐侍郎及答林琴南先生书,可作历史观也……"唐侍郎指唐文治,江苏太仓人,光绪十八年(1892)进士,光绪二十九年(1903)任商部左侍郎,是交通大学的第十一任校长,著名教育家、工学先驱、国学大师。林琴南指林纾,琴南是他的字,福建闽县人,光绪八年(1882)举人,近代文学家、翻译家,用文言翻译过二百多种西洋小说。后来我到国子监——那时候首都图书馆占用孔庙旁边国子监的房子——亲自把《崇陵病案》誊抄了一遍。

邱:现在首都图书馆《崇陵病案》藏本,《复唐侍郎》与《寄林畏庐笺》这两篇在《禀牍》末尾,不在《记事》之中。修复装裱后,不知为何做了调整。您收藏这封信体现了《崇陵病案》篇目排序在20世纪50年代时的旧貌。

张老:对的。"格一敬礼。壹、二十。"这个人是一个满人,姓朱叫朱格一。信是1956年1月20日写的。

徐:也是一个医生?

张老:也是一个医生,写这个信的时候他就有五十多了。

徐:假如活到今天也一百多岁了。你看老一辈的字写得多棒!我们今天的字——真是遗憾没把毛笔字练好,遗憾!

张老:你把那一摞拿来。——这个序是萧先生为《崇陵病案》准备正式出版写的,但不是他的字,是他弟弟给他抄的。

徐:这个字也真好,这个隶书写得真漂亮!

张老:《崇陵病案》民国时没有正式出版,所以萧先生这个序首都图书馆跟中医科学院都没有,只有我这里有。2002年学苑出版社影印出版了首都图书馆馆藏的《崇陵病案》——陈可冀他们也出版了一本《清宫医案研究》,里面还有一些力先生给光绪诊治的脉案《崇陵病案》没收,我打算用小楷抄出来,将来和萧先生这个序、《崇陵病案》收在一块出版。

徐:要是这样的话可以给您做影印出版。

张老:以后再说吧。2008年我整理过一个《北平四大名医医案选集》,你们学校的李云老师也参加校点了。封面题签是欧阳中石写的,一分钱没花,原件还在我这。和他什么关系呢?萧先生的侄女婿、山东文史馆的馆员叫左次修,我们叫他四哥。他出身安徽桐城诗书望族,20世纪二十年代定居济南,"海右此亭古,济南名士多"。"七七"事变后,蓄须明志,不与日本合作,大约1941年开过同康药房,聘萧先生为顾问,制过"六一油"等成药,施药活人。1945年抗战胜利,任教齐鲁大学。左先生特别对甲骨文有研究,编著过《甲骨文辞典》,没来得及印,"文革"也搞没了。他还擅长书画篆刻,是欧阳中石的老师。这么个关系,我所以请的中石。

徐:真好!这个书把京城四大名医医案都收集齐了。萧龙友、孔伯华、施今墨、汪逢春,每一个人都有照片、有介绍,还有亲笔墨迹……类似这些东西,应该进一步收集,京城四大名医学术的源流脉络梳理,这个对传承中医非常有好处,所以把这个做起来……

张老:也是一件事。

徐:一件事一件事地做,这是对中医事业有功德的事情。

张老:要做的事情太多了!

徐:所以我就想听听您的意见,您可以给我开一个能想到的或您想做哪些事的单子,一二三四排个序给我,我在工作之余把这个事推动起来。不是我亲力亲为去做,而是我可以组织这个事,让年轻人去做,比方邱浩他们……

(此时甘肃中医学院党委王海燕书记进门看望张老,相互问候略)

徐:我们跟张老聊中医传承这件事情,请教张老该怎么做,正谈到京城四大名医。——这是我们北中医图书馆的老师邱浩,他对经典的传承做得非常好。

张老:(指邱浩)跟老耿(耿鉴庭)是同乡(扬州人)。我们是同行,都是搞中医古籍的。前年(2012)北京陈彤云大姐介绍他联系上我,一直跟我学古籍整理、做医家传承。刚才我们说到《北平四大名医医案选集》,这里面《萧龙友医案》是我挑选了萧先生的部分脉案,第一次正式出版。原始稿本是当年我跟着萧先生抄方,抄录到一个本子上,先生高兴就亲笔在上头给我赐名"时方存真"这四个字,为与诸老各案统一,2010年出版时易名《萧龙友医案》。这本书末后《碎金录——手迹集锦》,收的是四大名医本人的真迹。这是萧先生《整理中国医药学意见书》的手稿,这是孔伯华先生的一张题词,这是施今墨先生给我写的一张字,这是施先生写给他夫人张培英的……这是汪先生给萧先生写的一封信,这封信谈什么内容呢? 就谈《崇陵病案》出版问题。所以我刚才跟邱浩说首都图书馆馆藏的《崇陵病案》汪先生的序不是他本人写的,他的字是这样的。

邱:不了解汪先生字的人都认为是汪先生亲笔写的。

张老:绝对不是,他的字就是这样的。

邱:一比就出来了。

张老:这是亲笔字。汪先生的字比较"干";首都图书馆馆藏的《崇陵病案》中的"汪序"字比较丰腴,一看就是欧底赵面——这个"汪序"与"引言"都是树屏的字。

张老老伴:他管汪先生叫干爹。汪先生走后不几年,他父亲也走了(1951)。所以从1949年汪先生过世后,他始终跟着萧先生学中医,直到老爷子最后(1960年萧龙友先生去世)……

徐:所以您是兼着萧、汪两门。

张老:不能说了,跩句文言叫做"贻师门羞"。

徐：您太谦虚了，我在甘肃中医学院敦煌医学博物馆看到张老写的字真是好，确实是翰墨雅韵、大家手笔！甘肃中医学院有您这个老先生在，厚重的底蕴就在。

王海燕书记：那绝对是！

张老：四位老先生医案都收集了。每个人前面都有一张照片，萧先生的这个是当选第一届人民代表大会委员以后——不是都要有一个标准像嘛——新华社记者郑景康给他照的。

我手里这张照片是萧先生七十七岁时照的，背面还自题了一首诗："平生愿铸黄金像，纸上翻呈白玉姿。须鬓苍苍混不老，胸怀荡荡了无私。世情历尽方知我，家事常担肯付谁？七十七年一弹指，固穷学道只凭医。玄玄老人。"

邱：还有一方朱印："玄玄老人。"应该是出自老子《道德经》第一章："玄之又玄，众妙之门。"中医的宇宙观、养生观与道家最契合。

张老：对！萧先生早年学儒，中年后隐于医，还自称"医隐""息翁""息园老人""蛰蛰公"，他道家隐逸修养很高。萧先生曾说："三春草旱，得雨即荣；残腊枯枝，虽灌而弗泽。"对于治老人病，曾作譬喻："衣料之质地原坚，惜用之太久，虽用者加倍爱护，终以久经风日，饱历霜雪，其脆朽也必然。若仅见其表面之污垢，而忘其穿着之太久，乃以碱水浸之，木板搓之，未有不立时破碎者。若仔细周密，以清水小掇清浣，宿垢虽不必尽去，但晾干之后，能使人有出新之感，由此可使其寿命增长，其质地非为无损，且益加坚。"这一番比喻，简明扼要地说清了治老人病的要领。萧先生在临床中，遇到老年患者，多不加攻伐，避免汗、吐、下，而以调理清养立法，每每获得理想效果。张镜源主编的《中华中医昆仑·萧龙友卷》，最初我用文言写的，结果被他们改了多少次，成了唯一一卷半文半白（的传记）。那里面也收录了给虚老诊治的全部脉案。

徐：真正的大医都是根植中华传统文化。

邱：萧老儒、道、佛、医修养齐备啊！

张老老伴：萧先生写诗、作画、书法都好极了！能用手指作画，每天早晨5点钟就起床练毛笔字，他的书法还被刻成碑呢！

张老：清光绪三十一年乙巳（1905）山东嘉祥重修县龙王庙，萧先生亲自撰文书丹、摹勒上石，立碑于庙内，拓片今天还有流传。

王海燕书记：萧老真是传统中医的典范，怪不得被尊为"北京四大名医之首"！

张老：你把那本《西城文苑》拿来，上头有张像是蒋兆和给他贺八十大寿画的……

邱：在这呢。"《息园居士像赞》。岁己丑正月十四日为夫己氏八十生辰，天清地宁，家和人寿，兆和贤倩为我写真以为纪念。画既成，笑容可掬，众皆曰：'神似神似，真寿者相也！'女儿重华复添画松石，俨成一幅行乐图矣。对之极喜，因作赞以题于上：方其瞳神清扬；圆其面色老苍。是寿者相，类大医王。生于蜀国，长于江乡。现宰官身于齐鲁，为济世兮学岐黄。饱经患难，几历沧桑。戴天履地，明阴洞阳。不夷不惠，非狷非狂。老称曰居士，化乃入寂光。愿栖心于净土，留此像而恒张。冀他年之合会兮，纪今日之称觞。众皆曰：此实录也。乃书于画像之上方。息园自题。"

张老：萧先生原配安夫人，早逝，生一子世琛、字元献。继配饶夫人，湖南长沙人，1955 年元月 3 日逝于北京。生二子，长萧瑾、字伯瑜，铁道部第三设计院总工程师；次萧璋、字仲珪，北京师范大学中文系教授，你们学校的萧承悰就是他的女儿。四女，长世珠，适谢氏；次秩华，适黄念祖，黄为佛教界知名大居士；三重华（萧琼），画国画拜师齐白石老人，为北京市著名书法家、北京市文史研究馆馆员，适蒋兆和；四农华，北京 39 中学教师，适涂宗祁，涂为北京市文史研究馆馆员。

邱：黄念祖老居士我知道，他因母亲信佛，从受舅父梅光羲影响接触佛法，后成为净土宗夏莲居老居士入室弟子。曾皈依虚云老和尚学禅，从诺那上师弟子王家齐阿阇黎修学藏传红教及贡噶上师修学藏传白教密法。最终归心净土，讲经、说法、注疏不倦，直至圆寂——萧先生一家都很了不起啊！

张老：是啊！这张照片是 1955 年的一期《人民画报》上面的。与萧先生谈话这个人你知道吗？

徐：真不知道。

张老：钟惠澜。

徐：喔，著名西医。是很有名的内科学家，对热带病学和医学寄生虫学，比如回归热、斑疹伤寒、黑热病、肺吸虫病、钩端螺旋体病等有相当有研究。

张老：嗯，相当有名。——这个是萧先生 1960 年去世前最后一张照片，在中央人民医院四楼高干病房照的。这个是他二儿媳妇楼慧，萧瑾的夫人、我们叫六嫂，这个是他三儿媳妇赵玉龙，萧璋的夫人、我们叫七嫂，这个就是我老伴。

徐校长、王书记：这个太珍贵了，别处还真没见到过。

张老：20 世纪 50 年代，我把萧先生的诗稿整理了一下。他那个诗稿子不像人家写诗有一个本子往上面写，东一张、西一张，收集一大堆，找了一个朋友帮我抄了一下，誊了这么一摞，大概从他五十几岁到八十几岁 30 年左右的诗。我跟我七哥萧璋说：中华人民共和国成立后这几年我拿去给他整理了一下，做个注解；前面这部分许多人我不很清楚，你可能还知道一些，给你留下。这下坏了！我要是都拿来就没事了。最后我手里边就剩下 1948—1951 年这四年的，《戊子集》《己丑集》《庚寅集》《辛卯集》，另外零篇断简我又收集了一些，不在这四年之内的，叫《拾遗集》，一共五集。北京现在有一个语文出版社,主编姓王,是萧老的儿子萧璋的学生,前一段时间王主编把萧先生诗集拿去,准备繁体排版做成仿线装出版。

再一个,目前我正着手把《时方存真》中萧先生医案全部整理出来,出版就叫《时方存真》。还有像《整理中医药学意见书》《医学史纲要》序、《中国药学大辞典》序、《医范十条》……包括《息园医隐记》等小文章,老杂志上发表过的诗文,他的书画手迹、收藏东西的题跋、赠言题字,等等,只要能收集到的文字材料,全部汇集到一起,将来做一个《萧龙友全集》。

徐:这才是真正的师承!做出来对中医传承功德无量!您如果需要经费,我可以想办法支持您。

张老老伴:他父亲跟萧老师关系最好。萧老师管他叫幺儿子,谁都不敢跟他老师吃饭,就他敢跟他老师吃饭。

张老:萧先生1914年从山东济南奉调入京,最终选中西四兵马司胡同22号,就是他起名的"息园",住了30多年。他那个宅子有东西两院,原来住在西院后院北房,1956年西院出售,住东院北房。三间上房,中间一间是祖先堂,西边这间是老太太住,东边是老爷子住。吃饭就在老太太这间,靠窗摆一个方桌,老两口子一边一个,在屋里单吃,什么弟媳妇、侄儿侄女、儿子媳妇都在外面吃。我有一个特殊待遇,我可以坐在桌子这儿,老爷子坐这儿,老太太坐那儿,跟着他们二老吃饭。

萧先生祖籍江西省吉安府泰和县,清朝乾隆年间祖上迁居四川省潼川府三台县落板桥镇(亦作鲁班桥镇)。同治九年庚午正月十四(1870年2月13日)生于四川省潼川府雅安县学署,生的时候,他的曾祖韵镳公还在,是雅安县学的教谕,四世同堂。萧先生七十大寿的时候写过一个排律,大概有一百多韵,"文革"也没了,"我生同治岁庚午,四世同堂乐事多",现在我就记得这么两句。

张老老伴:2010年9月9日故宫博物院举办"萧龙友先生捐献文物精品展",开幕式上他有一个发言,结果讲着讲着他哭开了,想他老师——搞得全场情绪都很激动。

张老:那是在故宫景仁宫办的展,正好纪念萧先生诞辰140周年。1961年,萧先生子女遵其遗嘱,将他藏的字画、碑帖、瓷器、古墨、文玩等最精华部分,大约140多件、套,捐赠给了故宫博物院。我说那天我是王爷的待遇,怎么说呢?接我们的汽车可以直接开进紫禁城,我说叫"紫禁城乘舆";然后故宫博物院的院长单霁翔招待我们在御膳房吃饭,我说这是"御膳房赐宴"。这不是王爷的待遇吗?

徐:您真是太幽默了!

张老:我这个人不喜欢客套,我喜欢自在,随便。我父亲当过两任会稽道、一任钱塘道道尹,任钱塘道道尹期间,在杭州署理浙江省省长,原浙江中医学院院长何任的父亲何公旦是民国时期的名医,他是我们老爷子的保健医。所以我手里有张何任父亲何公旦的处方。浙江中医药大学的林乾良,他搞了一本《中国古今名医处方真迹集珍》——就是这本——我把何公旦先生处方扫描件提供给他,原件我给了何任,我说这是你们老爷子的东西。还给林乾良提供了萧先生、施先生、汪先生的处方,孔先生处方我手里没有。"文革"后我刻过一方图章:"劫灰外物。"这几张处方就是"劫灰外物"。

徐:这些医案、处方太珍贵了!

张老:我这儿有个故事,孔伯华先生的书斋名叫"不龟手庐","不龟手"是出自《庄子·逍遥游》的典故,"宋人有善为不龟手之药者,世世以洴澼絖为事"。有一次跟老先生闲聊,老先生说我用的是《庄子》的上半句,你把下半句用上吧。我就奉命用这个,哈哈哈。

徐:所以您的书斋名"洴澼絖斋"(以手指张老家书斋名镜框)。

张老:就这么来的。

徐:不好意思我要请教"洴澼絖"是什么意思?

张老:书面上讲就是漂洗丝絮,絖同纩,《说文》:"纩,絮也。"在这儿借指捣鼓药。

邱:制药的谦辞。《庄子·逍遥游》里这个故事是这样的:庄子给惠子讲了一个故事,说宋国有个善于制作防护手害冻疮药的人,他们家世世代代都做漂洗丝絮的职业,平时一年挣不了多少钱。有一次,把这个防冻疮药的配方卖给一个客人,一下子得了百金,兴奋得不得了。哪知这个客人游说吴王,恰逢越国犯难,吴王就派这个人去平定。冬天跟越国人打水仗,刚好,士兵用了这个防冻疮的药手不被冻裂,结果打了胜仗,吴王对他"裂地而封之"。庄子说:"能不龟手,一也。或以封,或不免于洴澼絖,则所用之异也。"同样防止手冻裂的药,小用只在漂洗丝絮,大用可得到裂地封疆,所以一件事物关键看你怎么用,用在哪。古人说:"不为良相,当为良医。""洴澼絖斋",含蓄了表达书斋主人的谦虚与淡泊:我做不了良相啦,也就是捣鼓点药,换两个漂洗丝絮的钱养家罢了。但我感悟到,孔伯华老先生所赠增荐老师书斋名,蕴涵有极深层次的文化意蕴:我家中有"不龟手"的秘方,我是懂医的读书人,所以我用它帮助患者,但不会用它去赚大钱发横财。可是,如果有贤能之士知道它的价值来求助于我,我会提供秘方,它是可以发挥出"裂土封疆"大用处的啊!

王海燕书记:你是研究什么的? 讲得真好!

张老:他也是我这行,玩古籍的。

徐:我们大学图书馆古籍室的。我在学校饭堂吃早饭发现的人才。

张老:那就看你校长的了,如何把这颗明珠从土里刨出来。

徐:是的,我正准备把他刨出来,让他这颗明珠放光。这句话的意思是要把他放到他最合适的位置上去,让他游刃有余,真正做好传承中医的工作。

王海燕书记:像他这样有传统文化功底的年轻人确实很难得！真应该给他创造更好的条件,把中医传承做得更深人、更到位。现在天天电脑打字,年轻人都不会写字了,很多人毛笔字都没碰过,也很少有时间读古文。

张老老伴:邱浩这个人学问还是比较渊博的。

徐:学问很好。

张老:我跟你说,我们两个人是"神交已久"。我们两个之前是电话上联系,今天叫"一见如故"。

徐:从张老身上,以及刚才谈到的萧先生、汪先生,都可以看出来,学中医必须要有传统文化功底,所以中医药大学教育,古文、书法、中国哲学经典的课程必须要加强！现在习近平总书记对中国传统文化十分重视,对中医药工作也非常支持。

张老老伴:这说回来了,实际上,萧老师一些秘方都传给他(指张老)了,他按照那个方子自己做药,很多人的疑难病都是他给治好的。比方治鼻炎,很简单的,几味药一研以后光闻就行,就像以前老年间那个鼻烟末,随时随地掏出来吸一点就管用;化脓性的鼻炎,又是一种药;有的口疮不收口,搽口疮药就好了;女孩子的痛经,痛得死去活来,他就给人家药,人家用上就好了……他根本不宣传,也不要一分钱诊金,就是义务看病。自己做药,朋友来,朋友介绍朋友来,不要任何人一分钱,尽量做好事吧。

徐:这就是大医精神。

王海燕书记:真是大医精神。

徐:我拜访过多位国医大师,我请教他们成为一个大医,医德和医术各占多少比例？是五五呢？还是六四呢？贺普仁贺老说是九一,医德占90%,医术占10%。我说为什么？他给我讲了两个道理,我觉得很在理。第一,没有高尚的医德,你怎么得到高超医术的传承呢？师傅教都不会教你;第二,没有高尚的医德,你怎么会去普救天下含灵之苦？正像施今墨施老的女婿祝谌予先生讲的,你看的病人少,你的医术也提高不了。如果你天天就围在那些当官的、有钱的人身边看病,但他们的病就那么几种,你见不到更多种类的、更复杂的病,你怎么成为一个大医呢？所以没有高尚的医德,你永远成不了大医！我把这个话反复讲给我们的学生,这学期开学典礼我又讲了,我说同学们,彰显大医精神不仅仅是为患者,也为了你自己的医术。只有沉下心来博极医源、深入钻研,精心、耐心、细心为患者奉献爱心,只问耕耘不问收获,老师才会把绝活教给你,你才能从患者身上学到更多东西。过去学医做学徒,洗脚水、尿壶都得倒,什么意思？其实老先生不一定是要难为你,主要是考验你。

我不知道张老认识不认识周仰贤？他是宋朝周敦颐的第32代后人，与周恩来同辈，比鲁迅低一辈。他是我来中医界之前就认识的一位中医老师。南京的徐养浩是民国时期的一个大医家，解放初周老师被安排在徐养浩身边，整理继承他的学术。徐养浩收徒首先望相，看有没有德行？有没有福寿？有没有智慧？如果不是学医的料，就不要！其次是用各种手段考验学生，有没有恒心、毅力，是否勤奋、耐得住清苦？最后觉得周老师值得教，就传授给他很多东西。周老师在中国中医研究医院工作过，后来"文革"时回杭州去了。他的夫人是古琴大师管平湖的学生，今年6月国家搞一个继承非物质文化遗产的活动，就把他们夫妇从杭州请来北京。

张老：周仰贤，熟得不能再熟了。60年代我在府右街那边住——一个四合院，他经常上我家去弹琴、舞剑……

徐：当年我要参加北中医校长公开选拔的时候，请教周老师：讲一句什么话能让大家知道我对中医有一定的认知呢？他说："熟知阴阳，无需共谋（原话出自《素问·阴阳别论》：谨熟阴阳，无与众谋）。把这句话讲上去，他们就知道你对中医有一点了解。"

张老：哈哈——厉害厉害，实在是高，周仰贤厉害！

徐：您比他大？

张老：我比他大不了几岁。

邱：他1932年生人，您1930年生。周老留着长胡子，这么长（手比画到腹部），就像画里的老神仙。今年6月18日徐校长请周老来我们学校"国学国医大讲堂"作报告，题目是《略说易与医之关系》，他说："易与医的关系，相当于哲学与科学，易是中华传统文化总纲，医是易思维指导下治病救人的运用。"您可以给周老打个电话……

张老：你先不要告诉他我是谁。

徐：周老师，我是安龙。这里有一个您的老朋友，不让我告诉您他是谁，考考您。您等一下。

张老：哎——仰贤兄啊。你说我是谁啊？我现在想当年我们烧一根香、弹琴的情景啊。你想起我是谁没有？在我家里点一炉香，弹古琴——在北京府右街那个院子里——对啰，我是张绍重。多年不见了，几十年啰！我不是1970年"六二六"到的西北甘肃会宁吗？对、对，现在在兰州呢。我听说你是美髯公啊，长髯及腹。哈哈——对、对，喝一点酒，吃几碟菜，周易中医，诗词歌赋，琴棋书剑，谈古论今，都想起来了——你这个高足啊，徐校长到我们这啦。你现在在杭州啊？好的，有机会我到杭州，或者你来兰州，我们再叙——你等着……

（徐校长与周老问候，略）

徐:现在收购古籍不容易了,确实应该坚持把古籍修复做好! 古籍数字化、影印再造工作也相当重要。这些年我了解到,中国有些宝贝流散到国外,法国就聚集了海量的相当珍贵的中国艺术品,卢浮宫专门有藏亚洲古物的展厅,还有大英博物馆,纽约大都会博物馆,俄罗斯冬宫,包括日本……我都去看过,流失海外的中国古籍相当惊人。我想最好能把古籍从海外逐步复制回来,可以先从复制中医古籍做起。日本很早仿制我们中国的古籍,高清摄影、印出来像真的一样,做成这样才行!

张老:日本古籍仿真下手早,观念先一步——图书馆古籍收藏的目的不仅仅是保护,还要为更多人能阅读服务——日本汉文古籍数字化做得早,扫描的数量很多,网上基本都能检索查看,影印出来的古籍质量也好。国内在李岚清支持下国图牵头搞了一个"《中华再造善本》工程",影印出版了不少珍稀古籍。国图藏的文津阁本《四库全书》最近在扬州那边做了原大影印,原样装帧,古色古香,学术研究、展示欣赏都方便了。

王海燕书记:现在科技发达,古籍的复制再造好办到,但中医人才的培养可不那么容易呀!

张老:是这么回事! 当年萧先生、孔先生创办"北平国医学院",施今墨先生创办"华北国医学院",汪先生也办过"国医讲习会""北京中药讲习所",老先生们都有共识:现代社会,中医人才培养关键在兴校办学,所以中医教育理念至关重要。

徐:其实上午在甘肃中医校友会(北中医在甘肃的校友会)上我已经讲了,我在北中医的办学理念就这八个字:"人心向学,传承创新。"人心向学有六个"学",是我琢磨出来的。我说办好中医教育就像中医治病一样,我到北中医调研后深切感到,所有积弊,攻心为上;前途出路,心齐第一。先把广大师生的心给抓住,大家劲往一块儿使,效率就高,事就好办。怎么抓? 办大学,人心就要集中到一个"学"字上,具体讲就是六个"学":第一个学是心怀学生;第二个学是尊重学者;第三个学是崇尚学术,以学术尊严为学校最高的利益。不是说他做了什么官位就要得到什么相应的学术利益,看的是什么呢? 是他真正的本事。中国自古讲尊重有学问的人,当年清华、北大,学者是最尊贵的人,坐在台上,校领导是坐在下面的。这个人学问高,我们恭敬之,仰慕之,学校应当给予恰当的推崇、表彰,提供相应的便利。我在中山大学时听说过一个佳话,说当年陶铸到广州中山大学看望我们著名的国学大师陈寅恪先生,陈寅恪眼睛不好。陶铸就问他说我能帮你做什么呢? 家里人谁都没有说什么,陈寅恪就说:我想清晨、傍晚的时候散散步,但不敢走出去。回去后陶铸了解到苏联有一种水泥是白色,可能陈先生沿着这个白水泥路散步就没问题,于是都没有给中山大学下命令,就把这件事给做了。之后呢,陈先生清晨、傍晚就能摸索着散步了。直到现在中山大学陈寅恪的故居门前的白水泥路还留着。尊重学者就是尊重学术,崇尚学术,好的学者就会聚多起来。第四个学是学科建设,要有顶层设计;第五个学是端正学风,学风要好。学校必须整肃科研风气,防止弄虚作假。

最后一个学是感恩学校。我说北中医任何一个教职工心里都要装着学校，不要把个人利益凌驾学校之上；校友心里要装着母校，不要总想揩母校的油、而不想着给母校贡献，一棵大树谁都揩它的油，再大的树也会倒掉。上任以后我走到哪里都讲这六个"学"。"传承创新"我们一见面就讲了，先传承再创新，没有传承的创新是无源之水，无本之木，很多老先生跟我反复强调，根植中华传统文化，保持中医本色，教学、科研始终为中医临床服务，在传承的基础上创新才能做得久、做得大。人心向学、传承创新，这八个字是我的办学理念。

张老：这个理念符合中医学术自身的规律。补充一点，民间中医藏龙卧虎，现在用人是唯文凭论……过去陈垣先生就没有唯文凭论，在他手里把启功给提起来了，启功只是中学生。

徐：您这个讲得太好了！您看华罗庚也是中学生，梁漱溟也是中学毕业，陈寅恪也没有学历、没有学位，但是他学得十八国语言，有些是中古时代盛行、现在早已不使用的西域各民族古文字，季羡林就是他当年在清华的学生。我现在正在酝酿聘请全国各地乃至海外有真才实学的中医业内人士，来北中医为我们学生做临床带教老师，不唯学历，只唯医德、医术，以"海纳百川"的胸襟、"不拘一格降人才"的气魄，为北中医临床带教充实新鲜血液，同时也为天下中医英才提供展示才华的更高平台。一个学校如果上上下下始终以学者学术的风范为最高崇尚，人才培养就有希望！不分体制内还是民间，不论在理论上还是临床上，不管是经典传承做得好还是科研创新做得好，只要有中医真本事，我们都给你提供施展才华的机会，我想这样，用不了几年，北中医一定能培养出一批又一批合格的中医接班人，乃至孕育未来的"国医大师"，再现北中医 50 年代刚办学时中医群星璀璨的辉煌！

张老：您这个不是学中医出身的大学校长，比那个学中医的想得还透！

徐：不是我想得透，而是倾听像您这样的大师们的心声多了。每个中医大师给我一点启迪，所以集合起来就汇集成大的智慧。为什么我搞中医教育改革不怕呢？因为你们这些老先生都告诉我：你放心去做，你的路是对的。每一个中医大师的谈话对我都是一次鼓励，都是一次信心的增加！我做这个事情，愿望就会更加强烈。我知道以后会遇到困难，无论遇到什么困难，对我来说无所谓！我会挺过去的，我会坚持走中医传承创新的路，不管怎么被人批评，被人非议，都不怕！我都会坚持走下去，不要紧，因为有你们这样中医大师的鼓励。"故天将降大任于斯人也，必先苦其心志，劳其筋骨，饿其体肤，空乏其身，行拂乱其所为，所以动心忍性，增益其所不能。"我觉得只要自己做的是弘扬大道、振兴中医的事，就一定坚定地去做，义无反顾地去做，最终成功与否就看天时造化了！

张老："士不可不弘毅，任重而道远！"

徐：有些涉及国家政策的事我们做不到，但心里要明白。要造就大师，首先要亲近大师。这点我做到了。要引领学者，首先自己要是学者。他们看我行政上做了好多事情，但是自己的学问却没有耽误太多，就问为什么？对学术不好的事，我坚决不去做。不需要我做的事情，我坚决不做。所以我有精力，也有时间做学问。再有就是我办事特别追求效率，这是小时候养成的习惯，做什么事都想着要比别人抢先多付出一些。

我这个人就是这样，得失荣辱不放在心上，喜怒哀乐都挂在脸上。绝不做小人的事，不去议论别人的事。工作中谁犯了错误，我背后不讲，当面指出……

张老：喜怒哀乐都在脸上就对了！你不要说是我现在对你非常恭维，背后去开骂，那就不对了。——今天就聊到这吧，徐校长，想不想上我们图书馆那个古籍图书室看看？

徐：如果有机会那当然想看看！我们要践行习近平总书记的群众路线。

张老、王书记：好，我们一块儿过去。

三十、一徒多师，学生超过老师，才能一代比一代强

——费开扬

人物简介：费开扬（1925 年 3 月—　），祖籍浙江慈溪，出生于上海。1944 年上海中华国医专门学校毕业，师从程门雪、章次公。民国三十五年（1946）南京政府考试院主持全国中医考试获第六名。1957 年北京医科大学医疗系本科毕业（中学西）。曾任《中医杂志》社总编，中国中医研究院（现中国中医科学院）广安门医院院长。研究员、主任医师，第三届首都国医名师，曾任中华中医药学会常务理事。

时间：2019 年 5 月 1 日

地点：北京市西城区银龄老年公寓

一徒多师，学生超过老师，才能一代比一代强
—— 费开扬

徐：首先感谢费老为北京中医药大学中医博物馆捐赠您珍藏多年的中华民国时期《中医师考试合格证书》《中华国医学会证书》等珍贵中医文物资料。我们写了一个新闻报道，登在校园网上，对您为中医事业做公益表示诚挚感谢，向您无私奉献的精神表示由衷敬意。上次来得匆忙，有几个问题没能来得及提问，今天一来给您送捐赠收藏证书，二来跟您请教几个问题。

中医药大学校长，要探求、摸索出能真正考核、管理中医事业的规律，按中医成才道路的规律来管理高校，不能按照现代西医医学那种实验研究模式来考核中医。您是从学中医到学西医，学完西医，您又回到中医。您肯定有个对比。所以费老，我向您请教的第一个问题：是什么理念让您一直坚持中医这么多年？第二个问题：您学习中医运用中医，又学那么多西医，那么中医和西医能不能结合？先问这两个问题。

费老：这个问题，中医跟西医结合，我原来啊没有对立的想法，学习了中医以后，我觉得应该想办法再学西医，两种医学我都懂的话，对提高临床疗效有好处。但是中医、西医都学习了以后，到临床实践中，发现中医、西医一定层次的结合可以，也就是西医诊断、中医治疗，这个可以操作；但是中医、西医两套理论要完全地结合——很难！我认为要经历很长时间才能实现，我这辈子看不见！可能要到后面、子孙后代能看到。因为中医、西医属于两个不同的体系，两种理论概念不同，相差很远。比如发热，中医看病，根据八纲辨证，通过判断症状表现、脉象、舌苔等来开方子；而西医治疗发热，病历往往写"发热待查"，不能立即诊断，要做化验，看白细胞高不高？淋巴细胞高还是粒性白细胞高？是病毒性还是细菌性？另外还要做 CT 来确认哪里有炎症？有没有肿物？然后再下诊断。中医自古没有这些东西，就根据发热的症状，病人怕不怕冷？恶不恶风？舌苔是厚的还是薄的？决定解表散寒还是辛凉透邪，还是凉营泻火等，然后就可以开方子了。中医不需要经过西医检查的流程下诊断以后再用药；但是西医要明确诊断，才能决定用什么药——用抗生素对于病毒没用，粒性白细胞不高而淋巴细胞高是病毒感染的可能性大——对某些特异性病毒，西医没有特效药。

徐：如果嗜中性粒细胞升高，则细菌感染可能性高。

费老：中医不管这个，根据舌苔、脉搏、发热恶寒等的情况来综合判断，是内热厉害

用清热的药,比如怕冷、舌苔淡就考虑用解表散寒的药——中医是宏观把握患者状态来开方子的。

徐:宏观地把握。

费老:中医治疗发热,按照病毒、细菌等西医的观点没法开方子,《伤寒论》《本草纲目》上没有写哪个方子、哪味药专治病毒引起的发热,或者细菌引起的发热。所以中西医结合,在概念上完全结合,我觉得比较难! 一定层次的结合,现在可以尝试做到;高层次的结合,我个人看法,我今生见不到了。当前有些所谓的中西医结合,实际上是中医西化,用西医研究、改造中医,不是中西医高层次上理论完美结合。

徐:两年多前我们成立了一个中医生命科学学院,不是按照北大、清华那种生命科学学院,比如说细胞、遗传、生物化学、分子生物学这种分科办生命科学学院。我们是站在物质生命、能量生命、信息生命和时空生命四个维度来研究生命,如果这个生命搞清楚了以后,我们可能会把中医的象思维、阴阳思维、五行思维,用物质的东西展示出来。这样做以后,对于中医而言,无论是表面的象,还是内在的诊断,都可以统一起来,这样中西医就有可能结合,您说是不是?

费老:我觉得这个路子相对比较好,可能有可行性,因为它着眼点具有宏观性。比用化验等手段研究中药有效成分的研究路子好——这种路子是局部的。中医注重宏观性,西医实验室研究是局部的。一个宏观,一个局部,这两个不容易做到有机结合。

徐:我认为这是更高层次——就像中医讲人的气场,人与人的感应,上升到更高层次就是能量的量子层面。现在我们认为这属于量子层面,量子纠缠实现量子传导,我们国家"墨子号"量子科学实验卫星的传导就是靠这个,距离那么遥远照样能传递信息。所以我想这是不是也可以上升到医学诊断生命的层面?

费老:你这个办法能实现的话比现在的中西医结合状况要好,这个跟中医的思维更接近,就是比较难……

徐:关键在于不脱离中医的核心思维。

费老:对。

徐:我认为物质可以用阴阳五行去认识,这个运动变化着的物质组成,要么属性是阴、要么属性是阳。

费老:对。

徐:属于阴性或阳性的物质,可以用不同的形式展示出来其物质层面的阴或阳,比如说从分子判断,即诊断一个小分子,例如血液中、尿中的某些成分主要是属于阳性还是阴性,通过量的变化,制定指标判断,就知道身体病变的阴阳属性大概情况,这就是一叶知秋。然后进一步检测人体脏器内部的那些复杂物质,比如说肺部呼吸状况,内分泌系统有哪些变化? 伴随内分泌系统的改变,人体可参考的物质水平是升高或降低? 吐的痰中有哪些物质,发生什么样的改变? 观察舌苔变化,检测哪些物质有什么样改变? 等等。从而得出金木水火土五行之间的衍化、运化、相生相克,推导脏腑可能是出现了什么问题。然后再讲更高层面,讲时空,为什么在这个时间发病。比如凌晨一点到三点睡不着觉是足厥阴肝经的问题,那么这个肝经连带人体脏腑中阴阳属性的物质出现了什么变化? 因为病灶的出现跟时空连在一起了,人与邪气抗争的能力在特定时空段会加强或减弱,我们通过检测这个时空段血液中、尿中、痰中的某些主要成分是属于阳性还是阴性改变,就知道足厥阴肝经出现了什么问题,然后再开药。我会根据这么一个大思维来想这个问题,您怎么看这样的想法?

费老:你这个想法就是囊括了西医局部概念。

徐:我能包括西医概念,我也能包括中医概念,我是这么个想法。

费老:这个想法相对就比较……

徐:您认为可取吗? 但是我们现在……

费老:比较接近高层次中西医结合。完全按照西医的路子……

徐:也不行了?

费老:就比较远了,高层次中西医结合就难了。因为两个概念……

徐:不一样。

费老:我脑子里它们……

徐:经常打架,是吧? 那么现在就回到第一个问题,在您老中西医思维打架的时候,您为什么还能坚守中医之道——这么多年做中医临床?

费老:因为我原来学了中医以后,想学西医,我考虑能不能中西医结合。起初我家里反对我再学西医,我偷偷地学,后来考上了……

徐:北京医科大学,北医。

费老:后来在学西医的时候我也就马上有感觉,假如我当初没有好好学中医,我学了西医以后中医肯定就丢掉了。

徐:如果中医的基础不牢就跟着跑了。

费老:中医它摸不着,风温、伤寒,它是一个悬空的概念,它是宏观的东西……

徐:比如风、寒、暑、湿、燥、火,这个怎么理解?

费老:比如大叶性肺炎,西医检查显微镜看得见细菌、细胞,都能看见、摸得着;中医摸不着(物质实体)。我就担心,将来高中毕业的人要学中医,在中医药大学里同时要学西医,会很麻烦。

徐:很麻烦的,有了西医的思维揪回来很难。

费老:因为他脑子里……

徐:脑子里全是这种固化的思维。

费老:中医学习都是凭空的,西医能看见实质的东西,细胞、癌细胞,中医概念里面都没有。所以会产生中医恐怕靠不住的看法。我那时就想,要从中医学院这样教育模式——中医、西医两套理论同时学,毕业出来好的中医难了!我当时有这个想法。我是学了中医也学了西医以后,看了8年多病,接近三十万病人,得出的感受。——一定是中医思维牢固建立起来,临床上有了实践体会,再学西医,就能知道二者长短优劣各在哪里——中医临床治疗许多病,疗效要比西医好,我是切身感受到了。西医的理论、西医的治疗不能替代中医,二者思维模式完全不同,高层次结合不是短时间能办到,所以直到今天,我自认为我还是一个中医。此外我还有一个感受,真正地读懂中医书,要在看病以后,再读效果最好。

徐:这样最好!

费老:平常看书平平稳稳翻过去,可看病以后,如果没有看好,会寻思,"阳虚"什么道理? 这个时候再去查书,就是"书到用时方恨少"!

徐:是,方恨少。

费老:赶紧查,哦哦,这个应该用吴茱萸汤,那个应该用真武汤……这样带着问题读书就能真正看进去了。同学们看病以后再去查书,这个时候书很快就能读进去。一开始的时候,他混沌着呢!

徐:模模糊糊。

费老:真正看了病,再查了书以后,这个书永远忘不了,他真正"吃进去"了。

徐:消化了,吸收了。

费老:我建议同学早临床,在临床发现问题,这个时候再看书,抱着解决问题的心态就能看进去,一定要通过实践! 在学校里,一会儿看《伤寒论》太阳病,一会儿又看了西医,他脑子里没有中心,两面一比,中医理论都是空的;但和临床结合后再回过头看中医书,才是实实在在的。

徐:对,实实在在的。

费老:如果不看病,就体会不到中医的优势。结果,中医院校读了几年,中不中、西不西就完了。我是这样的看法。

徐:您讲到了我们教育的一个问题,现在的学生中国传统文化的根基不牢,或者根本都没有。你要他学中医,真的有点站不稳脚跟,学西医反而容易学进去,一下子就被西医带走了,因为就像您刚才说的,西医看得见摸得着。

费老:干脆西医学好了倒也好,他要中不中、西不西……

徐:这就更糟糕。

费老:两个半桶水,都没学好……

徐:两个二流加在一起,一个三流的医生。

费老:这麻烦了!

徐:真糟糕! 这是我现在最担心的,我从事中医教育最担心这点……

费老:国外称中医"东方医学",学中医就完全只学中医。但我们中医学院现在是两种医学同时学,学生头脑里医学是一张白纸,这两样东西在他脑子里面天天……

徐:天天打架,从而很难有信心。

费老:西医的概念都很清楚,诊断是链球菌引起的炎症,就用这个药可靠;而中医的风温、内热是怎么回事? 都是空的。所以他对中医不感兴趣。那么,我就想学生将来上课的时候,应该不断将中医的思维巩固,中西医的课程别一起上,学好中医以后再上西医课,首先巩固中医思维,巩固中医怎么看病的思维……

徐:对,巩固。

费老:假如学生中医的概念没搞清楚,中医的思维没有建立,就上西医的课,因为西医那面他看得见、摸得着,中医这面却看不见、摸不着,他脑子里的中医理论、中医思维就不牢靠。

徐:不牢靠,甚至是学不进去。

费老:将来学生是要做中医嘛! 不是西医,结果中医学得不牢靠、丢掉了,脑子里留下的是牢靠的西医的东西,这中医就危险了。

徐:并且他学的西医也不是一流水平的西医,比如我们北中医在创校的时候,我们西医的老师不错,现在西医很一般,所以教出来别说二流,有时三流都不到。

费老:像我这样在北大医学院把西医全部学了,现在看起来没有必要,为什么呢? 太浪费了。把西医从头至尾完整学一遍,没必要!

徐:您的临床也用不上。

费老:真是时间不够!大概把一般的用的西医的知识学一点,就可以了,不需要像我原来那样西医基础、诊断、各科、药理什么都学,我连妇产科都学了,接生孩子我都接过。

徐:妇产科也做过。

费老:西医有些课程没什么用,浪费好多年。大概一年多一点的时间学西医东西就够了。因为学了西医以后啊,为我中医所用,对我中医有用就行了。

徐:没什么关系的不要学。

费老:五年时间学西医实在太多了,一般的病理、诊断、心电图、血压知道怎么看就可以。

徐:还有怎么看影像片子。

费老:大概知道一点,他学了以后呢,有目的地拿过来,为我中医服务,西为中用,洋为中用,所以西医知识不需学那么多。但中医东西要学多学细,因为学生将来要做中医的。

徐:对。

费老:中医基础知识、基本技能要学得牢靠,大部分时间不要放到西医学习里,要大部分时间放到中医学习上,因为你将来毕业要做中医;否则,你学出来的中医西化的内容很多,病人来了以后就使用抗生素,那还要中医干什么用啊?中医的思维要牢靠,中医的用药把握好,这才是真正的中医。从另一方面讲,他们问我中医大夫要不要学西医,我说肯定要学的,因为在这个时代……

徐:这个时代,大家讲的语言都是西医的语言多。

费老:这个时代有了新生事物,张仲景那时候……

徐:没有西医。

费老:没有西医,他当然用的是纯粹中医语言;如果张仲景活到现在,他也要学一点西医知识。比如,什么是高血压?什么是低血压?

徐:那是,比如什么叫舒张压?什么叫收缩压?

费老:西医一般知识要学一点,最重要的是要花大量时间在中医里面,把中医东西学好。要在宏观上掌握中医认识宇宙、认识人体与疾病的思维,要掌握中医临床是怎样治疗康复的,尤其是中医的阴阳五行、天人合一……将来才能推动真正的中西医结合。

徐:对,不仅是在中医象思维层面讲清楚天人合一的本质,而且在物质的层面、科学技术的层面,也要展示出天人是如何合一的。

费老:这个天人合一,现在好多西医也赞成。

徐:他赞成但拿不出数据、拿不到推理的理论依据来说话。

费老:此外,这个人啊,他是社会之人,不仅仅是生物的人。人的社会身份、生活方式的变化都会引起疾病,《黄帝内经》里就讲了"脱营""失精"病的病因,一个是先贵后贱,社会身份从省长、处长、总经理变成平头百姓甚至犯罪分子;一个是先富后贫,先很富裕、有钱,后来很贫穷甚至变成乞丐;"虽不中邪,病从内生",没有外邪也没有疾患,但内伤脏腑,所以这种人很快就正气虚衰。

徐:人是社会性的生物。

费老:人是有社会性的,不仅仅是一个单纯的生物。所以古代讲七情对人影响相当大,《黄帝内经》里说得很清楚,情志变动导致机体产生病变。《素问》云:"人有五脏化五气,以生喜怒悲忧恐。故喜怒伤气,寒暑伤形,暴怒伤阴,暴喜伤阳。厥气上行,满脉去形。喜怒不节,寒暑过度,生乃不固。"人是有感情的,七情,喜、怒、忧、思、悲、恐、惊对人体健康的影响非常大。

徐:人有七情,有六欲。

费老:所以用药要考虑到七情,你看古代中医治疗就有;在西医理论里也有……

徐:西医叫心理学,但还没找到大规律,我们中医找到了规律。

费老:从这一点讲,将来两个医学慢慢能融合,得一步一步来。

徐:一步步来,这样有不断的应用就有了临床的证据,用科学的数据、大样本的数据来支撑,慢慢把这两个融会在一起,但是那是高水平的,对于普通的医生而言,中医院校纯粹地把中医培养好,西医院校把西医培养好,这是对一般大夫的要求。所以我讲从事中西医结合的人,必须是高水平的!否则的话做的就是不伦不类、四不像,您觉得呢?

费老:说得好。将来的中医水平一定要超过现在的中医!现在的中医啊——有的老大夫害怕徒弟超过他,感觉全教给了徒弟,那他就完了。

徐:教会了徒弟,饿死了师父。

费老:老想着留一手——要想办法让师父不要留一手,因为你留一手,最终把经验带进棺材,没用的!

徐:对,没用的。

费老:尽量要让徒弟超过你!而徒弟就是应该超过老师,也要尊重老师,因为你毕竟是跟老师学的本事,不能忘本。

徐:后辈嘛!

费老:从年龄上讲,老师年龄老,徒弟年龄小,起码该尊敬老师,尊老敬贤嘛,要尊敬老师。但徒弟学会了,一定要超过老师! 徒弟不要担心因为超过老师,别人说你骄傲。这不是你自傲,这是时代需要,徒弟一定要超过老师! 你再带徒弟,也要超过你,这样一代才比一代强。

徐:是的,这是应该的,这才是青出于蓝而胜于蓝,时代在发展。

费老:对! 老师应该把东西全部教给徒弟,这叫继承;徒弟继承下来以后,要有一个空间要去发展。继承不过是手段,发展才是目的。徒弟这个后一辈应该超过前一辈。现在的做法却永远是老师比徒弟好。

徐:是,这是有问题的。

费老:比方一个老师带五个徒弟,把一部分经验、技法藏着掖着,他的每个徒弟比起老师的水平差一点,老师死了,经验带走了。他的徒弟再带徒弟,再下一代又差一点,那么徒弟永远差一点……

徐:越来越差了,一代比一代衰败。

费老:一代比一代差,这中医要怎么发展?

徐:发展不了。

费老:老师要知道,你带的徒弟只有超过你自己,你才是真正的好老师! 鼓励老师要把自己的本领全部倒出来,不要留一手。

徐:和盘托出。

费老:徒弟在继承老师的东西以后,再想办法有哪方面需要发展,根据时代需要在继承的基础上发展,不一定是全面超越,可以是这个徒弟在某一方面超过一点,那个徒弟在那方面超过一点;徒弟的徒弟再超过上一代一点,这样中医一代比一代好一点,后代总比前一代强,长江后浪推前浪,后来者居上。

徐:对,后来者居上。

费老:这就叫"青出于蓝而胜于蓝",这样中医才能发展。这个道理应该给老大夫讲清楚。我以前把这个道理讲出来,有的老大夫都骂我,心里不愿意但又说不出来,有些人愿意留一手。

徐:是,留一手。

费老:他们会想:我不留一手,全教会徒弟行吗? 打起仗来,我要保留最后一招。——这有什么用呢? 留的这一手最终带进棺材里有什么用呢? 尽可能教出来,要让徒弟全面学到自己的本领。

徐:您真有大德！太让我感动！

费老:另外,中医写论文,一定要把临床上真正的好东西写上去。现在为了评职称升主任、副主任医师,论文写得多就升,论文写得少就升不了。所以有的人干脆就少看病,就在图书馆写文章,你写一篇,我写两篇,你写两篇,我写三篇,反正我超过你,我会升上去。这样升上去的人没有用。

徐:没水平,没有真才实学！

费老:写论文,要把在临床实践中真正有益的心得、感悟写上去,这样的论文才对读的人有好处。你看袁隆平,他外语也不好,论文也不多写,结果外语好、文章写得多的人杂交稻弄不出来；袁隆平天天泡在水田里,研发杂交水稻,亩产原来800斤,增长到1 000斤、1 200斤,他的理论能落实到实践中,所以他是真正的院士。那些仅仅是论文写得好的,有什么用啊？

徐:没用！

费老:这才是正道！美国人邀请他去,给很多钱,他爱国不去,袁隆平是真正的英雄。

徐:这是真英雄,真正的英雄。

费老:中医里面最好也要有这种人,像袁隆平这样真真正正做出实实在在的东西来。职称评审政策上,要考虑他的理论跟实际能否联系起来,理论联系实际的人多了,中医界后来者居上就有可能。否则,能看病、写文章少的人上不去,当然能写文章很好,关键是要把中医的理论能够落实到临床实践上。那种为了写文章而写文章,目的就是希望职称很快升上去的这种做法,我个人是反对的。

徐:这就学术异化了——这个让我好好地思考一下。

费老:论文要写,但要写对临床有指导意义的。

徐:我们做了一些突破。我觉得就像您说的,文章要不要写？要！但要写就要提炼精神,应该把真正有价值的东西传给后代；只靠文章来提升职称就是中医的异化了。怎么辩证地看待这个问题,做领导的要好好地思考。领导不能机械地仅凭文章数量来说事,也不能全盘否定发文章,因为毕竟它是一个学术的载体,传承思想、知识的载体,可供参考,便于统计,是吧？所以我回去要好好地琢磨一下这个事情。

费老:有值得写的是肯定要写,为了升职称而写文章,导致看病看得少,这是存在的一个问题。

徐:这个让我好好思考一下,我回去好好琢磨一下。

我再请教您一个问题,您自己做临床这么多年,您的中医之道很纯,临床看的病人也多,用邓铁涛老师的话来说您就是铁杆中医,尽管去北医学了西医但也没有西化,所以我想请您给我们北中医年轻一代的学子们简单讲讲怎么学好中医,简单教几招。

费老:他首先对中医要有信心啊!

徐:这是第一个,要有信心。

费老:热爱中医,不要受其他影响,用中医的思维来好好学中医。

徐:其次,要建立中医的思维才能学进去。

费老:中医古代医家著作都是用古文写的,所以医古文要过关!

徐:是,要学好医古文,这是第三个。

费老:关键对中医要有悟性。

徐:悟性! 悟性就是指参悟中医的能力,您是不是这个意思?

费老:首先要用中医的思维来考虑问题,不要用西医的思维去学习,否则学不好中医。

徐:第四,建立起中医思维有助于激发中医的悟性和灵感。

费老:另外中医是一门实践性很强的医学,中医思维、悟性都要落实在临床实践中。

徐:实践医学。

费老:关键要有实践、要有疗效,所以中医的诊断、用药不能脱离临床。

徐:不能脱离临床。

费老:中医实践要一生奉行,所以我为什么说我只是个中医小学生,人家说我这是客气,实际我一点也没客气,因为我后来服从组织安排,去了《中医杂志》做总编,我是一个临床大夫,放到《中医杂志》光看文章不看病了,脱离了临床二十几年,所以我的中医就是小学生水平。

徐:您这是谦虚。

费老:不是谦虚。如果我不来《中医杂志》编辑部,这二十年在中医临床上摸爬滚打,我本来的中医童子功根底牢靠,再有这二十年的临床实践,那现在的老中医恐怕都不如我,他们年轻的时候看不了那么多病人。

徐:您看了 30 万病人。

费老:中医基础打好以后,虽然耽误了二十年临床,我现在退休了,但退休以后别人回家休息,我还能看病,就靠小时候背的童子功,所以等到一退休我马上又可以去看病了。我主要是退休以后继续再看,再看了二十多年——但壮年时的这二十多年——关键的时期我都在为他人作嫁衣。

徐:我也在为他人作嫁衣。

费老:所以我的中医就是个小学生水平,假如我这二十年不搞文字工作,专搞临床,加上原来的中医童子功,有这四十年的功夫,我就不止中医小学生水平了。

徐:那是!

费老:对于我来说,应该服从党的分配,但对国家来说是个损失,有中医基本功、能看病的人让他去编辑部,就像能打仗的人不让他去打仗让他去做了后勤——本应该要他天天看,天天接触病人,复诊病人多了,对多个疾病有完整的认识,慢慢地中医水平自然就上来了。编辑部有的人退休以后他看不了病,因为他没有我这个童子功开不了方子,我年轻的时候在临床上看的病人多,每天开方子,反复反复,在脑子里滚瓜烂熟,一辈子也忘不了。

徐:所以要学好中医,童子功要扎实,并且不能脱离临床,理论与实践紧密结合。

费老:对的,就是童子功,理论指导临床,临床升华理论。没有童子功这个基础方子都背不全,比如归脾汤:"归脾汤中参术芪,归草茯神远志齐;酸枣木香龙眼肉,煎加姜枣益心脾。"所以我的意思是应该多实践,在实践里面慢慢提高临床,多看病,在实践中不停地看,看病看书同时进行。

徐:对,看病看书同时进行。

费老:对,这个时候看书就都看进去了!只读书不看病学得浅,看病同时看书就忘不了了,理解也深刻了,因为病人用你的药治好了,所以这个方子永远忘不了。

徐:对,忘不了。

费老:我现在一天吃三顿菜,问昨天吃什么菜,我忘了。但是这个方子我用不着背,因为童子功已经印在脑子里了,童子功基础上还要实践,不断地实践。

徐:对,不断地实践。

费老:中医是一门实践性很强的学科,不是空谈的东西。

徐:是的,是的。

费老:理论与实践结合才能掌握它,中医就要用中医的理论指导中医临床,与西医一定层次的结合可以,高级的结合恐怕很难,两个概念上完全结合,高层次的理论融合很难!

徐:这是需要长期探索的路。

费老:中医发展关键在有理论联系实践的人才,比如我前面说的朱步先,现在是人才难得啊!

徐:的确是难得!

费老:有的人分数考得很高,学位、职称都很高,但是临床不行,这与真正的中医人才是两码事。周总理是南开大学的,他考试八十几分,也没考一百分,考一百分的人也没有周总理那样的能力,真正的人才不能仅仅用分数来衡量。

徐:真才实学的指标是理论能够联系实践。

费老:部分中医人才像朱步先等都去了国外,所以对于他们这样有水平没文凭的中医人才国家应该给予政策上的优待。否则,去了国外都不回来了。

徐:我们的人才流失是一个大问题。过分地强调形式主义的东西,实际上真才实学的考核最难,目前的考核还是停留在形式上,只能数文章的数量,这是个大问题! 但是真有水平的人用指标考核不好把握,只有真正有水平的人才能考核有水平的人,一般的专家、评审是考不了的! 我们到今天为止这个问题都没解决。

费老:这个问题,比较难解决。

徐:是很难解决,需要探索。

费老:难解决。很多人反对我不支持唯文章这个观点,他们就靠发文章评职称、提拔呢!

徐:您讲得很对,您是站在公心的立场上,您是宅心仁厚啊! 您肯定能长寿,长寿跟心情、厚德有关系。

费老:顺其自然。

徐:您是活得很通透的一个人,所以我很愿意跟您聊,我上次跟邱老师说"五一"有时间我们一定来,所以放假第一天我们就来了,就怕明天学校又有什么临时安排。

邱:您身体看起来真健康,您就笔直坐着,都不靠椅背。

徐:而且您头脑这么清晰,是非常难得的,很多人九十岁以后就开始糊涂了,但您仍思维敏捷。

费老:但我还是许多东西都忘了。

徐:您刚才背那个归脾汤的背得非常好。

费老:那时候的东西忘不了,老功底,忘不了!

徐:那是自然,毕竟是九十多岁的人,不能跟年轻比,像我这个年龄早上处理的事下午就忘了,但我也是因为事太多了。

费老:我现在是中医人,死也是中医魂! 希望中医能继承发扬! 习近平总书记对中医始终很重视。

徐:他是高度重视。

费老:他提到对症治疗等,他讲话运用了很多中医话。

徐:对。

费老:习近平总书记读了好多中医书,他讲话就用好多中医语言,所以说中医很有发展希望。

徐:那是。

费老:光靠我们老中医把中医发扬光大,太慢,你要带好徒弟,老、中、青,师徒一起努力。徒弟们要多跟几个老师,徒弟应该超过老师。徒弟一定要超过老师! 徒弟不要有顾虑,不要不敢超过老师,怕人家说太骄傲了——不是你骄傲,是中医发展的需求。

邱:您可以讲讲,中医师带徒,一师多徒的同时,您提倡一徒多师。一徒多师,多拜老师,广泛学习,多掌握一些治病的真本领。

徐:北中医的校训就是这样,勤求博采嘛!

费老:一师多徒,但你还要一徒多师,都得学一些。好比你一个会枪,一个会刀,一个会斧头,十八般武艺应该都会一点,因为临床会遇到各种复杂的病证,肝病、肾病等等,你会得多,解决疑难杂证的思路就多一些。

邱:但是从讲究学术流派的传承而言,学术思想、临证风格要有特色,比如学生跟了一个老师,再跟别的老师,会不会都学不透,哪家都掌握不到要领?

费老:对,传承一定要真正掌握老师的学术思想、诊治要领。首先要跟定一个老师,从始至终学透这个老师的学术思想、临床经验,做到真正掌握。跟学其他老师,不见得都要拜师,需要量力而行。最好能出一个政策允许这样做。最好能允许徒弟也能跟别的老师学。这个老大夫啊,上面没有规定徒弟出师后也可以跟别人学,他自己不好安排;最好领导能考虑,出台政策让徒弟能够去学全科的本事,简单的病都能看一点,然后再专一门,这样对中医有个全面的学习和掌握。不要说我跟师学治疗失眠,出师后就只会看失眠,徒弟应该广泛地学习。不拜师,跟师学习,虽然时间不长,老师多少年的经验看似不能一时全学到,但之前有了基础,已经学临床很多年了,有些难点只要老师一点拨,用不了多长时间,老师一教就很容易掌握了。我非常推崇一徒多师。

徐:这个模式非常好,一徒多师就是我们校训所讲的"勤求博采"。这个徒弟呢,可以把每个不同导师的学术都汲取一点,加在一起知识量就大了,学术视野就宽阔了,就像涓涓细流汇成大海,是吧?

费老:应该一徒多师,才能够一代超过一代,不然怎么超越? 老跟着一个人,学术视野局限了,临床思维僵化了,《伤寒论·序》上批评:"各承家技,始终顺旧。"所以这个一徒多师政策,领导怎么考虑是个问题。

徐:现在这个师带徒有点异化,特别是有些挂"大师"头衔的人,一个人带了好多徒弟,带徒拜师还收很多钱,这个风气……

费老:还收钱哪?

徐:我说这样与医德太相悖。

费老:医术上面医德为先!……

费老老伴:从前我们协和医院的一位外科老师就说做医生第一是医德,第二是技术,做医生必须具备这两个条件。

费老:现在这样的……

徐:所以我拜访名老中医,不是看头衔的,而是医德和医术同时看,只要是业界有口碑,德高望重,我就去拜访他。因为我认可您,所以今天专程来拜访您。

费老:现在中医的发展,天时地利各方面都很好,关键是人和,要给民众普及中医知识,从而才能形成支持中医发展的人和局面。

徐:我就有一个想法,就是"寓医于民",把中医的知识教给普通的老百姓,让老百姓用各种方式给自己心目中的中医大夫投票。只要他们懂了中医的知识,他们就懂得选择谁是好中医,谁不是? 那些庸医就难有容身之处。不知道您认不认同?

费老:是的! 现在好多中医知识、养生保健技能,绝大多数老百姓、尤其年轻人还不知道,需要普及。

徐:如果"寓医于民"能真正落地,老百姓有了基本的医学知识,小病他自己看,自己的普通疾病就懂得买一些成药(中药或西药)治疗,是不是啊? 甚至会给自己开个常用的小方子,给自己看一看就可以了。中医就是实践医学,古代哪有今天这么多医院? 平时有病,不就是找找左邻右舍中那个医学知识多一点的人看病? 实在找不到,就自己根据家传的经验,加上家人自己的知识和判断,来治病。今天的人,过分依赖医院和医生,好像不去医院看看就是不对。其实很多小病,如果自己有点医学知识,就知道怎么处理,没有必要去医院那么折腾。自己给自己做做灸疗、食疗、导引、按摩,很多小病就没有必要去医院。普及中医知识,能让民众自我解决许多小病的问题。费老,还有一个问题,您看过现在的一些中医教材没有? 您对现在的中医教材有什么看法?

费老:没有系统地看过。眼睛当时已经坏了,老年眼底黄斑病变非常厉害。

徐:那我再问您下一个问题,在您学习中医的时候,您认为古代有些什么好的书值得推荐给学生,现在有专家对我讲,张锡纯的《医学衷中参西录》是很不错的。

费老:《医学衷中参西录》里面有很多和临床紧密结合的内容。

徐:结合临床,非常实用。

费老:但现在来看还是粗了一点。古代医籍最主要看作者是不是搞临床出身的。有一部分人考进士、状元考不上,老了以后为了名能流传后世就写书,这样的书不要学。一定要读临床大夫写的书。

徐:那在您的印象里哪些书值得看?

费老:《黄帝内经》《难经》《伤寒论》《金匮要略》是必读的。大部头的有张景岳的《景岳全书》。还有李东垣的、朱丹溪的著作。还有叶天士的,但他一辈子看病,基本上没有时间写书。王孟英的《温热经纬》也值得看……

徐:叶天士看病多。

费老:一辈子就是看病。

徐:他有医案?

费老:《临证指南医案》,那是学生整理的。还有出诊回来在船上把他的经验告诉学生,学生记录下来……

徐:叫什么呢?

邱:《温热论》。

费老:《温热论》!

邱:华岫云给他整理的。

徐:哦!《温热论》!

费老:这部书不搞临床的人写不出来。

徐:《温热论》,这是好书。

费老:那么后来吴鞠通写的《温病条辨》也是值得读的。另外,张子和的汗吐下法现在临床很难运用,病人不易接受,但他的情志疗法,可以借鉴运用。

徐:哪一位? 什么书?

邱:金代张子和《儒门事亲》。

费老:我从临床来看,张景岳、朱丹溪、李东垣的理论都是从临床里总结出来,比如李东垣补中益气汤,重用黄芪,柴胡和升麻并用,没有临床实践是总结不出来的! 再有刘河间《素问玄机原病式》"病机十九条",没有临床实践是总结不出来的!

徐:早期的《伤寒杂病论》《黄帝内经》《神农本草经》肯定要读的,因为这是经典,是吧?

费老:《黄帝内经》那么多篇,学生现在可能读不懂全部。全部念的话,可能需要大量时间。《黄帝内经》里面有些篇章现代临床理解起来很困难的,所以先选择容易理解、能直接指导临床的背下来,其他不易理解的尽量背下来,慢慢学,将来在临床实践中慢慢理解。

徐:我还想再问问您,在您做编辑的时候,您看了那么多文章,在您的印象里,近代的学者里面有没有对《黄帝内经》《伤寒杂病论》等经典研究得比较好的?

费老:我那个时候秦伯未先生对《黄帝内经》研究得比较好,他的《内经知要浅解》里面,写得比较中肯,对临床有指导意义。《伤寒论》刘渡舟研究得比较深,他是不脱离临床讲伤寒。再有柯韵伯的《伤寒来苏集》注解得也还不错。

徐:柯韵伯是哪个朝代的?

邱:清朝人,柯琴,字韵伯,与费老是同乡,费老祖籍是浙江慈溪的。

费老:尤在泾对《金匮要略》注得也很不错。

邱:清代尤怡,字在泾,号饲鹤山人。江苏吴县(苏州)人。他有《金匮要略心典》三卷、《金匮翼》八卷、《伤寒贯珠集》八卷。

费老:是的,我小的时候看过,现在还记得。

徐:这些书都挺好。

邱:费老,有一次您到我们大学做学术报告,谈到您父亲好像是原来做钱庄生意,是吧?

费老:我父亲是管钱的,就是做钱庄生意。他不要我学医生,希望我跟着他打算盘,这样将来永远有饭吃。我最怕碰钱,不愿意在钱庄,我父亲非常反对我不接他的班。

费老老伴:他父亲就是要他接班,就是要他去学经济。

费老:我不愿意天天接触钱,觉得给人看病,看好了患者很高兴,我也很快乐。——后来我父亲同意我学中医了。抗战胜利后全国中医执业考试,我考了上海市第一名,全国第六名。

徐:学中医您是在哪里学的呢?

费老:上海国医专科学校。

徐：上海国医专科学校，是不是丁甘仁先生办的那个学校？

邱：当时丁甘仁先生已经不在了，好像是丁济万先生接着办学。

费老：丁济万是丁甘仁的孙子，他没有开办学校，只是做学校里的顾问。他因为祖父在上海名气很大，所以门诊生意很好，一天看50到100号。我后来跟丁甘仁先生的学生程门雪老师学的临床。

徐：哦，程门雪。

费老：程门雪老师门诊一般一天只看四五十号。他擅用经方……

邱：程老早年跟他的同乡伤寒名家汪莲石汪老学过《伤寒论》。

费老：对！他（指程门雪）叶天士温病的方子也用。他字写得很好，作诗也好。我跟他（门诊抄方）以后，后来又去跟了章次公先生。

徐：章次公。

费老：章次公先生主张中西医结合。强调首先中医要学得透，西医听诊等诊断也得学点儿。

邱：我记得您当年作报告时说：学中医先开始学不进去，比如说麻黄中空轻扬，取象用以发汗……一开始不好理解。

费老：这是取象比类，中医药性理论，比如贝母其形像肺，可以止咳……这些先需要背下来，逐步理解。

邱：后来您慢慢怎么学成的？这个对学生有帮助。

费老：还是看病，看病看得多，背的东西就用上了。患者吃了我开的方子见效了，慢慢体悟，哦——原来是这么回事。

徐：临床提升信心，这是最关键的事！没有中医的实践、没有对临床疗效的信心，对中医就没有兴趣，而兴趣就是最好的老师！我听明白了，您这句话讲得太透了！学生学习中医，需要一边临床一边读书，这样才能真正学进去，真正掌握中医。